妇产科疾病防治与管理

FUCHANKE JIBING FANGZHI YU GUANLI

主编　庄秀丽　焦素娟　邓　爽　董春燕

孙　晓　郭　欣　彭晓峰　陈萌萌

上海科学技术文献出版社

Shanghai Scientific and Technological Literature Press

图书在版编目（CIP）数据

妇产科疾病防治与管理 / 庄秀丽等主编 . -- 上海：
上海科学技术文献出版社，2024. -- ISBN 978-7-5439
-9105-7

Ⅰ. R71

中国国家版本馆CIP数据核字第2024ME6100号

组稿编辑：张　树
责任编辑：王　珺
封面设计：宗　宁

妇产科疾病防治与管理
FUCHANKE JIBING FANGZHI YU GUANLI
主　　编：庄秀丽　焦素娟　邓　爽　董春燕
　　　　　孙　晓　郭　欣　彭晓峰　陈萌萌
出版发行：上海科学技术文献出版社
地　　址：上海市长乐路746号
邮政编码：200040
经　　销：全国新华书店
印　　刷：山东麦德森文化传媒有限公司
开　　本：787mm×1092mm　1/16
印　　张：23.25
字　　数：592千字
版　　次：2024年6月第1版　2024年6月第1次印刷
书　　号：ISBN 978-7-5439-9105-7
定　　价：200.00元

前言
FOREWORD

在人类社会发展的长河中，女性始终扮演着重要的角色。她们是生命的孕育者，是家庭的守护者，更是社会发展的推动者。与此同时，女性也面临着诸多健康挑战，其中妇产科疾病尤为突出。这些疾病不仅影响着女性的身心健康，也对家庭的幸福和社会的稳定造成了一定程度的威胁。因此，加强妇产科疾病的防治与管理，对于保障女性健康、促进家庭幸福、维护社会稳定具有重要意义。

本书以临床实用性为目的，详细介绍了妇产科常见疾病的病因、发病机制、临床表现、诊断要点、鉴别诊断与治疗原则等内容，部分疾病还根据临床实际情况，解答了目前临床上所遇到的难点并提供了相应的治疗对策。本书在编写过程中，始终贯彻理论联系实际的原则，既注重基础理论和基本技能的阐述以反映目前妇产科领域的新进展，又结合妇产科临床实践以重点体现妇产科领域新进展在临床工作中的应用。本书可为妇产科医务工作者科学、规范、合理地进行临床诊疗提供参考。

本书在编写过程中，各编者虽然竭尽所能，力求表述准确、深入浅出，尽可能兼具可读性和实用性，但由于妇产科学内容繁多，加之水平有限，书中存在的不足之处敬请广大读者批评指正，以便日后修正和补充。

希望通过本书的出版，能够引起更多人对妇产科疾病的关注和重视，共同为女性健康事业的发展贡献力量。

《妇产科疾病防治与管理》编委会
2024 年 4 月

目 录
CONTENTS

3

第一章

女性生殖器官解剖结构

第一节 外生殖器官解剖结构

女性外生殖器(图 1-1)是指生殖器官外露的部分,又称外阴,位于两股内侧间,前为耻骨联合,后为会阴。

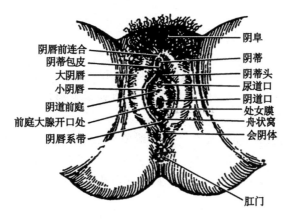

阴唇前连合　　　　　　　　　　　　阴阜
阴蒂包皮　　　　　　　　　　　　　阴蒂
大阴唇　　　　　　　　　　　　　　阴蒂头
小阴唇　　　　　　　　　　　　　　尿道口
阴道前庭　　　　　　　　　　　　　阴道口
前庭大腺开口处　　　　　　　　　　处女膜
阴唇系带　　　　　　　　　　　　　舟状窝
　　　　　　　　　　　　　　　　　会阴体

肛门

图 1-1　女性外生殖器

一、阴阜

阴阜是指耻骨联合前面隆起的脂肪垫。青春期后,其表面皮肤开始生长卷曲的阴毛,呈盾式分布:尖端向下三角形分布,底部两侧阴毛向下延伸至大阴唇外侧面。而男性的阴毛分布不似如此局限;阴毛可以向上分布,朝向脐部,或朝下扩伸而达左右大腿的内侧。阴毛的疏密与色泽因个体和种族不同而异。阴毛为第二性征之一。

二、大阴唇

大阴唇自阴阜向下、向后止于会阴的一对隆起的皮肤皱襞,其外形是根据所含脂肪量的多少而不同。一般女性的大阴唇长 7～8 cm,宽 2～3 cm,厚 1～1.5 cm。在女孩或未婚女性,两侧大阴唇往往互相靠拢而完全盖没它们后面的组织,而经产妇左右大阴唇多数是分开的。大阴唇的前上方和阴阜相连,左右侧大阴唇在阴道的下方融合,形成后联合,逐渐并入会阴部。

大阴唇外侧面为皮肤,皮层内有皮脂腺和汗腺,多数妇女的大阴唇皮肤有色素沉着;内侧面湿润似黏膜。大阴唇皮下组织松弛,脂肪中有丰富的静脉、神经及淋巴管,若受外伤,容易形成血肿,疼痛较甚。

解剖学上,女性的大阴唇相当于男性的阴囊。子宫的圆韧带终止在大阴唇的上缘。绝经后,大阴唇多呈萎缩状。

三、小阴唇

分开大阴唇后,可见到小阴唇。左、右侧小阴唇的前上方互相靠拢。其大小和形状可以因人而异,有很大差别。未产妇的小阴唇往往被大阴唇所遮盖,而经产妇的小阴唇可伸展到大阴唇之外。

左右小阴唇分别由两片薄薄的组织所组成。外观小阴唇呈湿润状,颜色微红,犹如黏膜一样,但无阴毛。小阴唇内含有勃起功能的组织、血管、少数平滑肌纤维和较多皮脂腺、偶有少数汗腺,外覆复层鳞状上皮。小阴唇因富有多种神经末梢,故非常敏感。

两则小阴唇的前上方互相靠拢、融合,形成上下两层:下层为阴蒂的系带,而上层为阴蒂包皮。两侧小阴唇的下方可分别与同侧的大阴唇融合,或者在中线形成小阴唇后联合,又称阴唇系带。

四、阴蒂

阴蒂是小而长,且有勃起功能的小体,位于两侧小阴唇顶端下,由阴蒂头、阴蒂体和两侧阴蒂脚所组成。阴蒂头显露于阴蒂包皮和阴蒂系带之间,直径很少超过 0.5 cm,神经末梢丰富,极敏感,是使女性动欲的主要器官。

阴蒂相当于男性的阴茎,具有勃起性。阴蒂即使在勃起的情况下,长度也很少超过 2 cm。由于小阴唇的牵拉,所以阴蒂呈一定程度的弯曲,其游离端指向下内方,朝着阴道口。阴蒂头是由梭形细胞组成。阴蒂体包括两个海绵体,其壁中有平滑肌纤维。长而狭的阴蒂脚分别起源于左、右两侧坐耻支的下面。

五、前庭

前庭是指左、右小阴唇所包围的长圆形区域,为胚胎期尿生殖窦的残余部分。在前庭的前面有阴蒂,后方则以小阴唇后联合为界。

在前庭的范围内有尿道口、阴道口和左、右前庭大腺(即巴氏腺)的出口(图 1-2)。前庭的后半部,即小阴唇后联合与阴道之间,是所谓的舟状窝。除未产外,此窝很少能被观察到,因为经产妇在分娩时,多数妇女的舟状窝,由于受到损伤而消失。

六、前庭大腺

前庭大腺是前庭左右各一的复泡管状腺,其直径为 0.5～1.0 cm,位于前庭下方阴道口的左、右两侧。前庭大腺的出口管长 1.5～2.0 cm,开口于前庭的两侧,正好在阴道口两侧边缘之外。前庭大腺的管径很小,一般仅能插入细小的探针。在性交的刺激下,腺体分泌出黏液样分泌物,以资润滑。

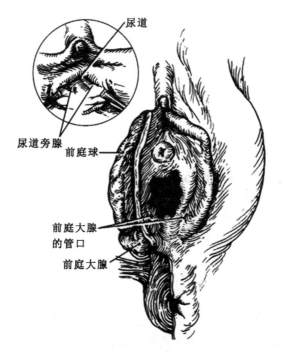

图 1-2　尿道、尿道旁腺、前庭大腺

七、尿道口

尿道口位于前庭的中央,耻骨弓下方 1.0～1.5 cm 处、阴道口的上方。尿道口往往呈轻度折叠状。排尿时,尿道口的直径可以放松到 4～5 mm。尿道的左、右两侧有尿道旁管,即 Skene 管,其往往开口于前庭,也偶有开口于尿道口内的后壁处。尿道旁管的口径很小,约为 0.5 mm,其长度可因人而稍异。

尿道下 2/3 与阴道前壁紧密相连,阴道下 1/3 的环状肌肉围绕尿道的上端和下端。

八、前庭球

前庭两侧黏膜下的一对具有勃起性的静脉丛,其长 3.0～4.0 cm,宽 1.0～2.0 cm,厚 0.5～1.0 cm。它们与坐耻支并列,部分表面覆有球海绵体肌和阴道缩肌。前庭球的下端,一般处于阴道口的中部,而其前端则向上朝着阴蒂伸展。

分娩时,前庭球往往被推到耻骨弓的下面,但因为它们尾部是部分环绕着阴道,所以容易受到损伤而造成外阴血肿或甚至大量出血。

九、阴道口和处女膜

阴道口位于前庭的后半部,其形状和大小可因人而异。处女的阴道口往往被小阴唇所盖没;如果推开小阴唇,则可见到阴道口几乎完全被处女膜所封闭。处女膜有否破裂,有时可以引起法律纠纷,因此,检查处女时应当详细检查,慎重结论。

阴道的表面和游离的边缘有较多的结缔组织乳头。处女膜的形状和坚固度均有明显的差异。处女膜两面均覆有未角化的复层鳞状上皮,间质大部分是由弹性和胶原性的结缔组织。处女膜没有腺性或肌性成分,亦没有很多神经纤维。女性新生儿的处女膜有很多血管;妊娠妇女的处女膜上皮较厚,并富有糖原;绝经后女性的处女膜上皮变薄,并可以出现轻微的角化。成年处女的处女膜仅是或多或少围绕阴道口的一片不同厚度的膜,并有一个小到如针尖、大到能容纳一个或两个指尖的孔。此开口往往呈新月形或圆形,但也偶可是筛状的、有中隔的或澈状的。澈状的处女膜可能被误认为是处女膜破裂。因此,由于法律的原因,在做出处女膜是否破裂的描述时,必须慎重。

一般来说,处女膜多数是在第一次性交时撕裂,裂口可以分散在数处,多数撕裂位于处女膜的后半部。撕裂的边缘往往很快结成瘢痕,此后处女膜即成为若干分段的组织。首次性交时,处女膜会撕裂的深度可因人而异。一般认为,处女膜撕裂时往往伴有少量出血,但很少引起大出血。个别处女的处女膜组织比较坚韧,需手术切开,但极为罕见。由分娩而引起处女膜解剖上的改变,往往比较明显、清楚,因而易识别而作出诊断。

处女膜无孔是一种先天性异常,此时阴道完全被闭锁。它的主要现象是经血滞留、性交受阻。一般需手术切开。

十、阴道

阴道的起源问题尚无统一的意见。阴道上皮的来源,有 3 种不同的看法:①米勒系统;②午非管;③尿生殖窦。目前,较为公认的是阴道部分起源于米勒管和部分来自尿生殖窦。

阴道可以被称为是子宫的排泄管道,经过阴道,子宫排出经血。它亦是女性的性交器官,同时又是分娩时产道的一部分。

阴道是由肌肉、黏膜组成的管道,其上接宫颈、下联外阴。阴道前方为膀胱,后为直肠。

阴道与膀胱及尿道之间有一层结缔组织,即所谓的"膀胱-阴道膈"。阴道中、下段和直肠之间,亦有由类似组织所形成的直肠-子宫间隔。阴道部分上段(即阴道后穹隆)参与组成直肠子宫陷凹(道格拉斯陷凹)的前壁。在正常情况下,阴道前壁与后壁的中间部分互相靠得较近,而在阴道的左、右两旁的侧壁之间,则有一定距离。这样便使阴道的横切面看来犹似空心的 H 字形状(图 1-3)。

阴道的顶端是个盲穹隆,子宫颈的下半部伸入此处。阴道穹隆可以分为左、右、前、后穹隆。阴道和子宫颈的连接处,在子宫颈的后方要比子宫颈的前方高些,故阴道后穹隆比前穹隆深一些。阴道前壁也稍短于后壁,长度分别为 6～8 cm 和 7～10 cm。

阴道的前、后壁上,有纵行的皱褶柱。在未经产妇女中,还可以在此处见到与纵行柱成直角的横嵴。当这些皱褶到达侧壁时,渐渐消失,在高年经产妇中,阴道壁往往变为平滑。

阴道的黏膜是由典型的不角化复层鳞状上皮细胞组成。黏膜下有一层结缔组织,其中血管丰富,偶尔有淋巴小结。阴道黏膜仅松松地与下面的组织相连,因此手术时,可以轻松地把阴道黏膜与其下的结缔组织分开。

正常情况下,阴道黏膜不含有典型的腺体。有时在经产妇的阴道中可见有些包涵囊肿,但不是腺体,而是在修补阴道撕裂时,黏膜碎片被埋没在缝合伤口下而后形成的囊肿。另外有些衬有柱状的或骰状的上皮的囊肿,也不是腺而是午非管或米勒管的残余物。

阴道的肌层可分为两层平滑肌,外层纵行,内层环行,但整个肌层并不明显。在阴道的下端,可见有一横纹肌带。它是阴道缩肌或括约肌,然而,主要关闭阴道的是肛提肌。肌层的外面有结缔组织把阴道与周围的组织连接起来。这些结缔组织内含有不少弹性纤维和很多静脉。

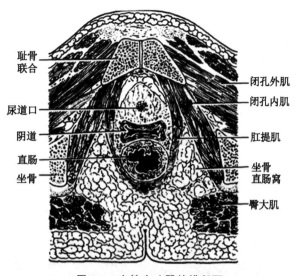

图 1-3　女性生殖器的横断面

显示阴道内腔的 H 形状

阴道有丰富的血管供应。它的上 1/3 是由子宫动脉的宫颈-阴道支供应；中 1/3 由膀胱下动脉供应；下 1/3 则由直肠中动脉和阴部内动脉供应。直接围绕阴道的是一个广泛的静脉丛，静脉与动脉伴行，最后汇入髂内静脉。阴道下 1/3 的淋巴，与外阴的淋巴一起流入腹股沟淋巴结；中 1/3 的淋巴流入髂内淋巴结，上 1/3 的淋巴则流入髂总淋巴结。

根据 Krantz 的论述，人的阴道没有特殊的神经末梢（生殖小体），但是在它的乳头中偶尔可见到游离的神经末梢。

阴道的伸缩性很大。在足月妊娠时，它可以被扩张到足以使正常足月胎儿顺利娩出，而在产褥期间，它又能逐渐恢复到产前状态。

十一、会阴

广义的会阴是指盆膈以下封闭骨盆出口的全部软组织结构，有承载盆腔及腹腔脏器的作用。它主要由尿生殖膈和盆膈所组成。尿生殖膈由上、下二层筋膜、会阴深横肌和尿道阴道括约肌所构成。盆膈是由上、下二层筋膜、肛提肌和尾骨肌所构成。肛提肌则由髂尾肌、耻骨直肠肌、耻尾肌所组成。它有加强盆底托力的作用，又因部分肌纤维在阴道和直肠周围密切交织，还有加强肛门和阴道括约肌的作用。处于阴道和肛门之间的中缝即会阴缝是由会阴的中心腱所加固。球海绵体肌、会阴浅横肌和肛门外括约肌在它的上面会聚。以上这些结构共同成为会阴体的主要支撑。在分娩时，它们往往被撕伤。

狭义的会阴是指阴道口与肛门之间的软组织结构。

（张　静）

第二节　内生殖器官解剖结构

女性内生殖器包括子宫、输卵管和卵巢（图 1-4）。

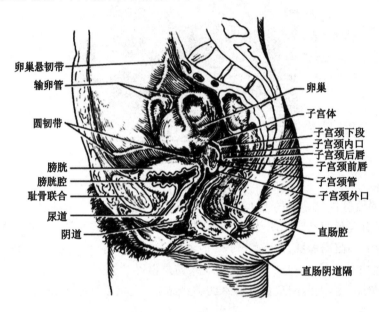

图 1-4　盆腔矢状切面
显示阴道、子宫、膀胱等的关系

一、子宫

子宫是一个主要由肌肉组成的器官，宫体部外覆腹膜，宫腔内衬子宫内膜。妊娠期，子宫接纳和保护受孕产物，并供以营养；妊娠足月时，子宫收缩，娩出胎儿及其附属物。

非妊娠期子宫位于盆腔内，处于膀胱与直肠之间，它的下端伸入阴道。子宫的后壁几乎全部被腹膜所覆盖，它的下段形成直肠子宫陷凹的前界。子宫前壁仅上段盖有腹膜，因为它的下段直接与膀胱后壁相连，在它们中间有一层清楚的结缔组织。

子宫形状为上宽下窄（图 1-5），可分为大小不同的上下两部分：上部为宫体、呈三角形；下部呈圆筒形或梭形，即宫颈。宫体的前壁几乎是平的，而其后壁则呈清楚的凸形。双侧输卵管起源于子宫角部，即子宫上缘和侧缘交界之处。两侧输卵管内端之间的上面凸出的子宫部分，称为子宫底。自子宫的左、右侧角至盆腔底部之间的部分是子宫的侧缘，两侧腹膜呈翼形皱褶、形成阔韧带。

子宫的大小和形状，随女性的年龄和产次而有较大差别。女性新生儿的子宫的长 2.5～3.0 cm，成年而未产者的子宫 5.5～8.0 cm 长，而经产妇的子宫则为 9.0～9.5 cm。未产妇和经产妇的子宫重量，亦有很大差异，前者为 45～70 g，后者约为 80 g 或更重一些。在不同年龄的对象中，宫体与宫颈长度的比率亦有很大差异（图 1-6）。婴儿宫体的长度仅为宫颈长度的一半；年轻而未产者，则两者的长度约相等；经产妇宫颈长度仅为子宫总长度的 1/3。

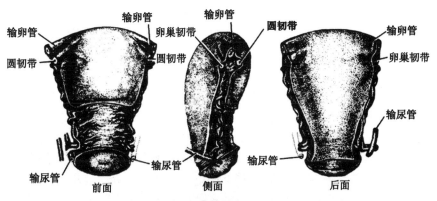

图 1-5　子宫的前、侧、后面观

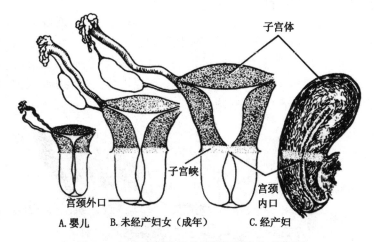

图 1-6　正常子宫和附件的额切面和矢状切面

子宫的主要组成成分是肌肉,宫体的前壁与后壁几乎互相接触,中间的子宫腔仅为一裂缝。宫颈呈梭形,其上、下两端各有一小孔,即宫颈内口和外口。额切面观,子宫体呈三角形,而子宫颈管则仍为梭形。经产妇子宫腔的三角形状,变得较不明显,因为原来凸出的侧缘,往往变为凹形。绝经期妇女子宫肌层和内膜层萎缩,子宫的体积变小。

子宫又分为子宫体和子宫颈。

(一)子宫体

宫体的壁由 3 层组织所组成,即浆膜层、肌肉层和黏膜层。

1.浆膜层

浆膜层为覆盖宫体的盆腔腹膜,与肌层紧连不能分离。在子宫峡部处,两者结合较松弛,腹膜向前反折覆盖膀胱底部,形成膀胱子宫陷凹,反折处腹膜称膀胱子宫返折腹膜。在子宫后面,宫体浆膜层向下延伸,覆盖宫颈后方及阴道后穹隆再折向直肠,形成直肠子宫陷凹(亦称道格拉斯陷凹)。

2.肌层

肌层由大量平滑肌组织、少量弹力纤维与胶原纤维组成,非孕时厚约 0.8 cm。子宫体肌层可分 3 层。

(1)外层:肌纤维纵行排列,较薄,是子宫收缩的起始点。

7

（2）中层：占肌层大部分，呈交叉排列，在血管周围形成"8"字形围绕血管。

（3）内层：肌纤维环行排列，其痉挛性收缩可导致子宫收缩环形成。宫体肌层内有血管穿行，肌纤维收缩可压迫血管，能有效地制止血管出血。

3.子宫内膜层

子宫内膜是一层薄的、淡红色的绒样的膜。仔细观察，可以见到有许多微小的孔，即子宫腺体的开口。正常情况下，子宫内膜的厚度可以变动在 0.5 mm 至 3～5 mm。子宫内膜为一层高柱形，具有纤毛且互相紧密排列的细胞所组成。管形的子宫腺体是由表层上皮内陷所构成，其伸入子宫内膜层的全层、直达肌层。子宫内膜腺体可分泌稀薄的碱性液体，以保持宫腔潮湿。

子宫内膜与肌层直接相贴，其间没有内膜下层组织。内膜可分为 3 层：致密层、海绵层及基底层。致密层与海绵层对性激素敏感，在卵巢激素影响下发生周期性变化，又称功能层。基底层紧贴肌层，对卵巢激素不敏感，无周期性变化。

子宫供血主要来自子宫动脉。子宫动脉上行支沿子宫侧缘上行，逐段分出与宫体表面平行的分支，称为弓形小动脉。弓形小动脉进入子宫肌层后呈辐射状分支为辐射状动脉。肌层内辐射状动脉以直角状再分支，形成螺旋小动脉，进入上 2/3 内膜层，供应功能层内膜。若肌层内辐射状动脉以锐角状再分支，则形成基底动脉，仅进入基底层内膜。螺旋小动脉对血管收缩物质和激素敏感，而基底动脉则不受激素的影响（图 1-7）。

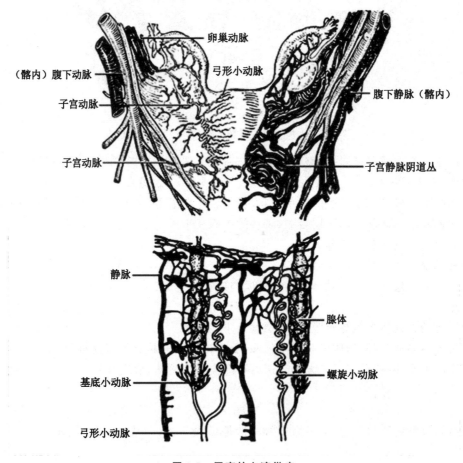

图 1-7　子宫的血液供应

子宫壁由富含弹性纤维的结缔组织及肌纤维束所组成。子宫肌纤维从上到下逐渐地减少，宫颈部仅含有10％的肌肉。宫体壁内层较外层含有相对多的肌纤维。妊娠期子宫上部的肌纤维肥大，而宫颈的肌纤维没有明显的变化。临产后，由于宫体肌纤维的缩复作用，宫颈呈被动地扩张。

(二)子宫颈

子宫颈是指子宫颈解剖学内口以下那部分子宫。在子宫的前方、子宫颈的上界，几乎是相当于腹膜开始反折到膀胱上之处。以阴道壁附着处为界，子宫颈分为阴道上和阴道两部分，称为宫颈阴道上部和宫颈阴道部。宫颈阴道上部的后面被腹膜所覆盖，而前面和左、右侧面与膀胱和阔韧带的结缔组织相连。宫颈阴道部伸入阴道，它的下端是子宫颈外口。

子宫颈外口的形状可以因人而异。未产妇子宫颈外口为小而齐整的卵圆形孔；因子宫颈在分娩时受到一定的损伤(损伤最容易发生于外口的两旁)，故经产妇子宫颈外口往往变为一条横行的缝道，子宫颈外口分成为所谓的"前唇和后唇"。有时，初产妇子宫颈遭到较严重的多处撕裂后，宫颈外口变为很不规则。根据这种撕裂的痕迹，可以无疑地诊断为经产妇(图1-8、图1-9)。

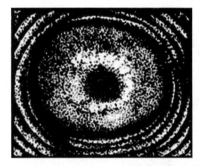

图1-8　未经产妇的宫颈外口

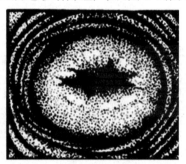

图1-9　经产妇的宫颈外口

宫颈阴道部的黏膜直接与阴道的黏膜相连，两者都由复层鳞状上皮组成，有时子宫颈管的腺体可以伸展到黏膜面。假如这些腺体的出口被阻塞，则会形成所谓的潴留囊肿。

子宫颈主要由结缔组织所组成，内含较多血管和弹性组织，偶有平滑肌纤维。宫颈的胶原性组织与宫体的肌肉组织的界线一般较明显，但亦可以是逐渐转变的，延伸范围约10 mm。宫颈的物理性能是根据它的结缔组织的状态而决定，在妊娠和分娩期，子宫颈之所以能扩张是和宫颈中的胶原组织的离解有关。

宫颈管的黏膜是由一层高柱形上皮所组成，它处在一层薄的基底膜之上。因无黏膜下层，故宫颈的腺体可直接从黏膜的表层延伸入到下面的结缔组织。颈管黏膜的黏液细胞分泌厚而粘的分泌物，形成黏液栓，将宫颈管与外界隔开。

正常情况下，在宫颈外口处，阴道部的鳞状上皮与宫颈管的柱状上皮之间有清楚的分界线，称原始鳞-柱交接部或鳞-柱交界。若体内雌激素变化、感染或损伤，则复层鳞状上皮可扩展到宫颈管的下1/3，甚至更高一些。而宫颈管的柱状上皮也可移至宫颈阴道部。这种变化在有宫颈前、后唇外翻的经产妇中，更为显著。这种随体内环境变化而移位所形成的鳞-柱交接部称生理性鳞-柱交接部。在原始鳞-柱交接部和生理性鳞-柱交接部间所形成的区域称移行带区，此区域是宫颈癌及其癌前病变的好发部位。

子宫峡部为宫颈阴道上部与子宫体相移行的部分，实际上属于子宫颈的一部分，也即宫颈解剖学内口和宫颈组织学内口之间的部分。在产科方面有特别重要的意义。非妊娠时，此部仅长

0.6～1.0 cm,妊娠晚期时,则可增长达 6～10 cm,临床上称其为子宫下段,是剖腹取胎切开子宫之处。

(三)子宫的韧带

子宫的韧带主要由结缔组织增厚而成,有的含平滑肌,具有维持子宫位置的功能。子宫韧带共有 4 对:阔韧带、圆韧带、主韧带和宫骶韧带。

1.阔韧带

子宫两侧翼形腹膜皱褶。起自子宫侧浆膜层,止于两侧盆壁;上缘游离,下端与盆底腹膜相连。阔韧带由前后两叶腹膜及其间的结缔组织构成,疏松,易分离。阔韧带上缘腹膜向上延伸,内 2/3 包绕部分输卵管,形成输卵管系膜;外 1/3 包绕卵巢血管,形成骨盆漏斗韧带,又称卵巢悬韧带。阔韧带内有丰富的血管、神经及淋巴管,统称为子宫旁组织,阔韧带下部还含有子宫动静脉、其他韧带及输尿管。

阔韧带上部的直切面显示分为 3 部分,分别围绕输卵管、子宫、卵巢韧带和圆韧带(图 1-10)。

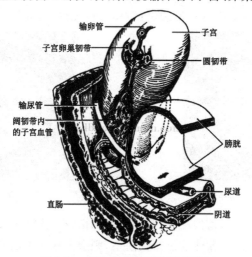

图 1-10 阔韧带的子宫断端示意图

输卵管下的阔韧带部分即为输卵管系膜,由两层腹膜所组成,其间是一些松弛的结缔组织,其中有时可见卵巢冠。

卵巢冠由许多含有纤毛上皮的狭窄垂直小管所组成。这些小管的上端与一条纵向管相接合,后者在输卵管下伸展到子宫的侧缘,在宫颈内口近处成为盲管。这个管是午非管的残余,称为加特内管(卵巢冠纵管)。

2.圆韧带

圆形条状韧带,长 12～14 cm。起自双侧子宫角的前面,穿行于阔韧带与腹股沟内,止于大阴唇前端。圆韧带由结缔组织与平滑肌组成,其肌纤维与子宫肌纤维连接,可使子宫底维持在前倾位置。

3.主韧带

主韧带为阔韧带下部增厚的部分,横行于宫颈阴道上部与子宫体下部侧缘达盆壁之间,又称宫颈横韧带。由结缔组织及少量肌纤维组成,与宫颈紧密相连,起固定宫颈的作用。子宫血管与输尿管下段穿越此韧带。

4.宫骶韧带

从宫颈后面上部两侧起（相当于子宫峡部水平），绕过直肠而终于 $S_{2\sim3}$ 前面的筋膜内，由结缔组织及平滑肌纤维组织组成，外有腹膜遮盖。短厚坚韧，牵引宫颈向后、向上维持子宫于前倾位置。

由于上述 4 对子宫韧带的牵拉与盆底组织的支托作用，使子宫维持在轻度前倾前屈位。

（四）子宫的位置

子宫的一般位置是轻度前倾、前屈。当妇女直立时，子宫几乎处于水平线和稍向前屈，子宫底处在膀胱上，而宫颈则向后朝着骶骨的下端，其外口大约处于坐骨棘的水平。上述器官的位置可依据膀胱和直肠的膨胀程度而变动。

正常子宫是一个部分可动的器官：宫颈是固定的，宫体则可在前后平面上活动。所以，姿势和地心引力可以影响子宫的位置。直立时，骨盆的前倾斜可能造成子宫的前屈。

（五）子宫的血管

子宫血管的供应主要来自子宫动脉。子宫动脉自髂内动脉分出后，沿骨盆侧壁向下向前行，穿越阔韧带基底部、宫旁组织到达子宫外侧（距子宫峡部水平）约 2 cm 处横跨输尿管至子宫侧缘。此后分为上、下两支：上支称宫体支，较粗，沿子宫侧迂曲上行，至宫角处又分为宫底支（分布于宫底部）、卵巢支（与卵巢动脉末梢吻合）及输卵管支（分布于输卵管）；下支称宫颈-阴道支，较细，分布于宫颈及阴道上段（图 1-11）。

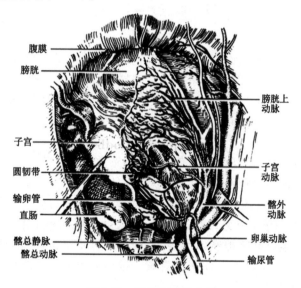

图 1-11　子宫和骨盆血管

由于子宫动脉在宫颈内口的水平、子宫侧缘 2 cm 处，跨过输尿管（喻为"桥下有水"），故行子宫切除术时，有可能误伤输尿管，需慎防之。

子宫两侧弓形静脉汇合成为子宫静脉，然后流入髂内静脉，最后汇入髂总静脉。

（六）淋巴

子宫内膜有丰富的淋巴网，但是真正的淋巴管则大部分限于基底部。子宫肌层的淋巴管汇聚于浆膜层，并在浆膜下面形成丰富的淋巴管丛，特别是在子宫的后壁，而在前壁则少些。

子宫淋巴回流有五条通路：①宫底部淋巴常沿阔韧带上部淋巴网、经骨盆漏斗韧带至卵巢、

11

向上至腹主动脉旁淋巴结。②子宫前壁上部或沿圆韧带回流到腹股沟淋巴结。③子宫下段淋巴回流至宫旁、闭孔、髂内外及髂总淋巴结。④子宫后壁淋巴可沿宫骶韧带回流至直肠淋巴结。⑤子宫前壁也可回流至膀胱淋巴结(图 1-12)。

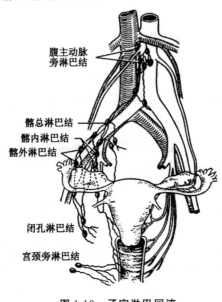

图 1-12　子宫淋巴回流

(七)神经支配

子宫的神经分配主要来自交感神经系统,然而也有一部分来自脑脊髓和副交感神经系统。副交感神经系统由来自 $S_{2\sim4}$ 神经的稀少纤维所组成,分布于子宫的两侧,然后进入子宫颈神经节。交感神经系统经腹下丛进入盆腔,向两侧下行后,进入子宫阴道丛。上述两神经丛的神经供应子宫、膀胱和阴道的上部。有些神经支在肌肉纤维间终止,另一些则伴着血管进入子宫内膜。

交感神经和副交感神经两者都有运动神经和少许感觉神经纤维。交感神经使肌肉收缩和血管收缩,而副交感神经则抑制血管收缩,转为血管扩张。

盆腔内脏的神经支配有临床上的意义,因为有几种盆腔疼痛可以用切断腹下神经丛,永远获得解除。来自 $T_{11\sim12}$ 神经的感觉神经纤维,可将子宫收缩的疼痛传至中枢神经系统。来自宫颈和产道上部的感觉神经,经过盆腔神经到达 $S_{2\sim4}$ 神经,而产道下部的神经则经过腹股沟神经和阴部神经。子宫的运动神经来自 $L_{7\sim8}$ 水平的脊髓。运动神经与感觉神经分为层次,使在分娩时可应用脊尾麻醉和脊髓麻醉。

子宫平滑肌有自主节律活动,完全切除其神经后仍有节律收缩,还能完成分娩活动,临床上可见低位截瘫的产妇仍能顺利自然分娩。

二、输卵管

输卵管为卵子与精子结合场所及运送受精卵的管道(图 1-13)。

(一)形态

自两侧子宫角向外伸展的管道,长 8～14 cm。输卵管内侧与宫角相连,走行于输卵管系膜上端,外侧 1.0～1.5 cm(伞部)游离。根据形态不同,输卵管分为以下 4 部分。

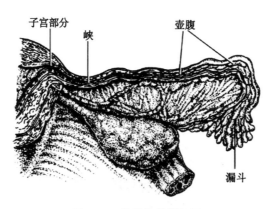

图 1-13　输卵管的纵切面

显示输卵管腔的各段不同大小,纵行折襞和输卵管系膜,子宫角以及卵巢的关系

1.间质部

潜行于子宫壁内的部分,短而腔窄,长约 1 cm。

2.峡部

紧接间质部外侧,长 2～3 cm,管腔直径约 2 mm。

3.壶腹部

峡部外侧,长 5～8 cm,管腔直径 6～8 mm。

4.伞部

输卵管的最外侧端,游离,开口于腹腔,管口为许多须状组织,呈伞状,故名伞部。伞部长短不一,常为 1～1.5 cm,有"拾卵"作用。

(二)解剖组织学

解剖组织学由浆膜层、肌层及黏膜层组成。

1.浆膜层

浆膜层即阔韧带上缘腹膜延伸包绕输卵管而成。

2.肌层

肌层为平滑肌,分外、中及内 3 层。外层纵行排列;中层环行,与环绕输卵管的血管平行;内层又称固有层,从间质部向外伸展 1 cm 后,内层便呈螺旋状。肌层有节奏地收缩可引起输卵管由远端向近端的蠕动。

3.黏膜层

黏膜层由单层高柱状上皮组成。黏膜上皮可分纤毛细胞、无纤毛细胞、楔状细胞及未分化细胞。4 种细胞具有不同的功能:纤毛细胞的纤毛摆动有助于输送卵子;无纤毛细胞可分泌对碘酸-雪夫反应(PAS)阳性的物质(糖原或中性黏多糖),又称分泌细胞;楔形细胞可能为无纤毛细胞的前身;未分化细胞又称游走细胞,为上皮的储备细胞。

输卵管肌肉的收缩和黏膜上皮细胞的形态、分泌及纤毛摆动均受卵巢激素影响,有周期性变化。

三、卵巢

卵巢是产生与排出卵子,并分泌甾体激素的性器官。

(一)形态

卵巢呈扁椭圆形,位于输卵管的后下方。以卵巢系膜连接于阔韧带后叶的部位称卵巢门,卵巢血管与神经由此出入卵巢。卵巢的内侧(子宫端)以卵巢固有韧带与子宫相连,外侧(盆壁端)以卵巢悬韧带(骨盆漏斗韧带)与盆壁相连。青春期以前,卵巢表面光滑;青春期开始排卵后,表面逐渐凹凸不平,表面呈灰白色。体积随年龄不同而变异较大,生殖年龄女性卵巢约 4 cm×3 cm×1 cm 大小,重 5～6 g,绝经后卵巢逐渐萎缩变小变硬。

(二)解剖组织学

卵巢的表面无腹膜覆盖。卵巢表层为单层立方上皮即生发上皮,其下为一层纤维组织,称卵巢白膜。白膜下的卵巢组织,分为皮质与髓质两部分:外层为皮质,其中含有数以万计的始基卵泡和发育程度不同的囊状卵泡,年龄越大,卵泡数越少,皮质层也变薄;髓质是卵巢的中心部,无卵泡,与卵巢门相连,含有疏松的结缔组织与丰富的血管与神经,并有少量平滑肌纤维与卵巢韧带相连接。

卵巢受交感神经和副交感神经支配。大部分交感神经来自伴同卵巢血管的神经丛,而小部分则来自围绕子宫动脉卵巢支的神经丛。卵巢还有丰富的无髓鞘神经纤维。这些神经纤维的大部分也是伴同血管的,仅仅是血管神经。其他部分则形成花环样,围绕正常的和闭锁的卵泡,并伸出许多微细的神经支。

(焦素娟)

第二章

妇产科疾病常见症状

第一节 白带异常

白带是由阴道黏膜渗出液、宫颈管、子宫内膜及输卵管黏膜腺体分泌物混合而成,正常白带呈白色稀糊状或蛋清样,高度黏稠,无腥臭味,量少。白带量多少与雌激素相关:月经前后2～3天量少,排卵期增多,青春期前、绝经后少,妊娠期量多。生殖道炎病或肿瘤时,白带量明显增多且特点有改变。

一、原因

白带异常主要见于生殖器炎病和生殖器肿瘤。

(一)生殖器炎病

阴道炎(较常见的有滴虫阴道炎、假丝酵母菌阴道炎、细菌性阴道病、萎缩性阴道炎),宫颈炎,盆腔炎等。

(二)生殖器肿瘤

子宫黏膜下肌瘤、阴道癌、宫颈癌、子宫内膜癌、输卵管癌等。

(三)其他

阴道腺病、卵巢功能失调、阴道内异物、放置宫内节育器等。

二、鉴别要点

(一)灰黄色或黄白色泡沫状稀薄白带

此为滴虫阴道炎的特征,多伴外阴瘙痒。

(二)凝乳或豆渣样白带

此为假丝酵母菌阴道炎的特征,多伴外阴奇痒或灼痛。

(三)灰白色匀质白带

此常见于细菌性阴道病,有鱼腥味,可伴外阴瘙痒。

(四)透明黏性白带

外观正常,量明显增多,应考虑卵巢功能失调、阴道腺病或宫颈高分化腺癌。

（五）脓性白带

此为细菌感染所致,色黄或黄绿,黏稠,有臭味,可见于阴道炎、急性宫颈炎及宫颈管炎、宫腔积脓、阴道内异物、阴道癌或宫颈癌并发感染。

（六）血性白带

血性白带是指白带中混有血液,血量多少不定,可考虑宫颈癌、子宫内膜癌、宫颈息肉、子宫黏膜下肌瘤、放置宫内节育器等。

（七）水样白带

水样白带是指持续流出淘米水样白带,具奇臭者,一般为晚期宫颈癌。间断性排出清澈黄红色水样白带,应考虑为输卵管癌。

（彭晓峰）

第二节　外阴瘙痒

外阴瘙痒是多种不同病变引起的一种病状,但也可能发生在正常妇女。严重时影响生活、工作和休息。

一、病因

（一）局部原因

1.阴道分泌物刺激

患有慢性宫颈炎及各种阴道炎时,由于其分泌物增多刺激外阴部皮肤而常引起外阴瘙痒,滴虫性阴道炎和假丝酵母菌性阴道炎是引起外阴瘙痒的最常见原因。

2.外阴营养不良

外阴发育营养不良者,其外阴瘙痒难忍。

3.不良卫生习惯

不注意外阴清洁,经血、大小便等长期刺激,月经垫不洁及穿不透气的化纤内裤等,均能诱发外阴瘙痒。

4.化学物品、药品刺激及过敏

肥皂、避孕套、某些药物等的直接刺激或过敏,均能引起外阴瘙痒。

5.其他

阴虱、疥疮、疱疹、尖锐湿疣、外阴湿疹、蛲虫感染等亦能引起外阴瘙痒。

（二）全身原因

糖尿病及黄疸患者尿液对外阴皮肤的刺激,维生素缺乏,尤其是维生素 A、B 族维生素的缺乏,妊娠期肝内胆汁淤积病,妊娠期或经前期外阴部充血等均可引起外阴不同程度的瘙痒。另有部分患者虽外阴瘙痒十分严重,但原因不明,可能与精神或心理方面因素有关。

二、临床表现及诊断

主要病状是外阴瘙痒,瘙痒多位于阴蒂、大小阴唇、会阴、肛周。一般在夜间或食用刺激性食物或经期加重。瘙痒程度因个体及病因不同而有差异。局部检查可见局部潮红或有抓痕,或皮肤粗糙及色素减退等。有时继发感染。诊断时应详细询问病史,进行局部检查及必要的化验,尽可能查出病因。

三、治疗

(一)一般治疗

保持外阴皮肤清洁、干燥,切忌搔抓。不用热水烫洗,忌用肥皂,有感染时可用高锰酸钾液坐浴。内裤应宽松透气。

(二)病因治疗

积极治疗引起外阴瘙痒的疾病,如各种阴道炎、糖尿病等。若有阴虱应剔净阴毛,内裤和被褥要煮洗、消毒,局部应用氧化氨基汞软膏,配偶也应同时治疗。

(三)对病治疗

1.外用药

急性炎病期可用 3% 硼酸液湿敷,洗后局部涂搽 40% 氧化锌软膏、炉甘石洗剂等。慢性瘙痒可使用皮质激素或 2% 苯海拉明软膏涂擦,有止痒作用。

2.内服药

病状严重者,服用镇静、脱敏药物,如氯苯那敏、苯海拉明等。

3.乙醇注射法

对外阴皮肤正常、瘙痒严重、其他疗法无效的难治性患者,可采用纯乙醇皮下注射。

4.中药熏洗

(1)蛇床子散:蛇床子、花椒、明矾、百部、苦参各 9～15 g,煎水先熏后坐浴,每天 2 次,连用 10 天。

(2)茵苦洗剂:茵陈、苦参各 9 g,煎水熏洗。

(3)皮炎洗剂:透骨草 9 g,蒲公英、马齿苋、紫花地丁、黄芩、防风、独活、羌活各 5 g,艾叶 6 g,甘草 3 g,煎水熏洗。

(刘洪英)

第三节　阴 道 流 血

阴道流血为女性患者就诊时最常见的主诉,指妇女生殖道任何部位的出血,包括宫体、宫颈、阴道和外阴等处。虽然绝大多数出血来自宫体,但无论其源自何处,除正常月经外,均称“阴道流血”。阴道流血也可为凝血功能异常的一种表现,如白血病、再生障碍性贫血、特发性血小板减少性紫癜及肝功能损害等。

一、原因

根据患者年龄及性生活等情况鉴别阴道流血的病因。

(一)若患者为青春期女性

应首先排除卵巢内分泌功能变化引起的子宫出血,包括无排卵性功能失调性子宫出血及排卵性月经失调两类。另外月经间期卵泡破裂,雌激素水平短暂下降也可致子宫出血。

(二)若患者为生育期女性且性生活正常

应首先考虑与妊娠有关的子宫出血,常见的有先兆流产、不全流产、异位妊娠、妊娠滋养细胞疾病、产后胎盘部分残留、胎盘息肉和子宫复旧不全等。其次考虑卵巢内分泌功能变化引起的出血,包括无排卵性和排卵性异常子宫出血,以及月经间期卵泡破裂。最后考虑生殖器炎病,如外阴出血见于外阴溃疡、尿道肉阜等;阴道出血见于阴道溃疡、阴道炎;宫颈出血见于急、慢性宫颈炎,宫颈糜烂,宫颈溃疡,宫颈息肉等;子宫出血见于急、慢性子宫内膜炎,慢性子宫肌炎,急、慢性盆腔炎等;以及生殖器肿瘤,如子宫肌瘤、宫颈癌、子宫内膜癌等。此外,性交所致处女膜或阴道损伤、放置宫内节育器、雌激素或孕激素使用不当(包括含性激素保健品使用不当)也可引起不规则阴道出血。

(三)若患者为绝经过渡期和绝经后女性

应首先排除生殖器肿瘤,如外阴癌、阴道癌、宫颈癌、子宫内膜癌、子宫肉瘤、绒毛膜癌、某些具有内分泌功能的卵巢肿瘤。其次考虑生殖器炎病,如外阴炎、阴道炎、宫颈炎和子宫内膜炎等,以及卵巢内分泌功能变化引起的子宫出血,如无排卵性功能失调性子宫出血。

(四)若患者为儿童期女性

首先排除损伤、异物和外源性性激素等因素,如外阴、阴道骑跨伤、幼女玩弄别针等而放入阴道而引起的出血。其次考虑有性早熟或生殖道恶性肿瘤可能。新生女婴出生后数天有少量阴道流血,是因为离开母体后雌激素水平骤然下降、子宫内膜脱落所致。

(五)与全身疾病有关的阴道流血

如白血病、再生障碍性贫血、特发性血小板减少性紫癜及肝功能损害等均可导致子宫出血。

二、临床表现

阴道流血的形式有以下几种。

(一)经量增多

月经周期基本正常,但经量多(>80 mL)或经期延长,为子宫肌瘤的典型病状,其他如子宫腺肌病、排卵性月经失调、放置宫内节育器,均可有经量增多。

(二)周期不规则的阴道流血

多为无排卵性功能失调性子宫出血,但围绝经期妇女应注意排除早期子宫内膜癌。性激素药物应用不当或使用避孕药后也会引起周期不规则阴道流血。

(三)无任何周期可辨的长期持续阴道流血

多为生殖道恶性肿瘤所致,首先应考虑宫颈癌或子宫内膜癌的可能。

(四)停经后阴道流血

若患者为育龄妇女,伴或不伴有下腹疼痛、恶心等病状,应首先考虑与妊娠有关的疾病,如流产、异位妊娠、葡萄胎等;若患者为青春期无性生活史女性或围绝经期女性,多为无排卵性功能失调性子宫出血,但应排除生殖道恶性肿瘤。

(五)阴道流血伴白带增多

一般应考虑晚期宫颈癌、子宫内膜癌或子宫黏膜下肌瘤伴感染。

（六）接触性出血

于性交后或阴道检查后立即有阴道出血，色鲜红，量可多可少，应考虑急性宫颈炎、早期宫颈癌、宫颈息肉或子宫黏膜下肌瘤可能。

（七）月经间期出血

发生于下次月经来潮前 14～15 天，历时 3～4 天，一般出血量少于月经量，偶可伴有下腹疼痛和不适。此类出血是月经间期卵泡破裂、雌激素水平暂时下降所致，又称排卵期出血。

（八）经前或经后点滴出血

月经来潮前数天或来潮后数天持续少量阴道流血，常淋漓不尽。可见于排卵期月经失调或为放置宫内节育器的不良反应。此外，子宫内膜异位病亦可能出现类似情况。

（九）绝经多年后阴道流血

一般流血量较少，历时 2～3 天即净，多为绝经后子宫内膜脱落引起的出血或萎缩性阴道炎；若流血量较多，流血持续不净或反复阴道流血，应考虑子宫内膜癌的可能。

（十）间歇性阴道排出血性液体

应警惕有输卵管癌可能。

（十一）外伤后阴道流血

常见于骑跨伤后，流血量可多可少。

（熊佳维）

第三章

妇产科疾病常用检查技术

第一节　输卵管通畅检查

　　输卵管通畅检查的主要目的是检查输卵管是否畅通，了解子宫和输卵管腔的形态及输卵管的阻塞部位。常用的方法有输卵管通气术、输卵管通液术、子宫输卵管造影。其中，输卵管通气术因有发生气栓的潜在危险，且准确率仅为 45%～50%，故临床上已逐渐被其他方法所取代。近年来随着内窥镜的临床应用，已普遍采用腹腔镜直视下输卵管通液检查、宫腔镜下经输卵管口插管通液试验和腹腔镜联合检查等方法。

一、输卵管通液术

　　输卵管通液术是检查输卵管是否通畅的一种方法，并具有一定的治疗功效。即通过导管向宫腔内注入液体，根据注液阻力大小、有无回流及注入液体量和患者感觉等判断输卵管是否通畅。由于操作简便，无须特殊设备，广泛应用于临床。

（一）适应证

（1）不孕症：男方精液正常，疑有输卵管阻塞者。

（2）检验和评价输卵管绝育术、输卵管再通术或输卵管成形术的效果。

（3）对输卵管黏膜轻度粘连有疏通作用。

（二）禁忌证

（1）内外生殖器急性炎症或慢性炎症的急性或亚急性发作者。

（2）月经期或有不规则阴道流血者。

（3）可疑妊娠期者。

（4）严重的全身性疾病，如心、肺功能异常等，不能耐受手术者。

（5）体温高于 37.5 ℃者。

（三）术前准备

（1）月经干净 3～7 天，禁止性生活。

（2）术前半小时肌内注射阿托品 0.5 mg 解痉。

（3）患者排空膀胱。

(四)方法

1.器械

阴道窥器、宫颈钳、长弯钳、宫颈导管、20 mL注射器、压力表、Y形管等。

2.常用液体

生理盐水或抗生素溶液(庆大霉素8万U、地塞米松5 mg、透明质酸酶1 500 U,注射用水20~50 mL),可加用0.5%的利多卡因2 mL,以减少输卵管痉挛。

3.操作步骤

(1)患者取膀胱截石位,外阴、阴道、宫颈常规消毒,铺无菌巾,双合诊了解子宫的位置及大小。

(2)放置阴道窥器充分暴露子宫颈,再次消毒阴道穹隆部及宫颈,以宫颈钳钳夹宫颈前唇。沿宫腔方向置入宫颈导管,并使其与宫颈外口紧密相贴。

(3)用Y形管将宫颈导管与压力表、注射器相连,压力表应高于Y形管水平,以免液体进入压力表。

(4)将注射器与宫颈导管相连,并使宫颈导管内充满生理盐水,缓慢推注,压力不可超过21.3 kPa(160 mmHg)。观察推注时阻力大小、经宫颈注入的液体是否回流,患者下腹部是否疼痛。

(5)术毕取出宫颈导管,再次消毒宫颈、阴道,取出阴道窥器。

(五)结果评定

1.输卵管通畅

顺利推注20 mL生理盐水无阻力,压力维持在8.0~10.7 kPa(60~80 mmHg);或开始稍有阻力,随后阻力消失,无液体回流,患者也无不适感,提示输卵管通畅。

2.输卵管阻塞

勉强注入5 mL即感有阻力,压力表见压力持续上升而不见下降,患者感下腹胀痛,停止推注后液体又回流至注射器内,表明输卵管阻塞。

3.输卵管通而不畅

注射液体有阻力,再经加压注入又能推进,说明有轻度粘连已被分离,患者感轻微腹痛。

(六)注意事项

(1)所用无菌生理盐水温度以接近体温为宜,以免液体过冷造成输卵管痉挛。

(2)注入液体时必须使宫颈导管紧贴宫颈外口,防止液体外漏。

(3)术后2周禁盆浴及性生活,酌情给予抗生素预防感染。

二、子宫输卵管造影

子宫输卵管造影(HSG)是通过导管向子宫腔及输卵管注入造影剂,X线下透视及摄片,根据造影剂在输卵管及盆腔内的显影情况了解输卵管是否通畅、阻塞的部位及子宫腔的形态。该检查损伤小,能对输卵管阻塞作出较正确诊断,准确率可达80%,且具有一定的治疗作用。

(一)适应证

(1)了解输卵管是否通畅及其形态、阻塞部位。

(2)了解宫腔形态,确定有无子宫畸形及类型,有无宫腔粘连、子宫黏膜下肌瘤、子宫内膜息肉及异物等。

(3)内生殖器结核非活动期。

(4)不明原因的习惯性流产,于排卵后做造影了解宫颈内口是否松弛,宫颈及子宫是否畸形。

(二)禁忌证

(1)内外生殖器急性或亚急性炎症。

(2)严重的全身性疾病,不能耐受手术者。

(3)妊娠期、月经期。

(4)产后、流产、刮宫术后6周内。

(5)碘过敏者。

(三)术前准备

(1)造影时间以月经干净3～7天为宜,术前3天禁止性生活。

(2)做碘过敏试验,阴性者方可造影。

(3)术前半小时肌内注射阿托品0.5 mg解痉。

(4)术前排空膀胱,便秘者术前行清洁灌肠,以使子宫保持正常位置,避免出现外压假象。

(四)方法

1.设备及器械

X线放射诊断仪、子宫导管、阴道窥器、宫颈钳、长弯钳、20 mL注射器。

2.造影剂

目前国内外均使用碘造影剂,分为油溶性与水溶性。油剂(40%碘化油)密度大,显影效果好,刺激小,过敏少,但检查时间长,吸收慢,易引起异物反应,形成肉芽肿或形成油栓;水剂(76%泛影葡胺液)吸收快,检查时间短,但子宫输卵管边缘部分显影欠佳,细微病变不易观察,有的患者在注药时有刺激性疼痛。

3.操作步骤

(1)患者取膀胱截石位,常规消毒外阴、阴道,铺无菌巾,检查子宫位置及大小。

(2)以窥器扩张阴道,充分暴露宫颈,再次消毒宫颈及阴道穹隆部,用宫颈钳钳夹宫颈前唇,探查宫腔。

(3)将40%碘化油充满宫颈导管,排出空气,沿宫腔方向将其置入宫颈管内,徐徐注入碘化油,在X线透视下观察碘化油流经输卵管及宫腔情况并摄片,24小时后再摄盆腔X线片,以观察腹腔内有无游离碘化油。若用泛影葡胺液造影,应在注射完后立即摄片,10～20分钟后第二次摄片,观察泛影葡胺液流入盆腔情况。

(4)注入碘油后子宫角圆钝而输卵管不显影,则考虑输卵管痉挛,可保持原位,肌内注射阿托品0.5 mg或针刺合谷、内关穴,20分钟后再透视、摄片;或停止操作,下次摄片前先使用解痉药物。

(五)结果评定

1.正常子宫、输卵管

宫腔呈倒三角形,双侧输卵管显影形态柔软,24小时后摄片,盆腔内见散在造影剂。

2.宫腔异常

患宫腔结核时子宫失去原有的倒三角形态,内膜呈锯齿状不平;患子宫黏膜下肌瘤时可见宫腔充盈缺损;子宫畸形时有相应显示。

3.输卵管异常

患输卵管结核时显示输卵管形态不规则、僵直或呈串珠状,有时可见钙化点;有输卵管积水时输卵管远端呈气囊状扩张;24 小时后盆腔 X 线摄片未见盆腔内散在造影剂,说明输卵管不通;输卵管发育异常,可见过长或过短的输卵管、异常扩张的输卵管、输卵管憩室等。

(六)注意事项

(1)碘化油充盈宫颈导管时,必须排尽空气,以免空气进入宫腔造成充盈缺损,引起误诊。

(2)宫颈导管与子宫内口必须紧贴,以防碘油流入阴道内。

(3)导管不要插入太深,以免损伤子宫或引起子宫穿孔。

(4)注入碘化油时用力不可过大,推注不可过快,防止损伤输卵管。

(5)透视下发现造影剂进入异常通道,同时患者出现咳嗽,应警惕发生油栓,立即停止操作,取头低脚高位,严密观察。

(6)造影后 2 周禁止盆浴及性生活,可酌情给予抗生素预防感染。

(7)有时可因输卵管痉挛而造成输卵管不通的假象,必要时重复进行造影。

三、妇产科内镜输卵管通畅检查

近年来,随着妇产科内镜的大量采用,为输卵管通畅检查提供了新的方法,包括腹腔镜直视下输卵管通液检查、宫腔镜下经输卵管口插管通液试验和腹腔镜联合检查等方法,其中腹腔镜直视下输卵管通液检查准确率可达 90％～95％。但由于内镜手术对器械要求较高,且腹腔镜仍是创伤性手术,故并不推荐作为常规检查方法。通常在对不孕、不育患者行内镜检查时例行输卵管通液(加用亚甲蓝染液)检查。内镜检查注意事项同上。

(刘　霞)

第二节　宫腔镜检查

宫腔镜检查直接检视宫腔内病变,并可以定位取材,较传统的诊刮、子宫输卵管碘油造影及 B 超检查更为直观、准确,明显提高了诊断的准确率,被誉为宫腔内病变诊断的金标准。

一、术前评估与准备

宫腔镜检查前应先对患者进行全面评估并完善各项术前检查。

(1)确认检查指征。

(2)询问病史:尤其是有无糖尿病、高血压及重要脏器疾病,有无出血倾向,能否耐受较长时间的膀胱截石位,能否耐受检查术造成的不适,宫颈松弛程度,有无发生并发症的高危因素等,决定是否采取麻醉及麻醉方式,选择适合的手术器械及是否预防性应用抗生素。

(3)查体:常规测量体温、血压、脉搏,妇科检查有无生殖道急性炎症。

(4)化验检查:血、尿常规,凝血功能,肝、肾功能,乙肝表面抗原,HIV 等多项指标检查,阴道分泌物检查。

(5)充分沟通:向患者讲解宫腔镜检查的必要性及操作过程,以取得患者的理解及配合。签署检查术协议书。

(6)检查时间选择:除特殊情况外,一般以月经干净5天内为宜。此时子宫内膜薄,黏液少,不易出血,观察效果满意。对于不规则流血患者可在血止后任何时间进行检查。在子宫出血时如有必要检查,可酌情给予抗生素后进行。

二、适应证与禁忌证

(一)适应证

对任何疑有宫腔内病变或要对宫腔内病变作出诊断及治疗的患者,均为宫腔镜检查的适应证。

(1)异常子宫出血(abnormal uterine bleeding,AUB)是宫腔镜检查的主要适应证,包括生育期、围绝经期及绝经后的异常子宫出血。对于怀疑子宫内膜癌的患者,因宫腔镜检查可能造成癌细胞向腹腔内扩散,实施检查时膨宫压力不宜过高。

(2)怀疑宫腔内占位性病变,如息肉、肌瘤等。

(3)怀疑子宫畸形,如单角子宫、子宫中隔等。

(4)宫腔粘连的诊断及分型。

(5)检查不孕症的宫内因素。

(6)检查习惯性流产及妊娠失败的子宫颈管及子宫内原因。

(7)宫内异物。

(8)诊断及纠正节育器位置异常,节育器嵌顿、断裂等。

(9)检查与妊娠有关的疾病,如多次清宫后仍考虑不全流产者、胎盘或胎骨残留、葡萄胎、绒癌等。

(10)检查幼女阴道异物及恶性肿瘤。

(11)判定子宫颈癌的范围及放疗的效果。

(12)宫腔镜手术后的疗效观察。

(13)经宫腔镜放置输卵管镜检查输卵管异常。

(14)评估药物对子宫内膜的影响。

(二)禁忌证

(1)体温达到或超过37.5 ℃时,应暂缓手术。

(2)严重心、肺、肝、肾疾病,难以耐受宫腔镜检查者。

(3)血液系统疾病无后续治疗措施。

(4)急性、亚急性生殖道炎症。

(5)近期子宫穿孔史。

(6)子宫大量出血。

(7)宫颈过硬,难以扩张,宫腔过度狭小难以膨宫影响观察。

(8)浸润性宫颈癌。

(9)早孕欲继续妊娠者。

三、宫腔镜检查操作

(一)麻醉及镇痛

麻醉及镇痛对于保障手术安全至关重要,可减少迷走神经功能亢进的发生,避免心脑综合征等并发症的发生。

常用的镇痛、麻醉方法如下。

1.吲哚美辛栓

检查前 20 分钟将吲哚美辛栓 50～100 mg 塞入肛门深处。

2.扶他林

检查前 30 分钟口服扶他林 25～50 mg。

3.宫颈管黏膜表面麻醉

用长棉签浸 2% 利多卡因插入宫颈管内,上达内口水平,保留 1 分钟。

4.子宫内膜喷淋麻醉

将利多卡因凝胶经宫颈管喷注于子宫内膜表面,5 分钟后检查。

5.宫颈旁神经阻滞麻醉

于两侧宫颈旁各注入 1% 普鲁卡因 5～10 mL 或 0.5% 利多卡因 5～10 mL。

6.静脉麻醉

静脉注入异丙酚等药物。

(二)检查方法

(1)体位:截石位;双合诊或 B 超检查确定子宫位置、大小。

(2)常规消毒外阴、阴道,铺无菌巾,外阴部覆盖带袋的粘贴手术巾;暴露宫颈,宫颈管内置入无痛碘长棉签消毒。

(3)接通宫腔镜:确认宫腔镜检查设备连接正确,置镜前必须排空注水管及鞘套、光学视管间的空气;膨宫压力设定为 9.3～13.3 kPa(70～100 mmHg),液体流速为 200～300 mL/min。

(4)宫颈局部麻醉:将宫颈扩张至大于检查镜镜鞘直径 0.5～1.0 mm 为宜。

(5)检查顺序:①镜体自宫颈沿宫颈管、宫腔自然腔道方向缓慢、轻柔推入,避免推起子宫内膜或形成假道,观察宫颈管。②镜体缓慢进入宫腔,观察整个宫腔形态。边观察边转动镜轴柄,顺序观察宫腔前壁、左侧宫壁、后壁、右侧宫壁。观察内膜有无发育异常、宫内占位、宫腔粘连等异常情况。③镜体到达宫底,转动镜轴柄将检查镜分别对向宫腔两侧,观察双侧宫角及输卵管子宫开口。对于有生育要求的患者,可调节膨宫压力,观察输卵管开口蠕动情况。④检查完毕,在退出镜体时再次观察宫颈管。

(6)对无性生活女性进行宫腔镜检查,可不放置阴道窥器及宫颈钳,保留处女膜的完整性,满足患者需要。

(三)宫腔镜检查中的常见问题及处理

1.宫腔镜进入困难

宫颈狭窄、宫颈管粘连及子宫曲度过大均可导致宫腔镜进入困难。如宫颈管粘连、子宫曲度过大,可使用探针探寻宫腔方向;如宫颈狭窄,可使用 Hegar 扩张器扩张宫颈。必要时可使用麻醉。

2.宫腔内有血凝块或出血

可加大膨宫压力及液体流速将血块及血液冲出。

3.膨宫不良导致视野不清

多因宫颈过松,膨宫液外漏造成。可调整宫颈钳,钳闭宫颈外口,加大膨宫压力及液体流速。

四、宫腔镜检查的并发症及预防

(一)损伤

1.原因

在扩宫及插入宫腔镜时,由于子宫曲度过大、动作粗暴可能发生宫颈撕裂、子宫穿孔。子宫穿孔的发生率约为0.1%,镜体进入宫颈内口,发生子宫穿孔的机会明显减少。因膨宫压力过高导致已闭塞的输卵管破裂,极为罕见。

2.预防措施

(1)警惕发生子宫穿孔、宫颈裂伤的高危因素,如哺乳期、绝经后妇女及子宫曲度过大、疑有恶性肿瘤的患者。高危患者可于检查前放置宫颈扩张棒,或阴道放置米索前列醇200 μg,促使宫颈软化,防止损伤。

(2)注意膨宫压力设置,一般在13.3 kPa(100 mmHg)以下。

(3)B超监护引导下置镜可减少因置镜方向错误导致的损伤。

(4)如有出血增多或患者有剧烈腹痛时,应用B超全面扫查盆腔,注意子宫周围有无游离液体,结合镜下图像,判断有无子宫穿孔及假道形成。

(二)心脑综合征

扩张宫颈及膨胀宫腔可导致迷走神经张力增加,表现出与人工流产时相同的心脑综合征,临床出现眩晕、胸闷、流汗、恶心、呕吐,脉搏、心率减慢等症状,一般给予阿托品0.5～1.0 mg肌内注射或静脉推注后症状均可缓解。术前对患者的心理护理、术中轻柔操作、避免过度牵拉宫颈及快速膨宫可减少心脑综合征的发生。

(三)气体栓塞

膨宫时注水管内空气未排净,可能引起空气栓塞,表现为胸闷、气急、呛咳等,应立即停止操作,对症处理。

(四)出血

一般宫腔镜检查后均可有少量出血,多在术后1周内干净。出血较多可对症处理。

(五)感染

若严格按照正规程序操作,感染发生率很低。据报道发生率约为0.2%。偶发病例均有慢性盆腔炎史。因此,术前应详细询问病史、盆腔检查,必要时术中及术后酌情给予抗生素。

(孙　晓)

第四章

女性生殖系统炎症

第一节 外 阴 炎

外阴与阴道、尿道、肛门相毗邻,经常受到阴道分泌物、经血、尿液和粪便的刺激,若不注意局部清洁,常诱发外阴皮肤与黏膜的炎症。

一、非特异性外阴炎

凡由一般化脓性细菌引起的外阴炎称为非特异性外阴炎,大多为混合性细菌感染,常见病原菌有金黄色葡萄球菌、乙型溶血性链球菌、大肠埃希菌、变形杆菌、厌氧菌等。临床上可分为单纯性外阴炎、毛囊炎、外阴脓疱病、外阴疖病、蜂窝织炎及汗腺炎等。

(一)单纯性外阴炎

1.病因

当宫颈或阴道发炎时,阴道分泌物流出刺激外阴可引起外阴炎;穿着透气性差的化纤内裤,外阴皮肤经常湿润或尿瘘、粪瘘患者外阴长期被尿液、大便浸渍均可继发感染而导致外阴炎。

2.临床表现

炎症多发生于小阴唇内、外侧或大阴唇甚至整个外阴部,急性期表现为外阴发红、肿胀、灼热、疼痛,亦可发生外阴糜烂、表皮溃疡或成片湿疹样变。有时并发腹股沟淋巴结肿大、压痛。慢性患者由于长期刺激可出现皮肤增厚、粗糙、皲裂,有时呈苔藓化或色素减退。

3.治疗

(1)去除病因:积极治疗宫颈炎、阴道炎;改穿棉质内裤;有尿瘘或粪瘘者行修补术;糖尿病尿液刺激引起的外阴炎则应治疗糖尿病。

(2)局部用药:1∶5 000高锰酸钾温热水坐浴,每天2次,清洁外阴后涂1‰硫酸新霉素软膏或金霉素软膏。

(3)物理疗法:红外线、微波或超短波局部治疗,均有一定的疗效。

(二)外阴毛囊炎

1.病因

为细菌侵犯毛囊及其所属皮脂腺引起的急性化脓性感染。病原体多为金黄色葡萄球菌,其次为白色葡萄球菌。当全身抵抗力下降,外阴局部不洁或肥胖使表皮摩擦受损均可诱发此病。

屡发者应检查有无糖尿病。

2.临床表现

最初出现一个红、肿、痛的小结节,逐渐增大,呈锥状隆起,数天后结节中央组织坏死变软,出现黄色小脓栓,再过数天脓栓脱落,排出脓液,炎症逐渐消退,但常反复发作。

3.治疗

(1)保持外阴清洁,勤换内裤,勤洗外阴,避免进食辛辣食物或饮酒。

(2)出疹较广泛时,可口服头孢类大环内酯类抗生素。已有脓疱者,可用消毒针刺破,并局部涂上1%新霉素软膏或2%莫匹罗星软膏。

(三)外阴疖病

1.病因

由金黄色葡萄球菌或白色葡萄球菌引起。屡发者应检查有无糖尿病。

2.临床表现

开始时毛囊口周围皮肤轻度充血肿痛,逐渐形成高于周围皮肤的紫红色硬结,皮肤表面紧张,有压痛,硬结边缘不清楚,常伴腹股沟淋巴结肿大,以后疖肿中央变软,表面皮肤变薄,并有波动感,继而中央顶端出现黄白色点,不久溃破,脓液排出后,疼痛减轻,红肿消失,逐渐愈合。

3.治疗

保持外阴清洁,早期用1:5 000高锰酸钾温热水坐浴后涂敷抗生素软膏,以促使炎症消散或局限化,亦可用红外线照射以促使疖肿软化。有明显炎症或发热者应口服抗生素,有人主张用青霉素20万～40万U溶于0.5%普鲁卡因10～20 mL做封闭治疗,封闭时应在疖肿边缘外2～3 cm处注射。当疖肿变软,有波动感时,应切开引流。切口要适当大,以便脓液及坏死组织能顺利排出。但切忌挤压,以免炎症扩散。

(四)外阴急性蜂窝织炎

1.病因

外阴皮下、筋膜下、肌间隙或深部蜂窝组织的一种急性弥漫性炎症。致病菌以溶血性链球菌为主,其次为金黄色葡萄球菌及厌氧菌。炎症由皮肤或软组织损伤引起。

2.临床表现

特点是病变不易局限化,迅速扩散,与正常组织无明显界限。表浅的急性蜂窝织炎局部明显红肿、剧痛,并向四周扩大,病变中央常因缺血而坏死。深部的蜂窝织炎,局部红肿不明显,只有局部水肿和深部压痛,疼痛较轻,但病情较严重,有高热、寒战、头痛、全身乏力、白细胞计数升高,压迫局部偶有捻发音。蜂窝组织和筋膜有坏死,以后可有进行性皮肤坏死,脓液恶臭。

3.治疗

早期采用头孢类或青霉素类抗生素口服或静脉滴注。局部可采用热敷或中药外敷,若不能控制,应多处切开引流(切忌过早引流),去除坏死组织,伤口用3%过氧化氢溶液冲洗和湿敷。

(五)外阴汗腺炎

1.病因

青春期外阴部汗腺分泌旺盛,分泌物黏稠,加上继发性葡萄球菌或链球菌感染,致使腺管堵塞导致外阴汗腺炎。

2.临床表现

外阴部有多个瘙痒的皮下小结节,若不及时治疗则会形成脓疱,最后穿破。

3.治疗

保持外阴清洁,宣传教育了解外阴清洁的重要性,避免穿尼龙内裤。早期治疗可用1:5 000高锰酸钾液温热坐浴,每天2～3次。外阴清洁后保持干爽。严重时口服或肌内注射抗生素,形成脓疱时切开排脓。

二、婴幼儿外阴炎

(一)病因

由于婴幼儿卵巢功能尚未成熟,外阴发育较差,自我防御机制不健全,因而外阴易受到各种病原体感染导致婴幼儿外阴炎。常见病原体为大肠埃希菌、葡萄球菌、链球菌、淋病奈瑟菌、假丝酵母、滴虫或蛲虫等。传播方式为母亲或保育员的手、衣物、毛巾、浴盆等间接传播;也可由于自身大便污染或外阴不洁等。

(二)临床表现

局部皮肤红肿、疼痛或瘙痒致使婴幼儿烦躁不安及哭闹。检查发现外阴、阴蒂部红肿,尿道口或阴道口充血、水肿或破溃,严重时可致小阴唇粘连,因阴唇粘连覆盖尿道口,尿液由粘连部上方或下方裂隙排出,婴幼儿排尿时因尿液刺激致使疼痛加重而哭闹。

(三)治疗

(1)注意卫生,不穿开裆裤,减少外阴受污染机会。婴幼儿大小便后尤其大便后应清洗外阴,避免用刺激性强的肥皂。清洁外阴后撒布婴儿浴粉或氧化锌粉,以保持外阴干燥。

(2)急性炎症时,用1:5 000高锰酸钾液坐浴,每天2～3次。坐浴后擦干外阴,可选用下列药物涂敷:①40%紫草油纱布;②炉甘石洗剂;③15%氧化锌粉;④瘙痒明显者可用10%氢化可的松软膏。

(3)阴唇粘连时,粘连处可用两大拇指将两侧阴唇向外、向下轻轻按压使粘连分离。分离后创面用40%紫草油涂敷,以免再度粘连,也可涂擦0.1%雌激素软膏。

(4)口服或静脉滴注抗生素治疗。

三、老年性外阴炎

(一)病因

绝经后,雌激素水平明显降低,外阴脂肪减少,大小阴唇变平,皮肤变薄,弹性消失,阴毛稀疏,腺体减少,容易出现老年性外阴炎。

(二)临床表现

外阴因干枯发痒而搔抓,抓破后易导致感染,轻度摩擦均会引起外阴皮肤损伤。若外阴萎缩范围达肛门周围,导致肛门括约肌张力降低而发生轻度大便失禁,亦可因粪便污染而致炎症。

(三)治疗

保持外阴清洁。外阴瘙痒时可用氢化可的松软膏外涂以缓解瘙痒,而且软膏的润滑作用可使皮肤不会因干燥而发生磨损。症状严重者,如无禁忌证可给予雌激素治疗,口服倍美力0.625 mg,每晚1次,亦可用倍美力阴道软膏局部涂搽。

四、慢性肥厚性外阴炎

(一)病因

慢性肥厚性外阴炎又称外阴象皮肿。病原体为丝虫。其微丝蚴寄生于外阴淋巴系统中,引起淋巴管炎性阻塞,导致皮肤增厚。

(二)临床表现

外阴部皮肤(阴蒂、大小阴唇)呈局限性或弥漫性增厚,表面粗糙,有时凹凸不平呈结节状、乳头状或疣状。因外阴皮肤肥厚肿大,导致患者坐立不安、大小便困难、性生活受影响。病变局部瘙痒,抓破后容易引起继发性感染,出现溃疡、渗液、疼痛等。患者可有丝虫感染史或乳糜尿。

(三)治疗

乙胺嗪,4～6 mg/kg,每天 3 次,7 天为 1 个疗程,也有人主张用短程疗法,即每天 1.5 g 分 2 次口服,连服 2 天。局部病灶要注意干燥清洁,预防继发性感染,病灶增大及肥厚严重者,可考虑手术切除。

五、前庭大腺炎

(一)病因

前庭大腺为一对管泡状结构的腺体,位于两侧大阴唇下 1/3 深部,腺管开口于处女膜与小阴唇之间。因解剖部位的特点,在性交、流产、分娩等情况污染外阴时,病原体易侵入引起前庭大腺炎。炎症一般发生于生育年龄妇女。病原体多为金黄色葡萄球菌、大肠埃希菌、厌氧菌(类杆菌)或淋病奈瑟菌等混合感染。

(二)临床表现

前庭大腺炎可分为前庭大腺导管炎、前庭大腺脓肿和前庭大腺囊肿。

1.前庭大腺导管炎

初期感染阶段多为导管炎,局部红肿、疼痛及性交痛,检查可见患侧前庭大腺开口处呈白色小点,有明显压痛。

2.前庭大腺脓肿

导管开口处闭塞,脓性分泌物不能排出,积聚于导管及腺体中,并逐渐扩大形成前庭大腺脓肿。脓肿直径达 3～6 cm,多为单侧,局部有红肿热痛,皮肤变薄,触痛明显,有波动感,脓肿继续增大,壁薄,可自行破溃,症状随之减轻,若破口小,脓液引流不畅,症状可反复发作。全身症状可有发热,白细胞计数增高,患侧腹股沟淋巴结肿大。

3.前庭大腺囊肿

前庭大腺导管因非特异性炎症阻塞,使腺体内分泌物积聚,形成囊性扩张所致,但腺体无炎症。小者长期存在而无自觉症状,大者囊肿阻塞阴道口,导致患者行动不便,有肿胀感。检查可见大阴唇下方有囊性块物,椭圆形,肿物大小不等,囊肿内含清澈透明液体,感染时可呈脓性。

(三)治疗

1.前庭大腺导管炎

多卧床休息;口服青霉素类、头孢菌素类、喹诺酮类抗生素;局部可用 1∶5 000 高锰酸钾液坐浴。

2.前庭大腺脓肿

待脓肿成熟有波动感时行切开引流术。消毒外阴后,在脓肿表面皮肤最薄处(大阴唇内侧)做一半弧形切口,切口不宜过小,便于脓液充分引流排出,术后应置纱条于脓腔内引流,防止切口过早闭合。切开引流术后症状可迅速消除,但愈合后有可能反复发作,故可在炎症消除后,行前庭大腺摘除术。

3.前庭大腺囊肿

有感染时,按前庭大腺脓肿处理。无继发感染,则可行囊肿造口术。于大阴唇内侧皮肤与黏膜交界处行半弧形切口,剪去菱形状黏膜及囊壁一小块,然后将黏膜与囊壁间断缝合。由于前庭大腺开口未闭塞,故腺体仍有正常分泌功能。亦可采用 CO_2 激光造口术,复发率较低。

六、外阴前庭炎

外阴前庭炎为一慢性持续性临床综合征,其特点为外阴前庭部发红,性交时阴道口有剧痛不适,或触摸、压迫前庭时局部疼痛。

(一)病因

尚不清楚。可能与感染尤其是人乳头瘤病毒(HPV)感染、尿中尿酸盐刺激以及心理因素有关。

(二)临床表现

好发于性生活活跃的妇女。主要症状为性交时阴道口剧痛或长期阴道口处烧灼感,可伴有尿痛、尿频,严重者导致性交畏惧感。检查见前庭部充血、肿胀,压痛明显。

(三)治疗

由于病因不明,治疗效果不理想。对症状较轻者,可采用药物治疗;对病变严重或药物治疗无效者,可采用手术治疗。

1.药物治疗

1∶5 000 高锰酸钾温水坐浴,性交前液状石蜡润滑前庭部,1%氢化可的松或 0.025%氟轻松软膏局部外涂,亦可同时应用 2%～5%利多卡因溶液外涂。近年报道前庭局部黏膜下注射 α-干扰素有一定疗效,有效率为 50%。

2.手术治疗

切除前庭部疼痛处黏膜层,然后潜行游离部分阴道黏膜予以覆盖。前庭大腺开口处被切除后仍能自行重建。

七、外阴接触性皮炎

(一)病因

外阴皮肤直接接触某些刺激性物质或变应原而发生的炎症,如接触消毒剂、卫生巾、肥皂、阴茎套、紧身内裤等。

(二)临床表现

外阴接触刺激物或变应原后,局部有灼热感、疼痛、瘙痒,检查见皮肤潮红、皮疹、水肿、水疱甚至坏死、溃疡。

(三)治疗

去除病因,避免用刺激性物质。可口服赛庚啶、阿司咪唑或肾上腺皮质激素,局部用3%硼酸溶液冲洗后,涂抹炉甘石洗剂。若有继发感染时,可给予1%新霉素软膏涂抹。

（李秋燕）

第二节 阴 道 炎

女性阴道及其特定的菌群共同形成了一个巧妙的平衡生态体系,当此平衡被破坏时,即可导致阴道炎。改变阴道生态平衡的药物和其他因素有抗生素、激素、避孕药、阴道冲洗、阴道用药、性交、性传播疾病、紧张和多性伴侣等。

阴道内主要需氧菌有革兰阳性乳酸杆菌、类白喉杆菌、革兰阳性表皮葡萄球菌、链球菌、肠球菌和革兰阴性大肠埃希菌及阴道杆菌。主要厌氧菌有革兰阳性消化球菌属及消化链球菌属、革兰阴性类杆菌属、梭状芽孢杆菌。除细菌外尚有衣原体、支原体、病毒、原虫、真菌等。

阴道炎主要病因:①外阴阴道假丝酵母菌病;②滴虫性阴道炎;③细菌性阴道病;④老年性阴道炎;⑤阿米巴性阴道炎;⑥婴幼儿阴道炎;⑦过敏性阴道炎。

一、外阴阴道假丝酵母菌病

外阴阴道假丝酵母菌病是由假丝酵母引起的一种常见外阴阴道炎,约75%妇女一生中至少患过1次外阴阴道假丝酵母菌病。

(一)病因

假丝酵母呈卵圆形,有芽生孢子及细胞发芽伸长而形成的假菌丝,80%～90%病原体为白色假丝酵母,10%～20%为光滑假丝酵母、近平滑假丝酵母、热带假丝酵母等。假丝酵母系阴道内常驻菌种,也可由肠道传染来,其繁殖、致病、发病取决于宿主抵抗力以及阴道内环境的变化。当阴道内糖原增多,酸度增高时,最适宜假丝酵母繁殖而引起炎症。妊娠、避孕药、抗生素、激素和免疫抑制剂的使用均有利于假丝酵母繁殖,阴道和子宫颈有病理改变时,假丝酵母发病率亦增高,肥胖及甲状旁腺、甲状腺和肾上腺功能减退等均影响假丝酵母的繁殖和生长且与发病有关,亦与大量雌激素应用、糖尿病、穿紧身化纤内裤、性交过频、性传播、偏嗜甜食有关。

(二)临床表现

主要表现为外阴阴道瘙痒,严重时抓破外阴皮肤,可有外阴烧灼感、阴道痛、性交疼痛及排尿灼热感,排尿或性交可使症状加剧,阴道分泌物增多,典型的白带为白色豆渣样,稠厚,无臭味。

检查时可见阴道黏膜被白色膜状豆渣样分泌物覆盖,擦除后见黏膜充血、水肿或为表浅糜烂面,外阴因搔抓或分泌物刺激可出现抓痕、表皮剥脱、肿胀和红斑。

(三)诊断

典型病例不难诊断,若在分泌物中找到假丝酵母的芽孢及菌丝即可确诊。检查时可用悬滴法(加1滴生理盐水或10%氢氧化钾)在显微镜下找芽孢和假菌丝。若有症状而多次检查阴性时,可改用培养法。顽固病例应检查尿糖,必要时查血糖,并详细询问有无服用大量皮质激素和长期应用抗生素的病史,以寻找发病的可能诱因。

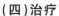

（四）治疗

1.去除诱因

及时了解存在的诱因并及时消除，如停服广谱抗生素、雌激素等。合并糖尿病时要同时予以治疗，宜选用棉质内裤，患者的毛巾、内裤等衣物要隔离洗涤，用开水烫，以免传播。假丝酵母培养阳性但无症状者无须治疗，因为10%～20%妇女阴道内有假丝酵母寄生。

2.改变阴道酸碱度

假丝酵母在pH 5.5～6.5环境下最适宜生长繁殖，因此可改变阴道酸碱度造成不利于其生长的环境。方法是用碱性溶液如2%～4%碳酸氢钠溶液冲洗阴道或坐浴，每天2次，10天为1个疗程。

3.药物治疗

（1）制霉菌素栓（米可定泡腾阴道片）：10万单位/枚，每晚置阴道内1枚，10～14天为1个疗程，怀疑是肠道假丝酵母传播致病者，应口服制霉菌素片剂，每次50万～100万单位，每天3次，7～10天为1个疗程，以消灭自身的感染源。

（2）咪唑类药物：包括布康唑、咪康唑、克霉唑、酮康唑、益康唑、伊曲康唑、特康唑、氟康唑等，已成为治疗外阴阴道假丝酵母菌病的推荐疗法。①布康唑：阴道霜，5 g/d，睡时阴道内用，共3天。②咪康唑：阴道栓剂，每晚1粒，每粒200 mg，共7天或每粒400 mg，共3天。2%咪康唑乳膏，5 g/d，睡时阴道内用，共7天。③克霉唑：又称三苯甲咪唑，克霉唑阴道片100 mg，每晚1次，7天为1个疗程，或200 mg，每晚1次，3天为1个疗程；亦有用1%克霉唑阴道乳膏5 g每晚涂于阴道黏膜上，7～14天为1个疗程。油膏亦可涂在外阴及尿道口周围，以减轻瘙痒症状及小便疼痛。克霉唑500 mg单剂阴道给药，疗效与上述治疗方案相近。④酮康唑：一种新型口服吸收的抗真菌药物，200 mg，每天1次或2次口服，5天为1个疗程，疗效与克霉唑或咪康唑阴道给药相近。对于复发性外阴阴道假丝酵母菌病患者，现主张用酮康唑口服治疗。⑤益康唑：咪唑类药物，抗菌谱较广，对深部或浅部真菌均有效，制剂有50 mg或150 mg的阴道栓剂，1%的阴道霜剂，3天为1个疗程。⑥伊曲康唑：每片200 mg，口服每天2次，每次1片即可，也可200 mg口服，每天1次，共3天。⑦特康唑：0.4%霜剂，5 g/d，阴道内给药，共7天；0.8%霜剂，5 g/d，阴道内给药，共3天；阴道栓剂80 mg/d，共3天。⑧氟康唑：唯一获得FDA许可的治疗假丝酵母感染的口服药物，每片150 mg，仅需服用1片即可。

（3）顽固病例的治疗：外阴阴道假丝酵母菌病患者经过治疗，临床症状及体征消失，真菌学检查阴性后，又出现症状，真菌学检查阳性，并且一年内发作4次或4次以上者，称为复发性外阴阴道假丝酵母菌病，复发原因可能与性交传播或直肠假丝酵母感染有关。①查尿糖、血糖，除外糖尿病。②月经期间不能中断治疗，治疗期间不能性交。③最佳方案尚未确定，推荐一开始给予积极治疗10～14天，随即维持治疗6个月。如酮康唑每次100 mg，每天1次，维持6个月；或者治疗1个疗程结束后6个月内，每次经前用阴道栓剂。④应用广谱抗生素治疗其他感染性疾病期间，应同时用抗真菌软膏涂抹阴道，以防复发。⑤口服氟康唑、伊曲康唑、制霉菌素治疗直肠假丝酵母感染。⑥当与滴虫性阴道炎并存时，应注意同时治疗。

（4）妊娠期感染的治疗：为避免新生儿感染，应进行局部治疗。目前认为制霉菌素或咪康唑妊娠期局部用药对胎儿无害，可用2%碳酸氢钠溶液冲洗外阴后，阴道置上述栓剂，孕中期阴道给药时不宜塞入过深。

二、滴虫性阴道炎

(一)病因

滴虫性阴道炎由阴道毛滴虫引起。阴道毛滴虫为厌氧可活动的原虫,梨形,全长 15～20 μm,虫体前端有 4 根鞭毛,在 pH 5.5～6.0 时生长繁殖迅速。月经前后阴道 pH 发生变化时,隐藏在腺体及阴道皱襞中的滴虫常得以繁殖,引起炎症发作。滴虫能消除或吞噬阴道细胞内的糖原,阻碍乳酸的生成。本病可因性交引起,也与使用不洁浴具或穿着污染衣裤、接触污染便盆、被褥等有关。

(二)临床表现

20％～50％患者无症状,称为带虫者。滴虫单独存在时可不导致炎症反应。但由于滴虫消耗阴道细胞内糖原,改变阴道酸碱度,破坏其防御机制,故常在月经前后、妊娠期或产后等阴道 pH 改变时,继发细菌感染,引起炎症发作。

临床症状表现为阴道分泌物异常增多,常为稀薄泡沫状,有臭味,当混合细菌感染时分泌物呈脓性。10％患者诉外阴、阴道口瘙痒,有时伴性交痛、尿频、尿痛、血尿。

检查可见阴道黏膜呈散在红色点状皮损或草莓状宫颈,后穹隆有较多的泡沫状分泌物。单纯带虫者阴道黏膜可无异常发现。

(三)诊断

采用悬滴法在阴道分泌物中找到滴虫即可确诊。阴道分泌物涂片可见大量白细胞而未能从镜下检出滴虫者,可采用培养法。采集分泌物前 24～48 小时应避免性交、阴道冲洗或局部用药,且不宜行双合诊检查,窥阴器不涂抹润滑剂。近来开始运用荧光标记单克隆抗体检测、酶联免疫吸附法和多克隆抗体乳胶凝集法诊断,敏感度为 76％～95％不等。

(四)治疗

1.甲硝唑

传统治疗方案:200 mg 口服,每天 3 次,7 天为 1 个疗程,或 400 mg 口服,每天 2 次,5 天为 1 个疗程。亦可 2 g 单次口服。单剂量治疗的好处是总药量少,患者乐意接受,但因剂量大,可出现不良反应,因此选用单剂量疗法一定要慎重。用药期间或用药后 24 小时内不能饮用含酒精的饮料,配偶亦需同时采用甲硝唑口服治疗。

2.替代方案

替代方案有以下几种:①替硝唑 500 mg,每天 2 次,连服 7 天。②甲苯达唑 100 mg,每天 2 次,连服 3 天。③硝呋拉太 200 mg,每天 3 次,连服 7 天。

3.阴道局部用药

阴道局部用药症状缓解相对较快,但不易彻底杀灭滴虫,停药后易复发。先采用 0.5％醋酸清洗阴道后,将甲硝唑 200 mg 置入阴道内,每晚 1 次,7 天为 1 个疗程,或用甲硝唑泡腾片 200 mg,滴维净(每片含乙酰胂胺 250 mg、硼酸 30 mg),卡巴胂 200 mg,曲古霉素栓 10 万单位,每晚 1 枚置阴道内,7 天为 1 个疗程。

4.治疗中的注意事项

月经干净后阴道 pH 偏碱性,利于滴虫生长,因而可能在月经干净后复发,故应在下次月经净后再治疗 1 个疗程,以巩固疗效。

三、细菌性阴道病

(一)病因

细菌性阴道病为阴道内正常菌群失调所致的一种混合感染。此病非单一致病菌引起,而是多种致病菌大量繁殖导致阴道生态系统失调的一种阴道病理状态,因局部无明显炎症反应,分泌物中白细胞少,故而称作阴道病。

细菌性阴道病为生育妇女最常见的阴道感染性疾病。有统计在性传播疾病门诊的发生率为$15\%\sim64\%$,年龄在 $15\sim44$ 岁,妊娠妇女发病率 $16\%\sim29\%$。正常阴道内以产生过氧化氢的乳杆菌占优势,细菌性阴道病时,乳杆菌减少而其他细菌大量繁殖,主要有加德纳菌、动弯杆菌、普雷沃菌、类杆菌等厌氧菌以及人型支原体,其数量可增加 $100\sim1\ 000$ 倍。阴道生态环境和 pH 的改变,是加德纳菌等厌氧菌大量繁殖的致病诱因,其发病与妇科手术、既往妊娠数、性伴侣数目有关。口服避孕药有支持乳杆菌占优势的阴道环境的作用,对细菌性阴道病起到一定防护作用。

(二)临床表现

$20\%\sim50\%$患者无症状,有症状者表现为阴道分泌物增多,呈灰白色或灰黄色,稀薄,腥臭味,尤其是性交后更为明显,因碱性黏液可使阴道 pH 升高,促进加德纳菌等厌氧菌的生长,引起胺类释放所致。少数患者可有外阴瘙痒及灼热感。细菌性阴道炎可引起宫颈上皮不典型增生、子宫内膜炎、输卵管炎、盆腔炎、异位妊娠与不孕。孕期细菌性阴道炎感染可引起早产、胎膜早破、绒毛膜羊膜炎、产褥感染、新生儿感染。

检查见阴道口有分泌物流出,可闻到鱼腥味,分泌物稀薄并黏着于阴道壁,易擦掉,阴道黏膜无充血等炎症改变。

(三)诊断

根据临床特征和阴道分泌物镜检多能明确诊断。临床上如按滴虫性阴道炎、外阴阴道假丝酵母菌病治疗无效时,应考虑细菌性阴道炎。细菌性阴道炎诊断的 4 项标准,有其中的 3 项即可诊断:①阴道分泌物增多,均匀稀薄。②阴道 $pH>4.5$。③胺试验阳性,取阴道分泌物少许置玻片上,加入 10%氢氧化钾溶液 $1\sim2$ 滴,立即可闻及一种鱼腥味即为阳性。这是由于厌氧菌产生的胺遇碱释放氨所致,但非细菌性阴道炎患者性生活后由于碱性精液的影响,胺试验也可为阳性。④线索细胞阳性,取少许阴道分泌物置玻片上,加 1 滴生理盐水于高倍镜下观察,视野中见到 20%以上的线索细胞即为阳性。线索细胞系阴道壁脱落的表层细胞,于细胞边缘吸附大量颗粒状物质,即各种厌氧菌尤其是加德纳菌,以致细胞边缘不清,呈锯齿状。

(四)治疗

治疗目的是缓解阴道症状和体征。治疗原则:①无症状者无须治疗;②性伴侣不必治疗;③妊娠期细菌性阴道炎应积极治疗;④经阴道手术如子宫内膜活检、宫腔镜、节育环放置、子宫输卵管碘油造影检查、刮宫术等应在术前积极治疗。

1.全身治疗

(1)首选药物为口服甲硝唑。甲硝唑有助于细菌性阴道炎患者重建正常阴道内环境。美国疾病控制中心的推荐方案是甲硝唑 500 mg 口服,每天 2 次,或 400 mg 口服,每天 3 次,共 7 天,治愈率为 $82\%\sim97\%$。备用方案有甲硝唑 2 g 单次顿服,治愈率 $47\%\sim85\%$。

(2)克林霉素对厌氧菌及加德纳菌均有效。用法:300 mg 口服,12 次,共 7 天,治愈率 97%,

尤其适用于妊娠期细菌性阴道炎患者及甲硝唑治疗失败或不能耐受者。不良反应有腹泻、皮疹、阴道刺激症状,均不严重,无须停药。

2.局部治疗

(1)甲硝唑 500 mg 置于阴道内,每晚 1 次,7～10 天为 1 个疗程,或 0.75%甲硝唑软膏(5 g)阴道涂布,每天 2 次,5～7 天为 1 个疗程。

(2)2%克林霉素软膏 5 g 阴道涂布,每天 1 次,7 天为 1 个疗程,治愈率 80%～85%,适宜于妊娠期细菌性阴道炎治疗。

(3)乳酸(pH 3.5)5 mL 置入阴道内,每天 1 次,7 天为 1 个疗程。

(4)3%过氧化氢冲洗阴道,每天 1 次,7 天为 1 个疗程。

(5)对于混合感染如合并滴虫性阴道炎、外阴阴道假丝酵母菌病患者,可采用聚甲酚磺醛阴道栓 1 枚,每天 1 次,或保菌清阴道栓(含硫酸新霉素、多黏菌素 B、制霉菌素、乙酰胂胺)1 枚,每天 1 次,6 天为 1 个疗程。

3.妊娠期细菌性阴道炎的治疗

推荐方法为甲硝唑 200 mg,每天 3 次,共 7 天。替代疗法为甲硝唑 2 g 顿服或克林霉素 300 mg,每天 2 次,共 7 天。妊娠期不宜阴道内给药,有可能增加早产的危险。

四、老年性阴道炎

(一)病因

绝经后妇女由于卵巢功能衰竭,雌激素水平下降,阴道黏膜变薄,皱褶消失,细胞内缺乏糖原,阴道内 pH 多呈碱性,杀灭病原菌能力降低,加之血供不足,当受到刺激或被损伤时,毛细血管容易破裂,出现阴道不规则点状出血,如细菌侵入繁殖,可引起老年性阴道炎。

(二)临床表现

阴道分泌物增多,水样、脓性或脓血性。可有下腹坠胀不适及阴道灼热感。由于分泌物刺激,患者感外阴及阴道瘙痒。

检查见阴道呈老年性改变,皱襞消失,上皮菲薄,阴道黏膜充血,有点状出血,严重时形成表浅溃疡。若溃疡面相互粘连,阴道检查分离时可引起出血,粘连严重者可导致阴道闭锁,闭锁段上端分泌物不能排出可形成阴道或宫腔积脓。长期炎性刺激后可因阴道黏膜下结缔组织纤维化,致使阴道狭窄。

(三)诊断

根据临床表现不难诊断,但必须除外滴虫性阴道炎或外阴阴道假丝酵母菌病。此外,发现血性白带时还需警惕子宫恶性肿瘤的存在,必要时应行分段诊断性刮宫或局部活检予以确诊。

(四)治疗

治疗原则为增强阴道抵抗力和抑制细菌生长。

1.保持外阴清洁和干燥

分泌物多时可用 1%乳酸或 0.5%醋酸或 1:5 000 高锰酸钾坐浴或冲洗阴道。

2.雌激素制剂全身给药

尼尔雌醇,每半月 2～4 mg 口服;结合雌激素,每天 0.625 mg 口服;戊酸雌二醇,每天 1～2 mg 口服;克龄蒙(每片含戊酸雌二醇 2 mg,醋酸环丙孕酮 1 mg),每天 1 片;诺更宁(每片含雌二醇 2 mg,醋酸炔诺酮 1 mg),每天 1 片。以上药物可任意选用一种。

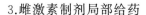

3.雌激素制剂局部给药

己烯雌酚 0.5 mg,每晚 1 次,7 为 1 个疗程;或结合雌激素阴道软膏 0.5～2 g/d,7 为 1 个疗程。

4.抗生素软膏或粉剂局部给药

甲硝唑、氧氟沙星、磺胺异唑、氯霉素局部涂抹,隔天 1 次,7 次为 1 个疗程。

五、婴幼儿阴道炎

(一)病因

婴幼儿卵巢尚未发育,阴道细长,黏膜仅由数层立方上皮组成,阴道上皮糖原很少,阴道 pH 6.0～7.5,故对细菌的抵抗力弱,阴道内乳杆菌极少,而杂菌较多,这些细菌作用于抵抗力较弱或受损的阴道时,极易产生婴幼儿阴道炎。婴幼儿阴道炎常与外阴炎并存,多见于 1～5 岁的幼女。80％为大肠埃希菌属感染,葡萄球菌、链球菌、变形杆菌、淋病奈瑟菌、滴虫、假丝酵母、蛲虫也可引起感染。年龄较大儿童阴道内异物亦常致继发性感染。

(二)临床表现

主要症状为阴道口处见脓性分泌物,味臭。由于阴道分泌物刺激可导致外阴瘙痒,患者常用手搔抓外阴,甚至哭闹不安。检查可见外阴红肿、破溃、前庭黏膜充血。慢性外阴炎可致小阴唇粘连,慢性阴道炎可致阴道闭锁。

(三)诊断

根据症状、体征,临床诊断并不困难。应取分泌物找滴虫、假丝酵母或涂片染色找致病菌,必要时做细菌培养。还应做肛门检查以排除阴道异物及肿瘤。

(四)治疗

(1)保持外阴清洁、干燥,不穿开裆裤。如阴道分泌物较多,可在尿布内垫上消毒棉垫并经常更换棉垫与尿布。

(2)婴幼儿大小便后用 1∶5 000 高锰酸钾温热水冲洗外阴,年龄较大的小儿可用 1∶5 000 高锰酸钾温水坐浴,每天 3 次。外阴擦干后,可用下列药物:15％氧化锌粉、15％滑石粉、炉甘石洗剂、紫草油。瘙痒剧烈时可用制霉菌素软膏或氢化可的松软膏,外阴及阴道口可适量涂抹雌激素霜剂或软膏,也可口服己烯雌酚 0.1 mg,每晚 1 次,连服 7 天。

(李秋燕)

第三节 盆腔炎性疾病

一、概述

盆腔炎性疾病是妇女常见疾病,包括子宫内膜炎、附件炎、盆腔腹膜炎、盆腔结缔组织炎等。既往盆腔炎性疾病多因产后、剖宫产后、流产后以及妇科手术后细菌进入创面感染而致病,近年来则多由下生殖道的性传播疾病及细菌性阴道病上行感染造成。发病可局限于一个部位、几个部位或整个盆腔脏器。

（一）发病率

盆腔炎性疾病在一些性生活紊乱及性病泛滥的国家中是最常见的疾病。在工业化国家中，生育年龄组妇女每年盆腔炎性疾病的发生率可达 2％，估计美国每年有高达 100 万人患此病，其中需住院治疗者约 20 万人。我国盆腔炎性疾病发病率亦有升高的趋势，但尚无此方面确切的统计数字。

（二）病原体

通过对上生殖道细菌培养的研究，明确证明盆腔炎性疾病的发生为多重微生物感染所致，且许多细菌为存在于下生殖道的正常菌群。常见的致病菌有以下几种。

1.需氧菌

（1）葡萄球菌：属革兰阳性球菌，其中以金黄色葡萄球菌致病力最强，多于产后、剖宫产后、流产后或妇科手术后细菌通过宫颈上行感染至子宫、输卵管黏膜。葡萄球菌对一般常用的抗生素可产生耐药，根据药物敏感试验用药较为理想，耐青霉素的金黄色葡萄球菌对头孢唑林钠、万古霉素、克林霉素及第三代头孢菌素敏感。

（2）链球菌：也属革兰阳性球菌，其中以乙型链球菌致病力最强，能产生溶血素及多种酶，使感染扩散。本菌对青霉素敏感，患病后只要及时、足量、足疗程治疗基本无死亡。此菌可在成年女性阴道长期寄居，有报道妊娠后期此类菌在阴道的携带率为 5％～29％。

（3）大肠埃希菌：为肠道的寄生菌，一般不致病，但在机体抵抗力下降，或因外伤等侵入肠道外组织或器官时可引起严重的感染，甚至产生内毒素休克，常与其他致病菌混合感染。本菌对卡那霉素、庆大霉素、头孢唑林钠、羧苄西林敏感，但易产生耐药菌株，可在药敏试验指导下用药。

此外尚有肠球菌、克雷伯杆菌属、奈瑟淋病双球菌、阴道嗜血杆菌等。

2.厌氧菌

厌氧菌是盆腔感染的主要菌种。厌氧菌主要来源于结肠、直肠、阴道及口腔黏膜，肠腔中厌氧菌与需氧菌的数量比为 100：1，阴道内两者的比例为 10：1。女性生殖道内常见的厌氧菌有以下几种。

（1）消化链球菌：属革兰阳性菌，易滋生于产后子宫内坏死的蜕膜碎片或残留的胎盘中，其内毒素毒力低于大肠埃希菌，但能破坏青霉素的 β-内酰胺酶，对青霉素有抗药性，还可产生肝素酶，溶解肝素。促进凝血，导致血栓性静脉炎。

（2）脆弱类杆菌：属革兰阴性菌，为严重盆腔感染中的主要厌氧菌，这种感染易造成盆腔脓肿，恢复期长，伴有恶臭。本菌对甲硝唑、克林霉素、头孢菌素、多西环素敏感，对青霉素易产生耐药。

（3）产气荚膜梭状芽孢杆菌：属革兰阴性菌，多见于创伤组织感染及非法堕胎等的感染，分泌物恶臭，组织内有气体，易产生中毒性休克、弥漫性血管内凝血及肾衰竭。对克林霉素、甲硝唑及三代头孢菌素敏感。

除上述 3 种常见的厌氧菌外，二路拟杆菌和二向拟杆菌也是常见的致病菌，对青霉素耐药，对抗厌氧菌抗生素敏感。

3.性传播的病原体

如淋球菌、沙眼衣原体、支原体等。性传播病原体与多种微生物感染导致的盆腔炎性疾病常可混合存在，且在感染过程中可相互作用。淋球菌、衣原体所造成的宫颈炎、子宫内膜炎为阴道内的细菌上行感染创造了条件，也有人认为在细菌性阴道病时，淋球菌及衣原体更易进入上生殖道。

(三)感染途径

盆腔炎性疾病主要由病原体经阴道、宫颈的上行感染引起。其他途径尚以下几种。

1.经淋巴系统蔓延

细菌经外阴、阴道、宫颈裂伤、宫体创伤处的淋巴管侵入内生殖器及盆腔腹膜、盆腔结缔组织等部分,可形成产后感染,流产后感染或手术后感染。

2.直接蔓延

盆腔中其他脏器感染后,直接蔓延至内生殖器。如阑尾炎可直接蔓延到右侧输卵管,发生右侧输卵管炎。盆腔手术损伤后的继发感染亦可引起严重的盆腔炎。

3.经血液循环传播

病原体先侵入人体的其他系统,再经过血液循环达内生殖器,如结核菌感染,由肺或其他器官的结核灶可经血液循环而传至内生殖器,菌血症也可导致盆腔炎症。

4.盆腔炎性疾病的预防

盆腔炎性疾病可来自产后、剖宫产、流产以及妇科手术操作后。因此必须做好宣传教育,注意孕期的体质,分娩时减少局部的损伤,对损伤部位的操作要轻,注意局部的消毒。月经期生殖器抵抗力较弱,宫颈口开放,易造成上行感染,故应避免手术。手术前应详细检查患者的体质,有无贫血及其他脏器的感染灶,如有应予以治疗。此外也存在一些盆腔手术后发生的盆腔炎性疾病,妇科围术期应选用广谱类抗生素,常用的有氨苄西林、头孢羟氨苄、头孢唑林钠、头孢西丁钠、头孢噻肟钠、头孢替坦、头孢曲松钠等。多数学者主张抗生素应在麻醉诱导期,即术前30分钟1次足量静脉输注,20分钟后组织内抗生素浓度可达高峰。必要时加用抗厌氧菌类抗生素如甲硝唑、替硝唑、克林霉素等。如手术操作60～90分钟,在4小时内给第2次药。剖宫产术可在钳夹脐带后给药,可选用抗厌氧菌类药物,如甲硝唑、替硝唑、克林霉素等。给药剂量及次数还需根据病变种类、手术的复杂性及患者情况而定。

可导致盆腔炎性疾病常见的其他手术,有各类需将器械伸入宫腔的操作,如人工流产,放、取环术,子宫输卵管造影等。我国在进行宫腔的计划生育手术前,需常规检查阴道清洁度、滴虫、真菌等,发现有阴道炎症者先给予治疗,有助于预防术后盆腔炎性疾病的发生。

性乱史是导致盆腔炎性疾病的重要因素。应加强对年轻妇女及其性伴侣的性传播疾病教育工作,包括延迟初次性交的时间,限制性伴侣的数量,避免与有性传播疾病者进行性接触,坚持使用屏障式的避孕工具,积极诊治无并发症的下生殖道感染等。

二、子宫内膜炎

子宫内膜炎是妇科常见的疾病,多与子宫体部的炎症并发,有急性子宫内膜炎及慢性子宫内膜炎两种。

(一)急性子宫内膜炎

1.概述

急性子宫内膜炎多发生于产后、剖宫产后、流产后以及宫腔内的手术后。一些妇女在月经期、身体抵抗力虚弱时性交,或医务人员在不适当的情况下(如宫腔或其他部位的脏器已有感染)进行刮宫术,宫颈糜烂的电熨术,输卵管通液或造影术等均可导致急性子宫内膜炎。感染的细菌最常见者为链球菌、葡萄球菌、大肠埃希菌、淋球菌、衣原体及支原体、厌氧菌等,细菌可突破子宫颈的防御功能侵入子宫内膜发生急性炎症。

(1)病理表现:子宫内膜炎时子宫内膜充血、肿胀,有炎性渗出物,可混有血,也可为脓性渗出物;重症子宫内膜炎内膜坏死,呈灰绿色,分泌物可有恶臭。镜下见子宫内膜有大量多核白细胞浸润,细胞间隙内充满液体,毛细血管扩张,严重者细胞间隙内可见大量细菌,内膜坏死脱落形成溃疡。如果宫颈开放,引流通畅,宫腔分泌物清除可自愈;但也有炎症向深部侵入导致子宫肌炎、输卵管炎;如宫颈肿胀,引流不畅则形成子宫腔积脓。

(2)临床表现:急性子宫内膜炎患者可见白带增多,下腹痛,白带呈水样、黄白色、脓性,或混有血,如系厌氧菌感染,则分泌物带有恶臭。下腹痛可向双侧大腿放射,疼痛程度根据病情而异。发生在产后、剖宫产后或流产后者则有恶露长时间不净,如炎症未治疗,可扩散至子宫肌层及输卵管、卵巢、盆腔结缔组织,症状可加重,高热可达 39～40 ℃,下腹痛加剧,白带增多。体检子宫可增大,有压痛,全身体质衰弱。

2.诊断要点

主要根据病史和临床表现来诊断。

3.治疗方案

(1)全身治疗:本病全身治疗较重要,需卧床休息,给以高蛋白流食或半流食,在避免感冒情况下,开窗通风,体位以头高脚低位为宜,以利于宫腔分泌物引流。

(2)抗生素治疗:在药物敏感试验无结果前给以广谱抗生素,如青霉素,氨基糖苷类抗生素如庆大霉素、卡那霉素等对需氧菌有效,而甲硝唑对厌氧菌有效。细菌培养药物敏感试验结果得出后,可更换敏感药物。①庆大霉素:80 mg 肌内注射,每 8 小时 1 次。②头孢菌素:可用第三代产品,对革兰阳性、阴性菌、球菌及杆菌均有效,急救情况下,可将此药 1 g 溶于 0.9%盐水 100 mL 中同时加入地塞米松 5～10 mg,静脉滴注,每天 1～2 次,经 3 治疗后体温下降病情好转时,可改服头孢唑林钠 0.25 g 每天 4 次,皮质激素也应逐渐减量至急性症状消失。如对青霉素过敏,可换用林可霉素 300～600 mg,静脉滴注,每天 3 次,体温平稳后,可改口服用药,每天 1.5～2 g,分4 次给药,持续 1 周,病情稳定后停药。③诺氟沙星片:对变形杆菌、铜绿假单胞菌具有强大的抗菌作用,可抑制细菌 DNA 合成,服药后可广泛分布于全身,对急性子宫内膜炎有良好的治疗作用。每次 0.2 g,每天 3 次,连服 10～14 天,或氧氟沙星 200 mg 静脉滴注,每天 2～3 次,对喹诺酮类药物过敏者最好不用。④有条件者可对急性子宫内膜炎患者进行住院治疗,以解除症状及保持输卵管的功能。可选择抗生素方案:头孢西丁 2 g 静脉注射,每 6 小时 1 次,或头孢替坦 2 g 静脉注射,每 12 小时 1 次,加强力霉素 100 mg 每 12 小时 1 次口服或静脉注射,共 4 天,症状改善后 48 小时,继续使用多西环素 100 mg,每天 2 次,共 10～14 天。此方案对淋球菌及衣原体感染均有效。克林霉素 900 mg 静脉注射,每 8 小时 1 次,庆大霉素 2 mg/kg 静脉或肌内注射,此后约 1.5 mg/kg,每 8 小时 1 次,共 4 天,用药 48 小时后,如症状改善,继续用多西环素 100 mg,每天 2 次口服,共给药 10～14 天,此方案对厌氧菌及兼性革兰阴性菌有效。使用上述方案治疗后,体温下降或症状消失 4 小时后患者可出院,继续服用多西环素 100 mg,每 12 小时 1 次,共10～14 天,对淋球菌及衣原体感染均有效。

(3)手术治疗:一般急性子宫内膜炎不做手术治疗,以免引起炎症扩散,但如宫腔内有残留物、宫颈引流不畅,宫腔内积留分泌物,或老年妇女宫腔积脓时,需在给大量抗生素、病情稳定后清除宫腔残留物及取出宫内避孕器,或扩张宫颈使宫腔分泌物引流通畅,尽量不做刮宫。

(二)慢性子宫内膜炎

1.概述

慢性子宫内膜炎常因宫腔内分泌物通过子宫口流出体外,症状不甚明显,仅有少部分患者因防御机制受损,或病原体作用时间过长,对急性炎症治疗不彻底而形成。其病因如下。

(1)分娩、产后、剖宫产术后:有少量胎膜或胎盘残留于子宫腔,子宫复旧不全,引起慢性子宫内膜炎。

(2)宫内避孕器:宫内避孕器的刺激常可引起慢性子宫内膜炎。

(3)更年期或绝经期:体内雌激素水平降低,子宫内膜菲薄,易受细菌感染,发生慢性子宫内膜炎。

(4)宫腔内有黏膜下肌瘤、息肉、子宫内膜腺癌:子宫内膜易受细菌感染发生炎症。

(5)子宫内膜下基底层炎症:常可感染子宫内膜功能层而发生炎症。

(6)老年性子宫内膜炎:常可与老年性阴道炎同时发生。

(7)细菌性阴道病:病原体上行感染至子宫内膜所致。

2.病理表现

其内膜间质常见有大量浆细胞及淋巴细胞,内膜充血、肿胀,有时尚可见到肉芽组织及纤维性变。

3.临床表现

慢性子宫内膜炎患者常诉有不规则阴道流血或月经不规则,有时有轻度下腹痛及白带增多。妇科检查子宫可增大,有触痛。少数子宫内膜炎可导致不孕。

4.诊断要点

主要依据患者病史和临床表现来诊断。

5.治疗方案

慢性子宫内膜炎在治疗上应去除原因,如在产后、剖宫产后、人工流产后疑有胎膜、胎盘残留者,如无急性出血,可给抗生素3～5天后做刮宫术;如因宫内避孕器而致病者,可取出宫内避孕器;如有黏膜下息肉、肌瘤或内膜腺癌者,可做相应的处理;如合并有输卵管炎、卵巢炎等则应做相应的处理;同时存在细菌性阴道病者,抗生素中应加用抗厌氧菌药物。

三、附件炎、盆腔腹膜炎

(一)概述

目前本病仍为多发病,国外以淋球菌及沙眼衣原体感染为最多,占60%～80%,其他为厌氧菌及需氧菌多种微生物的混合感染;国内以后者感染为主,但由性传播疾病引起者亦有增加趋势。主要原因有以下几种。

1.产后、剖宫产后及流产后感染

内在及外来的细菌上行通过剥离面或残留的胎盘、胎膜、子宫切口等至肌层、输卵管、卵巢及盆腔腹膜发生炎症,也可经破损的黏膜、胎盘剥离面通过淋巴、血行播散到盆腔。通过对上生殖道细菌培养的研究,明确证明盆腔炎性疾病是多重微生物感染,包括阴道的需氧菌、厌氧菌、阴道加德纳菌、流感嗜血杆菌等,其中厌氧菌占70%～80%。厌氧菌中以各类杆菌及脆弱类杆菌最常见。

2.月经期性交

月经期宫颈口开放,子宫内膜剥脱面有扩张的血窦及凝血块,均为细菌的上行及滋生提供了良好的环境。如在月经期性交或使用不洁的月经垫,可使细菌侵入发生炎症。

3.妇科手术操作

任何通过宫颈黏液屏障的手术操作导致的盆腔感染,都称医源性盆腔炎性疾病,如放置宫内避孕器、人工流产、输卵管通液、造影等。其他妇科手术如宫颈糜烂电熨术、腹腔镜绝育术、人工流产子宫穿孔,盆腔手术误伤肠管等均可导致急性炎症。

4.邻近器官炎症的蔓延

邻近器官的炎症最常见者为急性阑尾炎、憩室炎、腹膜炎等。

5.盆腔炎性疾病

再次急性发作盆腔炎性疾病所造成的盆腔粘连、输卵管积水、扭曲等后遗症,易造成盆腔炎性疾病的再次急性发作,尤其是在患者免疫力低下、有不洁性交史等情况下。

6.全身性疾病

如败血症、菌血症等,细菌也可波及输卵管及卵巢发生急性盆腔炎性疾病。

7.淋球菌及沙眼衣原体

多为上行性急性感染,病原体多来自尿道炎、前庭大腺炎、宫颈炎等。

(二)病理表现

1.附件炎

当多重微生物造成产后、剖宫产后、流产后的急性输卵管炎、卵巢炎、输卵管卵巢脓肿时,病变可通过子宫颈的淋巴播散至子宫颈旁的结缔组织,首先侵及输卵管浆膜层再达肌层,输卵管内膜受侵较轻,或可不受累。病变是以输卵管间质炎为主,由于输卵管管壁增粗,可压迫管腔变窄,轻者管壁充血、肿胀,重者输卵管肿胀明显,且弯曲,并有纤维素性渗出物,引起周围组织粘连。炎症如经子宫内膜向上蔓延,首先引起输卵管内膜炎,使输卵管内膜肿胀、间质充血、肿胀及大量中性多核白细胞浸润,重者输卵管内膜上皮可有退行性变或成片脱落,引起输卵管管腔粘连闭塞或伞端闭锁,如有渗出物或脓液积聚,可形成输卵管积脓,与卵巢粘连形成炎性包块。卵巢表面有一层白膜包被,很少单独发炎,卵巢多与输卵管伞端粘连,发生卵巢周围炎,进一步形成卵巢脓肿,如脓肿壁与输卵管粘连贯通则形成输卵管卵巢脓肿。脓肿可发生于初次感染之后,但往往是在反复发作之后形成。脓肿多位于子宫后方、阔韧带后叶及肠管间,可向阴道、直肠间贯通,也可破入腹腔,发生急性弥漫性腹膜炎。

2.盆腔腹膜炎

病变腹膜充血、肿胀,伴有含纤维素的渗出液,可形成盆腔脏器粘连,渗出物聚集在粘连的间隙内,形成多个小脓肿,或聚集在子宫直肠窝形成盆腔脓肿,脓肿破入直肠,症状可减轻;如破入腹腔则可引起弥漫性腹膜炎,使病情加重。

(三)临床表现

视病情及病变范围大小,表现的症状不同,轻者可以症状轻微或无症状。重者可有发热及下腹痛,发热前可先有寒战、头痛,体温可高达 $39\sim40$ ℃,下腹痛多为双侧下腹部剧痛或病变部剧痛,可与发热同时发生。如疼痛发生在月经期则可有月经的变化,如经量增多、月经期延长;在非月经期发作则可有不规则阴道出血,白带增多,性交痛等。由于炎症的刺激,少数患者也可有膀胱及直肠刺激症状如尿频、尿急、腹胀、腹泻等。体格检查患者呈急性病容,脉速,唇干。妇科检查见阴道充血,宫颈充血有分泌物,呈黄白色或黏液脓性,有时带恶臭,阴道穹隆有触痛,宫颈有举痛,子宫增大,压痛,活动受限,双侧附件有增厚,或触及包块,压痛明显。下腹部剧痛常拒按,或一侧压痛,摆动宫颈时更明显,炎症波及腹膜时呈现腹膜刺激症状。如已发展为盆腔腹膜炎,则整个下腹部有压痛及反跳痛。

(四)诊断要点

重症及典型的盆腔炎性疾病病例根据病史、临床及实验室检查所见,诊断不难,但此部分患者只占盆腔炎性疾病的4%左右。临床上绝大多数盆腔炎性疾病为轻到中度及亚临床感染者。这部分患者可无明确病史,临床症状轻微,或仅表现有下腹部轻微疼痛,白带稍多,给临床诊断带来困难。有研究显示因感染造成的输卵管性不孕患者中,30%~75%无盆腔炎性疾病病史,急性盆腔炎性疾病有发热者仅占30%,有下腹痛、白带多、宫颈举痛者仅占20%。有鉴于此,美国疾病控制与预防中心提出了新的盆腔炎性疾病诊断标准:①至少必须具备下列3项主要标准,下腹痛、宫颈举痛、附件区压痛。②此外,下列标准中具备一项或一项以上时,增加诊断的特异性。体温>38 ℃、异常的宫颈或阴道排液、沙眼衣原体或淋病双球菌的实验室证据、血沉加快或C反应蛋白升高。③对一些有选择的病例必须有下列的确定标准。阴道超声或其他影像诊断技术的阳性发现如输卵管增粗、伴或不伴管腔积液、输卵管卵巢脓肿或腹腔游离液体、子宫内膜活检阳性、腹腔镜下有与盆腔炎性疾病一致的阳性所见。

盆腔炎性疾病中有10%~20%伴有肝周围炎或局部腹膜炎,多在腹腔镜检查时发现,被认为是感染性腹腔液体直接或经淋巴引流到膈下区域造成,以沙眼衣原体引起者最多见,偶见有淋球菌及厌氧菌引起者。腹腔镜下见肝周充血,炎性渗出以及肝膈面与上腹、横膈形成束状、膜状粘连带。此种肝周炎很少侵犯肝实质,肝功能多正常。

1.阴道分泌物涂片检查

此方法简便、经济、实用。阴道分泌物涂片检查中每个阴道上皮细胞中多于1个以上的多形核白细胞就会出现白带增多,每高倍视野有3个以上白细胞诊断盆腔炎性疾病的敏感性达87%,其敏感性高于血沉、C反应蛋白以及经过内膜活检或腹腔镜证实的有症状的盆腔炎性疾病所呈现出来的外周血的白细胞计数值。

2.子宫内膜活检

可得到子宫内膜炎的组织病理学诊断,被认为是一种比腹腔镜创伤小而又能证实盆腔炎性疾病的方法,因子宫内膜炎常合并有急性输卵管炎。子宫内膜活检与腹腔镜检查在诊断盆腔炎性疾病上有90%的相关性。子宫内膜活检的诊断敏感性达92%,特异性为87%,并可同时取材做细菌培养,但有被阴道细菌污染的机会。

3.超声等影像学检查

在各类影像学检查方法中,B超是最简便、实用和经济的方法,且与腹腔镜检查有很好的相关性。在急性、严重的盆腔炎性疾病时,经阴道超声可见输卵管增粗、管腔积液或盆腔有游离液体。B超还可用于监测临床病情的发展,出现盆腔脓肿时,B超可显示附件区肿块,伴不均匀回声。CT、MRI有时也可显示出较清晰的盆腔器官影像,但由于其价值昂贵而不能普遍用于临床。对于早期、轻度的盆腔炎性疾病,B超敏感性差。

4.腹腔镜检查

目前被认为是诊断盆腔炎性疾病的金标准,因可在直视下观察盆腔器官的病变情况,并可同时取材行细菌鉴定及培养而无阴道污染之虑。腹腔镜下诊断盆腔炎性疾病的最低标准为输卵管表面可见充血、输卵管壁肿胀及输卵管表面与伞端有渗出物,也可显示肝包膜渗出、粘连。

5.其他实验室检查

其他实验室检查包括白细胞计数增多、血沉增快、C反应蛋白升高、血清CA125升高等,虽对临床诊断有所帮助,但均缺乏敏感性与特异性。

(五)治疗方案

盆腔炎性疾病治疗目的是缓解症状、消除当前感染及降低远期后遗症的危险。

1.全身治疗

重症者应卧床休息,给予高蛋白流食或半流食,体位以头高脚低位为宜,以利于宫腔内及宫颈分泌物排出体外,盆腔内的渗出物聚集在子宫直肠窝内而使炎症局限。补充液体,纠正电解质紊乱及酸碱平衡,高热时给以物理降温,并应适当给予止痛药,避免无保护性交。

2.抗生素治疗

近年来由于新的抗生素不断问世,细菌培养技术的提高以及药物敏感试验的配合,使临床上得以合理使用抗生素,对急性炎症可达到微生物学的治愈(治愈率为84%～98%),一般在药物敏感试验做出以前,先使用需氧菌、厌氧菌以及淋球菌、沙眼衣原体兼顾的广谱抗生素,待药敏试验做出后再更换,一般是根据病因以及发病后已用过何种抗生素作为参考来选择用药。急性附件炎、盆腔腹膜炎常用的抗生素如下。

(1)青霉素或红霉素与氨基糖苷类药物及甲硝唑联合:青霉素G每天240万～1 000万U,静脉滴注,病情好转后改为每天120万～240万U,每4～6小时1次,分次给药或连续静脉滴注。红霉素每天0.9～1.25 g静脉滴注,链霉素0.75 g肌内注射,每天1次。庆大霉素每天16万～32万U,分2～3次静脉滴注或肌内注射,一般疗程<10天。甲硝唑500 mg静脉滴注,每8小时1次,病情好转后改口服400 mg,每8小时1次。

(2)第1代头孢菌素与甲硝唑合用:对第1代头孢菌素敏感的细菌有β溶血性链球菌、葡萄球菌、大肠埃希菌等。头孢噻吩每天2 g,分4次肌内注射;头孢唑林钠每次0.5～1 g,每天2～4次,静脉滴注;头孢拉定,静脉滴注每天量为100～150 mg/kg,分次给予,口服每天2～4 g,分4次空腹服用。

(3)克林霉素与氨基糖苷类药物联合:克林霉素每次600 mg,每6小时1次,静脉滴注,体温降至正常后24～48小时改口服,每次300 mg,每6小时1次。克林霉素对多数革兰阳性和厌氧菌(如类杆菌,消化链球菌等)及沙眼衣原体有效。与氨基糖苷类药物合用有良好的效果。但此类药物与红霉素有拮抗作用,不可与其联合。

(4)林可霉素:其作用与克林霉素相同,用量每次300～600 mg,每天3次,肌内注射或静脉滴注。

(5)第2代头孢菌素:对革兰阴性菌的作用较为优越,抗酶性能强,抗菌谱广。临床用于革兰阴性菌。如头孢呋辛,每次0.75～0.5 g,每天3次肌内注射或静脉滴注;头孢孟多轻度感染每次0.5～1 g,每天4次静脉滴注,较重的感染每天6次,每次1 g;头孢西丁对革兰阳性及阴性需氧菌与厌氧菌包括脆弱类杆菌均有效,每次1～2 g,每6～8小时1次静脉注射或静脉滴注,可单独使用。

(6)第3代头孢菌素:对革兰阴性菌的作用较第2代头孢菌素更强,抗菌谱广,耐酶性能强,对第1、2代头孢菌素耐药的一些革兰阴性菌株常可有效。头孢噻肟对革兰阴性菌有较强的抗菌效能,但对脆弱杆菌较不敏感。一般感染每天2 g,分2次肌内注射或静脉注射,中度或重度感染

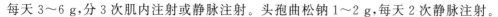

每天 3～6 g,分 3 次肌内注射或静脉注射。头孢曲松钠 1～2 g,每天 2 次静脉注射。

（7）哌拉西林:对多数需氧菌及厌氧菌均有效,每天 4～12 g,分 3～4 次静脉注射或静脉滴注,严重感染每天可用 16～24 g。

（8）喹诺酮类药物:如诺氟沙星、氧氟沙星、环丙沙星等,其抗菌谱广,对革兰阳性、阴性菌均有抗菌作用,且具有较好的组织渗透性,口服量每天 0.2～0.6 g,分 2～3 次服用。其中氟罗沙星由于其半衰期长,每天 1 次服 0.2～0.4 g 即可。

3.手术治疗

（1）经药物治疗 48～72 小时,体温持续不降,肿块增大,出现肠梗阻、脓肿破裂或中毒症状时,应及时行手术处理。年轻妇女要考虑保留卵巢功能,对体质衰弱的患者,手术范围需根据具体情况决定。如为盆腔脓肿,可在 B 超、CT 等影像检查引导下经腹部或阴道切开排脓,也可在腹腔镜下行盆腔脓肿切开引流,同时注入抗生素。

（2）输卵管脓肿、卵巢脓肿,经保守治疗病情好转,肿物局限,也可行手术切除肿物。

（3）脓肿破裂,患者出现腹部剧痛,伴高热、寒战、恶心、呕吐、腹胀、拒按等情况时应立即剖腹探查。

四、盆腔结缔组织炎

（一）急性盆腔结缔组织炎

1.概述

盆腔结缔组织是腹膜外的组织,位于盆腔腹膜的后方,子宫两侧及膀胱前间隙处,这些部位的结缔组织间并无明显的界限。急性盆腔结缔组织炎是指盆腔结缔组织初发的炎症,不是继发于输卵管、卵巢的炎症,是初发于子宫旁的结缔组织,然后再扩展至其他部位。

本病多由于分娩或剖宫产时宫颈或阴道上端的撕裂,困难的宫颈扩张术时宫颈裂伤,经阴道的子宫全切除术时阴道残端周围的血肿以及人工流产术中误伤子宫及宫颈侧壁等情况时细菌侵入发生感染。

本病的常见病原体多为链球菌、葡萄球菌、大肠埃希菌、厌氧菌、淋球菌、衣原体、支原体等。

2.病理表现

发生急性盆腔结缔组织炎后,局部组织出现肿胀、充血,并有多量白细胞及浆细胞浸润。炎症初起时多位于生殖器受到损伤的部位,如自子宫颈部的损伤浸润至子宫颈一侧盆腔结缔组织,逐渐可蔓延至盆腔对侧的结缔组织及盆腔的前半部分。病变部分易化脓,形成大小不等的脓肿,如未能及时控制,炎症可通过淋巴向输卵管、卵巢或髂窝处扩散,由于盆腔结缔组织与盆腔内血管接近,可引起盆腔血栓性静脉炎。如阔韧带内已形成脓肿未及时切开引流,脓肿可向阴道、膀胱、直肠破溃,高位的脓肿也可向腹腔破溃引起弥漫性腹膜炎,脓毒血症使病情急剧恶化,但引流通畅后,炎症可逐渐消失。如排脓不畅,也可引起发生长期不愈的窦道。

3.临床表现

炎症初期患者可有高热,下腹痛,体温可为 39～40 ℃,下腹痛多与急性输卵管卵巢炎相似。如病史中在发病前曾有全子宫切除术、剖宫产术时有单侧壁或双侧壁损伤,诊断更易。如已形成脓肿,除发热、下腹痛外,常见有直肠、膀胱压迫症状如便意频数、排便痛、恶心、呕吐、尿频、尿痛等症状。

妇科检查在发病初期,子宫一侧或双侧有明显的压痛与边界不明显的增厚感,增厚可达盆壁,子宫略大,活动差,压痛,一侧阴道或双侧阴道穹隆可触及包块,包块上界常与子宫底平行,触痛明显。如已形成脓肿则因脓液向下流入子宫后方,阴道后穹隆常可触及较软的包块,且触痛明显。

4.诊断要点

根据病史、临床症状及妇科检查所见诊断不难,但需做好鉴别诊断。

(1)输卵管妊娠破裂:有停经史、下腹痛突然发生,面色苍白,急性病容,腹部有腹膜刺激症状,阴道出血少量、尿 HCG(+)、后穹隆穿刺为血液。

(2)卵巢囊肿蒂扭转:有突发的一侧性下腹痛,有或无肿瘤史,有单侧腹膜刺激症状,触痛明显,妇科检查子宫一侧触及肿物及触痛,无停经史。

(3)急性阑尾炎:疼痛缓慢发生,麦氏点有触痛,妇科检查无阳性所见。

5.治疗方案

与急性输卵管卵巢炎同。

(1)抗生素治疗:可用广谱抗生素如青霉素、头孢菌素、氨基糖苷类抗生素、林可霉素、克林霉素、多西环素及甲硝唑等。待细菌药物敏感试验出结果后,改用敏感的抗生素。

(2)手术治疗:急性盆腔结缔组织炎,轻症者一般不作手术治疗,以免炎症扩散或出血,但有些情况需手术处理。①宫腔内残留组织伴阴道出血:首先应积极抗炎,如无效或出血较多时,在用药物控制感染的同时,用卵圆钳清除宫腔内容物,而避免做刮宫术。②子宫穿孔:如无肠管损伤及内出血,可不必剖腹修补。③宫腔积脓:应扩张宫口使脓液引流通畅。④已形成脓肿者:根据脓肿的部位采取切开排脓手术,如系接近腹股沟韧带的脓肿,应等待脓肿扩大后再做切开;如脓肿位于阴道一侧则应自阴道做切开,尽量靠近中线,以免损伤输尿管或子宫动脉。

(二)慢性盆腔结缔组织炎

1.概述

慢性盆腔结缔组织炎多由于急性盆腔结缔组织炎治疗不彻底,或患者体质较差,炎症迁延而成慢性。由于宫颈的淋巴管直接与盆腔结缔组织相通,故也可因慢性宫颈炎发展至盆腔结缔组织炎。

2.病理表现

本病的病理变化多为盆腔结缔组织由充血,肿胀,转为纤维组织,增厚、变硬的瘢痕组织,与盆壁相连,子宫被固定不能活动,或活动受限,子宫常偏于患侧的盆腔结缔组织。

3.临床表现

轻度慢性盆腔结缔组织炎,一般多无症状,偶尔于身体劳累时有腰痛,下腹坠痛,重度者可有较严重的下腹坠痛,腰酸痛及性交痛。妇科检查,子宫多呈后倾后屈位,三合诊时触及宫骶韧带增粗呈索条状,有触痛,双侧宫旁组织肥厚,有触痛,如为一侧性者可触及子宫变位,屈向于患侧,如已形成冰冻骨盆,则子宫的活动完全受到限制。

4.诊断要点

根据有急性盆腔结缔组织炎史、临床症状与妇科检查,诊断不难,但需与子宫内膜异位症、结核性盆腔炎、卵巢癌以及陈旧性异位妊娠等鉴别。

(1)子宫内膜异位症:多有痛经史,且进行性加重。妇科检查可能触及子宫骶韧带处有触痛结节,或子宫两侧有包块,B超及腹腔镜检查有助于诊断。

(2)结核性盆腔炎:多有其他脏器结核史,腹痛常为持续性,腹胀,偶有腹部包块,有时有闭经史,可同时伴子宫内膜结核,X 线检查下腹部可见钙化灶,包块位置较慢性盆腔结缔组织炎高。

(3)卵巢癌:包块多为实质性,较硬,表面不规则,常有腹水,患者一般情况差,晚期患者有下腹痛,诊断时有困难,B 超、腹腔镜检查、肿瘤标志物及病理活组织检查有助于诊断。

(4)陈旧性异位妊娠:多有闭经史及阴道出血,下腹痛偏于患侧,妇科检查子宫旁有境界不清的包块,触痛,B 超及腹腔镜检查有助于诊断。

5.治疗方案

需积极治疗慢性宫颈炎及急性盆腔结缔组织炎。慢性宫颈炎的治疗包括物理治疗如超短波、激光、微波,中波直流电离子透入紫外线等。对慢性盆腔结缔组织炎可用物理治疗,以减轻疼痛。对急性盆腔结缔组织炎需积极彻底治疗,不使病原体潜伏于体内。应用抗生素治疗可取得一定的疗效,与物理治疗合用效果较好。慢性盆腔结缔组织炎经治疗后症状可减轻,但易复发,如月经期后、性交后以及过度体力劳动后。

五、盆腔血栓性静脉炎

(一)病因

盆腔血栓性静脉炎一般继发于以下各种情况:妇科感染;手术(宫颈癌根治术、盆腔淋巴结清扫术、外阴癌根治术等)后;术前盆腔放疗;长期卧床休息,导致盆腔静脉血液回流缓慢;手术时血管壁损伤或结扎;产后胎盘剥离处许多栓塞性小血管是细菌滋生的良好场所,厌氧性链球菌及类杆菌等侵犯盆腔静脉丛,可能产生肝素酶降解肝素,促进血凝,导致盆腔血栓性静脉炎。

(二)临床表现

盆腔血栓性静脉炎可累及卵巢静脉、子宫静脉、髂内静脉甚至髂总静脉或阴道静脉,尤其以卵巢血栓性静脉炎最常见。常为单侧,由左卵巢静脉向上扩散至左肾静脉甚至左侧肾脏,右侧可扩散至下腔静脉。常有术后或产后 1 周左右出现寒战、高热,持续数周不退,伴下腹一侧或双侧疼痛,并向肋脊角、腹股沟、腰部放射。检查下腹深压痛,妇科检查宫颈举痛,宫旁触痛,或触及疼痛明显的静脉丛,术后或产后发热不退应想到此病。

(三)诊断

根据病史、症状及体征即可作出初步诊断。为了解血栓性静脉炎的部位、范围及通畅程度,则需进一步检查。

1.多普勒超声血液图像检查

可了解静脉是否通畅,有无血栓形成。

2.静脉造影

了解血栓部位、范围、形态,侧支循环形成情况。

3.血浆 D-二聚物

静脉血栓形成时,D-二聚物浓度升高,小于 0.5 mg/L 可除外此病。

4.其他

纤维蛋白原摄取试验。

(四)治疗

1.一般治疗

绝对卧床休息(平卧位),高热者物理降温,补液,注意水电解质平衡,给予支持治疗。

2.积极抗感染

选择对需氧菌和厌氧菌有较强作用的抗生素联合应用。

3.抗凝疗法

持续高热不退,在大剂量抗生素联合应用的同时,可加用肝素治疗。每 6 小时静脉滴注肝素 50 mg,连用 10 天,使部分凝血酶时间维持于正常值的 1.5～2 倍。急性期除用肝素外,亦可用华法林口服,第一天 10 mg,第二天 5 mg,第三天减量为 2.5 mg 维持,使凝血酶原时间维持在正常值的 1.5 倍。抗凝疗法应在患者恢复正常生活后才能停止。

4.手术治疗

仅用于少数患者。手术指征为:①药物治疗无效;②脓毒血症继续扩展;③禁忌使用抗凝疗法者。

手术范围包括双侧卵巢静脉结扎或下腔静脉结扎。病程中一旦发现盆腔脓肿,立即行后穹隆切开引流术或经腹脓肿切开引流术。术中根据盆腔感染的性质、范围和患者自身情况决定是否切除子宫及双侧附件,术后仍需给予支持治疗和抗感染治疗,并根据病情决定是否继续应用抗凝疗法。

六、盆腔炎性疾病后遗症

盆腔炎性疾病后遗症(sequelae of PID)是盆腔炎性疾病的遗留病变,相当于过去所称的慢性盆腔炎。

(一)病理

盆腔炎性疾病后遗症主要病理改变为组织破坏、广泛粘连、增生及瘢痕形成。输卵管-卵巢炎的遗留病变可造成输卵管粘连阻塞、输卵管增粗;输卵管卵巢粘连形成输卵管卵巢肿块;输卵管伞端闭锁、浆液性渗出物聚集形成输卵管积水;输卵管积脓或输卵管卵巢脓肿的脓液吸收,被浆液性渗出物代替形成输卵管积水或输卵管卵巢囊肿。盆腔结缔组织炎的遗留改变为纤维结缔组织增生,主、骶韧带增生、变厚,逐渐成为坚硬瘢痕组织,若病变广泛,可使子宫固定,甚至形成"冰冻骨盆"。

(二)临床表现

盆腔炎性疾病后遗症的发生率在 25％左右,主要表现为不孕、异位妊娠、慢性盆腔痛以及盆腔炎性疾病的反复发作。妇科检查可有以下发现:①若为输卵管病变,则在子宫一侧或两侧触到呈条索状增粗的输卵管,并有轻度压痛;②若为输卵管积水或输卵管卵巢囊肿,则在盆腔一侧或两侧触及囊性肿物,活动多受限;③若为盆腔结缔组织病变,子宫常呈后倾后屈,活动受限或粘连固定,子宫一侧或两侧宫旁组织有片状增厚、压痛,骶韧带增粗、变硬呈条束状,触痛。

1.不孕

PID 后不孕发生率为 20％～30％,多为输卵管性不孕。不孕的发生与 PID 发作的次数及严重程度直接相关。据统计第一次 PID 发作,不孕危险为 8％～13％,第二次为 19.5％～36％,第三次为 40％～60％;轻度 PID,不孕的发生率为 0.6％,中度 PID 为 6.2％,重度则升高到 21.4％。

2.异位妊娠

PID 后异位妊娠的发生率是正常妇女的 8～10 倍,组织学研究证实,约 50％的异位妊娠发生在既往因输卵管炎而损害的输卵管,异位妊娠发生的危险性与 PID 发作次数有关。

3.慢性盆腔痛

慢性盆腔疼痛常发生在 PID 急性发作后的 4～8 周,主要表现为下腹部坠胀、腰骶部酸痛,且在劳累、性交后及月经前后加剧。PID 后遗症形成的粘连、瘢痕以及盆腔充血是造成慢性盆腔痛的原因。文献报道约 20％PID 发作后遗留慢性盆腔痛,其发生亦与 PID 发作的次数及严重程度相关,1 次发作后 12％发生慢性盆腔痛,发作 3 次或以上者慢性盆腔痛发生率上升为 67％。

4.PID 反复发作

PID 发作后造成的输卵管组织结构的破坏,输卵管的扭曲、积水,以及患者免疫力降低等因素,可导致再次感染发作。有 PID 病史者,约 25％将再次急性发作。

（三）诊断

有急性 PID 病史以及症状、体征明显者,诊断多无困难。但不少患者自觉症状较多,而无明显 PID 病史及阳性体征时,诊断较困难,有时需行腹腔镜检查以明确诊断。

PID 后遗症需与子宫内膜异位症、卵巢囊肿鉴别。子宫内膜异位症痛经常呈继发性、进行性加重,若能触及典型质硬触痛结节,有助于鉴别。卵巢囊肿周围无粘连,包块活动,而输卵管积水或输卵管卵巢囊肿肿块呈腊肠状,囊壁薄,周围有粘连,不活动。

（四）治疗

对于 PID 后遗症,目前尚无特殊有效的治疗方法,重点在于预防。由于输卵管病变常为不可逆损害,不孕患者采用保守治疗多无效,常需要辅助生育技术协助受孕。对于慢性盆腔痛,可采用保守的药物或物理治疗,必要时可考虑手术治疗。

1.药物治疗

(1)封闭疗法:阻断恶性刺激,改善组织营养。采用 0.25％普鲁卡因 40 mL 骶前封闭,每周 1～2 次,每疗程 4～5 次;或 0.25％普鲁卡因 10 mL 阴道侧穹隆缓慢注射,每天 1 次,5～7 次为 1 个疗程。

(2)透明质酸酶 1 500 U 或 α-糜蛋白酶 5 mg,肌内注射,隔天 1 次,7～10 次为 1 个疗程,以利炎症和粘连的吸收。

(3)抗生素治疗:对 PID 再次急性发作者,可行抗生素治疗。由于细菌常对一般抗生素有耐药性,应选择新型广谱的抗生素。

2.物理疗法

可促进局部血液循环,改善组织的营养状态,提高新陈代谢,以利炎症吸收和消退。如温热水坐浴、微波、超短波、紫外线、激光或红外线照射治疗等。注意应用物理治疗的禁忌证:①月经期及孕期;②生殖道恶性肿瘤;③伴有出血;④内科并发症如心、肝、肾功能不全;⑤活动性结核;⑥高热;⑦过敏性体质。

3.手术治疗

手术指征有:①久治无效的较大炎性包块,包括输卵管积水和输卵管卵巢囊肿;②存在感染灶,反复引起炎症急性发作;③伴有严重盆腔疼痛,经保守治疗无效者。手术原则是力求彻底清除病灶,避免遗留导致复发。手术范围应根据患者年龄、生育情况及病变轻重而定,可行单侧附件切除术或全子宫双附件切除术,年轻患者尽量保留卵巢功能。对输卵管粘连性不孕,可行输卵管造口术或开窗术。

（邓　爽）

第四节 宫 颈 炎

宫颈炎是妇科常见疾病之一。正常情况下,宫颈具有多种防御功能,包括黏膜免疫、体液免疫及细胞免疫,是阻止病原菌进入上生殖道的重要防线,但宫颈也容易受分娩、性交及宫腔操作的损伤,且宫颈管柱状上皮抗感染能力较差,易发生感染。临床上一般将宫颈炎分为急性和慢性两种类型。

一、急性宫颈炎

(一)病因

急性宫颈炎常发生于不洁性交后,分娩、流产、宫颈手术等亦可导致宫颈损伤而继发感染。此外,接触高浓度刺激性液体、药物,阴道内异物如遗留的纱布、棉球也是引起急性宫颈炎的原因。最常见病原体为淋病奈瑟菌和沙眼衣原体,淋病奈瑟菌感染时45%~60%常合并沙眼衣原体感染,其次为一般化脓菌如链球菌、葡萄球菌、肠球菌、大肠埃希菌以及假丝酵母、滴虫、阿米巴原虫等。淋病奈瑟菌及沙眼衣原体主要侵犯宫颈管柱状上皮,如直接向上蔓延可导致上生殖道黏膜感染,亦常侵袭尿道移行上皮、尿道旁腺和前庭大腺。一般化脓菌则侵入宫颈组织较深,并可沿两侧宫颈淋巴管向上蔓延导致盆腔结缔组织炎。

(二)临床表现

主要表现为白带增多,呈脓性或脓血性,常伴有下腹坠痛、腰背痛、性交疼痛和尿路刺激症状,体温可轻微升高。妇科检查见宫颈充血、红肿,颈管黏膜水肿,宫颈黏膜外翻,宫颈触痛,脓性分泌物从宫颈管内流出,若尿道、尿道旁腺、前庭大腺感染,则可见尿道口、阴道口黏膜充血、水肿以及多量脓性分泌物。沙眼衣原体性宫颈炎则症状不典型或无症状,有症状者表现为宫颈分泌物增多,点滴状出血或尿路刺激症状,妇科检查宫颈口可见黏液脓性分泌物。

(三)诊断

根据病史、症状及妇科检查,诊断急性宫颈炎并不困难,关键是确定病原体。疑为淋病奈瑟菌感染时,应取宫颈管内分泌物做涂片检查(敏感性50%~70%)或细菌培养(敏感性80%~90%),对培养可疑的菌落,可采用单克隆抗体免疫荧光法检测。检测沙眼衣原体感染时,可取宫颈管分泌物涂片染色找细胞质内包涵体,但敏感性不高,培养法技术要求高,费时长,难以推广,目前推荐的方法是直接免疫荧光法或酶免疫法,敏感性在89%~98%。注意诊断时要考虑是否合并上生殖道感染。

(四)治疗

采用抗生素全身治疗。抗生素选择、给药途径、剂量和疗程则根据病原体和病情严重程度决定。目前,淋菌性宫颈炎推荐的首选药物为头孢曲松钠,备用药物有大观霉素、青霉素、氧氟沙星、左旋氧氟沙星、依诺沙星等,治疗时需同时加服多西环素。沙眼衣原体性宫颈炎推荐的首选药物为阿奇霉素或多西环素,备用药物有米诺环素、氧氟沙星等。一般化脓菌感染最好根据药敏试验进行治疗。急性宫颈炎的治疗应力求彻底,以免形成慢性宫颈炎。

二、慢性宫颈炎

(一)病因

慢性宫颈炎常由于急性宫颈炎未予治疗或治疗不彻底转变而来。急性宫颈炎容易转为慢性的原因主要是宫颈黏膜皱褶较多,腺体呈葡萄状,病原体侵入腺体深处后极难根除,导致病程反复、迁延不愈所致。阴道分娩、流产或手术损伤宫颈后继发感染亦可表现为慢性过程,此外,不洁性生活、雌激素水平下降、阴道异物均可引起慢性宫颈炎。病原体一般为葡萄球菌、链球菌、沙眼衣原体、淋病奈瑟菌、厌氧菌等。

(二)病理

1.宫颈糜烂

宫颈外口处的宫颈阴道部外观呈细颗粒状的红色区,称为宫颈糜烂。目前,已废弃宫颈糜烂这一术语,而改称为宫颈柱状上皮异位,并认为其不是病理改变,而是宫颈生理变化。在此沿用宫颈糜烂一词,专指病理炎性糜烂。宫颈糜烂是慢性宫颈炎最常见的一种表现,糜烂面呈局部细小颗粒状红色区域,其边界与正常宫颈上皮的界限清楚,甚至可看到交界线呈现一道凹入的线沟,有的糜烂可见到毛细血管浮现在表面上,表现为局部慢性充血。镜下见黏膜下有白细胞及淋巴细胞浸润,间质有小圆形细胞和浆细胞浸润。

根据糜烂面外观和深浅常分为3种类型:①单纯型糜烂,糜烂面仅为单层柱状上皮覆盖,浅而平坦,外表光滑。②颗粒型糜烂,由于腺体和间质增生,糜烂表面凹凸不平,呈颗粒状。③乳突型糜烂,糜烂表面组织增生更明显,呈乳突状。

根据糜烂区所占宫颈的比例可分为3度:①轻度糜烂,糜烂面积占整个宫颈面积的1/3以内。②中度糜烂,糜烂面积占宫颈的1/3～2/3。③重度糜烂,糜烂面积占宫颈的2/3以上。

宫颈糜烂愈合过程中,柱状上皮下的基底细胞增生,最后分化为鳞状上皮。邻近的鳞状上皮也可向糜烂面的柱状上皮生长,逐渐将腺上皮推移,最后完全由鳞状上皮覆盖而痊愈。糜烂的愈合呈片状分布,新生的鳞状上皮生长于炎性糜烂组织的基础上,故表层细胞极易脱落而变薄,稍受刺激又可恢复糜烂,因此愈合和炎症的扩展交替发生,不容易彻底治愈。

2.宫颈肥大

由于慢性炎症的长期刺激,宫颈组织充血、水肿,腺体和间质增生,纤维结缔组织增厚,导致宫颈肥大,但表面仍光滑,严重者较正常宫颈增大1倍以上。

3.宫颈息肉

慢性炎症长期刺激,使宫颈管局部黏膜增生并向宫颈外口突出而形成一个或多个息肉,直径在1 cm左右,色红,舌形,质软而脆,血管丰富易出血,蒂长短不一,蒂根附着于宫颈外口或颈管壁内。镜检特点为息肉表面被柱状上皮覆盖,中心为充血、水肿及炎性细胞浸润的结缔组织。息肉的恶变率不到1％,但极易复发。

4.宫颈腺囊肿

宫颈糜烂愈合过程中,宫颈腺管口被新生的鳞状上皮覆盖,腺管口堵塞,导致腺体分泌物排出受阻,液体潴留而形成囊肿。检查时见宫颈表面突出数毫米大小青白色囊泡,内含无色黏液。

5.宫颈管内膜炎

炎症局限于宫颈管黏膜及黏膜下组织,宫颈口充血,有脓性分泌物,而宫颈阴道部外观光滑。

（三）临床表现

主要症状为白带增多，常刺激外阴引起外阴不适和瘙痒。由于病原体种类、炎症的范围、程度和病程不同，白带的量、颜色、性状、气味也不同，可为乳白色黏液状至黄色脓性，可有血性白带或宫颈接触性出血。若白带增多，似白色干酪样，应考虑可能合并假丝酵母感染；若白带呈稀薄泡沫状，有臭味，则应考虑滴虫性阴道炎。严重感染时可有腰骶部疼痛、下腹坠胀，由于慢性宫颈炎可直接向前蔓延或通过淋巴管扩散，当波及膀胱三角区及膀胱周围结缔组织时，可出现尿路刺激症状。较多的黏稠脓性白带有碍精子上行，可导致不孕。妇科检查可见宫颈不同程度的糜烂、肥大，有时可见宫颈息肉、宫颈腺囊肿等，宫颈口多有分泌物，亦可有宫颈触痛和宫颈触血。

（四）诊断

宫颈糜烂诊断并不困难，但必须除外宫颈上皮内瘤样病变、早期宫颈癌、宫颈结核、宫颈尖锐湿疣等，因此应常规进行宫颈细胞学检查。目前已有电脑超薄细胞检测系统，准确率显著提高。必要时须做病理活检以明确诊断，电子阴道镜辅助活检对提高诊断准确率很有帮助。宫颈息肉、宫颈腺囊肿可根据病理活检确诊。

（五）治疗

局部治疗为主，方法有物理治疗、药物治疗及手术治疗。

1.物理治疗

目的在于使糜烂面坏死、脱落，原有柱状上皮为新生鳞状上皮覆盖。

（1）电灼（熨）治疗：采用电灼器或电熨器对整个病变区电灼或电熨，直至组织呈乳白色或微黄色为止。一般近宫口处稍深，越近边缘越浅，深度为 2 mm 并超出病变区 3 mm，深入颈管内 0.5～1.0 cm，治愈率 50%～90%。术后涂抹磺胺粉或呋喃西林粉，用醋酸冲洗阴道，每天 1 次，有助于创面愈合。

（2）冷冻治疗：利用液氮快速达到超低温（−196 ℃），使糜烂组织冻结、坏死、变性、脱落，创面修复而达到治疗目的。一般采用接触冷冻法，选择相应的冷冻头，覆盖全部病变区并略超过其范围 2～3 mm，根据快速冷冻、缓慢复温的原则，冷冻 1 分钟、复温 3 分钟、再冷冻 1 分钟。进行单次或重复冷冻，治愈率 80% 左右。

（3）激光治疗：采用 CO_2 激光器使糜烂部分组织炭化、结痂，痂皮脱落后，创面修复而达到治疗目的。激光头距离糜烂面 3～5 cm，照射范围应超出糜烂面 2 mm，轻症的烧灼深度为 2～3 mm，重症可达 4～5 mm，治愈率 70%～90%。

（4）微波治疗：微波电极接触局部病变组织时，瞬间产生高热效应（44～61 ℃）而达到组织凝固的目的，并可出现凝固性血栓形成而止血，治愈率 90% 左右。

（5）波姆光治疗：采用波姆光照射糜烂面，直至变为均匀灰白色为止，照射深度为 2～3 mm，治愈率可达 80%。

（6）红外线凝结法：红外线照射糜烂面，局部组织凝固、坏死，形成非炎性表浅溃疡，新生鳞状上皮覆盖溃疡面而达到治愈，治愈率 90% 以上。

（7）高强度聚焦超声治疗：高强度聚焦超声是治疗宫颈糜烂的一种新方法，通过超声波在焦点处产生的热效应、空化效应和机械效应，破坏病变组织。与传统物理治疗方法有所不同的是，利用聚焦超声良好的组织穿透性和定位性，将声波聚焦在宫颈病变深部，对宫颈组织的损伤部位是在表皮下的一定深度，而不是直接破坏表面黏膜层，深部病变组织被破坏后，由深及浅，促进健康组织的再生和表皮的重建。

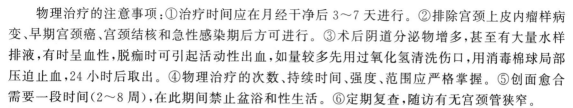

物理治疗的注意事项：①治疗时间应在月经干净后 3～7 天进行。②排除宫颈上皮内瘤样病变、早期宫颈癌、宫颈结核和急性感染期后方可进行。③术后阴道分泌物增多，甚至有大量水样排液，有时呈血性，脱痂时可引起活动性出血，如量较多先用过氧化氢清洗伤口，用消毒棉球局部压迫止血，24 小时后取出。④物理治疗的次数、持续时间、强度、范围应严格掌握。⑤创面愈合需要一段时间(2～8 周)，在此期间禁止盆浴和性生活。⑥定期复查，随访有无宫颈管狭窄。

2.药物治疗

适用于糜烂面积小和炎症浸润较浅的病例。

(1)硝酸银或重铬酸钾液：为强腐蚀剂，局部涂擦进行治疗，方法简单，但因疗效不佳，现基本已弃用。

(2)聚甲酚磺醛浓缩液或栓剂：目前临床上应用较多，聚甲酚磺醛是一种高酸物质，可使病变组织的蛋白质凝固脱落，对健康组织无损害且可增加阴道酸度，有利于乳酸杆菌生长。用法：将浸有聚甲酚磺醛浓缩液的棉签插入宫颈管，转动数次取出，然后将浸有浓缩液的纱布块轻轻敷贴于病变组织，纱布块应稍大于糜烂面，浸蘸的药液以不滴下为度，持续 1～3 分钟，每周 2 次，一个月经周期为 1 个疗程；聚甲酚磺醛栓剂为每隔天晚阴道放置 1 枚，12 次为 1 个疗程。

(3)免疫治疗：采用重组人 α-干扰素栓，每晚 1 枚，6 次为 1 个疗程。近年报道用红色奴卡放线菌细胞壁骨架 N-CWs 菌苗治疗宫颈糜烂，该菌苗具有非特异性免疫增强及消炎作用，能促进鳞状上皮化生，修复宫颈糜烂病变达到治疗效果。

(4)宫颈管内膜炎时，根据细菌培养和药敏试验结果，采用抗生素全身治疗。

3.手术治疗

对于糜烂面积广而深，或用上述方法久治不愈的患者可考虑行宫颈锥形切除术，多采取宫颈环形电切除术。锥形切除范围从病灶外缘 0.3～0.5 cm 开始，深入宫颈管 1～2 cm，锥形切除，术后压迫止血。宫颈息肉可行息肉摘除术或电切术。

（邓　爽）

第五章

女性生殖器发育异常

第一节　阴道发育异常

阴道由副中肾管(又称米勒管)和泌尿生殖窦发育而来。在胚胎第6周,在中肾管(又称午非管)外侧,体腔上皮向外壁中胚叶凹陷成沟,形成副中肾管。双侧副中肾管融合形成子宫和部分阴道。胚胎6～7周,原始泄殖腔被尿直肠隔分隔为泌尿生殖窦。在胚胎第9周,双侧副中肾管下段融合,其间的纵向间隔消失,形成子宫阴道管。泌尿生殖窦上端细胞增生,形成实质性的窦—阴道球,并进一步增生形成阴道板。自胚胎11周起,阴道板开始腔化,形成阴道。目前大多数研究认为,阴道是副中肾管在雌激素的影响下发育而成的,从胚胎第5周体腔上皮卷折到胚胎第8周与泌尿生殖窦融合,其间任何时间副中肾管发育停止,泌尿生殖窦发育成阴道的过程都会停止。因此副中肾管的形成和融合过程异常,以及其他致畸因素均可引起阴道的发育异常。

阴道发育异常可分为先天性无阴道、副中肾管尾端融合异常和阴道腔化障碍。临床上可见以下几种异常。

一、先天性无阴道

先天性无阴道系双侧副中肾管发育不全或双侧副中肾管尾端发育不良所致。目前所知,先天性无阴道既非单基因异常的结果,也非致癌物质所致。发生率为1/5 000～1/4 000,先天性无阴道几乎均合并无子宫或仅有始基子宫,卵巢功能多为正常。

(一)临床表现

原发性闭经及性生活困难。极少数具有内膜组织的始基子宫患者因经血无正常流出通道,可表现为周期性腹痛。检查可见患者体格、第二性征,以及外阴发育正常,但无阴道口,或仅在前庭后部见一浅凹。偶见短浅阴道盲端。常伴子宫发育不良(无子宫或始基子宫)。45%～50%的患者伴有泌尿道异常,10%伴有脊椎异常。此病须与处女膜闭锁和雄激素不敏感综合征相鉴别。肛诊时,处女膜闭锁可扪及阴道内肿块,向直肠膨隆,子宫正常或增大,B超检查有助于鉴别诊断。雄激素不敏感综合征为X连锁隐性遗传病,染色体核型为46,XY血清睾酮为男性水平。而先天性无阴道为46,XX,血清睾酮为女性水平。

（二）治疗

1.模具顶压法

用木质或塑料阴道模具压迫阴道凹陷,使其扩张并延伸到接近正常阴道的长度。适用于无子宫且阴道凹陷组织松弛者。

2.阴道成形术

方法多种,各有利弊。常见术式有羊膜阴道成形术、盆腔腹膜阴道成形术、乙状结肠代阴道术、皮瓣阴道成形术和外阴阴道成形术等多种方法。若有正常子宫,应设法使阴道与宫颈连通。

二、阴道闭锁

（一）定义

阴道闭锁为泌尿生殖窦未参与形成阴道下段所致。根据闭锁的解剖学特点将其分为两种类型。

1.Ⅰ型阴道闭锁

闭锁位于阴道下段,长度2～3 cm,其上多为正常阴道,子宫体及宫颈均正常。

2.Ⅱ型阴道闭锁

即阴道完全闭锁,多合并有子宫颈发育不良,子宫体正常或畸形,内膜可有正常分泌功能。

（二）临床表现

症状与处女膜闭锁相似,绝大多数表现为青春期后出现逐渐加剧的周期性下腹痛,但无月经来潮。严重者伴有便秘、肛门坠胀、尿频或尿潴留等症状。检查时无阴道开口,但闭锁处黏膜表面色泽正常,亦不向外膨隆,肛查可扪及向直肠凸出的阴道积血包块,其位置较处女膜闭锁高。

（三）治疗

治疗应尽早手术。

1.Ⅰ型阴道闭锁

术时应先用粗针穿刺阴道黏膜,抽到积血并以此为指示点,切开闭锁段阴道,排出积血,常规检查宫颈是否正常,切除多余闭锁的纤维结缔组织,充分扩张闭锁段阴道,利用已游离的阴道黏膜覆盖创面。术后放置模型,定期扩张阴道以防粘连、瘢痕挛缩。

2.Ⅱ型阴道闭锁

可先行腹腔镜探查术,了解子宫发育情况、盆腔内有无子宫内膜异位及粘连。对子宫畸形、子宫发育不良或继发重度子宫内膜异位症者,可切除子宫。如保留子宫则需行阴道成形术、宫颈再造术及阴道子宫接通术,且手术效果欠佳。

三、阴道纵隔

（一）定义

为双侧副中肾管会合后,其尾端纵隔未消失或部分消失所致。纵隔多位于正中,也可偏于一侧或同时伴有一侧的阴道下段闭锁。阴道纵隔可分为完全纵隔与不完全纵隔两种。完全纵隔也称双阴道,常合并双宫颈、双子宫。

（二）临床表现

（1）阴道完全纵隔者无症状,不影响性生活,也可经阴道分娩。不完全纵隔者可有性交困难或不适,或分娩时胎先露下降受阻,导致产程进展缓慢。

（2）妇科检查即可确诊:阴道检查可见阴道被一纵向黏膜壁分为两条纵向通道,黏膜壁上端近宫颈,完全纵隔下端达阴道口,不完全纵隔未达阴道口。

(三)治疗

如无症状、不影响性生活和分娩者,可不予治疗,否则应行纵隔切除术,缝合创面,以防粘连。如分娩时发现且阻碍先露下降时,可将纵隔中央切断,胎儿娩出后再将多余的黏膜瓣切除,缝合黏膜边缘。

四、阴道斜隔

(一)定义

阴道斜隔或阴道斜隔综合征:阴道纵隔末端偏离中线向一侧倾斜与阴道壁融合,形成双阴道,一侧与外界相通,另一侧为阴道盲端或有孔,常合并双子宫、双宫颈,伴有同侧泌尿系统发育异常。

病因尚不明确。可能是副中肾管向下延伸未到泌尿生殖窦形成一盲端所致。

(二)病理分型

1.Ⅰ型为无孔斜隔

隔后的子宫与外界及另侧子宫完全隔离,宫腔积血聚积在隔后腔。

2.Ⅱ型为有孔斜隔

隔上有一数毫米的小孔,隔后子宫与另侧子宫隔绝,经血通过小孔滴出,引流不畅。

3.Ⅲ型为无孔斜隔合并宫颈瘘管

在两侧宫颈间或隔后腔与对侧宫颈之间有小瘘管,有隔一侧子宫经血可通过另一侧宫颈排出,引流亦不通畅。

(三)临床表现

发病年龄较轻,月经周期正常,3型均有痛经。

1.Ⅰ型

痛经较重,平时一侧下腹痛。阴道内可触及侧方包块,张力大;宫腔积血时可触及增大子宫;如经血逆流,附件区可触及包块。

2.Ⅱ型及Ⅲ型

经期延长,月经间期阴道少量褐色分泌物或陈旧血淋漓不净,脓性分泌物有臭味。检查阴道侧壁或侧穹隆可触及囊性肿物,张力较小,压迫时有陈旧血流出。

(四)诊断

月经周期正常,痛经及一侧下腹痛;经期延长,经间期淋漓出血,分泌物增多有异味。妇科检查一侧穹隆或阴道壁有囊肿,增大子宫及附件肿物。局部消毒后在囊肿下部穿刺,抽出陈旧血,即可诊断。B超检查可见一侧宫腔积血,阴道旁囊肿,同侧肾阙如。子宫碘油造影检查可显示Ⅲ型者宫颈间的瘘管。有孔斜隔注入碘油,可了解隔后腔情况。必要时应做泌尿系统造影检查。

(五)治疗

斜隔切开引流,由囊壁小孔或穿刺定位,上下剪开斜隔,暴露宫颈。沿斜隔附着处,做菱形切除,边缘电凝止血或油纱卷压迫24～48小时,一般不放置阴道模型。

五、阴道横隔

(一)定义

两侧副中肾管会合后与泌尿生殖窦相接处未贯通,或阴道板腔道化时在不同部位未完全腔化贯通致阴道横隔形成。横隔可位于阴道的任何水平,以中上段交界处为多见。隔上有小孔称不全性横隔,无孔称完全性横隔。

(二)临床表现

1.不全性横隔

临床症状因横隔位置高低、孔径大小而有不同表现。如孔大、位置高,经血通畅、不影响性生活者,可无不适症状。个别在分娩时影响胎先露下降才得以发现。如横隔上孔小,则经血不畅、淋漓不净,易感染,有异味白带。检查见阴道短,横隔上有孔,看不到宫颈。

2.完全性横隔

原发性闭经伴周期性腹痛,症状同Ⅰ型阴道闭锁。肛查:阴道上方囊性包块,子宫可增大。

(三)诊断

根据症状及妇科检查不难诊断。当横隔位于阴道顶端,接近宫颈时,应了解有无宫颈先天性闭锁。B超或磁共振有助于诊断。

(四)治疗

因横隔可影响分娩,完全性横隔可阻碍经血排出,故发现横隔应及时切开,环形切除多余部分,间断缝合创面切缘。术后需放置模型,以防粘连。如分娩时发现横隔,横隔薄者可切开横隔,经阴道分娩。如横隔较厚,应行剖宫产术,并将横隔上的小孔扩大,以利恶露排出。

(庄秀丽)

第二节　子宫发育异常

子宫发育异常是女性生殖器发育异常中最常见的一种,由因副中肾管在胚胎时期发育、融合、吸收的某一过程停滞所致。

一、子宫未发育或发育不良

(一)先天性无子宫

因双侧副中肾管形成子宫段未融合,退化所致。常合并无阴道。卵巢发育正常。

(二)始基子宫

双侧副中肾管融合后不久即停止发育,子宫极小,仅长1～3 cm。多数无宫腔或为一实体肌性子宫。偶见始基子宫有宫腔和内膜。卵巢发育可正常。

(三)幼稚子宫

双侧副中肾管融合后不久即停止发育,子宫极小,卵巢发育正常。

临床表现:先天性无子宫或实体性的始基子宫无症状。常因青春期后无月经就诊,检查才发现。具有宫腔和内膜的始基子宫若宫腔闭锁或无阴道者可因月经血潴留或经血倒流出现周期性腹痛。幼稚子宫月经稀少或初潮延迟,常伴痛经。检查可见子宫体小,宫颈相对较长,宫体与宫颈之比为1:1或2:3。子宫可呈极度前屈或后屈。

治疗:先天性无子宫、实体性始基子宫可不予处理。始基子宫或幼稚子宫有周期性腹痛提示存在宫腔积血者需手术切除。

二、单角子宫与残角子宫

(一)单角子宫

仅一侧副中肾管正常发育形成单角子宫,同侧卵巢功能正常。另侧副中肾管完全未发育或未形成管道,未发育侧卵巢、输卵管和肾脏亦往往同时阙如。

(二)残角子宫

一侧副中肾管发育,另一侧副中肾管中下段发育缺陷,形成残角子宫。有正常输卵管和卵巢,但常伴有同侧泌尿器官发育畸形。约65%单角子宫合并残角子宫。根据残角子宫与单角子宫解剖上的关系,分为3种类型:①Ⅰ型残角子宫有宫腔,并与单角子宫腔相通;②Ⅱ型残角子宫有宫腔,但与单角子宫腔不相通;③Ⅲ型为实体残角子宫,仅以纤维带相连单角子宫。

临床表现:单角子宫无症状。残角子宫若内膜有功能,但其宫腔与单角宫腔不相通者,往往因月经血倒流或宫腔积血出现痛经,也可发生子宫内膜异位症。检查可见单角子宫偏小、梭形、偏离中线。伴有残角子宫者可在子宫一侧扪及较子宫小的硬块,易误诊卵巢肿瘤。若残角子宫腔积血时可扪及肿块,有触痛,残角子宫甚至较单角子宫增大。子宫输卵管碘油造影、B超检查磁共振显像有助于正确诊断。

治疗:单角子宫不予处理。孕期加强监护,及时发现并发症予以处理。非孕期Ⅱ型残角子宫确诊后应切除。早、中期妊娠诊断明确,及时切除妊娠的残角子宫,避免子宫破裂。晚期妊娠行剖宫产后,需警惕胎盘粘连或胎盘植入,造成产后大出血。切除残角子宫时将同侧输卵管间质部、卵巢固有韧带及圆韧带固定于发育对侧宫角部位。

三、双子宫

双子宫为两侧副中肾管未融合,各自发育形成两个子宫和两个宫颈。两个宫颈可分开或相连;宫颈之间也可有交通管。也可为一侧子宫颈发育不良、阙如,常有一小通道与对侧阴道相通。双子宫可伴有阴道纵隔或斜隔。

(一)临床表现

患者多无自觉症状。伴有阴道纵隔可有性生活不适。伴阴道无孔斜隔时可出现痛经;伴有孔斜隔者于月经来潮后有阴道少量流血,呈陈旧性且淋漓不尽,或少量褐色分泌物。检查可扪及子宫呈分叉状。宫腔探查或子宫输卵管碘油造影可见两个宫腔。伴阴道纵隔或斜隔时,检查可见相应的异常。

(二)治疗

一般不予处理。当有反复流产,应除外染色体、黄体功能及免疫等因素。伴阴道斜隔应做隔切除术。

四、双角子宫

双角子宫是双侧中肾管融合不良所致,分为:①完全双角子宫(从宫颈内口处分开);②不全双角子宫(宫颈内口以上处分开)。

(一)临床表现

一般无症状。有时双角子宫月经量较多并伴有程度不等的痛经。检查可扪及宫底部有凹陷。B超检查、磁共振显像和子宫输卵管碘油造影有助于诊断。

(二)治疗

双角子宫一般不予处理。若双角子宫出现反复流产时,应行子宫整形术。

五、纵隔子宫

纵隔子宫为双侧副中肾管融合后,纵隔吸收受阻所致,分为两类:①完全纵隔子宫(纵隔由宫底至宫颈内口之下);②不全纵隔(纵隔终止于宫颈内口之上)。

(一)临床表现

一般无症状。纵隔子宫可致不孕。纵隔子宫流产率为 $26\% \sim 94\%$,妊娠结局最差。检查可见完全纵隔者宫颈外口有一隔膜。B超检查、磁共振显像和子宫输卵管碘油造影可以辅助诊断,宫腔镜和腹腔镜联合检查可以明确诊断。

(二)治疗

纵隔子宫影响生育时,宫底楔形切除纵隔是传统治疗方法。20 世纪 80 年代后采用在腹腔镜监视下,通过宫腔镜切除纵隔是主要治疗纵隔子宫的手术方法。手术简单、安全、微创,妊娠结局良好。

六、弓形子宫

弓形子宫为宫底部发育不良,中间凹陷,宫壁略向宫腔突出。

(一)临床表现

一般无症状。检查可扪及宫底部有凹陷;凹陷浅者可能为弓形子宫。B超、磁共振显像和子宫输卵管碘油造影有助于诊断。

(二)治疗

弓形子宫一般不予处理。若出现反复流产时,应行子宫整形术。

七、己烯雌酚所致的子宫发育异常

妊娠 2 个月内服用己烯雌酚(DES)可导致副中肾管的发育缺陷,女性胎儿可发生子宫发育不良,如狭小 T 形宫腔、子宫狭窄带、子宫下段增宽,以及宫壁不规则。其中 T 形宫腔常见($42\% \sim 62\%$)。T 形宫腔也可见于母亲未服用者 DES,称 DES 样子宫。

(一)临床表现

一般无症状,常在子宫输卵管碘油造影检查时发现。由于 DES 可致宫颈功能不全,故早产率增加。妇科检查无异常。诊断依靠子宫输卵管碘油造影。

(二)治疗

一般不予处理。宫颈功能不全者可在妊娠 $14 \sim 16$ 周行宫颈环扎术。

(庄秀丽)

第三节　输卵管发育异常

输卵管是两个米勒管上端各自分离的一段,因此,输卵管较子宫、阴道发生畸形的机会少得多。

一、分类

(一)输卵管未发育

尚未见双侧输卵管未发育单独出现的报道。这种畸形多伴有其他严重畸形而不能存活,往往与同侧的子宫不发育合并存在。输卵管不发育的原因,有原发性和继发性。前者原因不明,是指整个一侧的米勒管都未形成,不但没有输卵管,同侧的子宫、子宫颈也不发育。后者如真两性畸形,一侧有卵巢,另一侧有睾丸或卵睾。在有睾丸或卵睾的一侧不形成输卵管,甚至不形成子宫。

(二)输卵管发育不全

实性的输卵管、索状的输卵管及发育不良的输卵管,都属于输卵管发育早期受到程度不同的抑制或阻碍使其不能完全发育所致。有时与发育不良的子宫同时存在。

(三)小副输卵管

小副输卵管是一个比较短小的输卵管,它有完整的伞端(单侧或双侧),附着于正常输卵管的上面。有的副输卵管腔与正常的输卵管腔沟通,有的不沟通而在其附着处形成盲端。

(四)单侧双输卵管或双侧双输卵管

双输卵管均有管腔通于子宫腔,发生机制不明。

(五)输卵管憩室

憩室较易发生于输卵管的壶腹部,容易造成宫外孕而危及生命。

(六)输卵管中段缺如

类似输卵管绝育手术后的状态,缺失段组织镜下呈纤维肌性。

(七)输卵管位置异常

在胎儿的分化发育过程中因发育迟缓未进入盆腔,使之位置异常(包括卵巢)。

二、临床表现

无明显临床表现,临床上多因检查不孕症、子宫畸形腹腔镜检查,或剖腹探查,或宫外孕破裂才被发现。

三、辅助检查

(一)子宫输卵管碘油造影

子宫输卵管碘油造影可提示小副输卵管、单侧或双侧双输卵管、输卵管憩室。但不能鉴别输卵管缺如与输卵管梗阻。

（二）腹腔镜

腹腔镜可在直视下发现输卵管发育异常（包括位置异常）（图 5-1）。

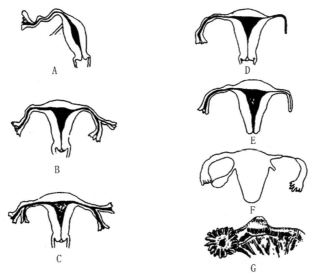

图 5-1　输卵管畸形

A.单侧输卵管及单侧子宫；B.小副输卵管（左侧）；C.双侧双输卵管

D.实管输卵管；E.输卵管发育不良（左）；F.中段节断性输卵管；G.输卵管憩室

四、诊断

输卵管先天性畸形不易被发现，原因首先是常与生殖道先天畸形同时存在而被忽略，其二是深藏在盆腔侧方。常用的诊断方法：子宫输卵管造影术后可发现单角子宫单侧输卵管，双输卵管；腹腔检查可能发现各种畸形；剖腹术可予较明确的诊断。

五、治疗

对由于输卵管异常引起不孕者，在腹腔镜或剖腹术行输卵管整形术。发生输卵管妊娠破裂或流产者，术中认真检查，对可修复的输卵管畸形不要轻易切除，应采取显微手术技巧进行整复输卵管，以保留功能。

（庄秀丽）

第四节　卵巢发育异常

卵巢发育异常因原始生殖细胞迁移受阻或性腺形成移位异常所致，有以下几种情况。

一、卵巢未发育或发育不良

单侧或双侧卵巢未发育极罕见。单侧或双侧发育不良卵巢外观色白，细长索状，又称条索状卵巢。发育不良卵巢切面仅见纤维组织,无卵泡。临床表现为原发性闭经或初潮延迟、月经稀少和第二性征发育不良。常伴内生殖器或泌尿器官异常。多见于特纳综合征患者。B超检查、腹腔镜检查有助于诊断,必要时行活体组织检查和染色体核型检查。

二、异位卵巢

卵巢形成后仍停留在原生殖嵴部位,未下降至盆腔内。卵巢发育正常者无症状。

三、副卵巢

(1)罕见,一般远离正常卵巢部位,可出现在腹膜后。无症状,多在因其他疾病手术时发现。

(2)治疗:若条索状卵巢患者染色体核型为XY,卵巢发生恶变的频率较高,确诊后应予切除。

(3)临床特殊情况的思考和建议如下。①副中肾管无效抑制引起的异常:性腺发育异常合并副中肾管无效抑制时,表现为外生殖器模糊,如雄激素不敏感综合征。患者虽然存在男性性腺,但其雄激素敏感细胞质受体蛋白基因缺失,雄激素未能发挥正常的功能,副中肾管抑制因子水平低下,生殖器向副中肾管方向分化,形成女性外阴及部分阴道发育。临床上常表现为雄激素不敏感综合征,该类患者其基因性别是染色体46,XY。患者女性第二性征幼稚型,无月经来潮,阴道发育不全,无子宫或残角子宫,雄激素达男性水平,但无男性外生殖器,性腺未下降至阴囊,多位于盆腔或腹股沟部位,但是为满足其社会性别的需要,阴道发育不良者,在患者有规律性生活时行阴道重建手术。可考虑行腹膜代阴道、乙状结肠代阴道,阴道模具顶压法等治疗,同时切除性腺,手术后激素替代维持女性第二性征。阴道部分发育者,只需切除性腺。②女性生殖道畸形患者发生泌尿系统畸形:由于生殖系统与泌尿系统在原始胚胎的发生发展过程中互为因果、相互影响,因此,生殖系统畸形往往合并泌尿系统畸形,特别是生殖道不对称性畸形如阴道斜隔综合征、残角子宫等,如阴道斜隔伴同侧肾脏阙如或异位单肾畸形,双侧或单侧马蹄肾。目前,对于生殖道畸形合并泌尿系统畸形的诊断,通常是通过患者所表现出来的痛经、月经从未来潮或下腹痛、盆腔包块等妇科症状,然后才进一步检查是否有泌尿系统畸形的。这样往往是在女性青春期以后甚至是围绝经期才得以发现,从而延误诊断,诱发妇科多种疾病的发生。同时未能对肾脏发育异常做出诊断,对单侧肾脏的功能保护也存在隐患。因此,如何早期诊断早期发现,对于生殖系统疾病的预防和泌尿系统功能的保护有非常现实的意义。诊断方法包括常规行盆腔及泌尿系统彩色三维B超检查,并行静脉肾盂造影(IVP),必要时行输卵管碘油造影(HSG)。还可以应用腹腔镜、MRI及CT进行诊断。对于生殖道畸形合并泌尿系统畸形的治疗主要是解决患者的生殖器畸形,解除患者症状并进行生殖器整形。③条索状卵巢:临床表现为原发性卵巢功能低下,大多数为原发闭经,少数患者月经初潮后来几次月经即发生闭经。临床治疗目的在于促进身材发育,第二性征及生殖道发育,建立人工周期。

（庄秀丽）

第六章

女性生殖内分泌疾病

第一节　功能失调性子宫出血

　　功能失调性子宫出血(简称功血)是指由于神经内分泌机制失常引起的异常子宫出血,需排除全身及内外生殖器器质性病变存在,或指下丘脑-垂体-卵巢轴调节功能失常导致异常子宫出血,而非直接由全身及内外生殖器器质性病变引起的异常子宫出血。功血是妇科常见病,可发生于月经初潮至绝经间的任何年龄。临床主要表现为月经周期、经期、经量的异常,如月经周期长短不一、经期延长、经量过多或不规则阴道流血。临床分为无排卵性功血和排卵性功血两类,无排卵性功血约占80%,其中90%见于青春期和绝经前期,即生殖功能开始发育和衰退过程中生殖内分泌功能波动大的两个阶段,少数发生于生育期,如流产后、产后需要重新恢复排卵功能的阶段。无排卵性功血的特点为月经周期和月经量的异常,表现为月经周期紊乱、经期延长、经量多或淋漓不净。排卵性功血多见于育龄期妇女,常需与器质性病变相鉴别。其月经周期相对有规律,主要表现为月经周期缩短、经量异常增多、经期延长、经间期出血等。

一、病因

　　正常月经周期的建立,有赖于下丘脑-垂体-卵巢-子宫之间的功能协调。正常月经的发生是基于排卵后黄体生命结束,雌激素和孕激素撤退,使子宫内膜功能层皱缩坏死而脱落出血。正常月经的周期、持续时间和血量,表现为明显的规律性和自限性。功血的发生是由于体内外多种因素如过度紧张、恐惧、忧伤、环境和气候骤变以及全身性疾病、营养不良、贫血及代谢紊乱等影响了下丘脑-垂体-卵巢轴的功能,而致异常子宫出血,分为无排卵性功血和有排卵性功血。

(一)无排卵性功血

　　无排卵性功血主要发生于青春期和绝经过渡期,两者发病机制不完全相同。青春期功血患者,下丘脑-垂体-卵巢轴的调节功能尚未成熟,大脑中枢对雌激素的正反馈作用存在缺陷,此时垂体分泌促卵泡激素(FSH)呈持续低水平,促黄体素(LH)无高峰形成,导致卵巢不能排卵。绝经过渡期患者,由于卵巢功能衰退,对促性腺激素的反应下降,致使卵泡在发育过程中退化,因而不能发生排卵。各种原因引起的无排卵均可导致子宫内膜受单一雌激素刺激且无孕激素对抗而发生雌激素突破性出血或雌激素撤退性出血。雌激素突破出血有两种类型,低水平雌激素维持在阈值水平,可发生间断少量出血,内膜修复慢使出血时间延长;高水平雌激素且持续维持在有效浓度,则引起长时间闭经,因无孕激素参与,内膜无限制地增厚,却无致密坚固的间质支持,致使突破性出血,出血量多。雌激素撤退性出血表现在子宫内膜受雌激素作用持续增生,当雌激素短期内大幅度下降,子宫内膜缺少足量的雌激素作用,出现脱落、出血。

此外无排卵功血的出血还与子宫内膜剥脱出血的自限性机制缺陷有关,包括:①子宫内膜组织脆性增加。②子宫内膜剥脱不完整。③内膜血管结构与功能异常,小动脉螺旋化缺乏。④纤溶亢进和凝血功能异常。⑤子宫肌层合成前列环素增多,使血管扩张和抑制血小板凝集。

(二)排卵性功血

排卵性功血多发生在育龄期,主要由于卵泡发育不良或下丘脑垂体功能不足,引起排卵后黄体功能不足,或黄体期缩短,或黄体萎缩不全,导致子宫内膜不规则出血。目前认为黄体功能不足的原因有:①卵泡期 FSH 缺乏,卵泡发育缓慢,雌激素分泌减少。②LH 不足,排卵后黄体发育不全,孕激素分泌减少。③LH/FSH 比率异常,使卵泡发育不良,排卵后黄体发育不全。④部分患者同时有血催乳素(PRL)水平升高。⑤生理因素如初潮、分娩及绝经前,性腺轴功能紊乱。⑥下丘脑-垂体-卵巢功能失调,或溶黄体机制失常,引起黄体萎缩不全。

二、临床表现

(一)症状

无排卵性功血最常见的症状是子宫不规则出血,其特点是月经周期紊乱,经期长短不一,经量时多时少,甚至大量出血。有时停经数周或数月后阴道流血,往往出血较多;有时开始即阴道不规则流血,量少淋漓不净。出血量多或时间长者可继发贫血,短期大量出血可导致休克。

排卵性功血月经症状:①黄体功能不足主要表现为月经周期明显缩短,月经频发。有的月经周期虽然在正常范围内,但卵泡期延长、黄体期缩短,可导致患者不易受孕或孕早期流产。或由于黄体过早衰退,不能支持子宫内膜,或子宫内膜反应不良,以至于经前数天即有少量出血,然后才有正常的月经来潮。②子宫内膜不规则脱落多见于育龄期妇女,表现为月经周期正常,但经期延长,可长达 9~10 天,且出血量多。症状以经期延长为主,可伴出血量多。

以上两种功血,若病程日久,或出血量多时可出现头晕、乏力、易疲倦、心悸、气短、水肿、食欲下降、失眠等虚弱症状。

(二)体征

妇科检查:子宫大小多属正常。

(三)常见并发症

1.贫血

病程久、出血量多时出现贫血,表现为头晕、乏力、易疲倦、心悸、气短、水肿、食欲下降、失眠等。

2.失血性休克

失血性休克可见于大出血的无排卵性功血患者,表现为意识障碍,面色苍白,四肢冷,皮肤湿冷,口唇青紫,脉搏细数,血压低。

3.不孕

无排卵性功血患者小卵泡发育,但无卵泡成熟及排卵;排卵性功血患者黄体期孕激素分泌不足或黄体过早衰退,以致患者不易受孕。

4.盆腔炎

功血患者出血时间过长,容易并发盆腔感染,而致盆腔炎。

三、实验室和其他辅助检查

(一)妊娠试验

有性生活者应行妊娠试验,排除妊娠及妊娠相关疾病。

(二)血液学检查

包括血常规、凝血功能、血清铁蛋白检查,必要时需行骨髓穿刺检查,排除血液系统疾病。轻度贫血者,血红蛋白 $91\sim110$ g/L;中度贫血者,血红蛋白 $61\sim90$ g/L;重度贫血者,血红蛋白 <60 g/L。感染者,白细胞 $>10.0\times10^9$/L。

(三)激素测定

青春期无排卵性功血患者血中 FSH、LH 水平可稍低,血雌二醇(E_2)水平偏低或正常。绝经期无排卵性功血患者血 FSH、LH 可正常或稍高,血 E_2 水平可正常或稍高,血睾酮(T)水平可正常或略高。排卵性功血在 BBT 上升后第 7 天血中孕酮(P)水平偏低。测定血清催乳素水平及甲状腺功能排除其他内分泌疾病。

(四)B超波

无排卵功血可见小卵泡发育,但无卵泡成熟及排卵;有排卵功血有卵泡发育,卵泡或成熟或不成熟,均有排卵。

(五)基础体温测定

无排卵性功血患者基础体温呈单相型曲线,提示无排卵;黄体功能不足的排卵性功血患者基础体温呈双相型者提示有排卵,但高温相持续<11;子宫内膜不规则脱落的排卵性功血患者基础体温高温相下降缓慢。

(六)阴道细胞学检查

无排卵功血表现为中、高度雌激素影响。

(七)宫颈黏液结晶检查

无排卵功血仅有羊齿植物状结晶,尤其是经前出现羊齿植物状结晶。有排卵功血经后为羊齿植物状结晶,排卵后及经前可见椭圆形结晶。

(八)诊断性刮宫

可了解子宫内膜有无病变,同时也可起到止血作用。年龄>35 岁,药物治疗无效或存在子宫内膜癌高危因素的异常子宫出血患者,应行诊断性刮宫,明确子宫内膜病变。不规则阴道流血或大量阴道出血时可随时行诊断性刮宫,诊断性刮宫时必须搔刮整个宫腔,尤其是两个宫角,并注意宫腔形态、大小,宫壁是否平滑,刮出物性质和数量。疑有子宫内膜癌时行分段诊断性刮宫。

(九)子宫内膜活检

为了解卵巢排卵情况及黄体功能,应在经前期或月经来潮 6 小时内刮宫;若怀疑子宫内膜脱落不全,则应在月经来潮第 5 天刮宫。

无排卵功血子宫内膜的病理改变。

1.增生期子宫内膜

见于月经周期后半期甚至月经来潮后,提示未排卵。

2.子宫内膜增生症

(1)单纯性增生(旧称腺囊型增生)。

(2)复杂性增生(旧称腺瘤型增生)。

(3)不典型增生:为癌前期病变。癌变率为10%~15%,已不属于功血范畴。

3.萎缩型子宫内膜

萎缩型子宫内膜见于绝经期。

有排卵功血子宫内膜的病理改变:有排卵而黄体不健者分泌期子宫内膜落后于正常内膜2天以上,有排卵而黄体萎缩不全者月经来潮第5天子宫内膜仍有分泌相。

(十)宫腔镜检查

宫腔镜检查可提高宫腔病变如子宫内膜息肉、子宫黏膜下肌瘤、子宫内膜癌的诊断率。

(十一)腹腔镜检查

用以排除盆腔内器质性病变。

四、诊断要点

功血的诊断应采用排除法。主要依据病史、体格检查及辅助检查做出诊断。

(一)病史

详细询问患者的年龄、月经史、婚育史、避孕措施、激素类药物使用史,是否受环境和气候变化、精神紧张、劳累过度等因素的影响,或存在营养不良、代谢紊乱等因素。了解子宫出血的经过,如发病的时间,目前出血情况,出血前有无停经史及以往治疗经过(尤其应注意以往内分泌治疗的情况),特别注意过去有无月经过多、月经频发、子宫不规则出血等病史。

(二)症状

1.无排卵性功血月经表现

(1)月经过多:周期规则,但经量过多(>80 mL)或经期延长(>7天)。

(2)月经过频:周期规则,但短于21天。

(3)子宫不规则过多出血:周期不规则,经期延长,经量过多。

(4)子宫不规则出血:周期不规则,经期延长而经量正常。

2.排卵性功血的月经异常表现

主要为月经周期缩短,有时月经周期虽在正常范围内,但卵泡期延长,黄体期缩短,以致患者不易受孕或在孕早期流产。或表现为月经周期正常,但经期延长,长达9~10天,且出血量多。

(三)体格检查

1.一般情况

应注意患者的精神、营养、发育状况,有无贫血及其程度,第二性征、乳房的发育及毛发分布,有无泌乳等。

2.妇科检查

子宫大小多属正常。

(四)辅助检查

1.诊断性刮宫

结果显示分泌反应至少落后2天者,提示有黄体功能不足可能;在月经周期的第5~6天诊断性刮宫,显示子宫内膜仍呈分泌期反应,且与出血期及增生期内膜并存,提示有子宫内膜不规则脱落可能。

2.B超检查

了解子宫大小、形状、子宫内膜厚度,宫腔内有无赘生物及血块等,有助于排除其他疾病;动态观察卵泡发育、优势卵泡大小及排卵情况。

3.宫腔镜检查

可在宫腔镜直视下选择病变区进行活检,有助于诊断子宫内膜息肉、子宫黏膜下肌瘤及子宫内膜癌等宫腔内病变。

4.凝血功能测定

通过血小板计数,出、凝血时间,凝血酶原时间等了解凝血功能。

5.血红细胞计数及血红蛋白

了解贫血情况。

6.BBT测定

无排卵性功能失调性子宫出血BBT呈单相型,黄体功能不足者BBT呈双相型,但黄体期不足11天;子宫内膜不规则脱落者BBT呈双相改变,但下降缓慢。

7.宫颈黏液检查

经前宫颈黏液见羊齿植物状结晶,提示有雌激素作用但无排卵,见成排出现的椭圆体,提示有排卵。

8.阴道脱落细胞涂片检查

一般表现为中、高度雌激素影响。

9.女性生殖内分泌激素测定

血清孕酮为卵泡期低水平则提示无排卵;雌二醇可反映体内雌激素水平;催乳素及甲状腺激素有助排除其他内分泌疾病;高雄激素应考虑多囊卵巢综合征。

五、鉴别诊断

必须排除由生殖器病变或全身性疾病所引起的子宫出血,应注意与下列疾病相鉴别。

(一)病理妊娠或妊娠并发症

如流产、异位妊娠、滋养细胞疾病、产后子宫复旧不全、胎盘残留等,可通过HCG测定、B超检查或诊断性刮宫等协助鉴别。

(二)生殖道感染

如急性或慢性子宫内膜炎、子宫肌炎等,妇科检查可有带下增多,或子宫附件压痛。

(三)生殖道肿瘤

如子宫内膜癌、子宫肌瘤、卵巢肿瘤等,通过B超或诊断性刮宫可鉴别。宫颈病变可通过妇科检查结合宫颈细胞学检查、宫颈活检等有助鉴别。

(四)全身性疾病

血液病通过血液及骨髓检查可诊断;肝功能损害通过B超及肝功能检查有助于鉴别。甲状腺功能亢进或低下通过检测甲状腺功能有助于鉴别。

(五)性激素类药物使用不规范

含孕激素的避孕器,如节育器、阴道环、皮下埋置剂,由于持续释放低剂量孕激素,可使子宫内膜不规则脱落,表现为阴道不规则出血。

(六)生殖道损伤

妇科检查可诊断。

六、治疗

治疗原则为减少经量或控制异常出血，调整月经周期。青春期少女以调整月经周期为主，预防复发及远期并发症；围绝经期妇女止血后以调整周期、减少经量为原则。治疗方法包括药物治疗和非药物治疗，需根据患者年龄、对生育的要求、内膜情况、B超等辅助检查结果选用合适的方法。一般先用药物治疗，已婚患者可行刮宫术，久治不愈已无生育要求者可采用子宫内膜去除、子宫切除等外科治疗。治疗分为止血和止血后调整周期两部分，出血阶段应迅速有效地止血及纠正贫血，血止后应尽可能明确病因，并根据病因进行治疗。对于育龄期妇女排卵性功血应首先排除妊娠，然后止血及调整周期，若有生育要求则行促排卵治疗，增加妊娠率。若药物难以控制出血之势时，可采取手术止血。

(一)无排卵性功血患者的止血治疗

1.激素类药物治疗

应根据患者出血量、出血时间、贫血程度选择激素的种类和剂量。对大量出血患者，要求在性激素治疗 6～8 小时明显见效，24～48 小时血止，若 96 小时以上仍不止血，应考虑有无器质性病变存在。

(1)孕激素内膜脱落止血法：孕激素是治疗无排卵性功血的主要药物。无排卵性功血的病理基础是缺乏孕激素，因此用孕激素使子宫内膜转为分泌期，停药后发生撤退性出血。常用黄体酮 20 mg 肌内注射，每天 1 次，连用 3～5 天；或地屈孕酮每次 10 mg，每天 2 次，连用 10 天；或口服微粒化孕酮每天 200～300 mg，连用 5～7 天。对更年期患者，为预防撤退性出血过多，在用黄体酮的同时，可合用丙酸睾酮每次 25～50 mg 肌内注射。

(2)雌激素内膜生长止血法：该止血方法的原理是用雌激素使子宫内膜生长，修复创面止血。常用药物是苯甲酸雌二醇，首次剂量 2 mg 肌内注射，根据出血情况每 6～8 小时重复 1 次，直至血止，每天最大量一般不超过 12 mg，血止后 2～3 天可逐步减量，直至每次 1 mg 维持至用药 20 左右。也可用相应剂量的其他雌激素制剂，有报道用大剂量结合雌激素(conjugated equine estrogen，CEE)治疗功血。使用结合雌激素每天 0.6 mg/kg 体重，大部分患者在用药后 6 小时内出血明显减少，最佳作用见于用药第 5～7 天，效用持续 10～14 天，最大剂量可达 60 mg/d。

(3)内膜萎缩法：此法的止血原理为大剂量的合成孕激素或雌、孕激素制剂通过抑制垂体分泌促性腺激素进而抑制卵巢分泌雌激素，内源雌激素的降低使子宫内膜萎缩，达到出血迅速减少或停止的效果。

合成孕激素制剂：常用的药物有左旋-18-炔诺孕酮、炔诺酮(妇康片)、醋酸甲地孕酮、甲羟孕酮。炔诺酮同时具有孕、雄、雌激素样作用，对内膜作用效价高，可作为首选止血药，常用 5.0～7.5 mg 口服，每 6 小时 1 次，一般用药 4 次止血或明显减少。然后每 3 次递减 1/3 量，直至维持量每天 5 mg，连续用 21 天左右，在此期间积极纠正贫血，待血红蛋白回升接近正常后，可停药撤退性出血。

在孕激素基础上配伍使用雌、雄激素也有较好效果，具体可用三合激素(黄体酮 12.5 mg，苯甲酸雌二醇 1.25 mg，睾酮 25 mg)肌内注射，每 12 小时 1 次，血止后递减至每 3 天 1 次，共 20 天停药。

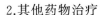

2.其他药物治疗

(1)非甾体抗炎药物:前列腺素是子宫内膜血管出血和止血功能的重要调节因子。口服氟芬那酸 0.2 g,每天 3 次;甲芬那酸 0.5 g,每天 3 次,可减少月经量 25%～35%,同时应注意胃肠道不良反应。

(2)抗纤溶药物:酚磺乙胺能增强血小板功能及毛细血管抗力,每次 0.25～0.5 g 肌内注射,每天 0.5～1.5 g;或静脉滴注每天 5～10 g。氨甲苯酸或氨甲环酸 300 mg 静脉滴注,每天 2～3 次。

(3)甲状腺素治疗:青春期出血伴有肥胖、基础代谢率低、甲状腺功能低下者,用甲状腺素治疗,除能调整内分泌失调、提高垂体及卵巢的活性外,并能促进雌激素的分解和排泄,可使雌激素过剩的水平降低。一般用小剂量甲状腺制剂 0.03 mg,每天 1～2 次。

(4)米非司酮:一种强效孕激素拮抗剂,还伴有一定的抗糖皮质激素作用,可直接和间接作用于丘脑-垂体系统,导致促性腺激素分泌减少。米非司酮还可抑制卵巢功能,表现为抑制卵泡期卵泡的发育及排卵延迟,还可诱导黄体溶解,直接作用于卵巢颗粒细胞促使其凋亡,增加闭锁卵泡数,从而加速残存卵泡的萎缩,导致绝经,对于围绝经期功血治疗有一定疗效。可每次口服12.5 mg,每天 1 次,90 天为 1 个疗程。目前该药物治疗功血研究较多,临床上应用有一定疗效,但其功用还未列入《药典》。

(5)左炔诺孕酮宫内节育系统(levonorgestrel intrauterine system,LNG-IUS),商品名曼月乐(Mirena):可局部释放左旋-18-炔诺孕酮(每天20 μg),使子宫内膜萎缩从而减少出血或出现闭经,达到避孕和减少出血的双重目的。

(6)其他止血药:子宫收缩剂治疗,如与凝血、止血药物合用,可进一步减少出血量。常用催产素和麦角新碱,急性出血可静脉注射,一般可肌内注射。有血管硬化与冠心病者忌用。凝血、止血药物中,卡巴克络和酚磺乙胺可减低微血管通透性,6-氨基己酸、对羧基苄氨、氨甲环酸等可抑制纤维蛋白溶酶,有减少出血量的辅助作用,但不能赖以止血。有血栓性血管病史者慎用。氨基己酸 4～6 g,以 5%葡萄糖注射液或生理盐水 100 mL 稀释后静脉滴注,15～20 分钟滴完。氨甲环酸每天 200～400 mg,溶于 25%～50%葡萄糖注射液 20～40 mL 内,缓慢静脉注射。

3.刮宫术

为快速有效的止血方法,尤其适用于病程较长的已婚育龄期或围绝经期患者,但半年内曾用此法治疗者不宜再次使用。出血超过 14 天或不规则流血者可随时刮宫;围绝经期首选分段刮宫术,以排除宫颈管和宫腔内器质性病变;青春期患者一般以药物治疗为主。

(二)调整无排卵功血患者的月经周期

对于青春期、育龄期无排卵性功血患者,止血后当继续用药以建立或恢复月经周期,使用性激素人为地控制流血量并形成周期治疗的目的,一方面暂时抑制患者本身的下丘脑-垂体-卵巢轴,使能恢复正常月经的内分泌调节,另一方面直接作用于生殖器,使子宫内膜发生周期性变化,并按预期时间脱落,所伴出血量不致太多。一般连续用药 3 个周期。在此过程中当积极纠正贫血,加强营养,以改善体质。常用的调整月经周期的方法有以下几种。

1.雌、孕激素序贯法

适用于青春期功血患者。本方法亦称人工周期,为模拟自然月经周期中卵巢的内分泌变化,序贯应用雌、孕激素,使子宫内膜发生相应变化,引起周期性脱落。用法:己烯雌酚 1～2 mg(或戊酸雌二醇 1～2 mg 或炔雌醇 0.02～0.05 mg),于出血第 5 天起,每晚 1 次,连服 20 天,至服药第 11 天,每天加用黄体酮 10 mg 肌内注射(或甲羟孕酮 6～10 mg 口服),两药同时用完,停药后 3～7 天出血。于出血第 5 天重复用药,一般连续使用 3 个周期。用药 2～3 个周期后,患者常能自发排卵。

2.雌、孕激素合并应用

适用于育龄期(有避孕要求)和围绝经期功血患者。雌激素使子宫内膜再生修复,孕激素用以限制雌激素引起的内膜增生程度。

单独雌、孕激素合并应用:己烯雌酚 1 mg(或戊酸雌二醇 1 mg)及甲羟孕酮 4 mg,于出血第 5 天起两药并用,每晚 1 次,连服 20～22 天,停药后出现出血,血量较少。

复方雌、孕激素合并应用:复方避孕药限制子宫内膜生长,使过度增生的内膜逐渐退化,至少可减少 60% 的正常月经量。在出血第 5 天开始,每晚口服 1 丸,21 天为一周期,连用 3 个周期。我国研制的避孕药Ⅰ号、Ⅱ号及三相片均能有效地调控月经周期,尤其在三相片服用中发生突破出血、点滴出血的较单相制剂显著为少。

3.左炔诺孕酮宫内节育系统

可有效治疗功血,原理为在宫腔内局部释放左炔诺孕酮,抑制子宫内膜生长。

(三)促进无排卵性功血患者排卵

适用于青春期和育龄期无排卵性功血患者。

1.氯米芬

适用于体内有一定雌激素水平的功血患者。该药为非甾体化学物,有微弱雌激素作用,在下丘脑竞争性地结合雌激素受体产生抗雌激素作用。通过抑制内源性雌激素对下丘脑的负反馈,诱导促性腺激素的释放而诱发排卵。于出血第 5 起,每晚服 50 mg,连续 5。若排卵失败,可重复用药,剂量逐步增至每天 100～150 mg。不宜长期应用,以免发生卵巢过度刺激综合征或引起多胎妊娠。排卵率为 80%,妊娠率仅其半数。

2.人绒毛膜促性腺激素(HCG)

适用于体内 FSH 有一定水平、雌激素中等水平者。HCG 具有类似 LH 作用而诱发排卵。监测卵泡发育接近成熟时,连续 3 天肌内注射 HCG,剂量依次为 1 000 U、2 000 U 及 5 000 U。

3.人绝经期促性腺激素(HMG)

其制剂分 75 U(每支含 FSH 及 LH 各 75 U)和 150 U(每支含 FSH 及 LH 各 150 U)两种。FSH 促使卵泡生长发育和颗粒细胞成熟,分泌雌激素。LH 促使卵泡的泡膜细胞合成雌激素前体——雄烯二酮和睾酮。在两者作用下卵泡发育成熟。在月经来潮第 3～5 天开始用药,连用 7～12 天,应用 5～7 天后监测卵泡发育情况,根据卵泡发育情况增减剂量,若卵泡发育成熟,停用 HMG,加用 HCG 5 000～10 000 U,每天肌内注射 1 次,共 2～3 天,以提高排卵率。注意使用 HMG 时易并发卵巢过度刺激综合征。

4.促性腺激素释放激素(GnRH)

过去应用 GnRH 脉冲式给药诱发排卵,现多主张用 GnRH 作预治疗,约需 8 周时间达到垂体去敏感状态,导致促性腺激素呈低水平,继之性腺功能低下,此时再给予 GnRH 脉冲治疗或应用 HMG 及 HCG,可达到 90% 的排卵率。

(四)无排卵性功血患者的手术治疗

1.子宫切除术

现很少用以治疗功血。适用于患者年龄超过 40 岁,病理诊断为子宫内膜腺瘤型增生过长或

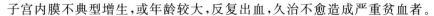

子宫内膜不典型增生,或年龄较大,反复出血,久治不愈造成严重贫血者。

2.子宫内膜部分或完全切除术

子宫内膜切除术是去除子宫内膜后引起纤维反应,从而达到减少月经量、减轻痛经及人为闭经的有效方法。对于顽固性功血而无生育要求者,尤其对施行子宫切除术有禁忌证者,可施行宫腔镜内膜切除术和热球法子宫内膜切除术,即在宫腔镜下,通过电切割、激光行子宫内膜去除术以达到减少出血的治疗效果。有研究报道子宫内膜切除术后月经改善的成功率为95%左右。热球法治疗原理是通过球内被加热液体的热能使子宫内膜凝固、坏死、剥离脱落,以减少子宫腔内膜面积,达到治疗目的。热球法子宫内膜切除与宫腔镜电切割、激光切割技术相比,有同等的治疗效果,且因为不用危险的能源,安全性高。其远期效果需进一步观察。子宫内膜切除术需注意防止并发症如子宫穿孔、低钠血症、术后晚期腹痛及痛经的出现。

(五)有排卵性功血的治疗

1.月经量多

有排卵性出血周期规律,其导致的月经量多通常雌激素含量较高,一般治疗选用以下药物。

(1)对抗雌激素药物:丙酸睾酮25 mg/d,肌内注射,连用3天;或达那唑每天200 mg。

(2)抗前列腺素合成药:如氟芬那酸200 mg,每天3次,可减少经量25%~30%。

(3)抗纤溶药:如氨甲环酸、氨基己酸等,治疗方法同无排卵性功血。

2.经间期出血或经期延长治疗

经间期出血或经期延长治疗有以下几种。

(1)围排卵期出血:多数因子宫内膜对雌激素波动过度敏感或血内雌激素水平下降过多,一般无须过多处理,仅予对症止血治疗。

(2)经前出血:考虑黄体功能不足引起,治疗主要有以下几种。①促进卵泡发育:卵泡发育不良是黄体功能不足的主要原因,因此促进卵泡发育和正常排卵有利于正常黄体的形成。可选用氯米芬诱发卵泡生长发育,必要时可选用人绝经期促性腺激素(HMG),使用方法同无排卵性功血。②黄体功能替代疗法:可予基础体温上升后第2~3天开始口服甲羟孕酮,每次4 mg,每天2次,共10天;或肌内注射黄体酮注射液,每天20 mg,共10天;或于排卵后第4、6、8、10天分别注射HCG 2 000 U,辅助黄体功能。

(3)经期延长:可能为新发育的卵泡分泌雌激素不足或黄体萎缩不全引起,治疗主要有以下几种。①小剂量雌激素补充疗法:可于月经第5天开始给予口服己烯雌酚1~2 mg,每天1次,或口服戊酸雌二醇1~2 mg,每天1次,持续5~7天,促进子宫内膜修复。②孕激素疗法:可于月经周期第20~22天开始口服甲羟孕酮,每次4 mg,每天2次,共5天;或肌内注射黄体酮注射液,每天20 mg,共5天,促使子宫内膜规则脱落。

七、预后与转归

青春期以无排卵性功血多见,患者多数随年龄增长,性腺轴功能将会逐渐发育成熟,其间经过适当的治疗,最终可建立正常排卵的月经周期,少数患者病程长,药物治疗反应差则难以治愈,或易由某些诱因而复发。

育龄期无排卵性功血患者主要为对症止血、恢复或建立正常排卵周期,有生育要求者,必要时促排卵治疗,一般多能见效;严重的无排卵性功血,应注意饮食和激素的使用。过多食用饱和脂肪酸食物会刺激雌激素的过度分泌,同时晚婚、晚育、无正常婚育、哺乳期短、环境污染等多种因素,都往往使女性长期受到雌激素的影响。子宫内膜受到长期的雌激素刺激,有可能导致子宫内膜增生和子宫内膜癌的发病增多或年龄提前。育龄期有排卵性功血多表现为经期延长或经间期出血,排除身体器质性病变后,多有自愈趋势,预后较好。

围绝经期功血病程相对较短,以止血及对症治疗,促进顺利绝经为主,疗效一般尚可,但该时期也是恶性病变的高发阶段,应加强监测,否则预后一般。

(张洪梅)

第二节 痛 经

痛经(dysmenorrhea)是指伴随着月经的疼痛。疼痛可以出现在行经前后或经期,主要集中在下腹部,常呈痉挛性,通常还伴有其他症状,包括腰腿疼、头痛、头晕、乏力、恶心、呕吐、腹泻、腹胀等。痛经是育龄期妇女常见的疾病,发生率很高。

痛经分为原发性和继发性两种。原发性痛经(primary dysmenorrhea)是指不伴有其他明显盆腔疾病的单纯性功能性痛经;继发性痛经(secondary dysmenorrhea)是指因盆腔器质性疾病导致的痛经。

一、原发性痛经

青春期和年轻的成年女性的痛经大多数是原发性痛经,是功能性的,与正常排卵有关,没有盆腔疾患;但有大约10%的严重痛经患者可能会查出有盆腔疾患,如子宫内膜异位症或先天性生殖道发育异常。原发性痛经的发病原因和机制尚不完全清楚,研究发现原发性痛经发作时有子宫收缩的异常,而造成收缩异常的原因有局部前列腺素、白三烯类物质、血管升压素、催产素的增高等。

(一)病因和病理生理

1.子宫收缩异常

正常月经期子宫的基础张力<1.33 kPa,宫缩时可达16 kPa,收缩频率为3~4次/分。痛经时宫腔的基础压力提高,收缩频率增高且不协调。因此原发性痛经可能是子宫肌肉活动增强、过渡收缩所致。

2.前列腺素(PG)的合成和释放过多

子宫内膜是合成前列腺素的主要场所,子宫合成和释放前列腺素过多可能是导致痛经的主要原因。PG的增多不仅可以刺激子宫肌肉过度收缩,导致子宫缺血,并且使神经末梢对痛觉刺激敏感化,使痛觉阈值降低。

3.血管紧张素和催产素过高

原发性痛经患者体内的血管紧张素增高,血管紧张素可以引起子宫肌层和血管的平滑肌收缩加强,因此,被认为是引起痛经的另一重要因素。催产素是引起痛经的另一原因,临床上应用催产素拮抗剂可以缓解痛经。

4.其他因素

主要是精神因素,紧张、压抑、焦虑、抑郁等都会影响对疼痛的反应和主观感受。

(二)临床表现

原发性痛经主要发生在年轻女性身上,初潮或初潮后数月开始,疼痛发生在月经来潮前或来潮后,在月经期的48～72小时持续存在,疼痛呈痉挛性,集中在下腹部,有时伴有腰痛,严重时伴有恶心、呕吐、面色苍白、出冷汗等,影响日常生活和工作。

(三)诊断与鉴别诊断

诊断原发性痛经,首先要排除器质性盆腔疾病的存在。全面采集病史,进行全面的体格检查,必要时结合辅助检查,如B超、腹腔镜、宫腔镜、子宫输卵管碘油造影等,排除子宫器质性疾病。鉴别诊断主要排除子宫内膜异位症、子宫腺肌症、盆腔炎性疾病等疾病引起的于继发性痛经,还要与慢性盆腔痛相区别。

(四)治疗

1.一般治疗

对痛经患者,尤其是青春期少女,必须进行有关月经的生理知识教育,消除其对月经的心理恐惧。痛经时可卧床休息,热敷下腹部,还可服用非特异性的止痛药。研究表明,对痛经患者施行精神心理干预可以有效减轻症状。

2.药物治疗

(1)前列腺素合成酶抑制剂:非甾体抗炎药是前列腺素合成酶抑制剂,通过阻断环氧化酶通路,抑制前列腺素合成,使子宫张力和收缩力下降,达到止痛的效果。有效率60%～90%,服用简单,不良反应小,还可以缓解其他相关症状,如恶心、呕吐、头痛、腹泻等。用法:一般于月经来潮、痛经出现前开始服用,连续服用2～3天,因为前列腺素在月经来潮的最初48小时释放最多,连续服药的目的是减少前列腺素的合成和释放。因此疼痛时临时间断给药效果不佳,难以控制疼痛。

常用于治疗痛经的非甾体类药物及剂量见表6-1。

表6-1 常用治疗痛经的非甾体类药物及剂量

药物	剂量
甲芬那酸	首次500 mg,250 mg/6 h
氟芬那酸	100～200 mg/6～8 h
吲哚美辛(消炎痛)	25～50 mg/6～8 h
布洛芬	200～400 mg/6 h
酮洛芬	50 mg/8 h
芬必得	300 mg/12 h

布洛芬和酮洛芬的血药浓度30～60分钟达到峰值,起效很快。吲哚美辛等对胃肠道刺激较大,容易引起消化道大出血,不建议作为治疗痛经的一线药物。

(2)避孕药具:短效口服避孕药和左炔诺孕酮宫内节育系统(曼月乐)适用于需要采用避孕措施的痛经患者,可以有效地治疗原发性痛经。口服避孕药可以使50%的患者疼痛完全缓解,40%明显减轻。曼月乐对痛经的缓解的有效率也高达90%左右。避孕药的主要作用是抑制子宫内膜生长、抑制排卵、降低前列腺素和血管升压素的水平。各类雌、孕激素的复合避孕药均可以减少痛经的发生,它们减轻痛经的程度无显著差异。

3.手术治疗

以往对原发性痛经药物治疗无效者的顽固性病例,可以采用骶前神经节切除术,效果良好,但有一定的并发症。近年来,主要用子宫神经部分切除术。无生育要求者,可进行子宫切除术。

二、继发性痛经

继发性痛经是指与盆腔器官的器质性病变有关的周期性疼痛。常在初潮后数年发生。

(一)病因

有许多妇科疾病可能引起继发性痛经,它们包括以下。

1.典型周期性痛经的原因

处女膜闭锁、阴道横隔、宫颈狭窄、子宫异常(先天畸形、双角子宫)、子宫腔粘连(Asherman综合征)、子宫内膜息肉、子宫平滑肌瘤、子宫腺肌病、盆腔瘀血综合征、子宫内膜异位症、IUD 等。

2.不典型的周期性痛经的原因

子宫内膜异位症、子宫腺肌病、残留卵巢综合征、慢性功能性囊肿形成、慢性盆腔炎等。

(二)病理生理

研究表明,子宫内膜异位症和子宫腺肌症患者体内产生过多的前列腺素,可能是痛经的主要原因之一。前列腺素合成抑制制剂可以缓解该类疾病的痛经症状。环氧化酶(COX)是前列腺素合成的限速酶,在子宫内膜异位症和子宫腺肌症患者体内表达量过度增高。这些均说明前列腺素合成代谢异常与继发性痛经的疼痛有关。

宫内节育器(IUD)的不良反应主要是月经过多和继发痛经,其痛经的主要原因可能是子宫的局部损伤和 IUD 局部的白细胞浸润导致的前列腺素合成增加。

(三)临床表现

痛经一般发生在初潮后数年,生育年龄妇女较多见。疼痛多发生在月经来潮之前,月经前半期达到高峰,此后逐渐减轻,直到结束。继发性痛经症状常有不同,伴有腹胀、下腹坠痛、肛门坠痛等。但子宫内膜异位症的痛经也有可能发生在初潮后不久。

(四)诊断和鉴别诊断

诊断继发性痛经,除了详细询问病史外,主要通过盆腔检查,相关的辅助检查,如 B 超、腹腔镜、宫腔镜及生化指标的化验等,找出相应的病因。

(五)治疗

继发性痛经的治疗主要是针对病因进行治疗。

(张洪梅)

第三节 闭 经

闭经(amenorrhea)在临床生殖内分泌领域是一个最复杂而治疗困难的症状,可由多种原因造成。对临床医师来说,妇科内分泌学中很少有问题像闭经那样烦琐而又具有挑战性,诊断时必须考虑到一系列可能潜在的疾病和功能紊乱,其中一些可能给患者带来致病甚至致命的影响。

传统上将闭经分成原发性和继发性。但因为闭经的病因和病理生理机制十分复杂,加上环境和时间的变迁,以及科技的发展,人们对闭经的认识、定义、诊断标准和治疗方案都有了较大的改变和进步。

闭经有生理性和病理性之分。青春期前、妊娠期、哺乳期、绝经后月经的停止,均属于生理性闭经。本文讨论的只是病理性闭经的问题。

一、闭经的定义和分类

(一)闭经的定义

(1)已达 14 岁尚无月经来潮,第二性征不发育者。

(2)已达 16 岁尚无月经来潮,不论其第二性征发育是否止常者。

(3)已经有月经来潮,但月经停止 3 个周期(按自身原有的周期计算)或超过 6 个月不来潮者。

(二)闭经的分类

根据月经生理的不同层面和功能,为便于对导致闭经的原因的识别和诊断,将闭经归纳为以下几类。

Ⅰ度闭经:子宫和生殖道的异常。

Ⅱ度闭经:卵巢异常。

Ⅲ度闭经:垂体前叶的异常。

Ⅳ度闭经:中枢神经系统(下丘脑)的异常。

先天性性腺发育不良在闭经中占有重要的比例。既往对于性腺衰竭导致的闭经的病因和病理生理是根据染色体和月经情况划分的,概念比较混乱且各型疾病之间有交叉和重复的内容。一般认为,原发性闭经伴 45,XO 或 45,XO/46,XX 嵌合型染色体核型异常且身材矮小者定义为 Turner 综合征,但此类核型患者中有一小部分为继发性闭经;患者如果染色体核型大致正常,身高正常但卵巢先天性未发育引起的原发性闭经,我们把其定义为先天性性腺发育不良。但该类患者可能伴有染色体的异位或微缺失;另一些患者为继发性闭经,染色体核型大致正常,卵巢曾有排卵但提前衰竭,被临床定义为卵巢早衰。实际上,这一类疾病在本质上是相同的,即性腺(卵巢)发育不良,但临床表现和闭经时间则有不同程度的差别。

二、闭经的诊断程序

(一)病史和临床表现

对闭经的诊断首先应开始于一个细致和完整的病史采集程序:神经精神方面的状况;家族遗传史;营养情况;发育成长史;生殖道的完整性;中枢神经系统体征;还要仔细鉴别半乳糖血症的存在。

(二)经典的闭经诊断程序

多年来,对闭经的诊断有一个经典的程序。

第一步:孕激素试验+血清促甲状腺激素测定+血清催乳素测定。

孕激素试验的方法为:①黄体酮 20 mg,每天 1 次肌内注射,共 3 天;②微粒化黄体酮,每次 100~200 mg,每天 3 次,共 7~10 天;③地屈孕酮每次 10 mg,每天 2 次,共 7~10 天;④甲羟孕酮 8~10 mg/d,共 5~7 天。为避免不良反应最好在睡前服用。观察停药后 1 周内是否发生子宫内膜脱落造成的撤药性出血。

此步骤可以大致诊断:①孕激素试验有撤药性出血可确定卵巢、垂体、下丘脑有最低限度的功能,说明体内有一定水平的雌激素但缺少孕激素的分泌,提示卵巢内有可能有窦卵泡分泌雌激素但没有发生排卵。②PRL 水平正常说明可以基本排除由高催乳素血症引起的闭经;PRL 水平异常升高伴溢乳则提示可能存在高催乳素血症或垂体分泌 PRL 的肿瘤;如果 PRL 水平持续较高,建议行垂体影像学检查。③促甲状腺激素的异常可能反映甲状腺功能亢进或低下对月经的影响,虽然发病率较低,但是因为治疗较简单且有效,因此仍然建议作为第四步筛查。④孕激素试验有撤药性出血说明生殖道解剖正常,且子宫内膜存在一定程度的功能,女性生殖道是完整的。⑤即使内源性 E_2 足够,仍有两种情况导致孕激素撤药试验阴性,即子宫内膜蜕膜化,停用外源性孕激素后子宫内膜不会剥脱。第一种情况是子宫内膜应对高孕酮水平而蜕膜化,见于黄体期或妊娠;第二种情况即子宫内膜由高浓度的孕激素或睾酮伴随一种特殊的肾上腺酶的不足而蜕膜化,见于雄激素过多症伴无排卵及多囊卵巢的患者,但这种临床现象并不常见。

第二步:雌孕激素试验。

雌孕激素试验的方法为:雌孕激素序贯用药一个周期(结合雌激素、天然雌激素或其他类型的雌激素,每天 1～2 mg 口服,共 20～28 天,最后 7～10 天加口服或肌内注射黄体酮(见第一步),与雌激素共用并同时停药。观察 1 周内是否有撤药性出血。

此步骤可以大致诊断:①雌孕激素试验有撤药性出血说明体内缺少雌激素分泌,雌激素分泌低下可能是卵巢功能低下所致;②雌孕激素试验无撤药性出血说明子宫或生殖道异常,有子宫内膜病变或生殖道畸形可能。

第三步:血清 FSH、LH、E_2、T、DHEA-S 水平测定。

仅对第二步试验有撤药性出血的闭经患者进行,用来确定内源性雌激素低下是否由于卵泡(Ⅱ度闭经)的缺陷,抑或中枢神经系统-垂体轴的(Ⅲ或Ⅳ度闭经)功能缺陷。孕激素试验阴性的闭经妇女,其 Gn 水平可能异常地偏高、偏低或正常水平。

此步骤可以大致诊断:①FSH,LH 水平升高(FSH>20 U/L)和 E_2 水平降低,提示卵巢功能衰竭,低雌激素导致的反馈性高促性腺激素分泌;②LH/FSH 和 T 水平升高提示高雄激素血症及多囊卵巢综合征可能;③DHEA-S 明显升高提示有肾上腺来源的高雄激素血症;④FSH、LH 和 E_2 水平正常或降低(FSH 和 LH 均<5 U/L),提示下丘脑性或垂体性闭经。

第四步:垂体兴奋试验。

如果血清 FSH 和 LH 水平测得正常或偏低,则需要通过垂体兴奋试验来鉴别垂体或下丘脑所导致的闭经原因。方法:LHRH 25～50 μg,静脉推注,于注射前、注射后 30 分钟、60 分钟、90 分钟、120 分钟分别测血清 LH 和 FSH。因为 LHRH 主要刺激 LH 的分泌,也可以只测血清 LH。

此步骤可以大致诊断:鉴别下丘脑或垂体的功能异常;正常情况下 LH 和 FSH 的升高峰值在 LHRH 注射后 30 分钟左右,数值升高基础值的 3 倍以上。如果 LH 和 FSH 水平没有反应、反应低下或反应延迟,均提示闭经的原因可能在垂体而非下丘脑。如果反应正常,则提示为下丘脑性的闭经。对垂体的 LH 反应延迟者,也可能因为正常垂体长期"失用"而对 LHRH 的刺激不敏感,可以反复试验几次,以激活垂体。

（三）闭经的其他诊断方法

1.B超检查

盆腔的 B 超扫描提示子宫和内生殖器是否发育正常；子宫的大小、内膜的厚度和形态与月经的关系密切，长期雌激素低下的患者，子宫可能发育不良，也可能发生萎缩。两侧卵巢的体积和形态学是否正常，是否有优势卵泡生长，卵巢内窦卵泡数目等反映了卵巢的排卵功能和储备状况，卵巢的形态学异常与闭经的病因有关，卵巢体积增大，多个窦卵泡发育，提示高雄激素血症和多囊卵巢可能；卵巢体积小于 10 mm³，且两侧卵巢窦卵泡总数小于 4 枚，提示卵巢发育不良或提早衰竭。超声应作为常规检查。

2.内镜检查

宫腔镜可以直接观察到宫腔和子宫内膜的形态，鉴别子宫内膜的厚度、色泽、子宫腔发育畸形、宫腔粘连等造成闭经的病因。腹腔镜可在直视下观察卵巢的形态、大小、排卵的痕迹等，鉴别闭经的原因。如果卵巢呈条索状形态，无卵泡和排卵证据，可提示卵巢发育不全，可伴或不伴子宫的发育不良。

3.染色体检查

所有 30 岁以下因高 Gn 水平诊断为卵巢早衰的患者，必须检查染色体核型。一些患者存在 Y 染色体嵌合现象，因为性腺（卵巢）内存在任何睾丸成分，都有形成恶性肿瘤风险，必须手术切除性腺。因为嵌合体核型（比如 46，XX/45，XO）的妇女在过早绝经之前可以有正常的青春期发育、正常月经甚至正常妊娠。有 10%～20% 的卵巢早衰或先天性性腺发育不良者伴有染色体畸变，10% 的 Turner 综合征女孩有自发性的青春期发育，2% 有月经初潮。虽然染色体核型检查对治疗不产生影响，但对于诊断还是有一定意义。况且对其家人的生育功能咨询亦有一定价值。

三、闭经的分类诊断

（一）Ⅰ度闭经［生殖道和（或）子宫性闭经］

为子宫和生殖道畸形，造成的先天性阙如或梗阻，以及反复子宫手术、子宫内膜结核或炎症造成的不可逆的损伤。

1.诊断依据

(1)雌孕激素试验无撤药性出血。

(2)B超检查子宫发育不良或阙如，或子宫内膜极薄和回声异常。

(3)子宫造影和（或）宫腔镜提示子宫腔粘连、畸形或子宫内膜病变。

(4)对周期性腹痛的青春期患者注意下生殖道的发育畸形。

2.Asherman 综合征

子宫内膜的破坏（Asherman 综合征）可导致继发性闭经，这种情况通常是由产后过度刮宫致子宫内膜损伤的结果。子宫造影可以看到宫腔不规则粘连的典型影像；阴道B超可见子宫内膜线不连续和间断征象；宫腔镜检查诊断更精确，可以检出 X 线片无法显现的极微小的粘连。患者卵巢功能正常时，基础体温是双相的，提示闭经的原因与排卵无关。

Asherman 综合征还可发生于剖宫产术、子宫肌瘤切除术、子宫成形术后。产后刮宫术后伴发产后性腺功能减退（如席汉综合征）者因内膜缺少雌激素支持，严重营养不良和菲薄，也可发生严重的宫腔粘连。据报道，选择性子宫动脉栓塞治疗子宫平滑肌瘤术后可能导致局部缺血性反应，造成子宫内膜的损伤而发生 Asherman 综合征。粘连可导致子宫腔、子宫颈外口、宫颈管或这些区域部分或完全闭塞,但不一定发生宫腔积血。如果影像学检查提示宫腔内积血,用宫颈扩张术就可以解决积血的引流问题。

Asherman 综合征患者除了闭经还可能有其他问题,如流产、痛经、月经过少,也可有正常的月经周期。轻度粘连也可导致不孕、反复性流产或胎儿丢失。此类患者需通过子宫造影或宫腔镜检查确诊子宫内膜腔的情况。

子宫内膜损伤导致闭经也可由结核病引起。将经血或子宫内膜活检组织进行培养找到结核杆菌方可确诊。子宫血吸虫病是导致终末器官功能障碍的另一个罕见原因,可在尿、粪、直肠排出物、经血以及子宫内膜内找到寄生虫虫卵。还有因子宫感染发生严重而广泛盆腔炎性疾病导致的 Asherman 综合征的病例报道。

过去,Asherman 综合征的治疗是通过扩张宫颈及刮宫术来解除粘连。宫腔镜下通过电切、电凝、激光等技术直接松解粘连,效果优于扩张宫颈及刮宫术。手术后为了防止宫腔壁的粘连,过去会放置一枚宫内节育器(IUD),然而儿科的气囊导尿管也是很好的选择。囊内充有 3 mL 液体,7 天后将导管取出。术前即开始用广谱抗生素持续 10 天。前列腺素合成抑制剂可解除子宫痉挛。患者连续两个月用高刺激剂量的雌激素治疗,如每月前 3 周每天口服结合雌激素 2.5 mg,第 3 周开始每天加用醋酸甲羟孕酮 10 mg。如果初次手术未能重建月经流出道,为了恢复生育能力,还需要重复数次持续治疗。此类患者有 70% 能成功妊娠,然而妊娠经常合并早产、胎盘植入、前置胎盘和(或)产后出血。

3.米勒管异常

米勒管发育不全是指无明显阴道的原发性闭经患者,这是原发性闭经相对常见病因,发生率仅次于性腺发育不全。在芬兰,其发生率大约为 1/5 000 新生女婴。原发性闭经者需先排除米勒管终端导致的生殖道不连续,对青春期女孩,必须先排除处女膜闭锁、阴道口闭锁以及阴道腔不连续、子宫颈甚至子宫缺失。这类患者阴道发育不全或缺失,且通常伴子宫及输卵管缺失。有正常子宫者却缺乏对外的通道,或者有始基子宫或双角子宫存在。如果有部分子宫内膜腔存在,患者可能主诉有周期性下腹痛。由于与男性假两性畸形的某些征象相似,所以应证明是否为正常女性核型。由于卵巢不属于苗勒结构,故卵巢功能正常而且可以通过双相基础体温及外周血孕酮水平来证实。卵巢的生长及发育都无异常。生殖道闭锁导致的闭经伴随有阴道积血、子宫腔积血或腹腔积血所致的扩张性疼痛。

米勒管发育不全的确切原因至今未明。可能是抗米勒管激素(AMH)基因或 AMH 受体基因突变。尽管通常为散发,偶尔也有家族性发病。米勒管发育不全的女儿和她们的母亲可存在半乳糖-1-磷酸尿苷酰基转移酶的基因突变。这与经典的半乳糖血症不同,推断由于半乳糖的代谢失调致使子宫内暴露有过高浓度的半乳糖,这可能就是米勒管发育不全的生物学基础。给孕期小鼠高半乳糖喂食,会延迟雌性子代的阴道开放。在这群米勒管发育不全的患者中,卵巢衰竭亦较常见。

进一步评估和诊断需包括放射学检查,大约 1/3 患者伴有泌尿道畸形,12% 以上的患者有骨骼异常,其中多数涉及脊柱畸形,也可能发生缺指或并指。肾畸形包括异位肾、肾发育不全、马蹄肾、集合管异常。B 超检查子宫的大小和匀称性,若 B 超的解剖图像不确定,可选择 MRI 扫描。通常没必要用腹腔镜直视检查,MRI 比 B 超准确得多,而且费用及创伤性都低于腹腔镜检查。然而存在不同程度的 MRI 描述与腹腔镜检查所见不符。术前准确诊断有助于手术规划及手术的顺利实施。

手术之前必须明确拟解决的问题,切除米勒管残留肯定是没有必要的,除非导致子宫纤维增生,子宫积血、子宫内膜异位症或有症状的腹股沟疝。宫、腹腔镜手术可以解决上述病症。顾虑到手术困难及并发症高,更倾向于用替代材料方法构造人工阴道。推荐用渐进式扩张术,如 Frank 及后来的 Wabrek 等人描述的方法。首先向后,2 周后改为向上沿着通常的阴道轴线方向,用阴道扩条每天扩张 20 分钟直至达到明显的不适。每次使用的扩条逐渐增粗,几个月后即可产生一条功能性阴道。塑料的注射器可用于代替昂贵的玻璃扩条,将扩条放在阴道的部位,维持类似于坐在赛车车座上的压力。Vecchietti 在经腹或腹腔镜手术中采用一种牵引装置。术后再牵引 7 天就可形成一个功能性阴道。

对于不愿意或不能进行扩张术的患者,采用 Williams 阴道成形术的 Creatsas 矫形可迅速并简便地构建新阴道。该手术适用于那些不能接受 Frank 扩张术或 Frank 扩张术失败的妇女,或有完好的子宫并保留生育能力的患者。一种推荐方式为先做开腹手术来评估宫颈管情况,如果子宫颈闭锁就切除子宫,如果是相对简单的处女膜闭锁或阴道横隔问题,就联合阴道手术。多数人建议不必试图保留完全性阴道发育不全患者的生育力,建议在构建新阴道的同时切除米勒管组织。

阴道横隔患者(远端 1/3 阴道未能成腔)通常有梗阻及尿频症状,阴道横隔可利用声门关闭强行呼气法与处女膜闭锁相鉴别,前者阴道外口处无膨胀。阴道横隔可合并有上生殖道畸形,如输卵管的节段性缺失或单侧输卵管、卵巢的缺失。

生殖道远端闭锁可视为急症,延误手术治疗可能会因炎症性改变或子宫内膜异位症导致不孕,必须尽快完成矫形引流手术。应尽量避免进行诊断性穿刺,因为一旦感染阴道积血则会转变为阴道积脓。

在引导患者进行一系列治疗的程序中,需进行心理咨询和安抚,帮助患者处理好失去生殖道以后的心理障碍。

(二)Ⅱ度闭经(卵巢性闭经)

1.Turner 综合征和先天性性腺发育不良

无论是原发性闭经或继发性闭经都可以有性腺发育的问题,30%～40%的原发性闭经为性腺条索化的性腺发育不全者。核型的分布为 50%的 45,X;25%的嵌合体;25%的 46,XX。继发性闭经的妇女也可存在性腺发育不全,有关的核型按出现频率依次排列为 46,XX(最常见);嵌合体(如 45,X/46,XX);X 长臂或短臂缺失,47,XXX;45,X。染色体核型正常的性腺发育不全者也与感音神经性聋症(Perrault 综合征)有关联。所以核型为 46,XX 的性腺发育不全者都必须进行听力评估。

单纯性腺发育不全是指双侧性腺条索状,无论其核型如何。混合型性腺发育不全是指一侧性腺内含有睾丸组织,而另一侧性腺条索状。常染色体异常也可与高促性腺激素性卵巢衰竭相关,如一个 28 岁的 18 染色体三体的嵌合体的高促性腺激素的继发性闭经患者,所有卵巢功能丧失。性染色体量变的患者都可列入性腺发育不全的范畴。

(1)Turner 综合征。临床诊断依据为:①16 岁后仍无月经来潮(原发性闭经);②身材矮小、第二性征发育不良、蹼状颈、盾胸、肘外翻;③高促性腺激素,低性腺激素;④染色体核型为 45,XO;或 46,XX/45,XO;或 45,XO/47,XXX;⑤体检发现内外生殖器发育均幼稚,卵巢常呈条索状。

Turner 综合征为一条 X 染色体缺失或存在异常导致的性腺发育不良。由于卵泡的损失,青春期时无性激素产生,故此类患者多表现为原发性闭经。然而须特别关注此症较少见的变异类型,如自身免疫性疾病、心血管畸形以及各种肾脏异常。Turner 综合征的患者 40% 为嵌合体或在 X、Y 染色体上有结构改变。

嵌合体即不同的性染色体成分形成的多核型细胞系。若核型中存在 Y 染色体,说明性腺内存在的睾丸组织,容易形成肿瘤及存在向男性发育的因素,需切除性腺区域。大约 30% 的 Y 染色体携带者不会出现男性第二性征,故即使正常外观女性,高促性腺激素性闭经患者都必须检查核型,以发现功能静止的 Y 染色体,以便在癌变之前对性腺进行预防性切除术。

大约 5% 诊断为 Turner 综合征的患者核型上有 Y 染色体成分。进一步用 Y 染色体特异性 DNA 探针发现另有 5% 的核型中有 Y 染色体成分。然而 Turner 综合征的患者的性腺肿瘤发生率较低(约 5%),似乎局限于那些常规核型检查有 Y 染色体成分的患者。即使常规核型未发现有 Y 染色体成分,一旦出现男性第二性征或当发现一个未知来源的染色体片段时,都需用探针来特异性检测 Y 染色体成分。

嵌合体的意义重大,当有 XX 细胞系嵌合时,性腺内可找到功能性卵巢组织,有时可有正常的月经甚至可生育。嵌合体者也可表现正常月经初潮,达到正常的身高,但出现过早绝经。大多数这类患者身材矮小、身高低于 160 cm,由于功能性卵泡加速闭锁导致早年绝经。

(2)先天性性腺发育不良:染色体核型和身高正常,第二性征发育大致正常,性腺呈条索状。余同 Turner 综合征。该类患者的染色体可能存在嵌合型、小的微缺失、平衡易位或基因的缺陷。

2.卵巢早衰和卵巢抵抗综合征

两组均属于高 Gn 性的闭经患者,去势或绝经后的 Gn 高水平与卵泡加速闭锁所致的卵泡缺乏之间存在联系,但并不是绝对的,因为在某些少见的情况下,Gn 高水平时仍有卵泡存在。发生单纯 FSH 或 LH 分泌异常的罕见病例可能由于某种 Gn 基因的纯合子突变所致。曾报道过由于 LH 亚基的基因突变造成性腺功能低下,和由于 FSH 的亚基突变造成原发性闭经。基因的突变导致生成蛋白的亚基改变,使之失去了应有的免疫活性及生物活性。所以这种性腺功能低下者表现为一种 Gn 升高而另一种 Gn 降低。基因突变杂合子携带者常有相对不孕的问题,利用外源性 Gn 促排卵可以让这些患者成功妊娠。当出现 FSH 高水平,而 LH 低或正常水平时,伴有垂体占位则提示存在分泌 FSH 的腺瘤。表现为持续性无排卵、自发性的卵巢过度刺激,卵巢上有多发的大卵泡囊肿,而且影像学证据提示有垂体腺瘤。因此强调两种 Gn 同时测定,如果一种异常单独升高,需要考虑上述情况。一般卵巢功能衰退的顺序首先是 FSH 的升高,逐渐伴随 LH 升高。

(1)卵巢早衰(premature ovarian failure,POF)。卵巢早衰的诊断依据:①40 岁前绝经;②高促性腺激素和低性腺激素,FSH>20 U/L,雌激素水平低值;③约 20% 有染色体核型异常,常为易位、微缺失、45XO/46,XX 嵌合型等;④约 20% 伴有其他自身免疫性疾病,如弥漫性甲状腺肿,肾上腺功能减退等;⑤病理检查提示卵巢中无卵泡或仅有极少原始卵泡,部分患者的卵巢呈浆细胞浸润性的"卵巢炎"现象;⑥腹腔镜检查见卵巢萎缩,体积变小,有的呈条索状;⑦有的患者有医源性损坏卵巢的病史,如卵巢肿瘤手术史、卵巢巧克力囊肿剥除术史、盆腔严重粘连史以及盆腔放疗和化疗史等;⑧对内源性和外源性促性腺激素刺激无反应,用氯米芬无法诱导出反馈的 GnRH 升高,用外源性 GnRH 刺激卵巢呈不反应或低反应,无卵泡生长。

大约 1% 的妇女在 40 岁之前会发生卵巢衰竭,而在原发性闭经患者中,发生率为 10%~28%,多数病例的卵巢早衰机制不明。各个不同年龄都可以发生卵巢早衰,取决于卵巢所剩的卵泡数目。无论患者年龄多少,如果卵泡的丢失速度较快,则将表现为原发性闭经及性腺发育低下。假如卵泡耗损发生在青春期或青春期之后,则继发性闭经发生的时间将相应地推迟。

脆性 X 染色体综合征携带者中卵巢早衰的发生率为 10%,已经鉴定出至少有 8 个基因与卵巢早衰有关,5 个在 X 染色体上,3 个在常染色体上。此类患者可考虑供卵妊娠。对于卵巢早衰妇女,推荐进行脆性 X 染色体综合征的筛查,尤其是当有 40 岁之前绝经的家族史的情况下。一种由 3 号染色体上转录因子基因(FOXL2)突变引起的常染色体显性疾病也已证实与眼睑畸形及卵巢早衰有关。另外,卵巢早衰也有可能是自身免疫性疾病、感染流行性腮腺炎性卵巢炎,或化疗及放疗造成的卵泡破坏所致。这些因素导致卵泡消失加速所致。

卵巢早衰存在一定比例的特异性性染色体异常,最常见的异常是 45,X 及 47,XXX,其次是嵌合体、X 染色体结构异常。用荧光原位杂交法寻找 45,X/46,XX 嵌合体,卵巢早衰患者体内发现较高比例的单 X 性染色体细胞,也曾发现 X 染色体长臂上关键区域的易位。

放疗对卵巢功能的影响取决于患者年龄及 X 线的剂量,卵巢内照射 2 周后可出现类固醇激素水平下降,Gn 水平升高。年轻妇女体内有较多的卵母细胞可以抵抗内照射的完全去势作用,闭经多年后仍可恢复卵巢功能。如放疗时正常怀孕,子代的先天异常率并不高于普通人群。若放射区域为骨盆以外,则无卵巢早衰的风险。对盆腔肿瘤患者腹腔镜手术中将卵巢选择性的移出骨盆再作放疗,可有望今后妊娠。

烷化剂(抗肿瘤药)对性腺有剧毒,与放疗一样,导致卵巢衰竭的剂量与开始治疗时患者年龄存在负相关。其他化疗药物也有潜在的卵巢损害性,但研究较少,联合化疗对卵巢的影响与烷化剂相似。约 2/3 的绝经前乳腺癌患者使用环磷酰胺、甲氨蝶呤、氟尿嘧啶(5-FU)治疗者丧失卵巢功能。虽然月经及生育力的确有可能恢复,但无法预测未来的卵巢功能以及生育力。在猴模型模拟放疗过程中,用 GnRHα 抑制 Gn 并不能抵抗卵泡的丢失但确实可保护卵泡免受环磷酰胺的损害。化疗或放疗前将卵母细胞或卵巢组织深低温保存将是保存此类患者生育力的最佳选择。

对自身免疫性"卵巢炎"的卵巢早衰患者,应进行自身免疫性疾病的血液检查,而且需要每几年一次周期性进行,作为对自身免疫性相关疾病的长期监测。检查内容包括血钙、血磷、空腹葡萄糖、21-羟化酶的肾上腺抗体、游离 T_4、TSH、甲状腺抗体。

曾有人建议,有时需要每周测 Gn 及 E_2 水平,如 FSH 低于 LH(FSH/LH<1),或如果 E_2 高于 50 pg/mL 时,应考虑诱导排卵。由于很多案例报道证实了核型正常患者可恢复正常的卵巢功能(10%的患者),由于有偶发性排卵,对无生育要求者雌孕激素联合性避孕药是较好的选择。如有生育要求者,最好选择供卵。不推荐用治疗剂量的糖皮质激素治疗特发性卵巢早衰,因为并未证明能使卵泡恢复对 Gn 的反应性。

(2)卵巢抵抗综合征(resistant ovarian syndrome,ROS)。卵巢抵抗综合征的临床特征为:①原发或继发性闭经;②高促性腺激素和低性腺激素;③病理检查提示卵巢中有多量始基卵泡和原始卵泡;④腹腔镜检查见卵巢大小正常,但无生长卵泡和排卵痕迹;⑤对内源性和外源性促性腺激素刺激无反应。也称卵巢不敏感综合征,这是一组少见但颇有争议的病征。其临床表现与卵巢早衰极其相似,但如果行卵巢组织学检查,可以发现卵巢皮质中多个小的原始卵泡结构。有人推测这是 Gn 受体不敏感或缺陷,或受体前信号缺陷的原因。在雌激素和孕激素序贯治疗数月后,卵巢可能自然恢复排卵和妊娠。也有人认为这是 POF 的先兆征象和过渡阶段。

3.多囊卵巢综合征（见无排卵和多囊卵巢综合征节）

（1）临床表现：①月经稀发、闭经、不孕的持续性无排卵现象；②多毛、痤疮和黑棘皮病等高雄激素血症现象；③肥胖。

（2）超声检查诊断标准：①双侧卵巢各探及 12 个以上的小卵泡排列在卵巢表面，形成"项链征"；②卵巢偏大，卵巢髓质部分增多，反光增强。

（3）实验室检查：①血清 LH/FSH 增高 2 倍以上；②雄激素 T、A、DHEA-S 升高，SHBG 降低；③胰岛素水平升高，糖耐量试验（OGTT）和餐后胰岛素水平升高；④PRL 可轻度升高。

（4）经腹或腹腔镜：卵巢体积增大，表面光滑，白色，无排卵痕迹，见表面多枚小卵泡。

（三）Ⅲ度闭经（垂体性闭经）

1.垂体肿瘤和高催乳素血症

（1）概况：由于颅底狭窄的垂体窝空间，垂体良性肿瘤的生长也会造成问题。肿瘤向上生长压迫视神经交叉，产生典型的双颞侧偏盲。如果肿瘤很小则很少出现视野受损。而此区域的其他肿瘤（如颅咽管瘤，影像学上通常以钙化为标志），由于更邻近视神经交叉，会较早导致视力模糊和视野缺损。除了颅咽管瘤，还有其他更少见的肿瘤，包括脑膜瘤、神经胶质瘤、转移性肿瘤、脊索瘤。曾报道，可能由于松果体的囊性病变导致褪黑激素分泌增加，引起青春期延迟。性腺发育不全及青春发育延迟者应检查头颅 MRI。

当 GH 过度分泌导致肢端肥大症，或 ACTH 的过量分泌引起库欣综合征时，会更加怀疑垂体肿瘤的存在。TSH 分泌性肿瘤（不到垂体肿瘤的 1%）引起继发性甲状腺功能亢进，或 ACTH 或 GH 分泌的肿瘤则非常罕见。如果临床表现提示库欣综合征，则须检测 ACTH 水平及 24 小时尿中游离皮质醇水平，以及地塞米松快速抑制试验；如怀疑为肢端肥大症，则应做 GH 的检测。循环中 IGF-1 水平较稳定，随机测定血样中 IGF-1 高水平即可诊断 GH 过度分泌；ACTH 或 GH 分泌性肿瘤都很少见，最常见的两种垂体肿瘤是 PRL 分泌性肿瘤及无临床功能性肿瘤。PRL 分泌性肿瘤也可在青春期前或青春期出现，故可能影响生长发育，并导致原发性闭经。

大多数无临床功能性肿瘤（约占垂体肿瘤的 30%）起源于 Gn 细胞，活跃分泌 FSH 及其游离亚基，但很少分泌 LH，故此类患者仅表现肿瘤占位性症状。所分泌的 FSH 游离亚基可作为一项肿瘤指标。然而由于游离 FSH 亚基增加合并本身 Gn 的升高，在绝经后妇女情况就变得复杂。但并不是所有 Gn 腺瘤都合并有游离 FSH 亚基增加。对于 FSH 升高而 LH 低水平者高度提示为 Gn 分泌性腺瘤。绝经前出现 Gn 分泌性腺瘤的妇女，其特征是卵巢内多发囊性改变（卵巢过度刺激）、E_2 高水平以及子宫内膜超常增生。用 GnRHa 治疗通常不能降低 Gn 的分泌，反而可导致 FSH 及其游离亚基的持续升高。然而大多数此类肿瘤患者由于肿瘤对垂体柄的压迫影响了下丘脑 GnRH 向垂体的运输，导致 Gn 分泌下降和闭经，并常因肿瘤的占位阻碍了多巴胺向垂体前叶的运输，PRL 水平的轻度升高。

并非所有蝶鞍内占位都是肿瘤，据报道囊肿、结核病、肉瘤样病以及脂肪沉着体也可成为垂体压迫的原因，导致低促性腺素性闭经。淋巴细胞性垂体炎是垂体内少见的自身免疫性浸润，酷似垂体肿瘤，常发生于妊娠期或绝经后的前 6 个月。初期出现高 PRL 血症，接着可发生垂体功能减退症。经蝶骨手术可诊断并治疗这类有潜在致命危险的垂体疾病。在一项大型经蝶骨手术调查中发现，91% 的蝶鞍内及蝶鞍周围占位是腺瘤，与尿崩症无关，但常常伴随着非垂体来源性肿瘤。

垂体周围的病变，如颈内动脉瘤、脑室导水管梗阻也可导致闭经。垂体局部缺血即梗死可导致功能不全,即为产科著名的席汉综合征。

(2)临床表现:①闭经或月经不调;②泌乳;③如较大的垂体肿瘤可引起头痛和视力障碍;④如为空蝶鞍综合征可有搏动性头痛;⑤需排除服药引起的高催乳素血症。

(3)辅助检查:①血清 PRL 升高;②如果为垂体肿瘤或空蝶鞍综合征可经蝶鞍 X 线摄片、CT 或 MRI 检查垂体确诊,应强调增强扫描,以增加检出率。

2.垂体功能衰竭

(1)临床表现:①有产后大出血或垂体手术的病史;②消瘦、乏力、畏寒、苍白,毛发稀疏,产后无乳汁分泌,无性欲,无卵泡发育和月经,生殖道萎缩;③检查为性腺激素低下、甲状腺功能低下和肾上腺功能低下的症状和体征,根据病情程度,功能低下的程度不同,但常见以性腺激素低下为主,其次为甲状腺功能低下,最后为肾上腺功能低下。

(2)辅助检查(根据病情依次有):①血 FSH、LH、E_2、PRL、T 值均低下,血甲状腺激素(FT_3、FT_4)下降促甲状腺素(TSH)升高;②血肾上腺皮质激素(皮质醇,17-羟孕酮)水平低下;③垂体兴奋试验显示垂体反应低下;④空腹血糖和糖耐量试验提示血糖值偏低,反应低下。

(四)Ⅳ度闭经(中枢和下丘脑性闭经)

下丘脑性闭经(促性腺激素不足性性腺功能减退)的患者具有 GnRH 脉冲式分泌的缺陷。在排除了下丘脑器质性病变后,可诊断为功能性抑制,常常是由生活事件所致的心理生理反应,也可与工作或学校中面对的应激状况有关,常见于低体质量及先前月经紊乱的妇女。很多垂体性闭经的妇女也表现为由亚临床饮食障碍引起相似的内分泌、代谢和心理特征。

GnRH 的抑制程度决定了临床表现。轻度抑制可对生育力有微小影响,如黄体期不足;中度抑制可致无排卵性月经失调;重度即表现为下丘脑性闭经。

下丘脑性闭经患者可表现为低或正常水平促性腺激素,正常催乳素水平,正常蝶鞍的影像学表现,雌孕激素撤退性出血试验多为阴性。对这样的患者应每年评估一次,监测指标包括催乳素及蝶鞍的影像学检查。如果几年监测指标均无变化,影像学检查可不必要。与心理应激或体重减轻有关的闭经,大多在6~8 年内都自然恢复。83%的妇女在病因(应激、体重减少或饮食障碍)纠正后恢复月经。但仍有一部分患者需持续监测。在饮食障碍的妇女当中,月经往往与体重增加有关。

无明显诱因的下丘脑性闭经的妇女,其下丘脑-垂体-肾上腺轴的活性是存在的,可能是应激反应干扰了生育功能的过程。自发性下丘脑性闭经的妇女其 FSH、LH、催乳素的分泌降低,促肾上腺皮质激素释放激素所致皮质醇的分泌增加。有些患者有多巴胺能抑制的 GnRH 脉冲频率,GnRH 脉冲性分泌的抑制可能与内源性阿片肽及多巴胺的增加有关。功能恢复过程中高皮质醇血症先于卵巢功能恢复正常。

需要告知患者促排卵的有效性及生育的可能性,促排卵仅用于有怀孕需求的妇女。没有证据表明周期性激素补充或是促排卵可以诱导下丘脑恢复正常生理功能。

下丘脑性闭经的诊断依据:①原发性闭经;卵泡存在但不发育;②有的患者有不同程度的第二性征发育障碍;③Kallmann 患者伴嗅觉丧失;④FSH、LH、E_2 均低下;⑤对 GnRH 治疗有反应;⑥可有 X 染色体(Xp22.3)的 KAL 基因缺陷。

功能性下丘脑性闭经的临床表现:①闭经或不规则月经;②常见于青春期或年轻女性,多有节食、精神紧张、剧烈运动及不规律生活史;③体型多瘦弱。

主要的辅助检查:①TSH 水平正常,T_3 和 T_4 较低;②FSH 和 LH 偏低或接近正常,E_2 水平偏低;③超声检查提示卵巢正常大小,多个小卵泡散在分布,髓质反光不增强。

1.体重下降,食欲缺乏和暴食综合征

肥胖可以与闭经有关,但肥胖者闭经时促性腺激素分泌不足的状态不常见,除非这个患者同时有情绪障碍。相反,急剧的体质量降低,可致促性腺激素分泌不足。对下丘脑性闭经的诊断必须先排除垂体瘤。

临床表现从与饮食匮乏所致的间歇性闭经到神经性厌食所致的危及生命的极度衰弱。因为这种综合征的死亡率大概为 6%,因此受到高度重视。也有些研究认为大多数患者都能够复原,而病死率并没有增加。这些结果的差异可能因为被评估的人群不一致。临床医师应该警惕有些患者可能会死于神经性厌食。

(1)神经性厌食的诊断。

主要临床特点:①发病于 10～30 岁;②体质量下降 25% 或是体重低于正常同年龄和同身高女性的 15%;③特殊的态度,包括对自己身体状况的异常认知,对食物奇怪的存积或拒绝;④毳毛的生长;⑤心动过缓;⑥过度活动;⑦偶发的过度进食(食欲过盛);⑧呕吐,可为自己所诱发。

临床表现:①闭经;②无已知医学疾病;③无其他精神疾病。

其他特征:①便秘;②低血压;③高胡萝卜素血症;④糖尿病、尿崩症。

(2)神经性厌食的临床表现:神经性厌食曾被认为多见于中高阶层的低于 25 岁的年轻白人妇女,但现在看来这个问题可出现在社会各阶层,占年轻妇女的 0.5%。厌食一族均期望成功改变形象,其实家庭往往存在严重的问题,父母却努力维持和谐家庭的表象,掩饰或者否认矛盾冲突。根据心理学家的理解,父母一方,私下里对另一方不满,希望获得他们孩子的感情。当一个完美的孩子的角色变得极其困难时,厌食便开始了。病程往往起源于为控制体质量而自行节食,这种感觉带来一种力量和成就感,随即有一种若自我约束松懈则体质量不能控制的恐惧感产生。有观点认为厌食症可以作为一项辨别内在混乱家庭的指标。

青少年时期正常的体质量增加可能被认为过度增加,这可以使青少年患上真性神经性厌食症。过度的体力活动是神经性厌食症的最早信号。这些孩子是典型的过分强求者,他们很少惹麻烦,但很挑剔,要求其他人达到他们苛刻的价值标准,常常导致自己在社会上的孤立。

有饮食问题的患者常常表现出滞后的性心理发展,其性行为出现得很晚。由身材苗条判断社会地位的价值观,影响她们的进食。依赖身体苗条的职业及娱乐环境容易使得妇女暴露于神经性厌食及神经性贪食的风险之中。所以通常饮食问题反映的是心理上的困境。

除了痛经,便秘也是其常见的临床表现,常常较为严重并合并腹痛。大量进食低热量食物。低血压、低体温、皮肤粗糙、背部及臀部出现松软汗毛、心动过速及水肿是最常见的并发症。长期利尿剂及泻药的滥用可致明显的低钾。低钾性酸中毒可导致致死性的心律失常。血清胡萝卜素的升高表示机体存在维生素 A 的利用障碍,见于手脚掌的皮肤黄染。

贪食症典型表现在阶段性偷偷地疯狂进食,紧接着便是自己诱发呕吐、禁食,或是服用缓泻药和利尿剂,甚至灌肠剂。尽管贪食行为相对较常见,但临床上真正的贪食症并不常见(在一个大学学生样本中,占女性学生的 1%,男性学生的 0.1%)。贪食症行为常见于神经性厌食症患者(约占一半)。有贪食症行为的患者其抑郁症状或焦虑障碍的发生率较高,而且还会有入店行窃的问题(通常是偷食物)。约 50% 的病例神经性厌食和贪食症行为长期持续。神经性厌食症患者可分为贪食性厌食症和禁食伴过度锻炼者。贪食性厌食症者比较年长,相对更加抑郁、在社交上不太孤立,但家庭问题的发生率较高。单纯贪食症者体重波动较大,但不会减少到厌食症者那么低水平。克服了贪食症的患者可有正常的生育力。

严重的神经性厌食病例经常被内科医师碰到，而临界性神经性厌食病例通常来看妇科医师、儿科医师或家庭医师。厌食症相关的各种问题都代表下丘脑调控的身体功能的障碍：食欲、渴感、水分保持、体温、睡眠、自主平衡以及内分泌。FSH、LH 水平下降，皮质激素水平升高，PRL、TSH、T_4 水平正常，但 T_3 水平较低，反式 T_3 水平升高。许多症状可用甲状腺功能减退来解释（如便秘、寒冷耐受不良、心动过缓、低血压、皮肤干燥、基础代谢率低、高胡萝卜素血症）。随着体重的增长，所有的代谢性改变恢复到正常，Gn 的分泌也可恢复到正常水平。有 30% 的患者持续闭经，这是持续性心理冲突的指标。

当体重恢复到正常体重 15% 以下时，即可恢复机体对 GnRH 的反应，方可恢复正常月经。神经性厌食患者的 Gn 持续低水平，与青春期前孩子的水平相似；随着体重的增长，出现 LH 夜间分泌，类似于青春早期的水平；而当完全恢复正常体重时，24 小时 LH 分泌形式就与正常成年人一样，只是峰值有所差异。如果患者 Gn 的浓度低到无法检测的水平时，可检测血中的皮质醇含量。没必要做其他太多的实验室检测。

需要告知患者闭经与低体重之间的紧密联系，以刺激患者恢复正常体重，进而恢复正常月经。有时有必要参与指导患者的每天能量计算方案［每天至少进食 10 920 kJ（2 600 kcal 能量）］，以打破患者养成的饮食习惯。如果进展很慢，则可用激素治疗。对于体重低于 45.36 kg（100 磅）的患者，如体重持续下降，需进行心理咨询，进行心理干预。

关于厌食症目前尚无特殊的或新的治疗方法，只能强调在疾病发展到最严重的阶段之前，及早发现并进行心理干预。需要初诊医师、心理医师、营养学医师进行临床会诊帮助患者处理自己情绪的认知行为，必要时也可以加用抗抑郁药治疗。

2.过度运动与闭经

从事女性竞赛运动员、芭蕾、现代舞的专业人员中，月经失调或下丘脑抑制性闭经的发生率较高。多达 2/3 有月经的跑步运动员黄体期较短，甚至无排卵，即使月经正常，周期与周期之间的差异也很大，常常合并有激素功能的下降。如在月经初潮之前就开始过度运动，则月经初潮会延迟长达 3 年之久，随后月经紊乱的发生率较高。对于体重低于 115 kg 的年轻妇女，如在训练中体重下降大于 10 kg 就很可能出现闭经，也支持 Frisch 关于临界体重观念。

临界体重理论描述为：月经正常需要维持在临界水平之上的体重，需达到临界的躯体脂肪含量。可利用 Frisch 的临界体重计算。基于身体总水量占总体重的百分比，计算出躯体脂肪的百分比，为脂肪指数。16 岁时身体总水量占总体重 10% 时相当于脂肪含量为 22%，这是维持月经所需的最低标准，13 岁时身体总水量占总体重 10% 时相当于脂肪含量为 17%，这是发生月经初潮所需的最低标准，减少标准体重的 10%～15% 时就可使躯体脂肪含量下降到 22% 以下，造成月经紊乱。

这种闭经类似于下丘脑功能障碍，剧烈运动减少 Gn 分泌，但促进 PRL、GH、睾酮、ACTH以及肾上腺激素的分泌，同时减低它们的清除率从而增加了这些激素的血浓度。低营养状态妇女的 PRL 一般无改变，相反过度运动者的 PRL 是增加的，但幅度较小，持续时间极短，所以不能用 PRL 的增加来解释月经异常。当闭经运动员与非闭经运动员或非运动员相比较时，她们的PRL 含量并没有明显差异。另外，月经正常的女性运动员褪黑素水平在白天升高，而闭经运动员褪黑素有夜间分泌。这也可见于下丘脑性闭经的妇女，反映对 GnRH 脉冲分泌的抑制。与低营养状态妇女相反的另一个现象出现在甲状腺轴。运动员的 T_4 水平相对较低，过度锻炼的闭经患者的甲状腺激素都完全受抑制,包括反式 T_3。

运动员经常会有竞赛后或训练后的欣快愉悦感。尚不清楚这究竟是一种心理反应还是由于内源性阿片的增加。大量证据显示,内源性阿片通过抑制下丘脑 GnRH 的分泌来抑制 Gn 的分泌。纳曲酮(一种长效的阿片受体阻滞剂)用于体重下降导致的闭经患者可促使恢复月经,提示内啡肽在应激相关的下丘脑性闭经中的关键作用。运动员不管是否闭经都会出现运动诱导的血内啡肽水平的升高。

下丘脑性闭经(包括运动相关性或饮食失调)妇女由于 CRH 及 ACTH 增加,伴有皮质醇增多症,表明这是应激状态干扰生殖功能。皮质醇水平恢复正常的闭经运动员 6 个月内可恢复正常的月经。

闭经运动员处于能量负平衡的状态,IGFBP-1 水平升高,胰岛素敏感性增强,胰岛素水平下降,IGF-1 不足以及 GH 水平升高。IGFBP-1 的增加会抑制下丘脑 IGF 的活性,继而抑制GnRH 的分泌。

瘦素(leptin)对生殖的影响也被视为维持应激反应,月经周期正常的运动员 leptin 水平可显示出正常的昼夜节律,然而闭经患者则不具有昼夜节律。运动员 leptin 水平普遍较低(不到30%),这与身体脂肪含量的减少有关,但在血胰岛素不足及皮质醇增多症者其水平进一步降低。当身体脂肪减少到体重的 15% 以下,以及 leptin 低于 3 ng/mL 的水平时会发生月经紊乱及闭经。

Fries 描绘了饮食障碍连续的 4 个阶段:以美容为目的的忌口;因对饮食及体重神经过敏而忌口;厌食反应;神经性厌食。

厌食反应与真正的神经性厌食之间有几点重要差异,从心理上来说,神经性厌食患者对疾病以及她自身的问题缺乏认识,她并不认为自己体重过低,毫不担心自己可怕的身体现状及外表,医患之间很难沟通,患者对医师极其不信任。而厌食反应的患者有自我批评的能力,他们知道问题所在,而且能描述出来运动员、过度锻炼的妇女或舞蹈演员都可能发生厌食反应。厌食反应的发生是自觉地有意识的故意努力减少体重。及早发现,给予忠告以及自信心的支持可以制止问题的进展。由病理性饮食失调进展到完全综合征仅需 1 年时间。

尽早发现的预后较好,简单地增加体重就可以扭转闭经状态。然而这些患者通常不愿意放弃他们的运动规律。所以应鼓励激素治疗来阻止骨质流失及心血管系统的改变。如正常激素水平仍不足以使骨质密度恢复到正常水平,必须恢复足量的饮食和体重。当患者有生育要求时,推荐其减少运动量并增加一定的体重,有时必须考虑诱导排卵。

3.遗传基因缺陷

导致低促性腺素功能减退症特异性遗传缺陷尚不清楚。然而,随着分子生物学研究的深入,发现 FSH 亚基突变和 Kallmann 综合征的基因缺陷。

(1)闭经、嗅觉丧失、Kallmann 综合征:有一种少见的因 GnRH 分泌不足导致低促性腺功能减退症,联合嗅觉丧失或嗅觉减退的综合征,亦即 Kallmann 综合征。在女性,这种综合征的特征是原发性闭经、性发育幼稚、低促性腺,正常女性核型以及无法感知嗅觉,比如咖啡、香水。她们的性腺对 Gn 有反应。所以可用外源性 Gn 成功地诱导排卵,而氯米芬无效。

Kallmann 综合征与特殊的解剖缺陷有关,MRI 和尸体剖检证实了嗅脑内嗅沟的发育不全或缺失。这一缺陷是嗅觉神经轴突及 GnRH 神经元未能从嗅板中迁移出来的结果。目前已证实有 3 种遗传方式:X 染色体连锁遗传、常染色体显性遗传、常染色体隐性遗传。男性的发病率高出5倍,表明X染色体连锁遗传是其主要的遗传方式,但在女性患者中,遗传模式为常染色体隐性或常染色体显性遗传。X染色体连锁遗传的Kallmann综合征可联合有其他因X染色体短臂远端的邻近基因缺失或易位所致的疾病(如X染色体连锁的矮小症或鱼鳞病及硫酸酯酶缺乏症)。

导致这一综合征的X染色体连锁基因的突变或缺失包括X染色体短臂上(Xp22.3)的一个独立基因(KAL),它编码一种负责神经元迁移的必需蛋白anosmin-1。这种嗅觉丧失闭经综合征是由于嗅觉神经及GnRH神经元未能穿透前脑,组织了成功迁移。同时还可能有其他神经异常,如镜像运动、听觉缺失、小脑性共济失调等,提示泛发的神经缺陷。肾和骨异常、听力缺陷、色盲、唇裂、腭裂(最常见的异常)也可以出现在这些患者中。表明除了下丘脑这一基因突变还可以在其他组织内表达。这一综合征的发生具有家族遗传性及散发性。尚未证实有常染色体的突变。

(2)单纯促性腺激素低下性闭经:单独的GnRH分泌不足导致的下丘脑性闭经患者可能有类似于Kallmann综合征患者的缺陷,但由于外显率较低,只有GnRH神经元的迁移缺陷表达出来。在一些嗅觉正常的闭经患者中,其家族成员有嗅觉丧失的患者。一些GnRH分泌不足但嗅觉正常的患者有常染色体遗传形式。然而尚未发现GnRH基因缺陷,X染色体连锁基因的突变也并不常见。

报道一个家族遗传性GnRH受体基因突变所致的低促性腺素功能减退症,患者的父母和一个姐妹是正常的杂合子,所以突变是常染色体隐性遗传。筛选46个低促性腺素功能减退症男女,发现有女性患者的家族中,1/14存在常染色体遗传性GnRH受体基因突变,在另一项研究中,证实常染色体隐性遗传嗅觉正常的患者中有40%存在GnRH受体基因突变。GnRH受体基因突变会干扰信号传导,导致对GnRH刺激抵抗,各种不同的表型反映了特殊突变后基因表达的质与量的差异。GnRH受体基因突变可能在20%的自发性下丘脑性闭经患者中发生。GnRH受体基因突变导致的低促性腺素功能减退症不容易用GnRH治疗,但外源性的Gn的反应未受损。由于大多数低促性腺素功能减退症患者对GnRH治疗起反应,因此GnRH受体基因突变并不常见。只有家族成员有类似表现的患者才值得继续追踪。

四、闭经的治疗

闭经的治疗应根据患者的病因、年龄、对生育的要求,采用个体化的方案进行。

(一)雌孕激素疗法

1.雌孕激素序贯疗法

适用于因卵巢早衰、卵巢抵抗综合征、垂体或下丘脑性闭经等情况。对要求生育的患者,雌激素种类的选择应为天然制剂。

2.雌孕激素联合疗法

适用于显著高雄激素血症和没有生育要求的情况。一般可选用避孕药半量或全量。对暂时不需要生育的患者,可长期服用数年。

(二)促排卵治疗

对要求生育的患者,针对不同的闭经原因,个体化地选择适当的促排卵药物和方案。

(三)手术治疗

针对患者病因,采用适当的手术诊断和治疗。对先天性下生殖道畸形的闭经,多有周期性腹痛的急诊情况,需要紧急进行矫形手术,以开放生殖道引流月经血;对多囊卵巢综合征的患者经第一线的促排卵治疗卵巢抵抗者,可通过经腹或腹腔镜进行卵巢打孔术,促进卵巢排卵;对垂体肿瘤的患者,可行肿瘤切除手术。垂体分泌催乳素的腺瘤的患者,在有视神经压迫症状时,可选择手术治疗。

(四)其他治疗

根据患者的具体情况,可针对性地采用适当的治疗方法。

(1)对高催乳素血症的患者用溴隐亭治疗。

(2)对高雄激素血症的患者可应用螺内酯、环丙孕酮等抗雄激素制剂治疗。

(3)对胰岛素抵抗的高胰岛素血症,可用胰岛素增敏剂及减轻体重的综合治疗。

(4)对甲状腺功能减低的患者应补充甲状腺素。

(5)对肾上腺来源的高雄激素血症可用地塞米松口服。

(6)对卵巢早衰、先天性性腺发育不良或 Turner 综合征可采用激素替代,并运用赠卵的辅助生殖技术帮助妊娠。

(五)治愈标准

(1)恢复自发的有排卵的规则月经。

(2)自然的月经周期长于 21 天,经量少于 80 mL,经期短于 7 天。

(3)对于不可能恢复自发排卵的患者,如卵巢早衰等,建立规律的人工周期的阴道出血即可。

闭经是一组原因复杂的临床症状,有一百余种病因,有功能性的,也有器质性的。对闭经的诊断是在病史、体格检查和妇科检查的基础上,根据一套经典的诊断程序逐步作出的。这一诊断程序可以将闭经的原因定位在下丘脑、垂体、卵巢、子宫和生殖道以及其他内分泌腺的部位,以便准确诊断和合理治疗。

因为闭经是由多种不同的原因造成的,所以对闭经的治疗方案也要根据其基础疾病而制订。有的疾病因原因不明,治疗的原则就是调整和维护机体的正常内分泌状态,帮助因闭经而不孕的夫妇怀孕,防止因闭经导致的近期和远期并发症。

(张　静)

第四节　经前期综合征

经前期综合征(premenstrual syndromes,PMS)又称经前紧张症(premenstrual tension,PMT)或经前紧张综合征(premenstrual tension syndrome,PMTS),是育龄妇女常见的问题。PMS 是指月经来潮前 7～14 天(即在月经周期的黄体期),周期性出现的躯体症状(如乳房胀痛、头痛、小腹胀痛、水肿等)和心理症状(如烦躁、紧张、焦虑、嗜睡、失眠等)的总称。PMS 症状多样,除上述典型症状外,自杀倾向、行为退化、嗜酒、工作状态差甚至无法工作等也常出现于PMS。由于 PMS 临床表现复杂且个体差异巨大,因此,诊断的关键是症状出现的时间及严重程度。PMS 发生于黄体期,随月经的结束而完全消失,具有明显的周期性,这是区分 PMS 和心理性疾病的重要依据;上述心理及躯体症状只有达到影响女性正常的工作、生活、人际交往的程度才称为 PMS。

一、病因与发病机制

近年研究表明,PMS病因涉及诸多因素的联合,如社会心理因素、内分泌因素及神经递质的调节等。但PMS的准确机制仍不明,一些研究结果尚有矛盾之处,进一步的深入研究是必要的。

(一)社会心理因素

情绪不稳定及神经质、特质焦虑者容易体验到严重的PMS症状。应激或负性生活事件可加重经前症状,而休息或放松可减轻之,均说明社会心理因素在PMS的发生或延续上发挥作用。

(二)内分泌因素

1.孕激素

这一疾病仅出现于育龄女性,青春期前、妊娠期、绝经后期均不会出现,且仅发生于排卵周期的黄体期。给予外源性孕激素可诱发此病,在激素替代治疗(hormone replace therapy,HRT)中使用孕激素建立周期引发的抑郁情绪和生理症状同PMS相似;曾患有严重PMS的女性,行子宫加双附件切除术后给予HRT,单独使用雌激素不会诱发PMS,而在联合使用雌孕激素时PMS复发。相反,卵巢内分泌激素周期消失,如双卵巢切除或给予促性腺激素释放激素激动剂(GnRHa)均可抑制原有的PMS症状。因此,卵巢激素尤其是孕激素可能与PMS的病理机制有关,孕激素可增加女性对甾体类激素的敏感性,使中枢神经系统受激素波动的影响增加。

2.雌激素

(1)雌激素降低学说:正常情况下雌激素有抗抑郁效果,经前雌激素水平下降可能与PMS,特别是经前心境恶劣的发生有关。

(2)雌激素过多学说:持此说者认为雌激素水平绝对或相对高,或者对雌激素的特异敏感性可招致PMS。

3.雄激素

在排卵前后,血中睾酮水平随雌激素水平的增高而上升,且由于大部分来自肾上腺,故于围月经期并不下降,其时睾酮/雌激素及睾酮/孕激素之比处于高值。睾酮作用于脑可增强两性的性驱力和攻击行为,而雌激素和孕酮可对抗之。经前期雌激素和孕酮水平下降,脑中睾酮失去对抗物,这至少与一些人PMS的发生有关,特别是心境改变和其他精神病理表现。

(三)神经递质

研究表明在PMS女性中血清性激素的浓度表现为正常,这表明除性激素外还可能有其他因素作用。PMS患者常伴有中枢神经系统某些神经递质及其受体活性的改变,这种改变可能与中枢对激素的敏感性有关。一些神经递质可受卵巢甾体激素调节,如5-羟色胺(5-HT)、乙酰胆碱、去甲肾上腺素、多巴胺等。

1.乙酰胆碱(Ach)

在人类Ach是抑郁和应激的主要调节物,引起脉搏加快和血压上升,负性情绪,肾上腺交感胺释放和止痛效应。

2.5-HT与γ-氨基丁酸

经前5-HT缺乏或胆碱能占优势可能在PMS的形成上发挥作用。选择性5-HT再摄取阻断剂(SSRIs),如氟西汀、舍曲林问世后证明它对PMS有效,而那些主要作用于去甲肾上腺素能的三环类抗抑郁药的效果较差,进一步支持 5-HT 在 PMS 病理生物学中的重要作用。PMDD 患者与患 PMS 但无情绪障碍者及正常对照组相比,5-HT 在卵泡期增高,黄体期下降,波动明显增大,因此 Inoue 等认为,5-HT 与 PMS、PMDD 出现的心理症状密切相关。5-羟色胺能系统对情绪、睡眠、性欲、食欲和认知具有调节功能,在抑郁的发生发展中起到重要作用。雌激素可增加 5-HT 受体的数量及突触后膜对 5-HT 的敏感性,并增加5-HT 的合成及其代谢产物 5-羟吲哚乙酸的水平。有临床研究显示选择性 5-HT 再摄取抑制剂(SSRIs)可增加血液中 5-HT 的浓度,对治疗 PMS/PMDD 有较好的疗效。

另外,有研究认为在抑郁、PMS、PMDD 的患者中 γ-氨基丁酸(GABA)活性下降,Epperson 等用磁共振质谱分析法测定 PMDD 及正常女性枕叶皮质部的 GABA、雌激素、孕激素等水平发现,PMDD 者卵泡期 GABA 水平明显低于对照组;同时 Epperson 等认为 PMDD 患者可能存在 GABA 受体功能的异常。PMS 女性黄体期异孕烷醇酮水平较低,而异孕烷醇酮有 GABA 激活作用,因此低水平的异孕烷醇酮使 PMS 女性 GABA 活性降低,产生抑郁。此外,雌激素兼具增加 GABA 的功能及 GABA 受体拮抗剂的双重功能。

3.类阿片物质与单胺氧化酶

目前认为在性腺类固醇激素影响下,过多暴露于内源性阿片肽并继之脱离接触可能参与 PMS 的发生。持单胺氧化酶(MAO)学说则认为 PMS 的发生与血小板 MAO 活性改变有关,而这一改变是受孕酮影响的。正常情况下,雌激素对 MAO 活性有抑制效应,而黄体酮对组织中 MAO 活性有促进作用。MAO 活性增强被认为是经前抑郁和雌激素/孕激素不平衡发生的中介。MAO 活性增加可以减少有效的去甲肾上腺素,导致中枢神经元活动降低和减慢。MAO 学说可解释经前抑郁和嗜睡,但无法说明其他众多的症状。

4.其他

前列腺素可影响钠潴留,以及精神、行为、体温调节及许多 PMS 症状,前列腺素合成抑制剂能改善 PMS 躯体症状。一般认为此类非甾体抗炎药物可降低引起 PMS 症状的中介物质的组织浓度起到治疗作用。维生素 B_6 是合成多巴胺与五羟色胺的辅酶,维生素 B_6 缺乏与 PMS 可能有关,一些研究发现维生素 B_6 治疗似乎比安慰剂效果好,但结果并非一致。

二、临床表现

历来提出的症状甚为分散,可达 200 项之多,近年研究提出大约 20 类症状是常见的,包括躯体、心理和行为 3 个方面。其中恒定出现的是头痛、疼痛、肿胀、嗜睡、易激惹和抑郁,行为笨拙,渴望食物。但表现有较大的个体差异,取决于躯体健康状态、人格特征和环境影响。

(一)躯体症状

1.水潴留

经前水潴留一般多见于踝、小腿、手指、腹部和乳房,可导致乳房胀痛、体重增加、面部虚肿或水肿,腹部不适或胀满或疼痛,排尿量减少。这些症状往往在清晨起床时明显。

2.疼痛

头痛较为常见,背痛、关节痛、肌肉痛、乳房痛发生率亦较高。

3.自主神经功能障碍

常见恶心、呕吐、头晕、潮热、出汗等。可出现低血糖,许多妇女渴望摄入甜食。

(二)心理症状

主要为负性情绪或心境恶劣。

1.抑郁

心境低落、郁郁不乐、消极悲观、空虚孤独,甚至有自杀意念。

2.焦虑、激动

烦躁不安,似感到处于应激状态。

3.运动共济和认知功能改变

可出现行动笨拙、运动共济不良、记忆力差、自感思路混乱。

(三)行为改变

可表现为社会退缩,回避社交活动;社会功能减低,判断力下降,工作时失误;性功能减退或亢进等改变。

三、诊断与鉴别诊断

(一)诊断标准

PMS 具有三项属性(经前期出现;在此以前无同类表现;经至消失),诊断一般不难。

美国国立精神卫生研究院的工作定义如下:一种周期性的障碍,其严重程度是以影响一个妇女生活的一些方面(如为负性心境,经前一周心境障碍的平均严重程度较之经后一周加重30%),而症状的出现与月经有一致的和可以预期的关系。这一定义规定了 PMS 的症状出现与月经有关,对症状的严重程度做出定量化标准。美国精神学会对经前有精神症状(premenstrual dysphoric disorder,PMDD)的 PMS 测定的诊断标准见表 6-2。

表 6-2　PMS 的诊断标准

对患者 2~3 个月经周期所记录的症状前瞻性评估。在黄体期的最后一个星期存在 5 个(或更多个)下述症状,并且在经后消失,其中至少有 1 种症状必须是 1、2、3 或 4。
1.明显的抑郁情绪,自我否定意识,感到失望。
2.明显焦虑、紧张,感到"激动"或"不安"。
3.情绪不稳定,比如突然伤感、哭泣或对拒绝增加敏感性。
4.持续和明显易怒或发怒或与他人的争吵增加。
5.对平时活动(如工作、学习、友谊、嗜好)的兴趣降低。
6.主观感觉注意力集中困难。
7.嗜睡、易疲劳或能量明显缺乏。
8.食欲明显改变,有过度摄食或产生特殊的嗜食渴望。
9.失眠。
10.主观感觉不安或失控。
11.其他身体症状,如乳房触痛或肿胀、头痛、关节或肌肉痛、肿胀感、体重增加。
这些失调必是明显干扰工作、学习或日常的社会活动及与他人的关系(如逃避社会活动,生产力和工作学习效率降低)。
这些失调务必不是另一种疾病加重的表现(如重症抑郁症、恐慌症、恶劣心境或人格障碍)

(二)诊断方法

前瞻性每天评定计分法目前获得广泛应用,它在确定 PMS 症状的周期性方面是最为可信的,评定周期需患者每天记录症状,记录 2～3 个周期,见表 6-3。

表 6-3　经前症状日记

姓名			日期			末次月经	
	周一	周二	周三	周四	周五	周六	周日
月经(以×表示)							
体重增加							
臂/腿肿胀							
乳房肿胀							
腹部肿胀							
痛性痉挛							
背痛							
身体痛							
神经紧张							
情绪波动							
易怒							
不安							
失去耐心							
焦虑							
紧张							
头晕							
抑郁							
健忘							
哭闹							
精神错乱							
失眠							
嗜甜食							
食欲增加							
头痛							
疲劳							
兴奋							
松弛							
友好							
活力							
每天体重							
每天基础体温							

①每晚记下你注意到的上述症状:无,空格;轻,记 1;中,记 2(干扰每天生活);重,记 3(不能耐受)。②记录每天清晨的体重(排空膀胱)。③起床前测基础体温。

(三)鉴别诊断

1.月经周期性精神病

PMS 可能是在内分泌改变和心理社会因素作用下起病的,而月经周期性精神病则有着更为深刻的原因和发病机制。PMS的临床表现是以心境不良和众多躯体不适组成,不致发展为重型精神病形式,可与月经周期性精神病区别。

2.抑郁症

PMS妇女有较高的抑郁症发生风险以及抑郁症患者较之非情感性障碍患者有较高的PMS发生率已如上述。根据PMS和抑郁症的诊断标准,可做出鉴别。

3.其他精神疾病经前恶化

根据PMS的诊断标准与其他精神疾病经前恶化进行区别。

需注意疑难病例诊断过程中妇科、心理、精神病专家协作的重要性。

四、治疗

PMS的治疗应针对躯体、心理症状、内在病理机制和改变正常排卵性月经周期等方面。此外,心理治疗和家庭治疗亦受到较多的重视。轻症PMS病例采取环境调整、适当膳食、身体锻炼、改善生活方式、应激处理和社会支持等措施即可,重症患者则需实施以下治疗。

(一)调整生活方式

包括合理的饮食与营养、适当的身体锻炼、戒烟、限制盐和咖啡的摄入。可改变饮食习惯,增加钙、镁、维生素 B_6、维生素 E 的摄入等,但尚没有确切、一致的研究表明以上维生素和微量元素治疗的有效性。体育锻炼可改善血液循环,但其对 PMS 的预防作用尚不明确,多数临床专家认为每天锻炼 20~30 分钟有助于加强药物治疗和心理治疗。

(二)心理治疗

心理因素在PMS发生中所起的作用是不容忽视的。精神刺激可诱发和加重PMS。要求患者日常保持乐观情绪,生活有规律,参加运动锻炼,增强体质,行为疗法曾用以治疗PMS,放松技术有助于改善疼痛症状。生活在经前综合征妇女身边的人,如父母、丈夫、子女等,要多关心患者,对她们在经前出现的心境烦躁、易激惹等给以容忍和同情。工作周围的人也应体谅她们经前发生的情绪症状,在各方面予以照顾,避免在此期间从事驾驶或其他具有危险性的作业。

(三)药物治疗

1.精神药物

(1)抗抑郁药:5-羟色胺再摄取抑制剂(selective serotonergic reuptake inhibitors,SSRIs)对PMS有明显疗效,达 60%~70% 且耐受性较好,目前认为是一线药物。如氟西汀(百忧解)20 mg每天 1 次,经前口服至月经第 3 天。减轻情感症状优于躯体症状。舍曲林(Sertraline)剂量为每天 50~150 mg。三环类抗抑郁药氯丙咪嗪(Clomipramine)是一种三环类抑制 5 羟色胺和去甲肾上腺素再摄取的药物,每天 25~75 mg 对控制 PMS 有效,黄体期服药即可。SSRIs 与三环类抗抑郁药物相比,无抗胆碱能、低血压及镇静等不良反应,并具有无依赖性和无特殊的心血管及其他严重毒性作用的优点。SSRIs 除抗抑郁外也有改善焦虑的效应,目前应用明显多于三环类。

(2)抗焦虑药:苯二氮䓬类用于治疗PMS已有很长时间,如阿普唑仑为抗焦虑药,也有抗抑郁性质,用于PMS获得成功,起始剂量为 0.25 mg,1 天 2~3 次,逐渐递增,每天剂量可达 2.4 mg或 4 mg,在黄体期用药,经至即停药,停药后一般不出现戒断症状。

2.抑制排卵周期

(1)口服避孕药:作用于 H-P-O 轴可导致不排卵,常用以治疗周期性精神病和各种躯体症状。口服避孕药对 PMS 的效果不是绝对的,因为一些亚型用本剂后症状不仅未见好转反而恶化。就一般病例而论复方短效单相口服避孕药均有效。国内多选用复方炔诺酮或复方甲地孕酮。

(2)达那唑:一种人工合成的 17α-乙炔睾酮的衍生物,对下丘脑-垂体促性腺激素有抑制作用。100～400 mg/d 对消极情绪、疼痛及行为改变有效,200 mg/d 能有效减轻乳房疼痛。但其雄激素活性及致肝功能损害作用,限制了其在 PMS 治疗中的临床应用。

(3)促性腺激素释放激素激动剂(GnRHa):GnRHa 在垂体水平通过降调节抑制垂体促性腺激素分泌,造成低促性腺激素水平及低雌激素水平,达到药物切除卵巢的疗效。有随机双盲安慰剂对照研究证明 GnRHa 治疗 PMS 有效。单独应用 GnRHa 应注意低雌激素血症及骨量丢失,故治疗第 3 个月应采用反加疗法(add-back therapy)克服其不良反应。

(4)手术切除卵巢或放射破坏卵巢功能:虽然此方法对重症 PMS 治疗有效,但卵巢功能破坏导致绝经综合征及骨质疏松性骨折、心血管疾病等风险增加,应在其他治疗均无效时酌情考虑。对中、青年女性患者不宜采用。

3.其他

(1)利尿剂:PMS 的主要症状与组织和器官水肿有关。醛固酮受体拮抗剂螺内酯不仅有利尿作用,对血管紧张素功能亦有抑制作用。剂量为 25 mg,每天 2～3 次,可减轻水潴留,并对精神症状亦有效。

(2)抗前列腺素制剂:经前子宫内膜释放前列腺素,改变平滑肌张力、免疫功能及神经递质代谢。抗前列腺素如甲芬那酸 250 mg 每天 3 次,于经前 12 天起服用。餐中服可减少胃刺激。如果疼痛是 PMS 的标志,抗前列腺素有效。除对痛经、乳胀、头痛、痉挛痛、腰骶痛有效,对紧张易怒症状也有报道有效。

(3)多巴胺拮抗剂:高催乳素血症与 PMS 关系已有研究报道。溴隐亭为多巴胺拮抗剂,可降低 PRL 水平并改善经前乳房胀痛。剂量为 2.5 mg,每天 2 次,餐中服药可减轻不良反应。

(郭　欣)

第五节　围绝经期综合征

围绝经期综合征是指妇女在自然绝经前后或因其他原因丧失卵巢功能,而出现一系列性激素减少所致的症状,包括自主神经功能失调的表现。

一、病因及病理生理

更年期的变化包括两个方面:一方面是卵巢功能衰退,此时期卵巢逐渐趋于排卵停止,雌激素分泌减少,体内雌激素水平低落;另一方面是机体老化,两者常交织在一起。神经血管功能不稳定的综合征主要与性激素水平下降有关,但发生机制尚未完全阐明。

二、诊断

(一)临床表现

临床表现主要根据患者的自觉症状,而无其他器质性疾病。

(1)血管舒缩综合征:潮热、面部发红、出汗,瞬息即过,反复发作。

(2)精神神经症状:情绪不稳定、易激动,自己不能控制,忧郁失眠,精力不集中等。

(3)生殖道变化:外阴与阴道萎缩,阴道干燥疼痛,外阴瘙痒。子宫萎缩、盆底松弛导致子宫脱垂及阴道膨出。

(4)尿频急或尿失禁;皮肤干燥、弹性消失;乳房萎缩、下垂。

(5)心血管系统:胆固醇、甘油三酯和致动脉粥样硬化脂蛋白增高,抗动脉粥样硬化脂蛋白降低,可能与冠心病的发生有关。

(6)全身骨骼发生骨质疏松。

(二)鉴别诊断

必须排除心血管、神经精神和泌尿生殖器各处的病变;潮热、出汗、精神症状、高血压等需与甲状腺功能亢进症和嗜铬细胞瘤相鉴别。

(三)辅助检查

(1)血激素测定:FSH 及 LH 增高、雌二醇下降。

(2)X 线检查:脊椎、股骨及掌骨可发现骨质疏松。

三、治疗

(一)一般治疗

加强卫生宣教,解除不必要的顾虑,保证劳逸结合与充分的睡眠。轻症者不必服药治疗,必要时可选用适量镇静药,如地西泮2.5～5 mg/d或氯氮䓬10～20 mg/d睡前服,谷维素 20 mg,每天 3 次。

(二)性激素治疗

绝经前主要用孕激素或雌孕激素联合调节月经异常;绝经后用替代治疗。

1.雌激素

对于子宫已切除的妇女,可单纯用妊马雌酮 0.625 mg 或 17β-雌二醇 1 mg,连续治疗 3 个月。对于存在子宫的妇女,可用尼尔雌醇片每次 5 mg,每月 1 次,症状改善后维持量1～2 mg,每月 2 次,对稳定神经血管舒缩活动有明显的疗效,而对子宫内膜的影响少。

2.雌激素、孕激素序贯疗法

雌激素用法同上,后半期加用 7～10 天炔诺酮,每天 2.5～5 mg;或黄体酮 6～10 mg,每天 1 次;或甲羟孕酮 4～8 mg,每天 1 次,可减少子宫内膜癌的发生率。但周期性子宫出血的发生率高。

3.雌激素、雄激素联合疗法

妊马雌酮 0.625 mg 或 17β-雌二醇 1 mg,每天 1 次,加甲睾酮 5～10 mg,每天 1 次,连用 20 天,对有抑郁型精神状态患者较好,且能减少对子宫内膜的增殖作用,但有男性化作用,而且常用雄激素有成瘾可能。

4.雌激素替代治疗应注意的几点

（1）激素替代治疗（HRT）应该是维持围绝经期和绝经后妇女健康的全部策略（包括关于饮食、运动、戒烟和限酒）中的一部分。在没有明确应用适应证时，比如雌激素不足导致的明显症状和身体反应，不建议使用 HRT。

（2）绝经后 HRT 不是一个给予女性的标准单一的疗法，HRT 必须根据临床症状，预防疾病的需要，个人及家族史，相关试验室检查，女性的偏好和期望做到个体化治疗。

（3）没有理由强制性限制 HRT 使用时限。她们也可以有几年时间中断 HRT，但绝经症状可能会持续许多年，应该给予她们最低有效的治疗剂量。是否继续 HRT 治疗取决于具有充分知情权的医患双方的审慎决定，并视患者特殊的目的或对后续的风险与收益的客观评估而定。只要女性能够获得症状的改善，并且了解自身情况及治疗可能带来的风险，就可以选择 HRT。

（4）使用 HRT 的女性应该至少 1 年进行一次临床随访，包括体格检查，更新病史和家族史，相关试验室和影像学检查，与患者进行生活方式和预防及减轻慢性病策略的讨论。

（5）总体来说，在有子宫的所有妇女中，全身系统雌激素治疗中应该加入孕激素，以防止子宫内膜增生或是内膜癌。无子宫者，无须加用孕激素。用于缓解泌尿生殖道萎缩的低剂量阴道雌激素治疗，可被全身吸收，但雌激素还达不到刺激内膜的水平，无须同时给予孕激素。

（6）乳腺癌与绝经后 HRT 的相关性程度还存在很大争议。但与 HRT 有关的可能增加的乳腺癌风险是很小的（少于每年 0.1％），并小于由生活方式因素如肥胖、酗酒所带来的风险。

（7）禁忌证，如血栓栓塞性疾病、镰状细胞贫血、严重肝病、脑血管疾病、严重高血压等。

（郭　欣）

第六节　性　早　熟

一、性早熟的发生机制和分类

对女孩来说，8 岁之前出现第二性征就称为性早熟。根据发病机制，性早熟可分为 GnRH 依赖性性早熟和非 GnRH 依赖性性早熟两大类。

（一）正常青春期的启动机制

了解正常的青春期启动机制是理解性早熟发生机制的基础。正常女孩的青春期启动发生在 8 岁以后，临床上表现为 8 岁以后开始出现第二性征的发育。性早熟患儿在 8 岁前就出现青春期启动。

正常青春期启动是由两个生理过程组成，它们分别被称为性腺功能初现和肾上腺皮质功能初现。女性性腺功能初现是指青春期下丘脑-垂体-卵巢轴（H-P-O 轴）被激活，卵巢内有卵泡的发育，卵巢性类固醇激素分泌显著增加，临床上表现为乳房发育和月经初潮。肾上腺皮质功能初现是指肾上腺皮质雄激素分泌显著增加，临床上主要表现为血脱氢表雄酮（DHEA）和硫酸脱氢表雄酮（DHEAS）水平升高及阴毛出现，青春期阴毛出现称为阴毛初现。目前认为性腺功能初现和肾上腺功能初现是两个独立的过程，两者之间不存在因果关系。对女性来讲，青春期启动主要是指卵巢功能被激活。

青春期出现的最主要的生理变化是第二性征的发育和体格生长加速。女性第二性征的发育表现为乳房发育、阴毛生长和外阴发育。乳房是雌激素的靶器官,乳房发育反映的是卵巢的内分泌功能,Tanner 把青春期乳房发育分成 5 期(表 6-4)。阴毛生长是肾上腺皮质分泌的雄激素作用的结果,因此反映的是肾上腺皮质功能初现,Tanner 把青春期阴毛生长也分成 5 期。2 期为青春期启动的标志。一般来说,肾上腺皮质功能初现的时间较性腺功能初现的时间早,月经初潮往往出现在乳房开始发育后的 2～3 年内。

表 6-4　女孩青春发育分期(Tanner 分期)

分期	乳房发育	阴毛发育	同时的变化
1	青春前	无阴毛	
2	有乳核可触及,乳晕稍大	有浅黑色阴毛稀疏地分布在大阴唇	生长速度开始增快
3	乳房和乳晕继续增大	阴毛扩展到阴阜部	生长速度达高峰,阴道黏膜增厚角化,出现腋毛
4	乳晕第二次凸出于乳房	类似成人,但范围小,阴毛稀疏	月经初潮(在 3 期或 4 期时)
5	成人型	成人型	骨骺闭合,生长停止

青春期体格生长加速又称为生长突增,女孩青春期生长突增发生的时间与卵巢功能初现发生的时间一致,临床上表现为生长突增发生在乳房开始发育的时候。青春期启动前女孩生长速度约为每年 5 cm,生长突增时可达 9～10 cm。生长突增时间持续 2～3 年,初潮后生长速度明显减慢,整个青春期女孩身高可增加 25 cm。

(二)性早熟的发生机制及病因分类

GnRH 依赖性性早熟又称为真性性早熟或中枢性性早熟(CPP),是由下丘脑-垂体-卵巢轴提前激活引起的。其中未发现器质性病变的 GnRH 依赖性性早熟,称为特发性 GnRH 依赖性性早熟。非 GnRH 依赖性性早熟又称为假性性早熟或外周性性早熟,该类性早熟不是由下丘脑-垂体-卵巢轴功能启动引起的,患者体内性激素水平的升高与下丘脑 GnRH 的作用无关。所谓同性性早熟是指提前出现的第二性征与患者的性别一致,如女性提前出现乳房发育等女性第二性征。异性性早熟是指提前出现的第二性征与其性别相反或不一致,如女性提前出现男性的第二性征。不完全性性早熟又称为部分性性早熟。单纯乳房早发育可以认为是正常的变异,其中一部分可以发展为中枢性性早熟,因此需要长期随访。单纯性阴毛早现是由肾上腺皮质功能早现引起的,多数单纯的月经初潮早现与分泌雌激素的卵巢囊肿自然消退有关。

1.GnRH 依赖性性早熟

(1)特发性性早熟。

(2)中枢性神经系统异常。①先天性:如下丘脑错构瘤、中隔神经发育不良、蛛网膜囊肿等;②获得性:化疗、放疗、炎症、外伤、手术等;③肿瘤。

(3)原发性甲状腺功能减退。

2.非 GnRH 依赖性性早熟

(1)女性同性性早熟:①McCune-Albright 综合征;②自律性卵泡囊肿;③分泌雌激素的卵巢肿瘤;④分泌雌激素的肾上腺皮质肿瘤;⑤异位分泌促性腺激素的肿瘤;⑥外源性雌激素。

(2)女性异性性早熟:①先天性肾上腺皮质增生症;②分泌雄激素的卵巢肿瘤;③分泌雄激素的肾上腺皮质肿瘤;④外源性雄激素。

3.不完全性性早熟

(1)单纯性乳房早发育。

(2)单纯性阴毛早现。

(3)单纯性月经初潮早现。

McCune-Albright 综合征是一种少见的 G 蛋白病,临床上以性早熟、多发性骨纤维异常增殖症及皮肤斑片状色素沉着为最常见的症状,病因是胚胎形成过程中的鸟嘌呤核苷酸结合蛋白(G 蛋白)α 亚基(Gsα)基因发生突变,使 α 亚基的 GTP 酶活性增加,引起腺苷酸环化酶活性持续被激活,导致 cAMP 水平升高,最后出现卵巢雌激素分泌。McCune-Albright 综合征是一个典型的假性性早熟,它还可以有其他内分泌异常:结节性甲状腺增生伴甲状腺功能亢进、甲状旁腺腺瘤、多发性垂体瘤伴巨人症或高催乳素血症、肾上腺结节伴库欣综合征等。

原发性甲状腺功能减退引起性早熟的机制与促甲状腺素释放激素(TRH)有关。一般认为 TRH 水平升高时不仅使促甲状腺素(TSH)和催乳素分泌增加,也可使 FSH 和 LH 分泌增加,这可能是原发性甲状腺功能减退引起性早熟的原因。有学者认为原发性甲状腺功能减退引起性早熟的机制与过多的 TSH 和 FSH 受体结合,导致雌激素分泌有关。

(三)诊断及鉴别诊断

8 岁之前出现第二性征就可以诊断为性早熟。为区别性早熟的类型和病因,临床上要做一系列辅助检查。

1.骨龄测定

骨龄超过实际年龄 1 年或 1 年以上就视为提前,是判断骨质成熟度最简单的指标。

2.超声检查

可了解子宫和卵巢的情况。卵巢功能启动的标志是卵巢容积>1 mL,并有多个直径>4 mm 的卵泡。另外盆腔超声可鉴别卵巢肿瘤,肾上腺超声可鉴别肾上腺肿瘤。

3.头颅 MRI 检查

对 6 岁以下的女性性早熟者应常规做头颅 MRI 检查,目的是除外中枢神经系统病变。

4.激素测定

性早熟儿体内的雌激素水平明显升高,升高程度与 Tanner 分期相关。另外肿瘤患者体内的激素水平异常升高,21-羟化酶患者体内的睾酮水平常≥2 ng/mL,17-羟孕酮水平超过正常水平的数十倍或数百倍。

非 GnRH 依赖性性早熟者体内的促性腺激素水平通常不升高,但异位分泌促性腺激素的肿瘤患者例外。从理论上讲,GnRH 依赖性性早熟患者体内的促性腺激素水平升高,但临床上测定时却可能发现 GnRH 依赖性性早熟患者体内的促性腺激素水平并无升高。这与青春期启动早期促性腺激素分泌存在昼夜差别有关,在青春期早期促性腺激素分泌增加只出现在晚上。因此,白天测定出来的促性腺激素水平并无增加。

测定甲状腺功能对鉴别甲状腺功能减退是必要的。

5.促性腺激素释放激素(GnRH)兴奋试验

该试验是鉴别 GnRH 依赖性性早熟和非 GnRH 依赖性性早熟的重要方法:GnRH 50~100 μg 或 2.5~3.0 μg/kg 静脉注射,于 0、30、60 和 90 分钟分别采集血样,测定血清 FSH 和 LH 浓度。如果 LH 峰值>12 IU/L,且 LH 峰值/FSH 峰值>1,则考虑诊断为 GnRH 依赖性性早熟。

(四)性早熟的处理原则

性早熟的处理原则是去除病因,抑制性发育,减少不良心理影响,改善最终身高。对由中枢神经系统病变引起的 GnRH 依赖性性早熟,有手术指征者给予手术治疗,无手术指征者治疗原则同特发性 GnRH 依赖性性早熟。特发性 GnRH 依赖性性早熟主要使用 GnRH 类似物(GnRH-a)治疗,目的是改善成年身高,防止性早熟和月经早初潮带来的心理问题。甲状腺功能减退者需补充甲状腺素。

二、特发性 GnRH 依赖性性早熟的治疗

特发性 GnRH 依赖性性早熟的治疗目的是阻止性发育,使已发育的第二性征消退;抑制骨骺愈合,提高成年身高;消除不良心理影响,避免过早性交。目前,临床上常用的药物有孕激素、GnRH 类似物、达那唑和生长激素等,首选 GnRH 类似物。

(一)孕激素

用于治疗特发性 GnRH 依赖性性早熟的孕激素有甲羟孕酮、甲地孕酮和环丙孕酮。

1.甲羟孕酮

主要作用机制是通过抑制下丘脑-垂体轴抑制促性腺激素的释放,另外甲羟孕酮还可以直接抑制卵巢类固醇激素的合成。可使用口服或肌内注射给药。口服,10～40 mg/d;肌内注射100～200 mg/m²,每周 1 次或每 2 周 1 次。临床上多选口服制剂。

长期大量使用甲羟孕酮的主要不良反应:①皮质醇样作用,能抑制 ACTH 和皮质醇的分泌。②增加食欲,使体重增加。③可引起高血压和库欣综合征样表现。

2.甲地孕酮

其作用机制和不良反应与甲羟孕酮相似。用法:甲地孕酮 10～20 mg/d 口服。

3.环丙孕酮

环丙孕酮有抗促性腺激素、孕激素活性,作用机制和不良反应与甲羟孕酮相似。环丙孕酮最大的特点是有抗雄激素活性。用法:每天 70～100 mg/m² 口服。

由于孕激素无法减缓骨龄增加速度,因此对改善最终身高没有益处。另外,许多患儿不能耐受长期大量使用孕激素。目前临床上更主张用 GnRH 类似物来代替孕激素。

(二)达那唑

达那唑能抑制下丘脑-垂体-卵巢轴,增加体内雌二醇的代谢率,因此能降低体内的雌激素水平。临床上常用达那唑治疗雌激素依赖性疾病,如子宫内膜异位症、子宫内膜增生症和月经过多等。有学者用达那唑治疗 GnRH 依赖性性早熟也取得了不错的疗效。

达那唑的主要不良反应:①胃肠道反应,恶心、呕吐等不适。②雄激素过多的表现:皮脂增加、多毛等。③肝功能受损。由于达那唑的不良反应比较明显,因此许多患儿无法耐受。事实上,在临床上达那唑也很少用于治疗性早熟。

(三)GnRH 类似物

根据作用机制可以将 GnRH 类似物分为 GnRH 激动剂和 GnRH 拮抗剂两种,它们均可用于治疗 GnRH 依赖性性早熟。目前,临床上最常用的是长效 GnRH 激动剂,如亮丙瑞林、曲普瑞林、戈舍瑞林等,一般每 4 周肌内或皮下注射 1 次。长效 GnRH 激动剂对改善第二性征、抑制下丘脑-垂体-卵巢轴有非常好的疗效。另外,由于它能延缓骨龄增加速度,增加骨骺愈合时间,所以能改善最终身高。

1.GnRH 激动剂治疗规范

关于 GnRH 激动剂的使用,中华医学会儿科学分会内分泌遗传代谢学组提出以下建议供参考。

(1)GnRH 激动剂的使用指征。为改善成年身高,建议使用指征为:①骨龄,女孩≤11.5 岁,骨龄>年龄 2 岁或以上。②预测成年身高:女孩<150 cm。③骨龄/年龄>1,或以骨龄判断身高的标准差积分(SDS)≤−2 。④发育进程迅速,骨龄增长/年龄增长>1。

(2)慎用指征。有以下情况时,GnRH 激动剂改善成年身高的疗效差,应酌情慎用:①开始治疗时骨龄:女孩>11.5 岁。②已有阴毛显现。③其靶身高低于同性别、同年龄正常身高平均值 2 个标准差($\overline{x}-2S$)。

(3)不宜使用指征。有以下情况不宜应用 GnRH 激动剂,因为治疗几乎不能改善成年身高:①骨龄:女孩≥12.5 岁。②女孩月经初潮。

(4)不需应用的指征:因性发育进程缓慢(骨龄进展不超越年龄进展)而对成年身高影响不大的 CPP 不需要治疗,但需定期复查身高和骨龄变化。

(5)GnRH 激动剂使用方法。①剂量:首剂为 80~100 μg/kg,2 周后加强 1 次,以后每 4 周 1 次,剂量为 60~80 μg/kg,根据性腺轴功能抑制情况(包括性征、性激素水平和骨龄进展)而定,抑制差者可参照首次剂量,最大剂量为每次 3.75 mg。为确切了解骨龄进展的情况,临床医师应自己对治疗前后的骨龄进行评定和对比,不宜只按放射科的报告。②治疗监测:首剂 3 个月末复查 GnRH 激发试验,LH 激发值在青春前期水平说明剂量合适,以后对女孩只需定期复查基础血清雌二醇(E_2)浓度判断性腺轴功能抑制状况。治疗过程中每 2~3 个月测量身高和检查第二性征。每 6 个月复查骨龄,同时超声复查子宫和卵巢。③疗程:为改善成年身高,GnRH 激动剂的疗程至少需要 2 年。一般在骨龄 12~12.5 岁时可停止治疗。对年龄较小开始治疗者,在年龄已追赶上骨龄,且骨龄已达正常青春期启动年龄时可停药,使其性腺轴功能重新启动。④停药后监测:治疗结束后第 1 年内应每 6 个月复查身高、体重和第二性征。

2.GnRH 激动剂的不良反应

GnRH 激动剂没有明显的不良反应。少部分患者有变态反应及注射部位硬结或感染等。临床上人们最关心的是 GnRH 激动剂对患者的远期影响,目前的研究表明长期使用 GnRH 激动剂不会给下丘脑-垂体-卵巢轴造成永久性的抑制。一旦停用 GnRH 激动剂,受抑制的下丘脑-垂体-卵巢轴会很快恢复活动。另外,有患者担心使用 GnRH 激动剂可造成将来的月经失调,目前尚无证据说明患者以后的月经失调与 GnRH 激动剂治疗之间存在着联系。

3.GnRH 拮抗剂

GnRH 拮抗剂也可用于治疗 GnRH 依赖性性早熟,它与 GnRH 激动剂的区别在于开始使用时就会对下丘脑-垂体-卵巢轴产生抑制作用。

(四)生长激素

生长激素(GH)是由垂体前叶生长激素细胞产生的一种蛋白激素,循环中的生长激素可以单体、二聚体或聚合体的形式存在。80% 为相对分子质量 $22×10^3$ 单体,含有 191 个氨基酸,20% 为相对分子质量 $20×10^3$ 单体,含有 176 个氨基酸。GH 对正常的生长是必需的。青春期性激素和 GH 的水平同步增加提示这两类激素之间存在着相互调节作用,一般认为是性激素驱动 GH 的分泌和促生长作用。

　　GnRH 激动剂可以减慢生长速率及骨骼成熟、提高患儿最终身高,但一部分患儿生长速率过缓,以致不能达到成年预期身高。近年来,为了提高 CPP 患者的最终身高,采取了与生长激素联合治疗的方案。Pasquino 等用曲普瑞林治疗 20 例 ICCP 2～3 年后发现这些患儿的身高比正常同龄儿童低 25 个百分点,随后他们把这些患儿平均分成两组:一组继续单用曲普瑞林,而另一组同时加用 GH 继续治疗 2～4 年后发现,GnRH 激动剂加生长激素组的平均成年身高比治疗前预期成年身高高(7.9±1.1 cm),而单用 GnRH 激动剂组只比治疗前预期成年身高高(1.6±1.2 cm)。国内一些学者的研究也得出了类似的结果。这说明 GnRH 激动剂联合生长激素治疗可提高患者的成年身高。

　　临床上使用的生长激素是用基因重组技术合成的,与天然生长激素具有完全相同的药效学和药代学的人生长激素(HGH)。HGH 半衰期为 3 小时,皮下注射后 4～6 小时出现 GH 峰值。用法:每周皮下注射 0.6～0.8 IU/kg,分 3 次或 6 次给药,晚上注射。一般连续治疗 6 个月以上才有意义。

　　不良反应:①注射部位脂肪萎缩,每天更换注射部位可避免。②亚临床型甲状腺功能减退,约 30% 的用药者会出现,此时需要补充甲状腺素。③少数人会产生抗 rGH 抗体,但在多数情况下抗体不会影响生长速度。

(五)心理教育

　　青春期过早启动可能会对儿童的心理产生不利影响。为了避免这种情况的发生,家长和医师应告诉患儿有关知识,让她们对性早熟产生正确的认识。另外,还应对患儿进行适当的性教育。

三、其他性早熟的治疗

　　对于除特发性 GnRH 依赖性性早熟以外的性早熟治疗来说,治疗的关键是去除原发病因。

(一)颅内疾病

　　颅内疾病包括颅内肿瘤、脑积水及炎症等。颅内肿瘤主要是下丘脑和垂体部位的肿瘤,这些肿瘤可以引起 GnRH 依赖性性早熟,治疗主要采用手术、放疗或化疗。脑积水者应行引流减压术。

(二)自律性卵泡囊肿

　　自律性卵泡囊肿是非 GnRH 依赖性性早熟的常见病因。青春期前儿童卵巢内看到生长卵泡属于正常现象,但这些卵泡直径通常＜10 mm。个别情况下,卵泡增大成卵泡囊肿,直径可＞5 cm。如果这些卵泡囊肿反复存在且分泌雌激素,就会导致性早熟的出现。

　　自律性卵泡囊肿发生的具体机制尚不清楚,有研究提示部分患者可能与 FSH 受体或 LH 受体基因突变,导致受体被激活有关。

　　自律性卵泡囊肿有时需要与卵巢颗粒细胞瘤相鉴别。另外,自律性卵泡囊肿与其他卵巢囊肿一样,也可出现扭转或破裂,临床上表现为急腹症,此时需要手术治疗。

　　自律性卵泡囊肿的处理:可以在超声监护下行卵泡囊肿穿刺术。另外,也可口服甲羟孕酮抑制雌激素的合成。

(三)卵巢颗粒细胞瘤

　　青春期儿童可以发生卵巢颗粒细胞瘤,由于卵巢颗粒细胞瘤能分泌雌激素,因此这些儿童会发生性早熟。一旦诊断为卵巢颗粒细胞瘤,应立即手术,术后需要化疗。

卵巢颗粒细胞瘤能分泌抑制素和抗米勒管激素（AMH），这两种激素被视为卵巢颗粒细胞瘤的肿瘤标志物，可用于诊断和治疗后随访。

(四)McCune-Albright 综合征

McCune-Albright 综合征的发病机制和临床表现见前面所述。治疗为对症处理。对性早熟可用甲羟孕酮治疗。

(五)先天性肾上腺皮质增生症

导致肾上腺皮质雄激素分泌过多的先天性肾上腺皮质增生症患者会发生女性异性性早熟，临床上表现为女性儿童有男性化体征。这些疾病中最常见的是 21-羟化酶缺陷。

(六)芳香化酶抑制剂的使用

芳香化酶是合成雌激素的关键酶，其作用是将雄激素转化成雌激素。芳香化酶抑制剂可以抑制芳香化酶的活性，阻断雌激素的合成，从而降低体内的雌激素水平。目前临床上有学者认为可用芳香化酶抑制剂如来曲唑等，治疗非 GnRH 依赖性性早熟，如 McCune-Albright 综合征等。

（程会芳）

第七章

子宫内膜异位症与子宫腺肌病

第一节 子宫内膜异位症

具有生长功能的子宫内膜组织(腺体和间质)出现在宫腔被黏膜覆盖以外的部位时称为子宫内膜异位症(EMT),简称内异症。

EMT 以痛经、慢性盆腔痛、不孕为主要表现,是育龄妇女的常见病,该病的发病率近年有明显增高趋势,发病率占育龄妇女的 10%～15%,占痛经妇女的 40%～60%。在不孕患者中,30%～40%合并 EMT,在 EMT 患者中不孕症的发病率为 40%～60%。

该病一般仅见于生育年龄妇女,以 25～45 岁妇女多见。绝经后或切除双侧卵巢后异位内膜组织可逐渐萎缩吸收,妊娠或使用性激素抑制卵巢功能可暂时阻止此病的发展,故 EMT 是激素依赖性疾病。

EMT 虽为良性病变,但具有类似恶性肿瘤远处转移、浸润和种植的生长能力。异位内膜可侵犯全身任何部位,最常见的种植部位是盆腔脏器和腹膜,以侵犯卵巢和宫底韧带最常见,其次为子宫、直肠子宫陷凹、腹膜脏层、直肠阴道隔等部位,故有盆腔 EMT 之称。

一、发病机制

本病的发病机制尚未完全阐明,关于异位子宫内膜的来源,目前有多种学说。

(一)种植学说

妇女在经期时子宫内膜碎片可随经血倒流,经输卵管进入盆腔,种植于卵巢和盆腔其他部位,并在该处继续生长和蔓延,形成盆腔 EMT。但已证实 90% 以上的妇女可发生经血逆流,却只有 10%～15% 的妇女罹患 EMT。剖宫产手术后所形成的腹壁瘢痕 EMT,占腹壁瘢痕 EMT 的 90% 左右,是种植学说的典型例证。

(二)淋巴及静脉播散

子宫内膜可通过淋巴或静脉播散,远离盆腔部位的器官如肺、手或大腿的皮肤和肌肉发生的 EMT 可能就是通过淋巴或静脉播散的结果。

(三)体腔上皮化生学说

卵巢表面上皮、盆腔腹膜都是由胚胎期具有高度化生潜能的体腔上皮分化而来,在反复经血逆流、炎症、机械性刺激、异位妊娠或长期持续的卵巢甾体激素刺激下,易发生化生而成为异位症的子宫内膜。

(四)免疫学说

免疫异常对异位内膜细胞的种植、黏附、增生具有直接和间接的作用,表现为免疫监视、免疫杀伤功能减弱,黏附分子作用增强,协同促进异位内膜的移植。以巨噬细胞为主的多种免疫细胞可释放多种细胞因子,促进异位内膜的种植、存活和增殖。EMT 患者的细胞免疫和体液免疫功能均有明显变化,患者外周血和腹水中的自然杀伤细胞(NK)的细胞毒活性明显降低。病变越严重者,NK 细胞活性降低亦越明显。雌激素水平越高,NK 细胞活性则越低。血清及腹水中,免疫球蛋白 IgG、IgA 及补体 C3、C4 水平均增高,还出现抗子宫内膜抗体和抗卵巢抗体等多种自身抗体。因此,个体的自身免疫能力对异位内膜细胞的抑制作用,在本病的发生中起关键作用。

(五)在位内膜决定论

中国学者提出的"在位内膜决定论"揭示了在位子宫内膜在 EMT 发病中的重要作用,在位内膜的组织病理学、生物化学、分子生物学及遗传学等特质,与 EMT 的发生发展密切相关,其"黏附-侵袭-血管形成"过程,所谓的"三 A 程序"可以解释 EMT 的病理过程,又可以表达临床所见的不同病变。

二、病理

EMT 最常见的发生部位为靠近卵巢的盆腔腹膜及盆腔器官的表面。根据其发生部位不同,可分为腹膜 EMT、卵巢 EMT、子宫腺肌病等。

(一)腹膜 EMT

腹膜和脏器浆膜面的病灶呈多种形态。无色素沉着型为早期细微的病变,具有多种表现形式,呈斑点状或小泡状突起,单个或数个呈簇,有红色火焰样病灶,白色透明病变,黄褐色斑及圆形腹膜缺损。色素沉着型为典型的病灶,呈黑色或紫蓝色结节,肉眼容易辨认。病灶反复出血及纤维化后,与周围组织或器官发生粘连,直肠子宫陷凹常因粘连而变浅,甚至完全消失,使子宫后屈固定。

(二)卵巢子宫内膜异位症

卵巢 EMT 最多见,约 80% 的内异症位于卵巢。多数为一侧卵巢,部分波及双侧卵巢。初始病灶表浅,于卵巢表面可见红色或棕褐色斑点或小囊泡,随着病变发展,囊泡内因反复出血积血增多,而形成单个或多个囊肿,称为卵巢子宫内膜异位囊肿。因囊肿内含暗褐色黏糊状陈旧血,状似巧克力液体,故又称为卵巢巧克力囊肿,直径大多在 10 cm 以内。卵巢与周围器官或组织紧密粘连是卵巢子宫内膜异位囊肿的临床特征之一,并可借此与其他出血性卵巢囊肿相鉴别。

(三)子宫骶韧带、直肠子宫陷凹和子宫后壁下段的子宫内膜异位症

这些部位处于盆腔后部较低或最低处,与经血中的内膜碎屑接触机会最多,故为 EMT 的好发部位。在病变早期,子宫骶韧带、直肠子宫陷凹或子宫后壁下段有散在紫褐色出血点或颗粒状散在结节。由于病变伴有平滑肌和纤维组织增生,形成坚硬的结节。病变向阴道黏膜发展时,在阴道后穹隆形成多个息肉样赘生物或结节样瘢痕。随着病变发展,子宫后壁与直肠前壁粘连,直肠子宫陷凹变浅,甚至完全消失。

(四)输卵管子宫内膜异位症

内异症直接累及黏膜较少,偶在其管壁浆膜层见到紫褐色斑点或小结节。输卵管常与周围病变组织粘连。

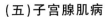

（五）子宫腺肌病

子宫腺肌病分为弥漫型与局限型两种类型。弥漫型的子宫呈均匀增大，质较硬，一般不超过妊娠 3 个月大小。剖面见肌层肥厚，增厚的肌壁间可见小的腔隙，直径多在 5 mm 以内。腔隙内常有暗红色陈旧积血。局限型的子宫内膜在肌层内呈灶性浸润生长，形成结节，但无包膜，故不能将结节从肌壁中剥出。结节内也可见陈旧出血的小腔隙，结节向宫腔突出颇似子宫肌瘤。偶见子宫内膜在肌瘤内生长，称之为子宫腺肌瘤。

（六）恶变

EMT 是一种良性疾病，但少数可发生恶变，恶变率为 0.7%～1%，其恶变后的病理类型包括透明细胞癌、子宫内膜样癌、腺棘癌、浆液性乳头状癌、腺癌等。EMT 恶变 78% 发生在卵巢，22% 发生在卵巢外。卵巢外最常见的恶变部位是直肠阴道隔、阴道、结肠、盆腹膜、大网膜、脐部等。

三、临床表现

（一）症状

1.痛经

痛经是常见而突出的症状，多为继发性，占 EMT 的 60%～70%。多于月经前 1～2 天开始，经期第 1～2 天症状加重，月经净后疼痛逐渐缓解。疼痛多位于下腹深部及直肠区域，以盆腔中部为多，多随局部病变加重而逐渐加剧，但疼痛的程度与病灶的大小不成正比。

2.性交痛

性交痛多见于直肠子宫陷凹有异位病灶或因病变导致子宫后倾固定的患者。当性交时由于受阴茎的撞动，可引起性交疼痛，以月经来潮前性交最明显。

3.不孕

EMT 不孕率为 40%～60%。主要原因是腹水中的巨噬细胞影响卵巢的分泌功能和排卵功能，导致黄体功能不全（LPD）、未破裂卵泡黄素化综合征（LUFS）、早孕自然流产等。EMT 可使盆腔内组织和器官广泛粘连，输卵管变硬僵直，影响输卵管的蠕动，从而影响卵母细胞的拣拾和受精卵的输送；严重的卵巢周围粘连，可妨碍卵子的排出。

4.月经异常

部分患者可因黄体功能不全或无排卵而出现月经期前后阴道少量出血、经期延长或月经紊乱。内在性 EMT 患者往往有经量增多、经期延长或经前点滴出血。

5.慢性盆腔痛

71%～87% 的 EMT 患者有慢性盆腔痛，慢性盆腔痛患者中有 83% 活检确诊为 EMT；常表现为性交痛、大便痛、腰骶部酸胀及盆腔器官功能异常等。

6.其他部位 EMT 症状

肠道 EMT 可出现腹痛、腹泻或便秘。泌尿道 EMT 可出现尿路刺激症状等。肺部 EMT 可出现经前咯血、呼吸困难和（或）胸痛。

（二）体征

典型的盆腔 EMT 在盆腔检查时，可发现子宫后倾固定，直肠子宫陷凹、子宫骶韧带或子宫颈后壁等部位扪及 1～2 个或更多触痛性结节，如绿豆或黄豆大小，肛诊更明显。有卵巢 EMT 时，在子宫的一侧或双侧附件处扪到与子宫相连的囊性偏实不活动包块（巧克力囊肿），往往有轻压痛。若病变累及直肠阴道隔,病灶向后穹隆穿破时,可在阴道后穹隆处扪及甚至可看到隆起的紫蓝色出血点或结节,可随月经期出血。内在性 EMT 患者往往子宫胀大,但很少超过 3 个月妊娠,多为一致性胀大,也可能感到某部位比较突出犹如子宫肌瘤。如直肠有较多病变时,可触及一硬块,甚至误诊为直肠癌。

四、诊断

(一)病史

凡育龄妇女有继发性痛经进行性加重和不孕史、性交痛、月经紊乱等病史者,应仔细询问痛经出现的时间、程度、发展及持续时间等。

(二)体格检查

(1)妇科检查(三合诊)扪及子宫后位固定、盆腔内有触痛性结节或子宫旁有不活动的囊性包块,阴道后穹隆有紫蓝色结节等。

(2)其他部位的病灶如脐、腹壁瘢痕、会阴侧切瘢痕等处,可触及肿大的结节,经期明显。

临床上单纯根据典型症状和准确的妇检可以初步诊断 50% 左右的 EMT,但大约有 25% 的病例无任何临床症状,尚需借助下列辅助检查,特别是腹腔镜检查和活组织检查才能最后确诊。

(三)影像学检查

1.超声检查

超声检查可应用于各型内异症,通常用于Ⅲ～Ⅳ期的患者,是鉴别卵巢子宫内膜异位囊肿、直肠阴道隔 EMT 和子宫腺肌症的重要手段。巧克力囊肿一般直径为 5～6 cm,直径≥10 cm 较少,其典型的声像图特征如下。

(1)均匀点状型:囊壁较厚,囊壁为结节状或粗糙回声,囊内布满均匀细小颗粒状的反光点。

(2)混合型:囊内大部分为无回声区,可见片状强回声或小光团,但均不伴声影。

(3)囊肿型:囊内呈无回声的液性暗区,多孤立分布,但与卵巢单纯性囊肿难以区分。

(4)多囊型:包块多不规则,其间可见隔反射,分成多个大小不等的囊腔,各囊腔内回声不一致。

(5)实体型:内呈均质性低回声或弱回声。

2.磁共振(MRI)

磁共振(MRI)对卵巢型、深部浸润型、特殊部位内异症的诊断和评估有意义,但在诊断中的价值有限。

(四)CA125 值测定

血清 CA125 浓度变化与病灶的大小和病变的严重程度呈正相关,CA125≥35 U/mL 为诊断 EMT 的标准,临床上可以辅助诊断并可监测疾病的转归和评估疗效,由于 CA125 在不同的疾病间可发生交叉反应,使其特异性降低而不能单独作为诊断和鉴别诊断的指标。CA125 在监测内异症方面较诊断内异症更有价值。

在Ⅰ～Ⅱ期患者中,血清 CA125 水平正常或略升高,与正常妇女有交叉,提示 CA125 阴性者亦不能排除内异症。而在Ⅲ～Ⅳ期有卵巢子宫内膜异位囊肿、病灶侵犯较深、盆腔广泛粘连者,CA125 值多升高,但一般不超过 200 U/mL,腹腔液 CA125 的浓度可直接反映 EMT 病情,其浓度较血清高出 100 多倍,临床意义比血清 CA125 大。CA125 结合 EMAb、B 超、CT 或 MRI 可提高诊断准确率。

（五）抗子宫内膜抗体（EMAb）

EMT 是一种自身免疫性疾病，因为在许多患者体内可以测出抗子宫内膜的自身抗体。EMAb 是 EMT 的标志抗体，其产生与异位子宫内膜的刺激及机体免疫内环境失衡有关。EMT 患者血液中 EMAb 水平升高，经 GnRH-a 治疗后，EMAb 水平明显降低。测定抗子宫内膜抗体对内异症的诊断与疗效观察有一定的帮助。

（六）腹腔镜检查

腹腔镜检查是诊断 EMT 的金标准，特别是对盆腔检查和 B 超检查均无阳性发现的不育或腹痛患者更是重要手段。在腹腔镜下对可疑病变进行活检，可以确诊和正确分期，对不孕的患者还可同时检查其他不孕的病因和进行必要的处理，如盆腔粘连分解术、输卵管通液及输卵管造口术等。

五、分期

（一）美国生殖学会子宫内膜异位症手术分期

目前，世界上公认并应用的子宫内膜异位症分期法是 RAFS 分期，即按病变部位、大小、深浅、单侧或双侧、粘连程度及范围，计算分值，定出相应期别。

（二）子宫内膜异位症的临床分期

1. Ⅰ期

不孕症未能找到不孕原因而有痛经者，或为继发痛经严重者。妇科检查后穹隆粗糙不平滑感，或骶韧带有触痛。B 超检查无卵巢肿大。

2. Ⅱ期

后穹隆可触及<1 cm 的结节，骶韧带增厚，有明显触痛。两侧或一侧可触及<5 cm 肿块或经B 超确诊卵巢增大者，附件与子宫后壁粘连，子宫后倾尚活动。

3. Ⅲ期

后穹隆可触及>1 cm 结节，骶韧带增厚或阴道直肠可触及结节，触痛明显，两侧或一侧附件可触及>5 cm 肿块或经 B 超确诊附件肿物者。肿块与子宫后壁粘连较严重，子宫后倾活动受限。

4. Ⅳ期

后穹隆被块状硬结封闭，两侧或一侧附件可触及直径大于 5 cm 肿块与子宫后壁粘连，子宫后倾活动受限，直肠或输尿管受累。

对Ⅰ期、Ⅱ期患者选用药物治疗，如无效时再考虑手术治疗。对Ⅲ期、Ⅳ期患者首选手术治疗，对Ⅳ期患者行保守手术治疗预后较差。对此类不孕患者建议在术前药物治疗 2～3 个月后再行手术，以期手术容易施行，并可较彻底清除病灶。

六、治疗

国际子宫内膜异位症学术会议（WEC）曾总结提出对于 EMT，腹腔镜、卵巢抑制、三期疗法、妊娠、助孕是最好的治疗。中国学者又明确提出内异症的规范化治疗应达到 4 个目的：减灭和去除病灶、缓解和消除疼痛、改善和促进生育、减少和避免复发。

治疗时主要考虑的因素：①年龄；②生育要求；③症状的严重性；④既往治疗史；⑤病变范围；⑥患者的意愿。

（一）有生育要求的内异症治疗方案

对有生育要求的内异症患者，应首先行子宫输卵管造影（HSG），输卵管通畅者，可先采用抑制子宫内膜异位病灶有效的药物，如避孕药、内美通或 GnRH-a 等药物 3～6 个周期，然后给予促排卵治疗，对排卵正常但不能受孕者应行腹腔镜检查以明确有无盆腔粘连或引起不孕的其他盆腔因素。若 HSG 提示病变累及输卵管影响输卵管通畅性或功能，则应行腹腔镜检查确诊病因，在检查的同时完成盆腔粘连分离、异位病灶去除及输卵管矫正手术。EMT 患者手术后半年为受孕的黄金时期，术后 1 年以上获得妊娠的机会大大下降。

有学者认为对 EMT Ⅰ～Ⅱ 期不孕患者，首选手术治疗，在无广泛病变或经手术重建盆腔解剖结构后，此时期盆腔内环境最有利于受精，子宫内膜的容受性也最高，应积极促排卵尽早妊娠或促排卵后行 IUI 3 个周期，仍未成功则行 IVF。对 Ⅲ～Ⅳ 期内异症不孕患者手术后短期观察或促排卵治疗，如未妊娠，直接 IVF 或注射长效 GnRH-a 2～3 支后行 IVF-ET。对病灶残留，内异症生育指数评分低者，术后可用 GnRH-a 治疗 3 周期后行 IVF。

（二）无生育要求的治疗方案

对于无生育要求的内异症患者，治疗并控制病灶，以最简便、最小的代价来提高生活质量。治疗方法可分为手术治疗、药物治疗、介入治疗、中药治疗等。手术是第一选择，腹腔镜手术为首选。手术可以明确诊断，确定病变程度、类型、活动状态，进行切除、减灭病变，分离粘连，减轻症状，减少或预防复发。

子宫腺肌症症状较严重者，一般需行次全子宫切除或全子宫切除术。年轻且要求生育者，如病灶局限，可考虑单纯切除病灶，缓解症状，提高妊娠率，但子宫腺肌症的病灶边界不清又无包膜，故不宜将其全部切除。因此复发率较高。疼痛较轻者，可以药物治疗。

（三）手术治疗

手术的目的是切除病灶、恢复解剖。手术又分为保守性手术、半保守性手术，以及根治性手术。

1.保守性手术

保留患者的生育功能，手术尽量切除肉眼可见的病灶、剔除囊肿，以及分离粘连。适合年龄较轻、病情较轻又有生育要求者。

2.根治性手术

切除全子宫及双附件及所有肉眼可见的病灶。适合年龄 50 岁以上、无生育要求、症状重或者内异症复发经保守手术或药物治疗无效者。

3.半保守性手术

切除子宫，但保留卵巢。主要适合无生育要求、症状重或者复发经保守手术或药物治疗无效，但年龄较轻希望保留卵巢内分泌功能者。

手术后的复发率取决于病情的严重程度及手术的彻底性。彻底切除或剥除病灶后 2 年复发率大约为 21.5%，5 年复发率为 40%～50%。手术后使用 GnRH-a 类药物可用于治疗切除不完全的内异症患者的疼痛，尤其是重度内异症者术后盆腔痛。对于术后想受孕的患者可以不使用该类药物，因为这并不能提高受孕率，而且还会因治疗耽搁怀孕。术后使用促排卵药物，争取术后早日怀孕。如果术后需要使用 GnRH-a 类药物，注射第 3 支后 28 天复查 CA125 及 CA19-9，CA125 降至 15 U/mL 以下，CA19-9 降至 20 U/mL 以下，待月经复潮后可行夫精人工授精（IUI）或 IVF-ET。

(四)药物治疗

药物治疗的目的是改善妊娠环境,获得妊娠和止痛。常用药物有以下几种。

1.假孕疗法

长期持续口服高剂量的雌、孕激素,抑制垂体 Gn 及卵巢性激素的分泌,造成无周期性的低雌激素状态,使患者产生一种高雄激素性的闭经,其所发生的变化与正常妊娠相似,故称为假孕疗法。各种口服避孕药和孕激素均可用来诱发假孕。

(1)口服避孕药:低剂量高效孕激素和炔雌醇的复合片,抑制排卵,下调细胞增殖,加强在位子宫内膜细胞凋亡,可有效安全地治疗 EMT 患者的痛经。长期连续或循环地使用是可靠的手术后用药,可避免或减少复发。通过阴道环给予雌、孕激素的方式治疗 EMT 相关疼痛效果及依从性良好。近年国外研究认为,避孕药疗效不差于 GnRH-a,且经济、便捷、不良反应小,可作为术后的一类用药。

用法:每天 1 片,连续服 9~12 个月或 12 个月以上。服药期间如发生阴道突破性出血,每天增加 1 片直至闭经。

(2)孕激素类。①地诺孕素:一种睾酮衍生物,仅结合于孕激素受体以避免雌激素、雄激素或糖皮质激素活性带来的不良反应。在改善 EMT 相关疼痛方面,地诺孕素与 GnRH-a 疗效相当。每天口服 2 mg,连续使用 52 周,对骨密度影响轻微。其安全耐受性很好,对血脂、凝血、糖代谢影响很小。给药方便,疗效优异,不良反应轻微。作为保守手术后的用药值得推荐。②炔诺酮 5~7.5 mg/d(每片 0.625 mg),或甲羟孕酮(MPA)20~30 mg/d(每片 2 mg),连服 6 个月;如用药期间出现阴道突破性出血,可每天加服补佳乐 1 mg,或己烯雌酚 0.25~0.5 mg。

由于炔诺酮、甲羟孕酮类孕激素疗效短暂,妊娠率低,复发率高,现临床上已较少应用。

2.假绝经疗法

使用药物阻断下丘脑 GnRH-a 和垂体 Gn 的合成和释放,直接抑制卵巢激素的合成,以及有可能与靶器官性激素受体相结合,导致 FSH 和 LH 值低下,从而使子宫内膜萎缩,导致短暂闭经。不像绝经期后 FSH 和 LH 升高,故名假绝经疗法。常用药物有达那唑、内美通等。

(1)达那唑:一种人工合成的 17α-炔睾酮衍生物,抑制 FSH 和 LH 峰,产生闭经;并直接与子宫内膜的雄激素和孕激素的受体结合,导致异位内膜腺体和间质萎缩、吸收而痊愈。

用法:月经第 1 天开始口服,每天 600~800 mg,分 2 次口服,连服 6 个月。或使用递减剂量,300 mg/d 逐渐减至 100 mg/d 的维持剂量,作为 GnRH-a 治疗后的维持治疗 1 年,能有效维持盆腔疼痛的缓解。

达那唑宫内节育器能有效缓解 EMT 有关的疼痛症状,且无口服时的不良反应。达那唑阴道环给药系统有效治疗深部浸润型 EMT 的盆腔疼痛,不良反应非常少见,可以作为术后长期维持治疗。

(2)孕三烯酮(内美通):19-去甲睾酮衍生物,有雄激素和抗雌孕激素作用,作用机制类似达那唑,疗效优于达那唑,不良反应较达那唑轻。其耐受性、安全性及疗效不如 GnRH-a。

用法:月经第 1 天开始口服,每周 2 次,每次 2.5 mg,连服 6 个月。

3.其他药物

(1)三苯氧胺(他莫昔芬,TAM):一种非甾体的雌激素拮抗剂,可与雌激素竞争雌激素受体,降低雌激素的净效应,并可刺激孕激素的合成,而起到抑制雌激素作用,能使异位的子宫内膜萎缩,造成闭经,并能缓解因内异症引起的疼痛等症状。但 TAM 治疗中又可出现雌激素样作用,长期应用可引起子宫内膜的增生,诱发卵巢内膜囊肿增大。

用法:每天 20～30 mg,分 2～3 次口服,连服 3～6 个月。

(2)米非司酮:能与孕酮受体及糖皮质激素受体结合,下调异位和在位内膜的孕激素受体含量并抑制排卵,造成闭经,促进 EMT 病灶萎缩,疼痛缓解。

用法:月经第 1 天开始口服,每天 10～50 mg,连服 6 个月。

(3)有前景的药物:芳香化酶抑制剂类,如来曲唑;GnRH-a A 类药物西曲瑞克;基质金属蛋白酶抑制剂及抗血管生成治疗药物等。

4.免疫调节治疗

EMT 是激素依赖性疾病,性激素抑制治疗已广泛应用于临床并取得了一定的短期疗效,包括达那唑、GnRH-a 和口服避孕药等。但是高复发率,以及长期使用产生的严重药物不良反应影响了后续治疗。研究表明 EMT 的形成和发展有免疫系统的参与,包括免疫监视的缺失,子宫内膜细胞对凋亡和吞噬作用的抵抗,以及对子宫内膜细胞有细胞毒性作用的 NK 细胞活性的降低。因此,免疫调节为 EMT 治疗开辟了新的途径。目前,以下几种药物在 EMT 治疗研究中获得了初步疗效。

(1)己酮可可碱:一种磷酸二酯酶抑制剂,它既可以影响炎症调节因子的产生,也可以调节免疫活性细胞对炎症刺激的反应,近年来被认为可能对 EMT 有效而成为 EMT 免疫调节治疗的研究重点。己酮可可碱可以通过提高细胞内的环磷腺苷水平来减少炎症细胞因子的产生或降低其活性,如肿瘤坏死因子-α(TNF-α)。此外还具有抑制 T 细胞和 B 细胞活化,降低 NK 细胞活性,阻断白细胞对内皮细胞的黏附等作用。研究发现己酮可可碱可以调节 EMT 患者腹膜环境的免疫系统功能,减缓子宫内膜移植物的生长,逆转过度活化的巨噬细胞,有效改善 EMT 相关的不孕。己酮可可碱不抑制排卵,对孕妇是安全的,适用于治疗与 EMT 相关的不孕症。

手术后使用己酮可可碱治疗轻度 EMT,800 mg/d,12 个月的妊娠率从 18.5% 提高到 31%,可以明显减轻盆腔疼痛。但也有研究认为并不能明显改善轻度到重度 EMT 患者的妊娠率,不能降低术后复发率。

(2)抗 TNF-α 治疗药物:一种促炎症反应因子,是活化的巨噬细胞的主要产物,与 EMT 的形成和发展有关。EMT 患者腹腔液中 TNF-α 水平增高,并且其水平与 EMT 的严重程度相关。抗 TNF-α 治疗除了阻断 TNF-α 对靶细胞的作用外,还包括抑制 TNF-α 的产生。该类药物有己酮可可碱、英夫利昔单抗、依那西普、重组人 TNF 结合蛋白Ⅰ等。

(3)干扰素-α2b:干扰素-α 能刺激 NK 细胞毒活性,并可促使 CD8 细胞表达。无论在体外实验或动物模型中,干扰素-α2b 对于 EMT 的疗效均得以证实。

(4)白细胞介素 12(IL-12):主要作用是调节免疫反应的可适应性。IL-12 可以作用于 T 细胞和 NK 细胞,从而诱导其他细胞因子的产生。其中产生的干扰素-γ 可以进一步增强 NK 细胞对子宫内膜细胞的细胞毒性作用,以及促进辅助性 T 细胞反应的产生。小鼠腹腔内注射 IL-12明显减小异位子宫内膜病灶的表面积和总重量。但目前缺乏临床试验证实其疗效。

5.左炔诺孕酮宫内节育系统(LNG-IUS,商品名曼月乐)

LNG-IUS 直接减少病灶中的 E_2 受体,使 E_2 的作用减弱导致异位的内膜萎缩,子宫动脉阻力增加,减少子宫血流量,减少子宫内膜中前列腺素的产生,明显减少月经量,改善 EMT 患者的盆腔疼痛,缓解痛经症状。与 GnRH-a 相比,LNG-IUS 缓解 EMT 患者痛经疗效相当,减少术后痛经复发。不增加心血管疾病风险,且降低血脂,不引起低雌激素症状,没有减少骨密度的严重不良反应,可长期应用。不规则阴道流血发生率高于 GnRH-a。如果 EMT 患者需要长期治疗,可优先选择 LNG-IUS,在提供避孕的同时,是治疗子宫内膜异位症、子宫腺肌病和慢性盆腔痛的有效、安全、便捷的治疗手段之一,尤其适用于合并有子宫腺肌症的 EMT 患者长期维持治疗。

曼月乐含 52 mg 左炔诺孕酮,每天释放 20 μg,可有效使用 5 年。

放置曼月乐一般选择在月经的 7 天以内;如果更换新的曼月乐可以在月经周期的任何时间。早孕流产后可以立即放置,产后放置应推迟到分娩后 6 周。

6.促性腺激素释放激素激动剂(GnRH-a)

GnRH-a 是目前最受推崇、最有效的子宫内膜异位症治疗药物。连续使用 GnRH-a 可下调垂体功能,造成药物暂时性去势及体内 Gn 水平下降、低雌激素状态:由于卵巢功能受抑制,产生相应低雌激素环境,使内异症病灶消退。目前常用的有长效制剂如进口的曲普瑞林、戈舍瑞林、布舍瑞林等;国产的长效制剂有亮丙瑞林(丽珠制药),短效制剂如丙氨瑞林(安徽丰原)。

(1)用法:长效制剂于月经第 1 天开始注射,每 28 天注射 1/2~1 支,注射 3~6 支,最多不超过 6 支。

(2)不良反应:主要为雌激素水平降低所引起的类似围绝经期综合征的表现,如潮热、多汗、血管舒缩不稳定、乳房缩小、阴道干燥等反应,占 90% 左右,一般不影响继续用药。严重雌激素减少,$E_2 < 734$ pmol/L,可增加骨中钙的吸收,而发生骨质疏松。

(3)反向添加疗法(Add-back):指联合应用 GnRH-a 及雌、孕激素,使体内雌激素水平达到所谓"窗口剂量",即不影响内异症的治疗,又可最大限度地减轻低雌激素的影响。其目的是减少血管收缩症状,以及长期使用 GnRH-a 对于骨密度的损害。可以用雌、孕激素的联合或序贯方法。

用药方法:应用 GnRH-a 3 个月后,联合应用以下药物。①GnRH-a+补佳乐 1~2 mg/d+甲羟孕酮 2~4 mg/d。②GnRH-a+补佳乐 1~2 mg/d+炔诺酮 5 mg/d。③GnRH-a+利维爱 2.5 mg/d。

雌二醇阈值窗口概念:血清 E_2 在 110~146 pmol/L 为阈值窗口,在窗口期内可不刺激 EMT 病灶生长,亦能满足骨代谢和血管神经系统对雌激素的需求,故可适当添加激素维持雌激素阈值水平,减少不良反应。适当的反加不影响 GnRH-a 疗效,且有效减少不良反应,延长用药时间。

(4)GnRH-a 反减治疗:以往采用 GnRH-a 先足量再减量方法,近年有更合理的长间歇疗法,延长 GnRH-a 用药间隔时间至 6 周 1 次,共用 4 次,亦能达到和维持有效低雌激素水平,是经济有效且减少不良反应的给药策略,但其远期复发率有待进一步研究。

(五)药物与手术联合治疗

手术治疗可恢复正常解剖关系,去除病灶并同时分离粘连,但严重的粘连使病灶不能彻底清除,显微镜下和深层的病灶无法看到,术后的并发症有时难以避免。手术后的粘连是影响手术效果、导致不孕的主要原因。药物治疗虽有较好的疗效,但停药后短期内病变可能复发,致密的粘连妨碍药物到达病灶内而影响疗效。根据病情程度在手术前后药物治疗。术前应用 GnRH-a,在低雌激素作用下,腹腔内充血减轻,毛细血管充血和扩张均不明显,使粘连易于分离,卵巢异位瘤易于剥离,有利于手术的摘除,还可预防术后粘连形成。术后用 1~2 个月的药物,可以抑制手术漏掉的病灶,预防手术后的复发。

(陈萌萌)

第二节　子宫腺肌病

子宫腺肌病是指子宫内膜向肌层良性浸润并在其中弥散性生长,其特征是在子宫肌层中出现异位的内膜和腺体,伴有周围肌层细胞的代偿性肥大和增生。本病 20%~50% 合并子宫内膜异位症,约 30% 合并子宫肌瘤。

目前子宫腺肌病的发病有逐渐增加的趋势,其治疗的方法日趋多样化,治疗方法的选择应在考虑患者年龄、生育要求、临床症状的严重程度、病变部位与范围、患者的意愿等的基础上确定。

一、临床表现

(一)病史特点

(1)详细询问相关的临床症状,如经量增多和进行性痛经。

(2)家族中有无相同病史。

(3)医源性因素所致子宫内膜创伤,如多次分娩、习惯性流产、人工流产、宫腔操作史。

(二)症状

子宫腺肌病的症状不典型,表现多种多样,没有特异性。约 35% 的子宫腺肌病无临床症状,临床症状与病变的范围有关。

(1)月经过多:占 40%~50%,一般出血与病灶的深度呈正相关,偶尔也有小病变月经过多者。

(2)痛经:逐渐加剧的进行性痛经,痛经常在月经来潮的前一周就开始,至月经结束。15%~30% 的患者有痛经,疼痛的程度与病灶的多少有关,约 80% 痛经者为子宫肌层深部病变。

(3)其他症状:部分患者可有未明原因的月经中期阴道流血及性欲减退,子宫腺肌病不伴有其他不孕疾病时,一般对生育无影响,伴有子宫肌瘤时可出现肌瘤的各种症状。

(三)体征

妇科检查可发现子宫呈均匀性增大或有局限性结节隆起,质地变硬,一般不超过孕 12 周子宫的大小。近月经期检查,子宫有触痛。月经期,由于病灶充血、水肿及出血,子宫可增大,质地变软,压痛较平时更为明显;月经期后再次妇科检查发现子宫有缩小,这种周期性出现的体征改变为诊断本病的重要依据之一。合并盆腔子宫内膜异位症时,子宫增大、后倾、固定、骶骨韧带增粗,或直肠子宫陷凹处有痛性结节等。

二、辅助检查

(一)实验室检查

(1)血常规:明确有无贫血。

(2)CA125:子宫腺肌病患者血 CA125 水平明显升高,阳性率达 80%,CA125 在监测疗效上有一定价值。

(二)影像学检查

(1)B 超:为子宫腺肌病的常规诊断手段。B 超的图像特点:①子宫呈均匀性增大,轮廓尚清晰。②子宫内膜线可无改变,或稍弯曲。③子宫切面回声不均匀,有时可见大小不等的无回声区。

(2)MRI:为目前诊断子宫腺肌病最可靠的无创伤性诊断方法,可以区别子宫肌瘤和子宫腺肌病,并可诊断两者同时并存,对决定处理方法有较大帮助,在发达国家中广泛应用。图像表现为:①子宫增大,外缘尚光滑;②T_2WI显示子宫的正常解剖形态扭曲或消失;③子宫后壁明显增厚,结合带厚度>8 mm;④T_2WI显示子宫壁内可见一类似结合带的低信号肿物,与稍高信号的子宫肌层边界不清,类似于结合带的局灶性或广泛性增宽,其中可见局灶性的大小不等斑点状高信号区,即为异位的陈旧性出血灶或未出血的内膜岛。

(三)其他

(1)宫腔镜检查:子宫腔增大,有时可见异常腺体开口,并可除外子宫内膜病变。

(2)腹腔镜检查:见子宫均匀增大,前后径增大更明显,子宫较硬,外观灰白或暗紫色,有时浆膜面见突出紫蓝色结节。

(3)肌层针刺活检:诊断的准确性依赖于取材部位的选择、取材次数,以及病灶的深度和广度,特异性较高,但敏感性较低,而且操作困难,在临床上少用。

三、诊断

子宫腺肌病的诊断一般并不难,最主要的困难在于与子宫肌瘤等疾病的鉴别诊断。子宫腺肌病与子宫肌瘤均是常见的妇科疾病,两种病变均发生在子宫,发病年龄相仿,多见于30~50岁的育龄妇女,临床上容易互相混淆。一般来说,子宫腺肌病突出症状是继发性逐渐加重的痛经,子宫肌瘤的突出症状却为月经过多及不规则出血,子宫腺肌病时子宫也有增大,但很少超过妊娠3个月子宫大小。

四、治疗

(一)治疗原则

由于子宫腺肌病的难治性,目前尚不能使每位患者均获得满意的疗效,应根据患者的年龄、生育要求和症状,实施个体化的多种手段的联合治疗策略。

(二)药物治疗

药物治疗子宫腺肌病近期疗效明显,但只是暂时性的,停药后症状体征常很快复发,对年轻有生育要求,近绝经期者或不接受手术治疗者可试用达那唑、孕三烯酮或促性腺激素释放激素类似物(GnRH-a)等。

1.达那唑

达那唑适用于轻度及中度子宫腺肌病痛经患者。

用法:月经第1天开始口服200 mg,2~3次/天,持续用药6个月。若痛经不缓解或未闭经,可加至4次/天。疗程结束后约90%症状消失。停药后4~6周恢复月经及排卵。

不良反应:恶心、头痛、潮热、乳房缩小、体重增加、性欲减退、多毛、痤疮、声音改变、皮脂增加、肌痛性痉挛等。但发生率低,且症状多不严重。

2.孕三烯酮

19-去甲睾酮的衍生物,有抗雌激素和抗孕激素作用,不良反应发生率同达那唑,但程度略轻。

用法:每周用药 2 次,每次 2.5 mg,于月经第 1 天开始服用,6 个月为 1 个疗程。因为用药量小,用药次数少,其应用近年来增多。孕三烯酮治疗轻症子宫肌腺病具有很好的效果,可达治愈目的,从而可防止其发展为重症子宫肌腺病,减少手术及术后并发症,提高患者生活质量。

3.促性腺激素释放激素激动剂(GnRH-a)

其为人工合成的十肽类化合物,能促进垂体细胞分泌黄体生成激素(LH)和尿卵泡刺激素(FSH),长期应用对垂体产生降调作用,可使 LH 和 FSH 分泌急剧减少。有研究表明子宫腺肌病导致不孕与化学和免疫等因素有关,而 GnRH-a 有调节免疫活性的作用,且使子宫大小形态恢复正常,从而改善了妊娠率。但 GnRH-a 作用是可逆性的,故对子宫腺肌病合并不孕的治疗在停药后短期内不能自行受孕者,应选择辅助生殖技术。

4.其他药物

(1)孕激素受体拮抗剂:米非司酮为人工合成 19-去甲基睾酮衍生物,具有抗孕激素及抗皮质激素的活性,用法:米非司酮 10 mg 口服 1 次/天,连续 3 个月,治疗后患者停经,痛经消失,子宫体积明显缩小,不良反应少见。年轻患者停药后复发率高于围绝经期患者,复发者进行长期治疗仍有效。

(2)左炔诺酮:Norplant 为左炔诺酮皮下埋植剂,可治疗围绝经期子宫腺肌病,治疗后虽子宫体积无明显缩小,但痛经缓解率达 100%。缓释左炔诺酮宫内节育系统(LNG-IUS,曼月乐),国内外报道用 LNG-IUS 治疗子宫腺肌病痛经及月经过多有一定效果。

(3)短效口服避孕药:临床研究显示,长期服用短效避孕药可使子宫内膜和异位内膜萎缩,缓解痛经,减少经量,降低子宫内膜异位症的复发率。但是复方口服避孕药存在不良反应,服用后患者可出现点滴出血或突破性出血、乳房触痛、头痛、体重改变、恶心和呕吐等胃肠道反应,以及情绪改变等不良反应,长期应用有血栓性疾病和心血管疾病风险。因此,复方口服避孕药的使用应综合各方面情况进行个体化用药,以使患者获得最大益处。目前国内外还没有关于该疗法用于子宫腺肌病治疗效果大样本的评价。

(4)孕激素:孕激素作用基于子宫内膜局部高剂量的孕酮,可引起蜕膜样变,上皮萎缩及产生直接的血管改变,使月经减少,甚至闭经。目前国外研究显示地屈孕酮是分子结构最接近天然孕酮的一种孕激素,并具有更高的口服生物利用度。地屈孕酮是一种口服孕激素,可使子宫内膜进入完全的分泌相,从而可防止由雌激素引起的子宫内膜增生和癌变风险。地屈孕酮可用于内源性孕激素不足的各种疾病,它不产热,且对脂代谢无影响。极少数患者可出现突破性出血,一般增加剂量即可防止。地屈孕酮也可能发生其他发生在孕激素治疗中的不良反应,如轻微出血、乳房疼痛,肝功能损害极为少见。目前国内外尚无使用地屈孕酮治疗子宫腺肌病的大型随机对照试验。

(三)手术治疗

药物治疗无效或长期剧烈痛经时,应行手术治疗。手术治疗包括根治手术(子宫切除术)和保守手术。

1.子宫切除术

子宫切除术是主要的治疗方法,也是唯一循证医学证实有效的方法,可以根治痛经和(或)月经过多,适用于年龄较大、无生育要求者。近年来,阴式子宫切除术应用日趋增多,单纯子宫腺肌病子宫体积多小于 12 孕周子宫大小,行阴式子宫切除多无困难。若合并有内异症,有卵巢子宫内膜异位囊肿或估计有明显粘连,可行腹腔镜子宫切除术。虽然有研究表明腺肌病的子宫有稍

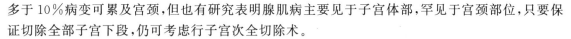

多于10％病变可累及宫颈,但也有研究表明腺肌病主要见于子宫体部,罕见于宫颈部位,只要保证切除全部子宫下段,仍可考虑行子宫次全切除术。

2.保守性手术

子宫腺肌病病灶挖除术、子宫内膜去除术和子宫动脉栓塞术都属于保留生育功能的方法。腹腔镜下子宫动脉阻断术和病灶消融术(使用电、射频和超声等能减少子宫腺肌病量),近年来的报道逐渐增多,但这些手术的效果均有待于循证医学研究证实。

(1)子宫腺肌病病灶挖除术:适用于年轻、要求保留生育功能的患者。子宫腺肌瘤一般能挖除干净,可以明显地改善症状、增加妊娠机会。对局限型子宫腺肌病可以切除大部分病灶,缓解症状。虽然弥散型子宫腺肌病做病灶大部切除术后妊娠率较低,仍有一定的治疗价值。术前使用 GnRH-a 治疗 3 个月,可以缩小病灶利于手术。做病灶挖除术的同时还可做子宫神经去除术或子宫动脉阻断术以提高疗效。

(2)子宫内膜去除术:近年来,有报道在宫腔镜下行子宫内膜去除术治疗子宫腺肌病,术后患者月经量明显减少,甚至闭经,痛经好转或消失,对伴有月经过多的轻度子宫腺肌病可试用。子宫内膜切除术虽可有效控制月经过多及痛经症状,但对深部病灶治疗效果较差。远期并发症常见的为宫腔粘连、宫腔积血、不孕、流产、早产等。

(3)子宫动脉栓塞术:近期效果明显,月经量减少约50％,痛经缓解率达90％以上,子宫及病灶体积缩小显著,彩色超声显示子宫肌层及病灶内血流信号明显减少,该疗法对要求保留子宫和生育功能的患者具有重大意义。但 UAE 治疗某些并发症尚未解决,远期疗效尚待观察,对日后生育功能的影响还不清楚,临床应用仍未普及,还有待于进一步积累经验。

(4)子宫病灶电凝术:通过子宫病灶电凝可引起子宫肌层内病灶坏死,以达到治疗的目的。但病灶电凝术中很难判断电凝是否完全,因此不如手术切除准确,子宫肌壁电凝术后病灶被瘢痕组织所代替,子宫壁的瘢痕宽大,弹性及强度降低,故术后子宫破裂风险增加。

(5)盆腔去神经支配治疗:近年来国外学者采用开腹或腹腔镜下骶前神经切除术及子宫神经切除术治疗原发及继发性痛经,取得了较好效果。

(6)腹腔镜下子宫动脉阻断术:子宫动脉结扎治疗子宫腺肌病的灵感来源于子宫动脉栓塞治疗子宫腺肌病的成功经验,但该术式目前应用的病例不多。由于疼痛不能得到完全缓解,多数患者对手术效果并不满意。

五、预后与随访

(一)随访内容

通常包括患者主诉、疼痛评价、妇科检查、超声检查、血清 CA125 检测,如果是药物治疗者,需要检查与药物治疗相关的内容,如肝功能、骨密度等。

(二)预后

除非实施了子宫切除术,子宫腺肌病容易复发。因残留的内膜腺体而发生恶变的较少见,与子宫腺肌病类似的疾病子宫内膜异位症,其恶变率国内报道为 1.5％,国外报道为 0.7％～1.0％,相比之下,子宫腺肌病发生恶变更为少见。

(周庆红)

第八章

盆底功能障碍性疾病与生殖器损伤性疾病

第一节 阴道脱垂

阴道脱垂包括阴道前壁脱垂与阴道后壁脱垂。

一、阴道前壁脱垂

阴道前壁脱垂常伴有膀胱膨出和尿道膨出，以膀胱膨出为主（图 8-1）。

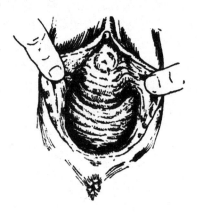

图 8-1　阴道前壁脱垂

（一）病因病理

阴道前壁的支持组织主要是耻骨尾骨肌、耻骨膀胱宫颈筋膜和泌尿生殖膈的深筋膜。

若分娩时，上述肌肉、韧带和筋膜，尤其是耻骨膀胱宫颈筋膜、阴道前壁及其周围的耻尾肌过度伸张或撕裂，产褥期又过早从事体力劳动，使阴道支持组织不能恢复正常，膀胱底部失去支持力，膀胱及与其紧连的阴道前壁上 2/3 段向下膨出，在阴道口或阴道口外可见，称为膀胱膨出。膨出的膀胱随同阴道前壁仍位于阴道内，称Ⅰ度膨出；膨出部暴露于阴道口外称Ⅱ度膨出；阴道前壁完全膨出于阴道口外，称Ⅲ度膨出。

若支持尿道的耻骨膀胱宫颈筋膜严重受损，尿道及与其紧连的阴道前壁下 1/3 段则以尿道外口为支点，向后向下膨出，形成尿道膨出。

116

(二)临床表现

轻者可无症状。重者自觉下坠、腰酸,并有块物自阴道脱出,站立时间过长、剧烈活动后或腹压增大时,阴道"块物"增大,休息后减小。仅膀胱膨出时,可因排尿困难而致尿潴留,易并发尿路感染,患者可有尿频、尿急、尿痛等症状。膀胱膨出合并尿道膨出时,尿道膀胱后角消失,在大笑、咳嗽、用力等增加腹压时,有尿液溢出,称张力性尿失禁。

(三)诊断及鉴别诊断

主要依靠阴道视诊及触诊,但要注意是否合并尿道膨出及张力性尿失禁。患者有上述自觉症状,视诊时阴道口宽阔,伴有陈旧性会阴裂伤。阴道口突出物在屏气时可能增大。若同时见尿液溢出,表明合并膀胱膨出和尿道膨出。触诊时突出包块为阴道前壁,柔软而边界不清。如用金属导尿管插入尿道膀胱中,则在可缩小的包块内触及金属导管,可确诊为膀胱或尿道膨出,也除外阴道内其他包块的可能,如黏膜下子宫肌瘤、阴道壁囊肿、阴道肠疝、肥大宫颈及子宫脱垂(可同时存在)等。

(四)预防

正确处理产程,凡有头盆不称者及早行剖宫产术,避免第二产程延长和滞产;提高助产技术,加强会阴保护,及时行会阴侧切术,必要时手术助产结束分娩;产后避免过早参加重体力劳动;提倡做产后保健操。

(五)治疗

轻者只需注意适当营养和缩肛运动。严重者应行阴道壁修补术;因其他慢性病不宜手术者,可置子宫托缓解症状,但需日间放置、夜间取出,以防引起尿瘘、粪瘘。

二、阴道后壁脱垂

阴道后壁脱垂常伴有直肠膨出。阴道后壁脱垂可单独存在,也可合并阴道前壁脱垂。

(一)病因病理

经阴道分娩时,耻尾肌、直肠-阴道筋膜或泌尿生殖膈等盆底支持组织由于长时间受压而过度伸展或撕裂,如在产后未能修复,直肠支持组织削弱,导致直肠前壁向阴道后壁逐渐脱出,形成伴直肠膨出的阴道后壁脱垂(图 8-2)。

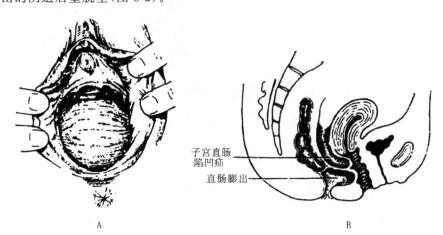

子宫直肠陷凹疝

直肠膨出

A   B

图 8-2　阴道后壁脱垂

A.直肠膨出;B.直肠膨出矢状面观

若较高处的耻尾肌纤维严重受损,可形成直肠子宫陷凹疝,阴道后穹隆向阴道内脱出,内有肠管,称肠膨出。

(二)临床表现

轻者无明显表现,严重者可感下坠、腰酸、排便困难,甚至需要用手向后推移膨出的直肠方能排便。

(三)诊断与鉴别诊断

检查可见阴道后壁呈球形膨出,肛诊时手指可伸入膨出部,即可确诊。

(四)预防

同阴道前壁脱垂。

(五)治疗

轻度者不需治疗,重者需行后阴道壁及会阴修补术。

(邓 爽)

第二节 子宫脱垂

子宫脱垂是子宫从正常位置沿阴道下降,宫颈外口达坐骨棘水平以下,甚至子宫全部脱出阴道口以外。子宫脱垂常伴有阴道前壁和后壁脱垂。

一、临床分度与临床表现

(一)临床分度

以患者平卧用力向下屏气时,子宫下降最低点为分度标准。将子宫脱垂分为 3 度(图 8-3)。

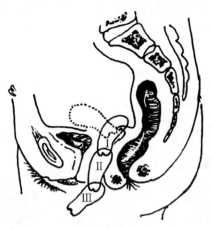

图 8-3 子宫脱垂

Ⅰ度。①轻型:宫颈外口距处女膜缘小于 4 cm,未达处女膜缘;②重型:宫颈外口已达处女膜缘,阴道口可见子宫颈。

Ⅱ度。①轻型:宫颈已脱出阴道口外,宫体仍在阴道内;②重型:宫颈及部分宫体脱出阴道口。

Ⅲ度:宫颈与宫体全部脱出阴道口外。

(二)临床表现

1.症状

(1)Ⅰ度:患者多无自觉症状。Ⅱ、Ⅲ度患者常有程度不等的腰骶区疼痛或下坠感。

(2)Ⅱ度:患者在行走、劳动、下蹲或排便等腹压增加时有块状物自阴道口脱出,开始时块状物在平卧休息时可变小或消失。严重者休息后块状物也不能自行回缩,常需用手推送才能将其还纳至阴道内。

(3)Ⅲ度:患者多伴Ⅲ度阴道前壁脱垂,易出现尿潴留,还可发生压力性尿失禁。

2.体征

脱垂子宫有的可自行回缩,有的可经手还纳,不能还纳的,常伴阴道前后壁脱出,长期摩擦可致宫颈溃疡、出血。Ⅱ、Ⅲ度子宫脱垂患者宫颈及阴道黏膜增厚角化,宫颈肥大并延长。

二、病因

分娩损伤,产后过早体力劳动,特别是重体力劳动;子宫支持组织疏松薄弱,如盆底组织先天发育不良;绝经后雌激素不足;长期腹压增加。

三、诊断

通过妇科检查结合病史很容易诊断。检查时嘱患者向下屏气或加腹压,以判断子宫脱垂的最大程度,并分度。同时注意观察有无阴道壁脱垂、宫颈溃疡、压力性尿失禁等,必要时做宫颈细胞学检查。如可还纳,需了解盆腔情况。

四、治疗

(一)支持疗法

加强营养,适当安排休息和工作,避免重体力劳动,保持大便通畅,积极治疗增加腹压的疾病。

(二)非手术疗法

1.放置子宫托

适用于各度子宫脱垂和阴道前后壁脱垂患者。

2.其他疗法

其他疗法包括盆底肌肉锻炼、物理疗法和中药补中益气汤等。

(三)手术疗法

适用于国内分期Ⅱ度及以上子宫脱垂或保守治疗无效者。

1.阴道前、后壁修补术

适用于Ⅰ、Ⅱ度阴道前、后壁脱垂患者。

2.曼氏手术

手术包括阴道前后壁修补、主韧带缩短及宫颈部分切除术。适用于年龄较轻、宫颈延长、希望保留子宫的Ⅱ、Ⅲ度子宫脱垂伴阴道前、后壁脱垂患者。

3.经阴道子宫全切术及阴道前后壁修补术

适用于Ⅱ、Ⅲ度子宫脱垂伴阴道前、后壁脱垂、年龄较大、无须考虑生育功能的患者。

4.阴道纵隔形成术或阴道封闭术

适用于年老体弱不能耐受较大手术、不需保留性交功能者。

5.阴道、子宫悬吊术

可采用手术缩短圆韧带，或利用生物材料制成各种吊带，以达到悬吊子宫和阴道的目的。

五、预防

推行计划生育，提高助产技术，加强产后体操锻炼，产后避免重体力劳动，积极治疗和预防使腹压增加的疾病。

（邓　爽）

第三节　压力性尿失禁

压力性尿失禁(stress urinary incontinence，SUI)是指由于腹压增高引起的尿液不自主流出。真性压力性尿失禁(genuine stress incontinence，GSI)指在膀胱肌肉无收缩状态下，由于膀胱内压大于尿道压而发生的不自主性尿流出，是由于压力差导致的尿流出。压力性尿失禁患者的常见主诉是当腹压增高时，如咳嗽、打喷嚏等，出现无法抑制的漏尿现象。急迫性尿失禁是由于膀胱无抑制性收缩使膀胱内压力增加导致的尿液自尿道口溢出。弄清这两种尿失禁区别的意义在于，真性压力性尿失禁可以通过手术恢复尿道及其周围组织的正常解剖关系，达到治疗的目的。而急迫性尿失禁主要依靠药物和行为的治疗，使膀胱的自发性收缩得到抑制。如果这2种尿失禁同时存在，那么诊断和治疗起来就比较复杂。

一、病因学

压力性尿失禁的病因复杂，主要的有年龄因素、婚育因素和既往妇科手术史等因素。其他可能的危险因素包括体重指数过高、类似的家族史、吸烟史、慢性便秘等。由于这些因素的复杂关系，很难预测出现尿失禁的概率。

二、控尿机制

GSI是由于腹部压力增加，这种压力又传递到膀胱所致，尽管此时膀胱无收缩，但突然升高的腹压传到膀胱，使膀胱内压的升高超过膀胱颈和尿道括约肌产生的阻力而导致漏尿。尿道闭合压力的异常有多方面的原因，但主要有以下3个方面，主动控尿机制缺陷、解剖损伤及尿道黏膜封闭不全。

（一）主动控尿功能

女性主动控尿功能由尿道括约肌和膀胱颈肌肉的主动收缩产生，这些肌肉的主动收缩提供了膀胱出口闭合的力量。这些收缩彼此独立并且和传递到近端尿道的力结合在一起，形成了尿道关闭压。正常情况下，尿道主动收缩发生在腹压内升高前 $250~\mu s$，咳嗽或打喷嚏导致腹压升高,首先主动提前收缩膀胱关闭膀胱出口,抵抗腹压压迫膀胱产生的排尿作用。分娩创伤和其他尿失禁的诱发因素可使的支配相关肌肉的神经受到损伤或肌肉本身的损伤后由瘢痕组织替代,这些可使盆底肌和括约肌的质量和数量发生变化,导致压力性尿失禁。

(二)维持控尿的解剖基础

女性尿道是膀胱闭合控制机制的功能部分,其本身并无真正的内括约肌。一般说只要上端一半尿道是完整的,且有适当的功能,排尿即可自行节制。膀胱控制良好的决定性因素是尿道膀胱颈和膀胱周围的韧带筋膜等支持组织,如解剖上这些支持组织完整,则尿道中上段是作为腹腔内器官存在。腹压增高时,在传递到膀胱表面时也以同样程度和大小传递到腹内的尿道近端;同时支持膀胱颈和尿道的韧带筋膜的韧性对腹压产生反作用力,从而挤压尿道,使得膀胱出口关闭。控尿正常的女性,这种传递来的挤压力在腹压传递到来后,或传递到膀胱颈部和尿道的同时就开始了。相反,患有压力性尿失禁女性的这些韧带较松弛和受到牵拉,造成膀胱颈下降,以致腹压不能传递到近端尿道和膀胱颈部(图8-4)。因此,对于这类患者的咳嗽和打喷嚏等增加的腹压仅作用于膀胱,不作用于膀胱颈部和尿道近端,产生较强的排尿力量。

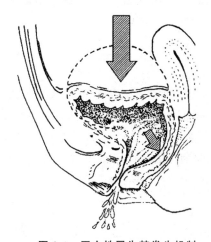

图 8-4　压力性尿失禁发生机制

膀胱尿道结合部支撑不良,腹内压增加时周围支撑组织失去对腹压的抵抗,发生漏尿

(三)尿道黏膜与黏膜下

柔软的尿道上皮和尿道黏膜下血管丛产生的黏膜密封作用是参与控尿的第三个机制。女性尿道平滑肌与上皮内层之间有丰富的血液供应,大大增厚并加强了黏膜层,使得尿道壁自然关闭,提高了尿道静压。尿道上皮黏膜血管丛对雌激素敏感,雌激素的作用使其血流丰富、黏膜柔软且厚实。如果尿道失去了柔软性或者由于手术、放疗、雌激素缺乏使黏膜下血液供应不良,也会影响尿道严密闭合(图8-5)。

上述三种机制的同时作用维持控尿。这可以解释为什么当一个年轻女性经过多次生产,并有韧带损伤(控尿的解剖机制丧失),却无压力性尿失禁,直到绝经期后,雌激素水平下降(尿道黏膜的封闭机制减弱)才出现压力性尿失禁。这也可以解释为什么不是所有患尿道过度移动的女性都发生压力性尿失禁,因为增加主动机制的作用和尿道黏膜保持完好可以代偿解剖机制的丧失。在深入了解控尿机制的相互作用后,可以理解为什么有些女性对标准的膀胱悬吊术效果不佳。

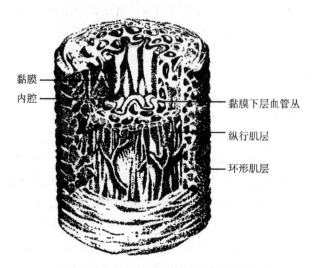

图 8-5　女性尿道黏膜及黏膜下结构

雌激素影响尿道黏膜及黏膜下血供,增加尿道血流及黏膜厚度

三、分类

尿失禁的分类方法有许多种,但多数的分类方法都是依据解剖和生理学方面的变化。这些分类的意义在于能够预测手术的成功率。有学者注意到无尿失禁女性的尿道侧位观,其上部尿道与垂直线的夹角<30°(即尿道倾斜角为 10°~30°),膀胱尿道后角在 90°~100°。而尿失禁患者由于解剖支撑不良,尿道高活动性,有力时尿道旋转下降,使尿道倾斜角增大,如角度倾斜 30°~45°,为压力性尿失禁Ⅰ;>45°为Ⅱ型(图 8-6)。

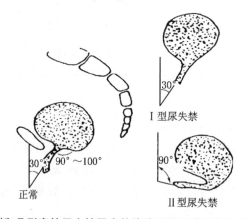

图 8-6　Ⅰ型和Ⅱ型真性压力性尿失禁膀胱颈及尿道后角形态改变示意图

压力性尿失禁的概念包括尿道的解剖和功能。有学者把影像学诊断技术和流体力学技术结合起来。同时观察尿道的解剖和功能,提出固有括约肌缺损的概念,此类尿失禁属于Ⅲ型尿失禁。人们发现,膀胱颈悬吊术治疗Ⅲ型尿失禁不如尿道吊带术效果好。提出Ⅲ型尿失禁是压力性尿失禁的认识和诊断中的一项重要的进步。许多医师主张尿道悬吊治疗Ⅰ型和Ⅱ型尿失禁,对Ⅲ型尿失禁主张尿道吊带悬吊术。

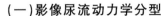

(一)影像尿流动力学分型

1.0 型(type 0)SUI

典型 SUI 病史,但临床和尿动力学检查未能显示 SUI,影像尿动力学示膀胱颈后尿道位于耻骨联合下缘上方,应力状态下膀胱颈后尿道开放并有所下降。

2.Ⅰ型(typeⅠ)SUI

静止状态膀胱颈关闭并位于耻骨联合下缘上方,应力状态下膀胱颈开放并下移,但下移距离<2 cm。应力状态下常出现尿失禁,无或轻微膀胱膨出。

3.ⅡA 型(typeⅡA)SUI

静止状态膀胱颈关闭并位于耻骨联合下缘之上,应力状态下膀胱颈后尿道开放,尿道扭曲下移膀胱膨出。应力状态下通常会出现明显尿失禁。

4.ⅡB 型(typeⅡB)SUI

静止状态膀胱颈关闭并位于耻骨联合下缘或其之下,应力状态下膀胱颈可不下移,但颈部后尿道开放并出现尿失禁。

5.Ⅲ型(typeⅢ)SUI

静止状态逼尿肌未收缩时膀胱颈后尿道即处于开放状态。腹压轻微升高或仅重力作用即可出现明显的尿失禁。

(二)腹压漏尿点压(ALPP)分型

Ⅰ型 SUI:ALPP≥8.8 kPa(90 cmH$_2$O)。

Ⅱ型 SUI:ALPP 5.9~8.8 kPa(60~90 cmH$_2$O)。

Ⅲ型 SUI:ALPP≤5.9 kPa(60 cmH$_2$O)。

(三)尿道压分型

1.尿道固有括约肌功能障碍(ISD)型

最大尿道闭合压(MUCP)≤2.0 kPa(20 cmH$_2$O)的压力性尿失禁患者[另一意见为<2.9 kPa(30 cmH$_2$O)]。

2.解剖型

最大尿道闭合压(MUCP)>2.0 kPa(20 cmH$_2$O)的压力性尿失禁患者[另一意见为>2.9 kPa(30 cmH$_2$O)]。

四、分度

压力性尿失禁分轻、中、重三度。

(一)主观分度

轻度:一般活动及夜间无尿失禁,腹压增加时偶发尿失禁,不需要佩戴尿垫。

中度:腹压增加及起立活动时,有频繁的尿失禁,日常生活中需佩戴尿垫。

重度:起立活动或卧位体位变化时即有尿失禁。

(二)客观分度

以尿垫试验为基准,可有 24 小时尿垫、3 小时尿垫及 1 小时尿垫试验,因 24 小时、3 小时受时间、环境及患者依从性影响太大,目前较推荐 1 小时尿垫试验,但目前尚无统一标准,尚需积累经验。应用较多的 1 小时尿垫试验为依据的分度如下。①轻度:1 小时尿垫试验<2 g。②中度:1 小时尿垫试验 2~10 g。③重度:1 小时尿垫试验>10 g。

五、临床评估

(一)压力性尿失禁病史

1.与压力性尿失禁相关的症状和病史

病史和体检是尿失禁诊断的基础。详尽的病史能提供有关尿失禁病因的相关信息,也能为选择进一步的检查而提供依据。引起尿失禁的病因很多,如泌尿系统感染、萎缩性阴道炎、急性谵妄状态、运动受限、便秘等和各种药物可引起暂时性尿失禁。Resnick 曾归纳了几种引起暂时性尿失禁的最常见病因,创建了"DIAPPERS"记忆法。而女性压力性尿失禁与生育、肥胖、盆腔手术等因素有关;男性压力性尿失禁多为前列腺手术所致。

在病史采集中需对患者的主诉进行一定的分析。如主诉尿急,有可能指突然出现强烈的排尿感(常为急迫性尿失禁),或患者因担心尿液溢出而做出的过度反应(压力性尿失禁的表现),或患者憋尿时感觉下腹部严重不适或疼痛并无急迫排尿感或未曾出现过急迫性尿失禁(感觉型尿急或间质性膀胱炎表现)。尿频通常指每天排尿次数超过 7 次。尿频可为过多、服用利尿剂或咖啡因等能刺激利尿的饮料。但这种尿频为尿量过多所致,表现为排尿次数增加而排尿量基本正常,又称多尿。而因泌尿系统疾病产生的尿频为排尿次数增加的同时每次排尿量明显减少(24 小时平均每次排尿量<200 mL)。原因有泌尿系统感染(感觉型尿急)、逼尿肌过度活动(运动型尿急)、膀胱排空障碍(残余尿增多或慢性尿潴留)等。其他膀胱内病理改变如膀胱内结石、膀胱结核和膀胱癌也会出现尿频症状。另外,泌尿系统外疾病如盆腔肿物、妊娠、盆腔炎、前列腺炎等也是造成尿频的常见原因。如需进一步了解尿频的原因需询问以上所有疾病的病史才能做出准确的诊断。夜尿增多与多种因素有关,如逼尿肌过度活动,残余尿增多所致的膀胱有效容量减少和夜间尿量过多,也有可能与睡眠方面的疾病有关。白天尿频而夜间正常者常提示有精神因素作用,或与饮水过多、口服利尿药和饮食中有利尿成分(如咖啡因)等有关。

女性膀胱膨出者,常因膀胱颈后尿道下移出现压力性尿失禁,而膨出严重者则因尿道扭曲反而出现排尿困难,甚至充盈性尿失禁。

各种各样可能影响到膀胱尿道功能的神经系统疾病均可导致尿失禁的发生。如糖尿病早期可出现逼尿肌过度活动所致的急迫性尿失禁,而糖尿病性膀胱病变严重者因逼尿肌收缩无力而出现充盈性尿失禁。高位截瘫多因逼尿肌反射亢进导致急迫性尿失禁,而骶髓损伤则常导致充盈性尿失禁。

2.反映压力性尿失禁特征和严重程度的症状

女性压力性尿失禁为尿道功能障碍所致,根据其发病机制不同分为两型:解剖型压力性尿失禁,表现为膀胱颈后尿道明显下移;固有尿道括约肌缺陷型压力性尿失禁(intrinsic sphincter deficiency,ISD)。两种压力性尿失禁的鉴别极为重要,标准的膀胱颈悬吊术对 ISD 疗效极差。根据定义,ISD 的产生与尿道固有括约肌机制下降有关,产生或提示尿道固有括约肌功能受损的因素很多,在询问病史时应加以考虑。一般来说,解剖型压力性尿失禁多为轻或中度,而 ISD 者尿失禁严重;此外还可以通过尿动力学检查[腹压型漏尿点压力低于 5.9 kPa(60 cmH$_2$O)]鉴别是否为 ISD。通过临床表现可以对压力性尿失禁的严重程度进行初步评估。有资料显示 Stamey 分级系统与 ISD 的严重程度成正相关,如患者压力性尿失禁症状严重时应考虑 ISD 的可能性。咳嗽、大笑或打喷嚏等出现轻至中度压力性尿失禁者多与膀胱颈后尿道下移有关,因此需了解患者有无膀胱膨出及其严重程度。如询问下蹲时有无阴道口肿物膨出感,或下蹲时是否有明显的排尿困难等,这些症状均提示可能存在膀胱后壁膨出(膀胱颈后尿道随之下移)。同时需了解有无生育、难产、子宫切除等可能损害盆底肌功能,造成膀胱后壁膨出的因素。如平卧有咳嗽漏尿,但下蹲确有排尿困难者常提示有严重的膀胱后壁膨出(或称阴道前壁膨出)。有时膀胱后壁膨出者常主诉排尿困难,并无明显压力性尿失禁症状,但并非无压力性尿失禁,一旦将膨出的阴道前壁复位后即可表现出典型的压力性尿失禁。

3.既往史

既往史应包括过去及现在疾病史、手术史、妇产科病史和目前药物史。神经系统状态会影响膀胱和括约肌功能,如多发性硬化症、脊柱损伤、腰椎疾病、糖尿病、脑卒中、帕金森病和脊柱发育不良等。应了解患者以前有否神经系统疾病,如肌肉萎缩、瘫痪、震颤、麻木、麻刺感。了解有否肌肉痛、瘫痪或不协调运动及双眼视力情况。前列腺手术、阴道手术或尿失禁手术可能导致括约肌损伤;直肠和根治性子宫切除术可能会造成神经系统损伤;放射治疗可以导致小容量低顺应性膀胱或放射性膀胱炎。

药物治疗可加重或导致尿失禁,如老年人常服用的利尿剂、α受体激动剂和α受体阻滞剂(可影响到膀胱颈平滑肌的张力);抗胆碱能药物可通过阻断神经肌肉接头而抑制逼尿肌收缩,导致尿潴留,进而引起充溢性尿失禁。钙通道阻滞剂亦可抑制逼尿肌收缩。

妇女按激素水平分为绝经前期、绝经期和绝经后期。如果为绝经后期必须注意是否接受激素补充治疗,因为低雌激素导致的尿道黏膜萎缩对尿道结合部有不良影响。分娩史应当包括活产总数、最大胎儿体重、分娩方式及第二产程。胎儿高体重和第二产程延长可造成盆神经的损伤。应当询问患者尿失禁的出现与妊娠、分娩、绝经、手术的关系,为病理生理分析提供线索。

(二)体格检查

尿失禁患者的体格检查分为3个步骤:①腹部和背部检查;②盆底检查,女性检查内容包括有无器官膨出,阴道疾病应行阴道双合诊了解子宫和附件;③神经系统的评估。

1.初步评估

初步评估包括望诊有无肥胖、先前手术瘢痕或有无腹部和腹股沟疝。有无神经系统疾病的体表征象,如骶部皮肤凹陷、皮下脂肪瘤、毛发、色素沉着和隆起等。腹部触诊有无下腹部压痛和胀满等尿潴留体征。耻骨上叩诊可了解膀胱充盈程度。背部和脊柱检查了解有无骨骼畸形、外伤和手术瘢痕等。

2.女性盆底的检查

对病史及尿失禁严重程度的了解,可初步判断尿失禁的类型和产生原因。但女性尿失禁患者盆底的检查往往能提供有关的客观证据。如曾有膀胱颈悬吊术病史而症状复发者,经阴道检查发现阴道前壁支撑良好,提示该患者压力性尿失禁的类型为ISD。

女性盆底检查最主要的目的是了解女性患者有无膀胱后壁、直肠和子宫的膨出或下垂。如存在严重的膀胱前后壁膨出或子宫下垂,单纯进行压力性尿失禁手术不但会造成压力性尿失禁手术的失败,还可因术后尿道扭曲造成排尿困难等,也会给日后进行生殖器膨出或下垂的修补手术带来困难。

(1)阴道窥器检查:患者取截石位,先观察女性外生殖器有无异常,如小阴唇过度向后分开或肛门后移提示会阴体张力减退或去神经化。放入窥器之前应通过阴道口连接有无黏膜萎缩和阴道口狭窄。放入阴道窥器后,应有次序地系统检查3个方面:阴道前壁、阴道顶部和阴道后壁。①阴道前壁:采用阴道拉钩压住阴道后壁即可显示阴道前壁。观察有无尿道肉阜、尿道旁囊肿和尿道旁腺炎等,尿道硬结常提示尿道炎症,憩室或肿瘤。如有尿道憩室挤压之尿道口可见脓性分泌物。苍白、薄而发亮的阴道黏膜或黏膜皱襞消失则提示为缺乏雌激素所致的阴道炎。如曾有耻骨后阴道前壁悬吊术,阴道前壁留有瘢痕且固定,压力性尿失禁症状仍然严重提示为ISD。静止时阴道后壁平坦而前壁隆起则提示存在膀胱膨出,可根据患者屏气增加腹压是评估膀胱膨出的严重程度。目前临床上将膀胱膨出分为4级:轻度或Ⅰ级膨出仅行膀胱颈悬吊术即可;Ⅱ级膨出选择膀胱四角悬吊术;Ⅲ级以上者应在行膀胱颈悬吊术同时行膀胱膨出修补(表8-1)。②阴道顶部:再用一阴道拉钩沿阴道前壁置入并向上提拉以暴露阴道顶部。观察子宫颈位置或子宫全切术后患者阴道顶部位置。增加腹压时子宫颈下移提示子宫脱垂。如发现子宫颈位置异常或阴道黏膜病变,应进行详尽的妇科检查。③阴道后壁:子宫切除术后患者增加腹压时阴道顶部出现下移,提示可能存在肠道膨出或阴道穹隆脱垂。测量阴道后壁的长度可鉴别是否为肠道膨出或阴道穹隆脱垂,如为阴道穹隆脱垂,阴道后壁长度缩短;而阴道顶部膨出为肠道脱垂所致则阴道后壁长度可无明显变化。如可疑肠道膨出,应同时进行直肠和阴道检查。患者取立位,检查者拇指和示指分别置入阴道和直肠内,嘱患者咳嗽或增加腹压,在两指间膨出疝囊处可感觉因咳嗽或增加腹压所产生的脉冲波动。用阴道拉钩固定后,如仍有阴道壁膨出(阴道前壁修补术后),则可能为直肠膨出(或称阴道后壁膨出)。阴道后壁膨出更接近阴道口。有时阴道后壁膨出严重或位置较高则难与阴道穹隆部膨出相鉴别,常在手术中才能区别。怀疑阴道后壁膨出者,还应了解患者会阴体的完整性,会阴中心腱会阴肌的张力。

表 8-1　膀胱膨出临床分级

分级	表现
Ⅰ	膀胱后壁轻度下移
Ⅱ	增加腹压时膀胱后壁下移至阴道口
Ⅲ	静止时膀胱后壁下移至阴道口
Ⅳ	静止或腹压增加时膀胱膨出至阴唇处

(2)其他检查。①棉签试验:判断膀胱颈后尿道有无下移的一项简便方法。患者取截石位,尿道内注入润滑剂,将一消毒棉签经尿道插入膀胱,嘱患者增加腹压,如膀胱颈后尿道下移,则棉签抬高,加压前后夹角变化超过30°则提示膀胱颈后尿道有下移。②诱发试验和膀胱颈抬举试验:患者憋足尿并取截石位,示指和中指分别置于阴道两侧穹隆部,嘱患者增加腹压,如同时有尿液流出,即为诱发试验阳性。在做诱发试验时应注意观察漏尿的时间和伴随症状,压力性尿失禁者在腹压增高的同时出现漏尿,无明显的伴随症状;而急迫性尿失禁者常在腹压增高后出现漏尿,该现象与腹压等活动诱发逼尿肌无抑制性收缩有关,患者在漏尿的同时常伴有尿急症状。如诱发试验阳性,再次嘱患者增加腹压,在出现漏尿后,再两指抬高,托起膀胱颈后尿道,如漏尿停止则膀胱颈抬举试验阳性。该结果提示压力性尿失禁与膀胱颈后尿道下移有关。注意在行膀胱颈抬举试验时阴道内手指不能直接压迫尿道,否则可造成假阳性。如抬高膀胱颈后尿道后仍漏尿,则有2种可能:一种为膀胱颈位置抬高不够所造成的假阴性,否则,提示患者尿道固有括约肌功能存在明显的缺陷。

3.神经系统的检查

详尽的神经系统检查应包括4个方面:①精神状态;②感觉功能;③运动功能;④反射的完整性。首先观察患者有无痴呆、麻痹性痴呆、瘫痪、震颤,以及有无不同程度的运动障碍。通过检查患者的方向感、语言表达能力、认知水平、记忆和理解能力等评估其精神状态。排尿障碍性疾病可与痴呆、脑卒中、帕金森病或多发硬化等所致的精神状态改变有关，也可为这类疾病所致的神经系统损伤所致。可根据不同皮区感觉的缺失了解神经损伤的水平。在检查某一特定皮区时应同时检查其位置感、震颤感、针刺感、轻触感和温度觉等。常用的脊髓水平皮区标志有乳头（$T_4 \sim T_5$），脐（T_{10}），阴茎底部、阴囊上部和大阴唇（L_1），阴囊中部和小阴唇（$L_1 \sim L_2$），膝前部（L_3），足底和足外侧面（S_1），会阴及肛周（$S_1 \sim S_5$）。

运动系统评估中首先应检查有无肌肉萎缩，运动功能的不完全丧失定义为"麻痹"，而功能完全丧失则定义为"瘫痪"。下肢应检查的肌肉有胫前肌（$L_4 \sim S_1$），腓肠肌（$L_5 \sim S_2$）、趾展肌（$L_4 \sim S_1$）。可通过背屈、跖屈和趾展活动来了解以上这些肌肉的功能。

通常采用一定部位的皮肤感觉评估了解骶皮神经反射功能。骶神经根（$S_2 \sim S_4$）主要分布于尿道外括约肌和肛门外括约肌，在临床上一般认为肛门外括约肌是会阴所有横纹肌的代表，因此通过肛门外括约肌来预测尿道外括约肌的功能。最常用的反射是皮肤肛门反射（$S_2 \sim S_5$），即轻触肛门黏膜皮肤交界处可引起肛门外括约肌的收缩。该反射消失提示骶神经的损害，但有时正常老年人此反射也不甚明显。还应行直肠指诊，除了解有关前列腺的情况外，怀疑有神经系统疾病者应评估患者肛门括约肌张力和肛门自主收缩的能力。肛门自主收缩能力正常则提示盆底肌肉神经支配和骶髓圆锥功能的完整，如肛门括约肌张力和肛门自主收缩能力明显减弱或消失，则提示骶神经或外周神经受到损害，甚至圆锥功能完全丧失。而肛门括约肌张力存在，但不能自主收缩者常提示存在骶上神经的损伤。

尽管球海绵体肌反射专指球海绵体的反射性收缩，但该反射可用于检查所有会阴横纹肌的神经系统。球海绵体肌反射为反映骶髓（$S_2 \sim S_4$）活动的骶髓局部反射。球海绵体肌反射检查男女不同，检查者预先将右手示指置入患者的肛门内（通常在直肠指诊时进行），然后用左手突然挤压患者的阴茎头，如肛门括约肌出现收缩，提示球海绵体肌反射存在。女性患者则通常采用挤压阴蒂进行球海绵体肌反射检查。留着导尿管者可通过突然向外牵拉导尿管刺激膀胱颈来诱发球海绵体肌反射。球海绵体肌反射消失通常提示骶神经受到损害，但大约20%正常女性其球海绵体肌反射可缺失。

六、治疗

当尿失禁的诊断、分类和严重程度被确定下来，就要选择治疗方法。以下是一些应用于压力性尿失禁的非手术和手术治疗方法。

（一）非手术治疗

一般认为，非手术治疗是 SUI 的第一线治疗方法，主要用于轻、中度患者，同时还可以作为手术治疗前后的辅助治疗。SUI 的非手术治疗方法主要包括生活方式干预、盆底肌肉锻炼、盆底电磁刺激、膀胱训练、佩戴止尿器、子宫脱和药物治疗等。

1.生活方式干预

主要包括减轻体重、戒烟、禁止饮用含咖啡因饮料、生活起居规律、避免强体力劳动和避免参加增加腹压的体育活动等。

2.盆底肌肉锻炼

又称凯格尔运动，目前是 SUI 最常用和效果最好的非手术治疗方法。其主要内容是通过持续收缩盆底肌（提肛运动）2~6 秒，松弛休息 2~6 秒，如此反复 10~15 次。每天训练 3~8 次，持续 6～8 周为 1 个疗程。

3.盆底电磁刺激

目前用于临床的神经肌肉刺激设备能产生脉冲式超低频地磁场,有固定式和便携式两种。便携式家庭装治疗仪的使用极为方便,可以穿戴于下腹部,无须脱去贴身衣服。盆底电磁刺激每次 20 分钟,1 周 2 次,6 周为 1 个疗程。治疗 3 个月后,其有效率可达 50%,尿失禁的量和生活质量评分均明显提高。有资料表明,盆底电磁场刺激后盆底肌肉最大收缩压的改变程度高于 PFMT。盆底电磁刺激可能的不良反应主要为下腹部及下肢疼痛不适,但发生率很低。

4.射频治疗

利用射频电磁能的振荡发热使膀胱颈和尿道周围局部结缔组织变性,导致胶原沉淀、支撑尿道和膀胱颈的结缔组织挛缩,结果抬高了尿道周围阴道旁结缔组织,恢复并稳定尿道和膀胱颈的正常解剖位置,从而达到控尿的目的。该方法可靠、微创、无明显不良反应,但尚在探索应用阶段。

5.膀胱训练

(1)方法一:延迟排尿,逐渐使每次排尿量大于 300 mL。①治疗原理:重新学习和掌握控制排尿的技能;打断精神因素的恶性循环;降低膀胱的敏感性。②禁忌证:低顺应性膀胱,充盈期末逼尿肌压>3.9 kPa(40 cmH$_2$O)。③要求:切实按计划实施治疗。④配合措施:充分的思想工作;排尿日记;其他。

(2)方法二:定时排尿。①目的:减少尿失禁次数,提高生活质量。②适应证:尿失禁严重,且难以控制者。③禁忌证:伴有严重尿频。

6.佩戴止尿器

其作用原理是乳头产生的负压将尿道外口黏膜和远端尿道吸入使之对合,同时对尿道远端组织起稳定及支托作用。外用止尿器对轻、中度的 SUI 效果较好,对年轻患者,还具有使会阴肌肉张力恢复的效果,缺点是易引发尿路感染。另外,止尿器也可以置入尿道内,疗效优于外置止尿器,但其感染机会明显增加。使用阴道止尿器,可使得 24 小时失禁的尿液量明显减少,提高患者生活质量评分。

7.子宫托

其设计目的是为尿道和膀胱颈提供不同程度的支撑,以改善 SUI 的症状。对于配合 PFMT 依从性较差的患者或治疗无效的患者,尤其是不适合手术治疗者,可考虑使用子宫托。

8.药物治疗

主要适用于轻、中度女性压力性尿失禁患者。其主要作用原理在于增加尿道闭合压,提高尿道关闭功能,以达到控尿的目的,而对膀胱尿道解剖学异常无明显作用。目前主要有 3 种药物用于 SUI 的治疗:α肾上腺素能激动剂、三环抗抑郁药和雌激素补充。

(1)α$_1$肾上腺素能激动剂。①原理:激活尿道平滑肌 α$_1$受体及躯体运动神经元,增加尿道阻力。②不良反应:高血压、心悸、头痛和肢端发冷,严重者可发作脑卒中。③常用药物:米多君、甲氧明。米多君的不良反应较甲氧明更小。美国 FDA 禁止将苯丙醇胺用于压力性尿失禁治疗。④用法:每次 2.5 mg,每天 2 次。⑤疗效:有效,尤其合并使用雌激素或盆底肌训练等方法时疗效较好。

(2)三环抗抑郁药。①原理:抑制肾上腺素能神经末梢的去甲肾上腺素和 5-羟色胺再吸收,增加尿道平滑肌的收缩力;并可以从脊髓水平影响尿道横纹肌的收缩功能;抑制膀胱平滑肌收缩,缓解急迫性尿失禁。②用法:50～150 mg/d。③疗效:尽管有数个开放性临床试验显示它可以缓解压力性尿失禁症状及增加尿道闭合压,其疗效仍需随机对照临床试验(RCT)研究加以证实。④不良反应:口干、视力模糊、便秘、尿潴留和直立性低血压等胆碱能受体阻断症状;镇静、昏迷等组胺受体-Ⅰ阻断症状;心律失常、心肌收缩力减弱;有成瘾性;过量可致死。目前此类药物常用有丙米嗪。更新型制剂,不良反应较小,但在中国未上市。

(3)雌激素。①原理:促进尿道黏膜、黏膜下血管丛及结缔组织增生;增加α肾上腺素能受体的数量和敏感性。通过作用于上皮、血管、结缔组织和肌肉4层组织中的雌激素敏感受体来维持尿道的主动张力。②用法:口服或经阴道黏膜外用。③疗效:雌激素曾经广泛应用于压力性尿失禁的治疗,可以缓解尿频尿急症状,但不能减少尿失禁,且有诱发和加重尿失禁的风险。④不良反应:最新研究对雌性激素特别是过去常用的单纯性雌激素如己烯雌酚在治疗女性压力性尿失禁中的作用提出了质疑,有资料显示这类激素在应用的早期阶段有一定疗效,但如果长期应用不仅有较多的不良反应如增加子宫内膜癌、乳腺癌和心血管病的风险,且有加重压力性尿失禁症状的可能性。

(二)手术治疗

女性压力性尿失禁患者治疗方法选择需考虑下列几个重要问题:①SUI是单纯解剖性、内在括约肌失功能,还是两者混合所致;②SUI伴有尿频、尿急的患者,是否存在UUI的病因,在手术纠正解剖因素后,尿频、尿急、尿失禁是否仍然存在;③SUI患者伴有膀胱膨出,在施行尿道悬吊术后是否会发生排尿困难、残余尿甚至尿潴留。要解决上述问题,需进行全面检查。

1.Marshall实验

用示、中指在膀胱颈下、尿道两旁将阴道壁抬高后,用腹压时可阻止尿液外流;做Q-tip试验将轻探针插入尿道深部,在使用腹压时探针与躯体水平抬高超过30°角。上述两个试验提示尿道过度活动所致的解剖性SUI。

2.测量尿道长度

若短于3 cm,外阴、阴道及尿道呈老年性萎缩,或曾有医源性膀胱尿道神经损伤史,应考虑为内在尿道括约肌失功能所致的尿失禁。

3.做尿液常规检查及尿道按摩后首段尿液检查

注意有无泌尿生殖道感染或炎症,必要时作尿动力学检查,以排除膀胱过度活动症及UUI。

4.妇科检查

注意有无膀胱膨出及子宫脱垂,必要时取站立抬高一侧股部,观察用腹压时阴道壁膨出及子宫脱垂的程度。

上述检查若证实合并OAB、泌尿生殖系统感染或炎症,或明显有膀胱膨出、子宫脱垂等情况,应分别予以处理。伴有内在括约肌失功能的患者,尿道悬吊手术可能收效,病情严重者需要施行尿道括约肌假体手术。伴有尿频、尿急的解剖性压力性患者,若无导致急迫症状的病因,是否应实施尿道悬吊手术,是较难取舍的问题,此类患者经各种药物治疗、物理治疗及针灸治疗,若症状无改善,在取得患者理解及同意后,可以施行尿道悬吊术。Schrepferman通过临床观察,发现SUI伴低压运动性急迫症状者[尿动力学检查于膀胱内压<1.5 kPa(15 cmH$_2$O)时产生逼尿肌不稳定收缩的振幅],术后91％患者急迫症状缓解;而在伴有高压运动性急迫症状者中仅28％缓解,在感觉性急迫症状者仅39％术后急迫症状缓解。提示术前伴有低压运动性急迫症状的妇女在施行膀胱颈悬吊术后,极少遗留尿急症状。

压力性尿失禁的手术有 150 多种术式,许多方法之间往往仅有很小的差异,而更多的是解剖学名词的纷繁和操作技巧的细微不同。目前用于压力性尿失禁的手术主要有以下四类。

(1)泌尿生殖膈成形术:阴道前壁修补术和 Kelly 折叠术。

(2)耻骨后尿道悬吊术:Burch 手术。

(3)悬吊带术:悬吊带术可用自身筋膜(腹直肌、侧筋膜、圆韧带)或合成材料医用材料带(阴道无张力尿道中段悬吊术 TVT、经阴道悬吊带术 IVS、SPARC 悬吊术、经闭孔阴道无张力尿道中段悬吊术 TVTO/TOT 等)。

(4)膀胱颈旁填充剂注射:明胶醛交叉连接牛胶原蛋白及已被允许用于治疗 SUI。

经过实践检验,耻骨后尿道悬吊术和悬吊带术是治疗女性 SUI 的有效方法。

SUI 手术治疗的主要适应证包括:①非手术治疗效果不佳或不能坚持,不能耐受,预期效果不佳的患者。②中重度压力性尿失禁,严重影响生活质量的患者。③生活质量要求较高的患者。④伴有盆腔脏器脱垂等盆底功能病变需行盆底重建者,应同时行抗压力性尿失禁手术。

SUI 手术治疗的主要禁忌证包括:①伴尿道原因的排空困难;②膀胱逼尿肌不稳定;③严重的心、肝、肺、肾等疾病。

行手术治疗前应注意:①征询患者及家属的意愿,在充分沟通的基础上做出选择;②注意评估膀胱尿道功能,必要时应行尿动力学检查;③根据患者的具体情况选择术式,要考虑手术的疗效、并发症及手术费用,并尽量选择创伤小的术式;④尽量考虑到尿失禁的分类及分型;⑤对特殊病例应灵活处理,如多次手术或尿外渗导致的盆腔固定患者,在行抗尿失禁手术前应对膀胱颈和后尿道行充分的松解;对尿道无显著移动的Ⅲ型 ISD 患者,术式选择首推为经尿道注射,次为人工尿道括约肌及尿道中段吊带。

(邓　爽)

第四节　尿瘘与粪瘘

生殖道瘘是指生殖道与其邻近器官间有异常通道。临床上尿瘘最多见且常有多种尿瘘并存,称多发性尿瘘,其次为粪瘘。如果尿瘘与粪瘘并存,称混合瘘。此外,还有子宫腹壁瘘。本文仅介绍尿瘘与粪瘘(图 8-7)。

一、尿瘘

尿瘘是指生殖道与泌尿道之间形成的异常通道。表现为患者无法自主排尿。尿瘘可发生在生殖道与泌尿道之间的任何部位,根据泌尿生殖瘘发生的部位,分为膀胱阴道瘘、膀胱宫颈瘘、尿道阴道瘘、膀胱尿道阴道瘘、膀胱宫颈阴道瘘及输尿管阴道瘘等。其中膀胱阴道瘘最多见,有时可同时并存两种或多种类型尿瘘。

(一)病因
导致泌尿生殖瘘的常见病因为产伤和盆腔手术损伤。

1.产伤

多发生在经济、医疗条件落后的地区。国内资料显示产伤引起的尿瘘占 90% 以上。根据发病机制分为坏死型尿瘘:由于骨盆狭窄、胎儿过大或胎位异常所致头盆不称,产程延长,特别是第二产程延长者,阴道前壁膀胱尿道被挤压在胎头和耻骨联合之间,导致局部组织坏死形成尿瘘。损伤型尿瘘:产科助产手术直接损伤,应用缩宫素不当致宫缩过强,胎头明显受阻发生子宫破裂并损伤膀胱等。

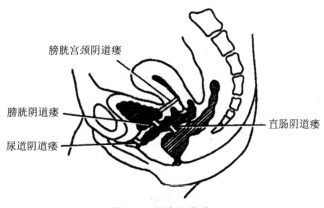

膀胱宫颈阴道瘘

膀胱阴道瘘

尿道阴道瘘

直肠阴道瘘

图 8-7　尿瘘和粪瘘

2.妇科手术损伤

近年妇科手术所致尿瘘的发生率有上升趋势。经腹手术和经阴道手术损伤均有可能导致尿瘘,通常是由于分离组织粘连时伤及输尿管或输尿管末端游离过度导致的输尿管阴道瘘。

3.其他病因

外伤、放射治疗后、膀胱结核、晚期生殖泌尿道肿瘤、子宫托安放不当、局部治疗药物注射等均能导致尿瘘。但并不多见。

根据病变程度可分为简单尿瘘、复杂尿瘘和极复杂尿瘘。简单尿瘘指膀胱阴道瘘,瘘孔直径<3 cm;尿道阴道瘘,瘘孔直径<1 cm。复杂尿瘘指膀胱阴道瘘,瘘孔直径 3 cm 或瘘孔边缘距输尿管开口<0.5 cm;尿道阴道瘘,瘘孔直径>1 cm。其他少见的尿瘘均归类为极复杂尿瘘。

(二)临床表现

1.漏尿

漏尿为主要症状,尿液不能控制地自阴道流出。根据瘘孔的位置,患者可表现为持续漏尿、体位性漏尿、压力性尿失禁或膀胱充盈性漏尿等,如较高位的膀胱瘘孔患者在站立时无漏尿,而平卧时则漏尿不止。瘘孔极小者在膀胱充盈时方漏尿。一侧输尿管阴道瘘由于健侧输尿管的尿液进入膀胱,因此在漏尿同时仍有自主排尿。漏尿发生的时间也因病因不同而有区别,坏死型尿瘘多在产后及手术后 3~7 天开始漏尿。手术直接损伤者术后即开始漏尿。放射损伤所致漏尿发生时间晚且常合并粪瘘。

2.外阴皮炎

由于尿液长期的刺激、局部组织炎症增生及感染等,外阴皮炎表现为外阴部瘙痒和烧灼痛,外阴呈湿疹、丘疹样皮炎改变,继发感染后疼痛明显,影响日常生活。如为一侧输尿管下段断裂而致阴道漏尿,由于尿液刺激阴道一侧顶端,周围组织引起增生,盆腔检查可触及局部增厚。

3.尿路感染

合并尿路感染者有尿频、尿急、尿痛及下腹部不适等症状。

4.闭经及不孕

约 15％的尿瘘患者闭经或月经失调,可能与精神创伤有关。亦因阴道狭窄可致性交障碍,导致不孕。

5.复杂巨大的膀胱尿道阴道瘘

特别是有性生活者,膀胱被用作性交器官,导致膀胱慢性炎症,若向上蔓延至输尿管或肾,可有腰痛、肾区叩痛。

(三)诊断

尿瘘诊断不困难。应仔细询问病史、手术史、漏尿发生时间和漏尿表现。仔细行妇科检查以明确瘘孔部位、大小及其周围瘢痕情况,大瘘孔极易发现,小瘘孔则通过触摸瘘孔边缘的瘢痕组织可明确诊断,阴道检查可以发现瘘孔位置。如患者是盆腔手术后,检查未发现瘘孔,仅见尿液自阴道穹隆一侧流出,多为输尿管阴道瘘。检查暴露不满意时,患者可取胸膝卧位,用单叶拉钩将阴道后壁上提,可查见位于耻骨后或较高位置的瘘孔。较难确诊时,行下列辅助检查。

1.亚甲蓝试验

亚甲蓝试验用于鉴别膀胱阴道瘘、膀胱宫颈瘘或输尿管阴道瘘,并可协助辨认位置不明的极小瘘孔。将 100～200 mL 亚甲蓝稀释液注入膀胱,若蓝色液体经阴道壁小孔流出为膀胱阴道瘘,自宫颈口流出为膀胱宫颈瘘或膀胱子宫瘘,阴道内为清亮尿液则为输尿管阴道瘘。

2.靛胭脂试验

亚甲蓝试验瘘孔流出清亮尿液的患者,静脉注射靛胭脂 5 mL,5～10 分钟见蓝色液体自阴道顶端流出者为输尿管阴道瘘。

3.膀胱镜、输尿管镜检查

了解膀胱容积、黏膜情况,有无炎症、结石、憩室,明确瘘孔的位置、大小、数目及瘘孔和膀胱三角的关系等。必要时行双侧输尿管逆行插管及输尿管镜检查确定输尿管瘘位置。

4.静脉肾盂造影

限制饮水 12 小时及充分肠道准备后,静脉注射 76％泛影葡胺 20 mL,分别于注射后5分钟、15 分钟、30 分钟、45 分钟摄片,根据肾盂、输尿管及膀胱显影情况,了解双侧肾功能及输尿管有无异常,用于诊断输尿管阴道瘘、结核性尿瘘和先天性输尿管异位。

5.肾图

能了解肾功能和输尿管功能情况。

(四)治疗

手术修补为主要治疗方法。非手术治疗仅限于分娩或手术后 1 周内发生的膀胱阴道瘘和输尿管小瘘孔,经放置导尿管和(或)输尿管导管后,2～4 周偶有自行愈合可能。年老体弱不能耐受手术者,可使用尿收集器。

1.手术治疗时间的选择

直接损伤的尿瘘一经发现立即手术修补。其他原因所致尿瘘应等 3～6 个月,待组织水肿消退、局部血液供应恢复正常再行手术。瘘修补失败后至少应等待 3 个月后再手术。

2.手术途径的选择

手术途径有经阴道、经腹和经阴道腹部联合等。原则上应根据瘘孔类型和部位选择不同途径。绝大多数膀胱阴道瘘和尿道阴道瘘可经阴道手术,输尿管阴道瘘多需经腹手术。手术成功与否不仅取决于手术,术前准备及术后护理是保证手术成功的重要环节。

3.术前准备

术前要排除尿路感染,治疗外阴炎。方法:①术前 3～5 天用 1∶5 000 高锰酸钾液坐浴;有外阴湿疹者,在坐浴后局部涂搽氧化锌油膏,待痊愈后再行手术。②老年妇女或闭经患者术前口服雌激素制剂 15 天,促进阴道上皮增生,有利于伤口愈合。③常规进行尿液检查,有尿路感染应先控制感染,再行手术。④术前数小时开始应用抗生素预防感染。⑤必要时术前给予地塞米松,促使瘢痕软化。

4.术后护理

术后每天补液量不应少于 3 000 mL,留置尿管 10～14 天,增加尿量起冲洗膀胱的作用,保持导尿管引流通畅。发现阻塞及时处理。防止发生尿路感染。放置输尿管导管者,术后留置至少 1 个月。绝经患者术后继续服用雌激素 1 个月。术后 3 个月禁性生活,再次妊娠者原则上行剖宫产结束分娩。

(五)预防

绝大多数尿瘘可以预防,预防产伤所致的尿瘘更重要。提高产科质量是预防产科因素所致尿瘘的关键。经阴道手术助产时,术前必先导尿,若疑有损伤者,留置导尿管 10 天,保证膀胱空虚,有利于膀胱受压部位血液循环恢复,预防尿瘘发生。妇科手术时,对盆腔粘连严重、恶性肿瘤有广泛浸润等估计手术困难时,术前经膀胱镜放入输尿管导管,使术中易于辨认。即使是容易进行的全子宫切除术,术中也需明确解剖关系后再行手术操作。术中发现输尿管或膀胱损伤,需及时修补。使用子宫托需日放夜取。宫颈癌进行放射治疗时注意阴道内放射源的安放和固定,放射剂量不能过大。

二、粪瘘

粪瘘是指肠道与生殖道之间有异常通道,致使粪便由阴道排出,最常见的粪瘘是直肠阴道瘘。

(一)病因

1.产伤

与尿瘘相同,分娩时胎头长时间停滞在阴道内,阴道后壁及直肠受压,造成缺血、坏死是形成粪瘘的主要原因。难产手术操作、手术损伤导致Ⅲ度会阴撕裂,修补后直肠未愈合或会阴撕裂后缝线穿直肠黏膜未发现也可导致直肠阴道瘘。

2.先天畸形

先天畸形为非损伤性直肠阴道瘘,发育畸形出现先天直肠阴道瘘,常合并肛门闭锁。

3.盆腔手术损伤

行根治性子宫切除或左半结肠和直肠手术时,可直接损伤或使用吻合器不当等原因均可导致直肠阴道瘘,此种瘘孔位置一般在阴道穹隆处。

4.其他

长期放置子宫托不取出、生殖道癌肿晚期破溃或放疗不当等,均能引起粪瘘。

(二)临床表现

阴道内排出粪便为主要症状。瘘孔大者,成形粪便可经阴道排出,稀便时呈持续外流,无法控制。瘘孔小者,阴道内无粪便污染,但肠内气体可自瘘孔经阴道排出,稀便时则从阴道流出。

(三)诊断

除先天性粪瘘外,一般均有明确病因。根据病史、症状及妇科检查不难做出诊断。阴道检查时大的粪瘘显而易见,小的粪瘘在阴道后壁见到一颜色鲜红的小肉芽样组织,用示指行直肠指检,可以触及瘘孔,如瘘孔极小,用一探针从阴道肉芽样处向直肠方向探查,直肠内手指可以触及探针。阴道穹隆处小的瘘孔、小肠和结肠阴道瘘需行钡剂灌肠检查方能确诊。

(四)治疗

手术修补为主要治疗方法。手术或产伤引起的粪瘘应即时修补。先天性粪瘘应在患者15岁左右月经来潮后再行手术,过早手术容易造成阴道狭窄。压迫坏死性粪瘘,应等待3~6个月炎症完全消退后再行手术修补。高位巨大直肠阴道瘘合并尿瘘者、前次手术失败阴道瘢痕严重者,应先暂时行乙状结肠造口术,1个月后再行修补手术。术前3天严格肠道准备:少渣饮食2天,术前流质饮食1天,同时口服肠道抗生素、甲硝唑等3天以抑制肠道细菌。手术前晚及手术当日晨行清洁灌肠。每天用1:5 000高锰酸钾液坐浴1~2次。术后5天内控制饮食及不排便,禁食1~2天后改少渣饮食,同时口服肠蠕动抑制药物。保持会阴清洁。第5天起,口服药物软化大便,逐渐使患者恢复正常排便。

(五)预防

原则上与尿瘘的预防相同。分娩时注意保护会阴,防止会阴Ⅲ度裂伤。会阴缝合后常规进行肛门指检,发现有缝线穿透直肠黏膜,应立即拆除重缝。避免长期放置子宫托不取出。生殖道癌肿放射治疗时应掌握放射剂量和操作技术。

(郭　欣)

第五节　子　宫　损　伤

一、子宫穿孔

子宫穿孔多发生于流产刮宫,特别是钳刮人工流产手术时,但诊断性刮宫、安放和取出宫腔内节育器(intrauterine device,IUD)均可导致子宫穿孔。

(一)病因

1.术前未做盆腔检查或判断错误

刮宫术前未做盆腔检查或对子宫位置、大小判断错误,即盲目操作,是子宫穿孔的常见原因之一,特别是当子宫前屈或后屈,而探针,吸引头或刮匙放入的方向与实际方向相反时,最易发生穿孔。双子宫或双角子宫畸形患者,早孕时勿在未孕侧操作,亦易导致穿孔。

2.术时不遵守操作常规或动作粗暴

初孕妇宫颈内口较紧,强行扩宫,特别是跳号扩张宫颈时,可能发生穿孔。此外,如在宫腔内粗暴操作,过度搔刮或钳夹子宫某局部区域,均可引起穿孔。

3.子宫病变

以往有子宫穿孔史、反复多次刮宫史或剖宫产后瘢痕子宫患者,当再次刮宫时均易发生穿孔。子宫绒癌或子宫内膜癌累及深肌层者,诊断性刮宫或宫腔镜检查时,可导致或加速其穿孔或破裂。

4.萎缩子宫

当体内雌激素水平低落,如产后子宫过度复旧或绝经后,子宫往往小于正常,且其肌层组织脆弱、肌张力低,探针很容易直接穿透宫壁,甚至可将 IUD 直接放入腹腔内。

5.强行取出嵌入肌壁的 IUD

IUD 已嵌入子宫肌壁,甚至部分已穿透宫壁时,如仍强行经阴道取出,有引起子宫穿孔的可能。

(二)临床表现

绝大多数子宫穿孔均发生在人工流产手术,特别是大月份钳刮手术时。子宫穿孔的临床表现可因子宫原有状态、引起穿孔的器械大小、损伤的部位和程度,以及是否并发其他内脏损伤而有显著不同。

1.探针或 IUD 穿孔

凡探针穿孔,由于损伤小,一般内出血少,症状不明显,检查时除可能扪及宫底部有轻压痛外,余无特殊发现。产后子宫萎缩,在安放 IUD 时,有时可穿透宫壁将其直接放入腹腔而未察觉,直至以后 B 超随访 IUD 或试图取出 IUD 失败时方始发现。

2.卵圆钳、吸管穿孔

卵圆钳或吸管所致穿孔的孔径较大,特别是当穿孔后未及时察觉仍反复操作时,常伴急性内出血。穿孔发生时患者往往感突发剧痛。腹部检查,全腹均有压痛和反跳痛,以下腹部最为明显,但肌紧张多不显著,如内出血少,移动性浊音可为阴性。妇科检查宫颈举痛和宫体压痛均极显著。如穿孔部位在子宫峡部一侧,且伤及子宫动脉的下行支时,可在一侧阔韧带内扪及血肿形成的块物;但也有些患者仅表现为阵性颈管内活跃出血,宫旁无块物扪及,宫腔内亦已刮净而无组织残留。子宫绒癌或葡萄胎刮宫所导致的子宫穿孔,多伴有大量内、外出血,患者在短时间内可出现休克症状。

3.子宫穿孔并发其他内脏损伤

人工流产术发生穿孔后未及时发现,仍用卵圆钳或吸引器继续操作时,往往夹住或吸住大网膜、肠管等,以致造成内脏严重损伤。如将夹住的组织强行往外牵拉,患者顿感刀割或牵扯样上腹剧痛,术者亦多觉察往外牵拉的阻力极大,有时可夹出黄色脂肪组织、粪渣或肠管,严重者甚至可将肠管内黏膜层剥脱拉出。因肠管黏膜呈膜样,故即使夹出亦很难肉眼辨认其为何物。肠管损伤后,其内容物溢入腹腔,迅速出现腹膜炎症状。如不及时手术,患者可因中毒性休克死亡。

如穿孔位于子宫前壁,伤及膀胱时可出现血尿。当膀胱破裂,尿液流入腹腔后,则形成尿液性腹膜炎。

(三)诊断

凡经阴道宫腔内操作出现下列征象时,均提示有子宫穿孔的可能。

(1)使用的器械进入宫腔深度超过事先估计或探明的长度,并感到继续放入无阻力时。

(2)扩张宫颈的过程中,如原有阻力极大,但忽而阻力完全消失,且患者同时感到有剧烈疼痛时。

(3)手术时患者有剧烈上腹痛,检查有腹膜炎刺激征,或移动性浊音阳性;如看到夹出物有黄色脂肪组织、粪渣或肠管,更可确诊为肠管损伤。

(4)术后子宫旁有块物形成或宫腔内无组织物残留,但仍有反复阵性颈管内出血者,应考虑在子宫下段侧壁阔韧带两叶之间有穿孔可能。

（四）预防

（1）术前详细了解病史和做好妇科检查，并应排空膀胱。产后 3 个月哺乳期内和宫腔小于 6 cm 者不放置 IUD。有刮宫产史、子宫穿孔史或哺乳期受孕而行人工流产术时，在扩张宫颈后即注射子宫收缩剂，以促进子宫收缩变硬，从而减少损伤。

（2）经阴道行宫腔内手术若不用超导可视是完全凭手指触觉的"盲目"操作，故应严格遵守操作规程，动作轻柔，安全第一，务求做到每次手术均随时警惕有损伤的可能。

（3）孕 12～16 周而行引产或钳刮术时，术前 2 天分四次口服米菲司酮共 150 mg，同时注射依沙吖啶 100 mg 至宫腔，以促进宫颈软化和扩张。一般在引产第 3 天，胎儿胎盘多能自行排出，如不排出时，可行钳刮术。钳刮时先取胎盘，后取胎体，如胎块长骨通过宫颈受阻时，忌用暴力牵拉或旋转，以免损伤宫壁。此时应将胎骨退回宫腔最宽处，换夹胎骨另一端则不难取出。

（4）如疑诊子宫体绒癌或子宫内膜腺癌而需行诊断性刮宫确诊时，搔刮宜轻柔。当取出的组织足以进行病理检查时，则不应再做全面彻底的搔刮术。

（五）治疗

手术时一旦发现子宫穿孔，应立即停止宫腔内操作。然后根据穿孔大小、宫腔内容物干净与否、出血多少和是否继续有内出血、其他内脏有无损伤，以及妇女对今后生育的要求等而采取不同的处理方法（图 8-8）。

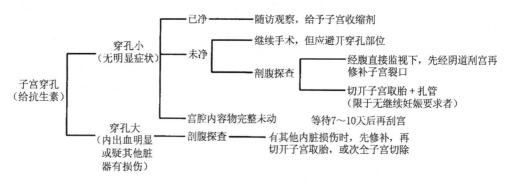

图 8-8　人工流产导致子宫穿孔的处理方法

（1）穿孔发生在宫腔内容物已完全清除后，如观察无继续内、外出血或感染，3 天后即可出院。

（2）凡穿孔较小者（用探针或小号扩张器所致），无明显内出血，宫腔内容物尚未清除时，应先给予麦角新碱或缩宫素以促进子宫收缩，并严密观察有无内出血。如无特殊症状出现，可在 7～10 天后再行刮宫术；但若术者刮宫经验丰富，对仅有部分宫腔内容物残留者，可在发现穿孔后避开穿孔部位将宫腔内容物刮净。

（3）如穿孔直径大，有较多内出血，尤其合并有肠管或其他内脏损伤者，则不论宫腔内容物是否已刮净，应立即剖腹探查，并根据术时发现进行肠修补或部分肠段切除吻合术。子宫是否切开或切除，应根据有无再次妊娠要求而定。已有足够子女者，最好做子宫次全切除术；希望再次妊娠者，在肠管修补后再行子宫切开取胎术。

（4）其他辅助治疗：凡有穿孔可疑或证实有穿孔者，均应尽早经静脉给予抗生素预防和控制感染。

二、子宫颈撕裂

子宫颈撕裂多发生于产妇分娩时,一般均在产后立即修补,愈合良好。但中孕人流引产时亦可引起宫颈撕裂。

(一)病因

多因宫缩过强但宫颈未充分容受和扩张,胎儿被迫强行通过宫颈外口或内口所致。一般见于无足月产史的中孕引产者。加用缩宫素特别是前列腺素引产者发生率更高。

(二)临床表现

临床上可表现为以下 3 种不同类型。

1.宫颈外口撕裂

宫颈外口撕裂与一般足月分娩时撕裂相同,多发生于宫颈 6 或 9 点处,长度可由外口处直达阴道穹隆部不等,常伴有活跃出血。

2.宫颈内口撕裂

内口尚未完全扩张,胎儿即强行通过时,可引起宫颈内口处黏膜下层结缔组织撕裂,因黏膜完整,故胎儿娩出后并无大量出血,但因宫颈内口闭合不全以致日后出现复发性流产。

3.宫颈破裂

凡裂口在宫颈阴道部以上者为宫颈上段破裂,一般同时合并有后穹隆破裂,胎儿从后穹隆裂口娩出。如破裂在宫颈的阴道部为宫颈下段破裂,可发生在宫颈前壁或后壁,但以后壁为多见。裂口呈横新月形,但宫颈外口完整。患者一般流血较多。窥阴器扩开阴道时即可看到裂口,甚至可见到胎盘嵌顿于裂口处。

(三)预防和治疗

(1)凡用依沙吖啶引产时,不应滥用缩宫素特别是不应采用米索前列醇加强宫缩。引产时如宫缩过强,产妇诉下腹剧烈疼痛,并有烦躁不安,而宫口扩张缓慢时,应立即肌内注射哌替啶100 mg 及莨菪碱 0.5 mg 以促使子宫松弛,已加用静脉注射缩宫素者应尽速停止滴注。

(2)中孕引产后不论流血多少,应常规检查阴道和宫颈。发现撕裂者立即用人工合成可吸收缝线修补。

(3)凡因宫颈内口闭合不全出现晚期流产者,可在非妊娠期进行手术矫正,但疗效不佳。现多主张在妊娠 14～19 周用 10 号丝线前后各套 2 cm 长橡皮管绕宫颈缝合扎紧以关闭颈管。待妊娠近足月或临产前拆除缝线。

（郭　欣）

第九章

女性生殖系统肿瘤

第一节 阴 道 囊 肿

一、中肾管囊肿

（一）概述

中肾管囊肿来自中肾管（午非氏 Wolffian）系统的遗迹，由于该管不退化，部分囊性扩张而形成。中肾管由输卵管系膜向内沿子宫侧壁、宫颈侧壁及阴道侧壁止于阴道口，沿途任何部位均可因中肾管退化不全，管壁上皮分泌浆液而形成囊肿。残留于阴道内的中肾管囊肿，又称为Gartner 氏囊肿。

（二）病理检查

1.大体病理

囊肿壁薄，大小不一，内含清亮透明液体。如合并出血，其黏稠度和颜色可有改变。

2.显微镜检查

囊肿内壁为单层立方上皮或带纤毛的低柱状上皮，上皮外有平滑肌组织。

（三）诊断要点

1.症状

中肾管囊肿较小时无症状，多在妇科检查时发现。如囊肿较大，可有坠胀感或异物感，也可引起性生活不适，如囊肿位于前侧壁，并且囊肿较大，也可引起膀胱刺激症状或排尿不畅。

2.体征

妇科检查可见阴道内有圆形或椭圆形囊肿，位于阴道侧壁或前侧壁，有时呈串珠状向上达盆壁。囊肿可单发或多发，多为单发，直径2～3 cm，少数也可大至充满阴道。囊壁薄而透明，表面光滑。

（四）治疗

小的中肾管囊肿通常不需治疗。若囊肿较大或有症状可行手术切除，术中注意勿损伤膀胱和尿道，位于穹隆部位的囊肿，手术切除较困难，可行囊肿切开造口术或者用激光治疗。用激光治疗时，先破坏囊肿，放出液体，然后用生理盐水或 $3\% H_2O_2$ 冲洗囊腔，挤出腔内残留液体，再用激光对囊腔进行凝固破坏，术后用纱条填塞，压迫创面数天，囊壁可坏死脱落或粘连闭合。

二、副中肾管囊肿

(一)概述

副中肾管囊肿来源于胚胎时期残留的副中肾管。在胚胎发育过程中,泌尿生殖窦的柱状上皮逐渐取代组成阴道索的副中肾管结节,最后化生成鳞状上皮,但有些副中肾管上皮可能残留于阴道黏膜下,日后形成的囊肿即为副中肾管囊肿又称苗勒氏管囊肿。

(二)病理检查

1.大体检查

与中肾管完全相同,不同之处为可发生于阴道的各个部位。

2.显微镜检查

囊肿内壁为柱状上皮细胞,PAS(过碘酸雪夫反应)阳性,囊内有黏液。

(三)诊断要点

1.症状

囊肿小无症状,大者可有阴道异物感或阴道分泌物增加。

2.体征

妇科检查见囊肿可位于阴道的任何部位,以阴道下 1/3 及前庭多见,囊肿多较小,直径小于 2 cm,单发或多发,不活动,囊肿内充满透明液体。

(四)鉴别诊断

1.中肾管囊肿

囊肿部位沿中肾管走行,以阴道侧壁多见,而副中肾管可发生在阴道的任何部位。位于前壁、后壁正中的可能为副中肾管囊肿,但位于侧前壁者需病理检查确诊。

2.包涵囊肿

多在阴道后壁或侧切伤口部位,有阴道损伤或阴道手术史。

(五)治疗

多数不需要治疗,少数有症状者可行囊肿剥除术或行激光治疗。对手术治疗者,术后标本送病理。

三、包涵囊肿

(一)概述

包涵囊肿是由于阴道创伤或产伤,行修补手术时,将阴道黏膜组织包埋在黏膜下,而被包埋的黏膜组织在阴道壁内继续生长,上皮细胞脱屑、液化而形成囊肿。

(二)病理

1.大体检查

囊肿直径 1～2 cm,囊内有干酪样黄色内容物。

2.显微镜检查

囊壁为复层鳞状上皮,囊内有角化物质。

(三)诊断要点

1.症状

多无症状,囊肿较大可有异物感。

2.妇科检查

囊肿位于后壁或后侧壁,以阴道下段多见,囊肿多较小,质韧、不活动。

(四)鉴别诊断

需与阴道中肾管囊肿、副中肾管囊肿鉴别,鉴别诊断已如前述,阴道囊肿的确诊最后需靠病理检查。

(五)治疗

通常不需要治疗,如有症状,可行囊肿摘除术,术后标本送病理检查。

（高　琳）

第二节　原发性阴道癌

阴道癌有原发性及继发性两种,以继发性阴道癌多见。继发性阴道癌的治疗,常为原发癌整体治疗的一部分,本节主要涉及原发性阴道癌。原发性阴道癌包括鳞状细胞癌及腺癌,以鳞状细胞癌多见,占阴道癌的90％,腺癌占5％～10％。

一、原发性阴道鳞状细胞癌

(一)概述

原发性阴道鳞状细胞癌较少见,仅占女性生殖道恶性肿瘤的1％～2％。此肿瘤以老年妇女多见,国外报道平均发病年龄为65岁。国内报道发病年龄的高峰在40～59岁,较国外为低。

(二)病因

本病的病因不清楚,可能与阴道黏膜受到长期刺激或损伤有关,如子宫脱垂佩戴子宫托、阴道壁膨出、阴道慢性炎症,阴道白斑等。近年来,女性下生殖道HPV感染与生殖道癌的发生引起人们的关注,HPV感染与阴道癌之间的关系,需要进一步研究。

(三)组织发生

原发性阴道鳞状细胞癌来源于阴道的鳞状上皮,可以由阴道上皮内瘤样病变(VAIN)进展而来,VAIN包括阴道鳞状上皮的不典型增生及原位癌,VAIN可分为3级:①Ⅰ级为阴道上皮轻度不典型增生,即异型细胞局限在上皮的下1/3;②Ⅱ级为阴道上皮中度不典型增生,即异型细胞占据上皮层的下2/3;③Ⅲ级为阴道上皮的重度不典型增生及原位癌,即异型细胞占据上皮超过下2/3或已达全层,但未穿破基底膜。

(四)病理检查

1.大体检查

大体检查可分为3种类型。

(1)菜花型-外生型:最常见,多发生在阴道后壁上1/3,灰白色,质稍硬、脆易出血、很少向内浸润,癌细胞多呈高分化,预后较好。

(2)结节型-内生型:多发生在阴道前壁,肿瘤向黏膜下浸润,呈硬节状,表面隆起,可向阴道周围浸润,以致阴道壁僵硬,病灶中心可出现坏死,溃疡,预后较差。

(3)表层型-黏膜型:较少见。病灶长时间局限在阴道黏膜,发展缓慢。此型常为多灶性病变,早期发现预后较好。

2.显微镜检查

多为中分化鳞癌,含少量角化珠,有角化不良细胞和细胞间桥。

(五)转移途径

由于阴道壁薄,黏膜下结缔组织疏松,并且阴道壁的血管、淋巴管丰富,有利于癌的生长及扩散,阴道癌的转移途径主要有直接浸润及淋巴转移。

1.直接浸润

向前累及膀胱、尿道,向后累及直肠及直肠旁,向上累及宫颈,向下累及外阴,向两侧累及阴道旁组织。

2.淋巴转移

病灶位于阴道上 1/3 者,转移途径与宫颈癌相同,可转移至髂内,闭孔、骶前淋巴结。病灶位于阴道下 1/3 者,转移途径与外阴癌相同,可转移至腹股沟淋巴结。病灶位于中 1/3 者,则同时具有阴道上 1/3 及下 1/3 的转移特点。

3.血行转移

少见,发生于晚期。

(六)临床分期

原发性阴道癌的 FIGO 分期标准如下。①0 期:原位癌、上皮内癌。②Ⅰ期:癌局限于阴道黏膜。③Ⅱ期:癌已侵及阴道下组织,但未达盆壁。④Ⅲ期:癌已达盆壁。⑤Ⅳ期:癌已超过真骨盆或临床已累及膀胱直肠黏膜,但泡样水肿不属于Ⅳ期。⑥ⅣA 期:肿瘤侵及邻近器官或直接扩展出真骨盆。⑦ⅣB 期:肿瘤扩散至远处器官。

有人提出将Ⅰ期进一步分为 3 期:①ⅠA 期,癌侵犯阴道黏膜小于 2 cm;②ⅠB 期,癌侵犯阴道黏膜超过2 cm;③ⅠC 期,癌侵犯阴道黏膜全长。

将Ⅱ期进一步分为 2 期:①ⅡA 期,癌侵及阴道壁下组织,但未侵犯宫旁及阴道旁组织;②ⅡB 期,癌侵及宫旁组织但未达盆壁。

(七)诊断要点

1.病史

阴道黏膜长期慢性炎症刺激病史。

2.症状

在病变的早期,尤其 VAIN 时可无症状或仅表现为性交后血性分泌物或少量出血,随着病变的进展,可出现以下症状。

(1)阴道出血:绝经前患者可表现为不规则阴道出血,绝经后患者表现为绝经后出血,流血时间可长、可短、流血量或多或少,但多为接触性出血。

(2)阴道排液:阴道排液可为水样,米汤样或混有血液,排液主要与肿瘤组织坏死、感染有关。

(3)疼痛:与肿瘤大小及组织反应有关。

(4)压迫症状:晚期可出现压迫症状,如压迫膀胱、尿道可出现尿急、尿频、血尿。压迫直肠可出现排便困难、里急后重,穿透直肠可出现便血。

(5)恶病质:晚期癌表现。

3.体征

妇科检查时可看到或扪及肿瘤。外生型肿瘤由阴道壁向阴道腔呈菜花状突出,触之易出血,并可伴有坏死、感染,体征较明显。而结节型由于向阴道黏膜下生长,有时阴道壁表面变化不大,但触诊时感觉阴道壁僵硬。表层型应注意病灶的多中心性。

4.辅助检查

(1)阴道细胞学检查:对阴道检查的可疑区域行阴道细胞学检查,可作为初筛的方法之一。

(2)阴道镜检查:对早期病变有价值,可发现阴道上皮有白色、镶嵌、点状等异常上皮和域异常血管病变区。

(3)活体组织检查:在碘试验的不着色区及阴道镜下做活体组织检查,可提高阳性检出率。由于临床上继发性阴道癌比较多见,因此要诊断原发性阴道癌需符合以下条件:①癌灶局限于阴道;②子宫颈完整,活组织检查证实无癌存在;③其他部位无原发性肿瘤依据。

(八)鉴别诊断

原发性阴道癌需同继发性阴道癌相鉴别,并确定病灶是否原发于阴道上皮或来自宫颈、尿道、外阴、前庭大腺、宫体、卵巢、直肠、膀胱等部位。此外还需同良性疾病相鉴别,如结核性溃疡、梅毒性溃疡、腺病、子宫内膜异位症、外伤性溃疡等,必要时行活检进行鉴别诊断。

(九)治疗

1.VAIN 的治疗

VAIN 的治疗主要以局部治疗为主,但在治疗前应除外浸润癌,可行局部电凝或 CO_2 激光治疗,或采用 5‰氟尿嘧啶(5-FU)霜剂局部应用,每天 1 次连用 5 天,8～12 天后复查,观察治疗效果。如仍有病灶,继续应用 1 个疗程,如无效改用其他治疗方法。根据病变范围及部位也可选择手术治疗。如病灶仅累及阴道穹隆小部分组织可行全子宫切除及局部阴道穹隆切除。如为其他部位的小病灶,可选择局部病灶切除术,如病变累及大部或全部阴道,可行部分阴道切除术或全阴道切除术,或行放射治疗。

2.阴道浸润癌的治疗

阴道浸润癌的治疗以放疗和手术为主,或两者联合应用。由于阴道癌毗邻膀胱和直肠,就诊时多为中、晚期,治疗比较困难。

(1)放射治疗:各种阴道癌均可行放射治疗,包括阴道腔内放疗及体外放疗。腔内治疗主要是针对阴道内原发灶及其周围浸润区。阴道腔内放疗应根据癌灶的位置、范围及深度选用放疗方法。可采用模型敷贴,组织内插植、阴道限线筒照射,后装式腔内放疗等,可参考以下方法:①癌灶位于阴道上 1/3 者,与宫颈癌放疗方法类似。阴道腔内肿瘤基底放射剂量 70 Gy/4～5 w,每周治疗 1 次;②癌灶位于阴道下 1/3,且肿瘤较局限者,可采用镭针(^{60}Co 针或其他放射源)做阴道原发灶的组织间插植,肿瘤放射总剂量为 70～80 Gy/7 d 内;或者采用阴道腔内后装治疗,肿瘤放射剂量给予 70 Gy/5～6 w。③癌灶位于阴道中 1/3 者,可选用后装腔内放射或模型敷贴,肿瘤放射剂量 70 Gy 左右。

体外放疗主要是针对阴道旁组织、盆壁及其所属的淋巴区进行照射。可采用^{60}Co、加速器等。对阴道浸润癌应常规给予体外照射,照射范围应根据病灶位置决定。若癌灶位于阴道上 1/3,体外放疗同子宫颈癌,采用盆腔四野照射,剂量为 40～50 Gy。如癌灶位于阴道中、下 1/3 段,应同时将盆髂、腹股沟区包入放射野,照射面积较一般宫颈癌常规体外放疗的放射野为大,肿瘤放射剂量 40～50 Gy/5～6 w。

(2)手术治疗:手术治疗主要适用于原位癌及较早期的病例(Ⅰ、Ⅱ期)和部分Ⅳ期仅累及膀胱或直肠的病例。手术切除范围应根据病灶的位置及浸润的深度而定。对位于阴道上 1/3 处的原位癌,可行单纯子宫切除加阴道上段切除。阴道中、下段原位癌、因手术损伤大,不宜采用手术治疗,可选用放疗。对于Ⅰ期及Ⅱ期病例,病灶位于阴道上 1/3 者,可按宫颈癌根治术式行广泛性全子宫切除和阴道上 2/5 切除术及盆腔淋巴结清扫术。病灶位于阴道下 1/3 者,可做外阴广泛切除及阴道下 1/3 切除,必要时同时做盆髂淋巴结及腹股沟淋巴结清扫术。对于病灶位于阴道中 1/3 者,可行全阴道切除术、广泛性全子宫切除术及盆腔淋巴结清扫术,因手术创伤大,要选择合适的病例施行此手术。对于部分Ⅳ期仅累及膀胱或直肠、患者年轻、体质好,可行盆腔内脏清除术。即在阴道手术同时切除受累膀胱、直肠,行结肠造瘘或尿路改道。关于盆腔内脏清除术是否可改善患者的生存率,国内外有争论,多因手术范围太大,患者生存质量低,而不被患者所接受。

(3)化疗:可作为辅助治疗手段。常用的化疗药物有顺铂、平阳霉素、阿霉素、环磷酰胺、长春新碱等。化疗可以静脉给药,也可行动脉灌注治疗,以盆腔动脉灌注化疗为好,可与手术或放疗联合使用。

(4)综合治疗及治疗方法的选择。阴道癌的主要治疗方法有放疗及手术,如何选择治疗方法及两者联合应用,可参考以下意见:①病灶位于阴道上 1/3 者早期可行手术治疗,即行广泛性全子宫切除加盆腔淋巴结清扫术,加部分阴道切除术,术后根据情况决定是否行体外放疗。晚期行放射治疗(包括腔内及体外照射)或先行化疗再行放疗。②病灶位于中 1/3 者以放疗为主,如病灶较小,肿瘤直径小于 2 cm 时,可行组织间插植放疗。如患者年轻,一般情况好,也可行全阴道切除术。对病灶较大者,可先行体外放疗,待病灶缩小后行腔内放疗,也可先行化疗后再行放疗。③病灶位于下 1/3 者以手术治疗为主,对病灶较大者,可先行体外放疗,待肿瘤缩小后,行阴道腔内放疗或手术切除。

(十)预后

阴道癌总的 5 年生存率为 50%。阴道癌的预后与分期、原发部位及治疗方法有关。Ⅰ期 5 年生存率为 85%,Ⅱ期 55%～65%,Ⅲ期 30%～35%,Ⅳ期 5%～10%。病灶在后穹隆部位,因较少累及邻近脏器及盆腔淋巴结,预后相对较好,而位于阴道下 1/3 的肿瘤,则容易侵犯邻近器官,且易有盆腔及腹股沟淋巴结转移,5 年生存率很低。总之,阴道癌的预后较宫颈癌、宫体癌为差,因此,临床应注意在防癌普查时,同时注意阴道有无异常,以便早期发现阴道癌,及时治疗,改善预后。

二、阴道性透明细胞腺癌

(一)概述

原发性阴道透明细胞腺癌是一种极少见的阴道恶性肿瘤,可发生于幼女、年轻妇女及老年妇女、但多见于年轻妇女。其组织来源为残留的中肾管、副中肾管或异位的子宫内膜。其发病原因可能与胚胎发育期母亲服用 DES 导致阴道腺病,进而恶变形成阴道透明细胞腺癌。但也有小部分患者并无 DES 接触史,其病因不明。

(二)病理检查

1.大体病理

肿瘤可呈结节状、息肉状或扁平斑,质地硬脆,可伴有溃疡,肿瘤大小不等,小者仅 1 mm,大者可达 10 cm。

2.显微镜检查

镜下见癌细胞胞质透明,核呈鞋钉状,细胞结构可呈管囊型、实片型、乳头型、子宫内膜样型等。

(三)转移途径及分期

同阴道鳞状细胞癌。

(四)诊断要点

1.病史

胚胎期母亲服用 DES 史。

2.发病年龄

多在 20 岁左右。

3.症状

可表现为阴道出血和阴道排液。

4.体征

妇科检查见病变多位于阴道前壁上 1/3,大小不一,肿瘤一般比较表浅,呈息肉状、结节状、扁平斑,表面可有溃疡形成,质硬。

5.辅助检查

(1)阴道脱落细胞学检查可发现异常细胞。

(2)阴道镜检查可明确病变累及阴道的范围,协助选取活检部位。

(3)活组织检查是确诊方法。

(五)鉴别诊断

本病需与阴道腺病及其他阴道恶性肿瘤鉴别,活体组织检查为最后确诊的方法。

(六)治疗

1.手术治疗

用于早期(Ⅰ、Ⅱ期)病例,病灶位于阴道上 1/3,可行广泛性子宫切除、阴道上段切除术及盆腔淋巴结清扫术;如病变侵犯阴道下 2/3,除行广泛性全子宫切除术、盆腔淋巴结清扫术外,应行全阴道切除术。

2.放射治疗

Ⅱ期及Ⅱ期以上的病例可行放射治疗,放射治疗可参照阴道鳞状细胞癌。

3.化疗

常用药物有环磷酰胺、长春新碱、5-FU、甲氨蝶呤等,因例数太少,疗效不肯定。

(七)预后

预后与肿瘤期别、病灶部位、淋巴结有无转移有关。据报道,总的 5 年生存率为 80%,其中Ⅰ期为 87%,Ⅱ期为 76%,Ⅲ期为 30%,阴道上段病变较下段预后好,淋巴结有转移者预后差。

(魏丹丹)

第十章

异常妊娠

第一节 自 然 流 产

妊娠不足 28 周、胎儿体重不足 1 000 g 而终止者称为流产。孕 12 周前终止者称为早期流产,孕 12 周至不足 28 周终止者称为晚期流产。这个定义不是固定不变的,妊娠 20 周至不足 28 周之间流产的胎儿体重在 500～1 000 g,有存活的可能,称为有生机儿,美国等国家把流产定义为妊娠 20 周前终止妊娠者。流产又分为自然流产和人工流产两大类。机械或药物等人为因素终止妊娠者称为人工流产,自然因素导致的流产称为自然流产。本节仅阐述自然流产。自然流产率占全部妊娠的 10%～15%,其中 80% 以上为早期流产。

一、病因

(一)胚胎因素

胚胎染色体异常是流产的主要原因。早期流产胚胎检查发现 50%～60% 有染色体异常。夫妇任何一方有染色体异常亦可传至子代,导致流产。染色体异常包括:①数目异常。多见三体、单体 X、三倍体及四倍体。②结构异常。染色体分带技术监测可见易位、断裂、缺失。除遗传因素外,感染、药物等不良作用亦可引起胚胎染色体异常,常在 12 孕周前发生流产,即使少数妊娠至足月,出生后可能为畸形儿或有代谢及功能缺陷。如发生流产,排出物往往为空胎囊或退化的胚胎,故应仔细检查流产产物。

(二)母体因素

1.全身性疾病

全身性感染时高热可促进子宫收缩引起流产,梅毒螺旋体、流感病毒、巨细胞病毒、支原体、衣原体、弓形虫、单纯疱疹病毒等感染可导致流产;孕妇患心力衰竭、严重贫血、高血压、慢性肾炎及严重营养不良等缺血缺氧性疾病亦可导致流产。

2.内分泌异常

黄体功能不足可致早期流产。甲状腺功能低下、严重的糖尿病血糖未控制均可导致流产。

3.免疫功能异常

与流产有关的免疫因素有配偶的组织兼容性抗原(HLA)、胎儿抗原、血型抗原(ABO 及 Rh)和母体的自身免疫状态。父母的 HLA 位点相同频率高,使母体封闭抗体不足亦可导致反复流产。母儿血型不合、孕妇抗磷脂抗体产生过多、抗精子抗体的存在,均可使胚胎受到排斥而发生流产。

4.生殖器异常

畸形子宫如子宫发育不良、单角子宫、双子宫、子宫纵隔、宫腔粘连及子宫肌瘤均可影响胚囊着床和发育而导致流产。宫颈重度裂伤、宫颈内口松弛、宫颈过短常导致胎膜破裂而流产。

5.创伤刺激

子宫创伤如手术、直接撞击、性交过度亦可导致流产;过度紧张、焦虑、恐惧、忧伤等精神创伤亦有引起流产的报道。

6.不良习惯

过量吸烟、酗酒,吗啡、海洛因等毒品均可导致流产。

(三)环境因素

砷、铅、甲醛、苯、氯丁二烯、氧化乙烯等化学物质过多接触,均可导致流产。

二、病理

流产过程是妊娠物逐渐从子宫壁剥离,然后排出子宫。孕 8 周以前的流产,胚胎多已死亡,胚胎绒毛与底蜕膜剥离,导致其剥离面出血,坏死胚胎犹如宫内异物,刺激子宫收缩及宫颈扩张。由于此时绒毛发育不全,着床还不牢固,妊娠物多可完全排出,出血不多。早期流产常见胚胎异常类型为无胚胎、结节状胚、圆柱状胚、发育阻滞胚、肢体畸形及神经管缺陷。孕 8～12 周时绒毛发育茂盛,与底蜕膜联系较牢固,流产时妊娠物往往不易完整排出而部分滞留宫腔,影响子宫收缩,出血量多,且经久不止;孕 12 周后,胎盘已完全形成,流产时先出现腹痛,继而排出胎儿和胎盘,如胎盘剥离不全,可引起剥离面大量出血。胎儿在宫腔内死亡过久,可被血块包围,形成血样胎块而引起出血不止。也可吸收血红蛋白而形成肉样胎块,或胎儿钙化后形成石胎。其他还可见压缩胎儿、纸样胎儿、浸软胎儿、脐带异常等病理表现。

三、临床表现

主要为停经后阴道流血和腹痛。

(一)停经

大部分的自然流产患者均有明显的停经史,结合早孕反应、子宫增大,以及 B 超检查发现胚囊等表现能够确诊妊娠。但是,如果妊娠早期发生流产,流产导致的阴道流血很难与月经异常鉴别,往往没有明显的停经史。有报道提示,大约 50％流产是妇女未知已孕就发生受精卵死亡和流产。对于这些患者,要根据病史、血、尿 HCCT 及 B 超检查的结果综合判断。

(二)阴道流血和腹痛

早期流产者常先有阴道流血,而后出现腹痛。由于胚胎坏死,绒毛与蜕膜剥离,血窦开放,出现阴道流血;剥离的胚胎及血液刺激子宫收缩,排出胚胎,产生阵发性下腹疼痛;当胚胎完全排出后,子宫收缩,血窦关闭,出血停止。晚期流产的临床过程与早产及足月产相似,经过阵发性子宫收缩,排出胎儿及胎盘,同时出现阴道流血。晚期流产时胎盘与子宫壁附着牢固,如胎盘粘连仅部分剥离,残留组织影响子宫收缩,血窦开放,可导致大量出血、休克甚至死亡。胎盘残留过久,可形成胎盘息肉,引起反复出血、贫血及继发感染。

四、临床分型

按流产发展的不同阶段,分为以下临床类型。

(一)先兆流产

停经后出现少量阴道流血,常为暗红色或血性白带,无妊娠物排出。流血后数小时至数天可出现轻微下腹痛或腰骶部胀痛。宫颈口未开,子宫大小与停经时间相符。经休息及治疗,症状消失,可继续妊娠;如症状加重,则可能发展为难免流产。

(二)难免流产

难免流产又称为不可避免流产。在先兆流产的基础上,阴道流血增多,腹痛加剧,或出现胎膜破裂。检查见宫颈口已扩张,有时可见胚囊或胚胎组织堵塞于宫颈口内,子宫与停经时间相符或略小。B超检查仅见胚囊,无胚胎或胚胎血管搏动亦属于此类型。

(三)不全流产

难免流产继续发展,部分妊娠物排出宫腔,或胎儿排出后胎盘滞留宫腔或嵌顿于宫颈口,影响子宫收缩,导致大量出血,甚至休克。检查可见宫颈已扩张,宫颈口有妊娠物堵塞及持续性血液流出,子宫小于停经时间。

(四)完全流产

有流产的症状,妊娠物已全部排出,随后流血逐渐停止,腹痛逐渐消失。检查见宫颈口关闭,子宫接近正常大小。

此外,流产尚有 3 种特殊情况。①稽留流产:又称过期流产,指宫内胚胎或胎儿死亡后未及时排出者。典型表现是有正常的早孕过程,有先兆流产的症状或无任何症状;随着停经时间延长,子宫不再增大或反而缩小,子宫小于停经时间,早孕反应消失,宫颈口未开,质地不软。②习惯性流产:指连续自然流产 3 次或 3 次以上者。近年有学者将连续两次流产者称为复发性自然流产。常见原因为胚胎染色体异常、免疫因素异常、甲状腺功能低下、子宫畸形或发育不良、宫腔粘连、宫颈内口松弛等。往往每次流产发生在同一妊娠月份,其临床过程与一般流产相同。宫颈内口松弛者,往往在妊娠中期无任何症状而发生宫颈口扩张,继而羊膜囊突向宫颈口,一旦胎膜破裂,胎儿迅即娩出。③流产合并感染:多见于阴道流血时间较长的流产患者,也常发生在不全流产或不洁流产时。临床表现为下腹痛、阴道有恶臭分泌物,双合诊检查有宫颈摇摆痛。严重时引起盆腔腹膜炎、败血症及感染性休克。常为厌氧菌及需氧菌混合感染。

五、诊断

根据病史、临床表现即可诊断,但有时需结合辅助检查才能确诊。流产的类型涉及相应的处理,诊断时应予确定。

(一)病史

询问有无停经史、早孕反应及其出现时间,阴道流血量、持续时间、与腹痛的关系,腹痛的部位、性质,有无妊娠物排出。了解有无发热、阴道分泌物有无臭味可协助诊断流产合并感染,询问反复流产史有助于诊断习惯性流产。

(二)体格检查

测量体温、脉搏、呼吸、血压,有无贫血及急性感染征象,外阴消毒后妇科检查了解宫颈是否扩张、有无妊娠物堵塞或羊膜囊膨出;子宫有无压痛、与停经时间是否相符,双附件有无压痛、增厚或包块。疑为先兆流产者,操作应轻柔。

(三)辅助诊断

1.B超检查

测定妊娠囊的大小、形态、胎心搏动,并可辅助诊断流产类型,如妊娠囊形态异常,提示妊娠预后不良。宫腔和附件检查有助于稽留流产、不全流产及异位妊娠的鉴别诊断。

2.妊娠试验

连续测定血 β-HCCT 的动态变化,有助于妊娠的诊断和预后判断。妊娠 6～8 周时,血 β-HCCT 是以每天 66％ 的速度增加,如果血 β-HCCT 每 48 小时增加不到 66％,则提示妊娠预后不良。

3.其他检查

孕激素、HPL 的连续测定有益于判断妊娠预后;习惯性流产患者可行妊娠物及夫妇双方的染色体检查。

六、处理

确诊流产后,应根据其类型进行相应处理。

(一)先兆流产

应卧床休息,严禁性生活,足够的营养支持。保持情绪稳定,对精神紧张者可给予少量对胎儿无害的镇静剂。黄体功能不足者可给予黄体酮 10～20 mg,每天或隔天肌内注射 1 次,过量应用可致稽留流产;或 HCCT 3 000 U,隔天肌内注射一次;也可口服维生素 E 保胎。甲状腺功能低下者可口服小剂量甲状腺素。如阴道流血停止、腹痛消失、B超证实胚胎存活,可继续妊娠。若临床症状加重,B超发现胚胎发育不良,β-HCCT 持续不升或下降,表明流产不可避免,应终止妊娠。

(二)难免流产

一旦确诊,应及早排出胚胎及胎盘组织。可行刮宫术,对刮出物应仔细检查,并送病理检查。晚期流产时子宫较大,出血较多,可用缩宫素 10～20 U 加入 5％葡萄糖液 500 mL 中静脉滴注,促进子宫收缩。必要时行刮宫术,清除宫内组织。术后可行 B超检查,了解有无妊娠物残留,并给予抗生素预防感染。

(三)不全流产

由于部分组织残留宫腔或堵塞于宫颈口,极易引起子宫大量出血。故应在输液、输血的同时立即行刮宫术或钳刮术,并给予抗生素预防感染。

(四)完全流产

症状消失、B超检查宫腔无残留物。如无感染,可不予特殊处理。

(五)稽留流产

死亡胎儿及胎盘组织在宫腔内稽留过久,可导致严重的凝血功能障碍及 DIC 的发生,应先行凝血功能检查,在备血、输液条件下行刮宫术;如凝血机制异常,可用肝素、纤维蛋白原、新鲜血、血小板等纠正后再行刮宫。稽留流产时胎盘组织常与子宫壁粘连较紧,手术较困难。如凝血功能正常,刮宫前可口服己烯雌酚 5 mg,每天 3 次,连用 5 天,或苯甲酸雌二醇 2 mg 肌内注射,每天 2 次,连用 3 天,可提高子宫肌对缩宫素的敏感性。刮宫时可用缩宫素 5～10 U 加于 5％葡萄糖液 500 mL 中静脉滴注,或用米索前列醇 400 μg 置于阴道后穹隆。子宫＞12 孕周者,应静脉滴注缩宫素,促使胎儿、胎盘排出。行刮宫术时应避免子宫穿孔。术后应常规行 B 超检查,以确认宫腔残留物是否完全排出,并加强抗感染治疗。

(六)习惯性流产

染色体异常夫妇应于孕前进行遗传咨询,确定可否妊娠;还可行夫妇血型鉴定及丈夫精液检查;明确女方有无生殖道畸形、肿瘤、宫腔粘连。宫颈内口松弛者应在妊娠前行宫颈内口修补术,或于孕 12～18 周行宫颈内口环扎术。有学者对不明原因的习惯性流产患者行主动免疫治疗,将丈夫或他人的淋巴细胞在女方前臂内侧或臀部做多点皮内注射,妊娠前注射 2～4 次,妊娠早期加强免疫 1～3 次,妊娠成功率可达 86％以上。此外,习惯性流产患者确诊妊娠后,可常规肌内注射 HCCT 3 000～5 000 U,隔天 1 次,至妊娠 8 周后停止。

(七)流产合并感染

治疗原则为迅速控制感染,尽快清除宫内残留物。如为轻度感染或出血较多,可在静脉滴注有效抗生素的同时进行刮宫,以达到止血目的;感染较严重而出血不多时,可用高效广谱抗生素控制感染后再行刮宫。刮宫时可用卵圆钳夹出残留组织,忌用刮匙全面搔刮,以免感染扩散。严重感染性流产可并发盆腔脓肿、血栓性静脉炎、感染性休克、急性肾衰竭及 DIC 等,应高度重视并积极预防,必要时切除子宫去除感染源。

(徐凤芹)

第二节 早 产

早产是指妊娠满 28 周而不满 37 周且新生儿出生体重≥1 000 g 分娩者。早产根据原因分为 3 类:自发性早产、未足月胎膜早破早产和治疗性早产。治疗性早产是因妊娠合并症或并发症为母儿安全需要提前终止妊娠者。早产儿各器官发育尚不够健全,出生孕周越小,体重越轻,预后越差。

一、临床表现

临床上,早产可分为先兆早产和早产临产两个阶段。

(一)先兆早产

先兆早产指有规则或不规则宫缩,但宫颈尚未扩张,而经阴道超声测量子宫颈管长度≤20 mm,诊断为先兆早产。

(二)早产临产

出现规律宫缩(指每 20 分钟 4 次或每 60 分钟内 8 次),同时宫颈管进行性缩短(宫颈缩短≥80％),伴有宫口扩张 1 cm 以上。

二、早产高危人群

(1)有晚期流产和(或)早产史者。

(2)阴道超声检查:孕中期阴道超声检查发现子宫颈长度<25 mm 的孕妇。

(3)有子宫颈手术史者:如宫颈锥切术、环形电极切除术治疗后发生早产的风险增加,子宫发育异常者早产风险也会增加。

(4)孕妇年龄过小或过大者:孕妇≤17岁或>35岁。

(5)妊娠间隔过短的孕妇:两次妊娠间隔如控制在18~24个月,早产风险相对较低。

(6)过度消瘦的孕妇:体质指数<19 kg/m²,或孕前体质量<50 kg,营养状况差。

(7)多胎妊娠者:双胎的早产率近50%,三胎的早产率高达90%。

(8)辅助生殖技术助孕者。

(9)胎儿及羊水量异常者:胎儿结构畸形和(或)染色体异常、羊水过多或过少者,早产风险增加。

(10)有妊娠并发症或合并症者:如并发重度子痫前期、子痫、产前出血、妊娠期肝内胆汁淤积症、妊娠期糖尿病、并发甲状腺疾病、严重心肺疾病、急性传染病等,早产风险增加。

(11)异常嗜好者:有烟酒嗜好或吸毒的孕妇,早产风险增加。

三、早产的预测方法

(1)前次晚期自然流产或早产史:但不包括治疗性晚期流产或早产。

(2)妊娠24周前阴道超声测量子宫颈长度<25 mm:不推荐对早产低风险人群常规筛查子宫颈长度。

四、诊断

(一)诊断先兆早产

出现规则或不规则宫缩,子宫颈尚未扩张,阴道超声测量子宫颈管长度≤20 mm。

(二)诊断早产临产

规律宫缩,同时子宫颈管进行性缩短(子宫颈缩短≥80%),伴有子宫口扩张1 cm以上。

五、鉴别诊断

需与Braxton Hicks宫缩进行鉴别。Braxton Hicks宫缩为无痛性宫缩,自孕18~20周起,子宫稀发、不规则、不对称的收缩,随着妊娠周数的增加,收缩的频率和幅度相应增加,子宫内压力不超过1.3~2.0 kPa(10~15 mmHg),一般不引起宫颈管缩短及宫颈扩张。

六、治疗

治疗原则:抑制宫缩,为促胎儿肺成熟赢得时间,胎儿脑保护治疗,有指征的应用抗生素预防感染。

(一)宫缩抑制剂

一般应用48小时,超过48小时维持用药不能明显降低早产率,但明显增加药物不良反应,故无宫缩及时停药。两种或以上宫缩抑制剂联合使用可能增加不良反应的发生,应尽量避免联合使用。

1.钙通道阻滞剂

硝苯地平:起始剂量为20 mg口服,然后10~20 mg,每天3~4次,根据宫缩情况调整,可持续48小时。服药中注意观察血压,防止血压过低。

2.前列腺素抑制剂

吲哚美辛:主要用于妊娠 32 周前早产。起始剂量为 50～100 mg 经阴道或直肠给药,也可口服,然后 25 mg 每 6 小时 1 次,可维持 48 小时。不良反应:在母体方面主要恶心、胃酸反流、胃炎等;在胎儿方面,妊娠 32 周后使用或使用时间超过 48 小时,可引起胎儿动脉导管提前关闭,也可因减少胎儿肾血流量而使羊水量减少,因此,使用期间需要监测羊水量及胎儿动脉导管宽度。当发现胎儿动脉导管狭窄时立即停药。

禁忌证:孕妇血小板功能不良、出血性疾病、肝功能不良、胃溃疡、有对阿司匹林过敏的哮喘病史。

3.β_2 肾上腺素能受体兴奋剂

利托君:起始剂量 50～100 $\mu g/min$ 静脉滴注,每 10 分钟可增加剂量 50 $\mu g/min$,至宫缩停止,最大剂量不超过 350 $\mu g/min$,共 48 小时。使用过程中应密切关注心率和主诉,如心率超过120 次/分,或诉心前区疼痛应停止使用。

不良反应:在母体方面主要有恶心、头痛、鼻塞、低血钾、心动过速、胸痛、气短、高糖、肺水肿、偶有心肌缺血等;胎儿及新生儿方面主要有心动过速、低血糖、低血钾、低血压、高胆红素,偶有脑室周围出血等。用药禁忌证有心脏病、心律不齐、糖尿病控制不满意、甲状腺功能亢进者。

4.缩宫素受体拮抗剂

主要是阿托西班,起始剂量为 6.75 mg 静脉滴注 1 分钟,继之 18 mg/h 维持 3 小时,接着6 mg/h 维持 45 小时。不良反应轻微,无明确禁忌,但价格较昂贵。

(二)硫酸镁应用

妊娠 32 周前早产者常规应用硫酸镁,作为胎儿中枢神经系统保护剂治疗。

孕 32 周前早产者,负荷剂量 5.0 g 静脉滴注,30 分钟滴完,然后以 1～2 g/h 维持。建议应用硫酸镁 3～5 天。硫酸镁应用前及使用过程中应监测呼吸、膝反射、尿量,24 小时总量不超过30 g。禁忌证:孕妇患肌无力、肾衰竭等。

(三)糖皮质激素

糖皮质激素用于促胎肺成熟。妊娠 28～34^{+6} 周的先兆早产应当给予 1 个疗程的糖皮质激素。地塞米松 6 mg 每 12 小时 1 次,共 4 次,肌内注射。若早产临产,来不及完成完整疗程者,也应给药。

(四)抗生素

胎膜早破者,予抗生素预防感染,胎膜完整者,不推荐应用抗生素,除非分娩在即而下生殖道 B 族溶血性链球菌检测阳性。

(五)产时处理与分娩方式

1.终止早产的指征

(1)宫缩进行性增强,经过治疗无法控制者。

(2)有宫内感染者。

(3)衡量母胎利弊,继续妊娠对母胎的危害大于胎肺成熟对胎儿的好处。

(4)孕周已过 34 周,如无母胎并发症,应停用抗早产药,顺其自然,不必干预,只需密切监测胎儿情况即可。

2.分娩方式

大部分早产儿可经阴道分娩。

（1）产程中加强胎心监护有利于识别胎儿窘迫,尽早处理。

（2）分娩镇痛以硬脊膜外阻滞麻醉镇痛相对安全。

（3）不提倡常规会阴侧切,也不支持没有指征的产钳应用。

（4）对臀位特别是足先露者应根据当地早产儿治疗护理条件权衡剖宫产利弊,因地制宜选择分娩方式。

（5）早产儿出生后适当延长30～120秒后断脐,可减少新生儿输血的需要,大约可减少50%的新生儿脑室内出血。

(六)早产的预防

1.一般预防

（1）孕前宣教:①避免低龄(<17岁)或高龄(>35岁)妊娠;②提倡合理的妊娠间隔(>6个月);③避免多胎妊娠;④避免体质量过低妊娠;⑤戒烟、酒;⑥控制好原发病如高血压、糖尿病、甲状腺功能亢进、红斑狼疮等;⑦停止服用可能致畸的药物。

（2）孕期注意事项:①第一次产检时应详细了解早产高危因素,以便尽可能针对性预防;②合理增加妊娠期体质量;③避免吸烟、饮酒。

2.特殊类型孕酮的应用

特殊类型孕酮有3种:微粒化孕酮胶囊、阴道孕酮凝胶、17α-羟己酸孕酮酯,其有效性仍缺乏大样本循证医学证据。

3.宫颈环扎术

（1）宫颈功能不全:既往有宫颈功能不全妊娠丢失病史,行宫颈环扎术对预防早产有效。宫颈环扎首选经阴道宫颈环扎术,除非有经阴道宫颈环扎禁忌或经阴道宫颈环扎失败。

（2）对有前次早产或晚期流产史,此次为单胎妊娠,妊娠24周前子宫颈长度<25 mm,无宫颈环扎术禁忌证,推荐使用宫颈环扎术。但对子宫发育异常、宫颈锥切术后,宫颈环扎术无预防早产作用;而对双胎妊娠,宫颈环扎术可能增加早产和胎膜早破风险,不推荐使用宫颈环扎术。

七、注意事项

（1）对有高危因素的孕妇进行早产预测,有助于评估风险并及时处理,进行阴道超声检查了解宫颈长度及形态。

（2）治疗原则为若胎膜完整和母胎情况允许,尽量保胎至妊娠34周,方法主要为促胎肺成熟和抑制宫缩。

（3）早产儿,尤其是<32孕周的早产儿,需要良好的新生儿救治条件,故对有条件者可转到有早产儿救治能力的医院分娩。

（4）医患沟通中强调治疗早产过程中,因存在个体差异,对药物反应不同,在治疗过程中,仍有早产临产,早产不可避免可能,强调早产对新生儿的危害性。

（徐凤芹）

第三节 妊 娠 剧 吐

妊娠早期孕妇发生择食、食欲缺乏、轻度恶心呕吐、头晕、倦怠等症状,称为早孕反应。一般于妊娠3个月左右自然消失,不需特殊处理。少数孕妇早孕反应严重,频繁持续性恶心呕吐,不能进食、进水,导致体液失衡及新陈代谢障碍,严重者肝、肾功能受损,影响身体健康,甚至危及孕妇生命,称妊娠剧吐。加拿大妇产科医师学会的定义为持续存在的呕吐导致患者体重比孕前减轻5%以上,并且伴发电解质失衡及酮尿。发生率为0.5%~2.0%。作出该诊断前应该排除其他引起恶心、呕吐的疾病。妊娠剧吐是孕早期住院患者的首要疾病。

一、病因与发病机制

原因至今尚未完全明确。目前有内分泌因素、心理因素及进化性适应等3个假说。

(一)胎盘激素

胎盘激素主要是HCG。因早孕反应症状出现与消失的时间同孕妇血HCG值上升与下降的时间相一致,又发现呕吐发生率与HCG浓度变化相关。如葡萄胎患者、多胎妊娠孕妇血HCG值明显升高,妊娠剧吐发生率也较高,症状较重,妊娠一旦终止,HCG水平下降后,症状亦随之减轻、消失。但也有部分孕妇不能用HCG水平来解释,如有些孕妇HCG水平虽高并未发生呕吐;而另一些孕妇,HCG水平不高却发生剧烈呕吐。

(二)精神、社会因素

临床上往往见到精神紧张而敏感、焦急、忧虑、神经系统功能不稳定及生活环境和经济状况较差的孕妇,易发生妊娠剧吐,提示该病可能与精神、身体素质有关。

(三)其他因素

如多胎妊娠孕妇、妊娠滋养细胞疾病患者、患运动病及偏头痛的孕妇。有家族性,患者的姐妹及女儿更易出现妊娠剧吐。妊娠剧吐有复发性,并且随着孕次增加症状更严重。

二、临床表现

年轻初孕妇多见,按病情程度可分为轻症和重症两类。轻症患者可有挑食、厌食、反复呕吐、便秘、神疲头晕、乏力等,但体重、体温、脉搏均无明显改变,尿酮体阴性。重症患者频繁呕吐不能进食,吐出物除食物、黏液、清水外,甚至可有胆汁或咖啡色血水。严重者引起脱水及电解质紊乱,消耗体内脂肪,其中间产物丙酮蓄积,引起代谢性酸中毒,尿中出现酮体。表现为体重下降,明显消瘦,面色苍白,并感全身乏力,皮肤黏膜干燥、失去弹性,口唇燥裂,眼窝凹陷,体温升高,血压下降,呼吸深快,脉搏细速(100~120次/分)。当肝肾功能受到损害时出现黄疸,ALT升高和尿量减少、蛋白尿。由于血浆蛋白及纤维蛋白原减少,孕妇出血倾向增加。病情继续发展,可出现嗜睡、意识模糊、谵妄甚至昏睡状态、昏迷、死亡。

持续性的妊娠剧吐很少见,如发生,常与严重的肝损有关。

三、实验室检查

妊娠剧吐常伴水电解质平衡失调,严重可致脱水、肝肾功能损害,实验室检查在妊娠剧吐诊断及病情判断上具重要价值。

(一)一般检验项目

1.血常规

妊娠剧吐患者由于严重的呕吐,可致机体脱水,血容量减少。患者血常规结果常表现为红细胞数量、血红蛋白量、血细胞比容增高,而红细胞指数、平均红细胞体积、平均红细胞血红蛋白量等常在正常范围内。

2.肝功能检查

妊娠剧吐患者常伴肝功能异常。有 15%～50% 妊娠剧吐患者血清转氨酶水平升高,但升高水平不明显,通常不超过正常上限的 4 倍。

3.肾功能试验

严重妊娠剧吐患者可导致肾功能受损而致肾功能试验异常。肾功能试验有助于严重妊娠剧吐患者有无肾功能损伤及其损伤程度的判定。

4.电解质(钾、钠、氯)测定

(1)检测方法:离子选择电极法。

(2)标本:血清。

(3)参考范围:钾为 3.5～5.3 mmol/L;钠为 137～147 mmol/L;氯为 99～110 mmol/L。

(4)临床诊断意义及评价:妊娠剧吐患者因严重呕吐、脱水及进食少常导致电解质紊乱,可表现为低钾血症、低钠血症、低氯血症等电解质平衡失调。

5.尿液常规检查

(1)检测方法:尿液一般性状检查;干式化学定性分析;尿液沉渣显微镜检查。

(2)标本:首次晨尿为佳,也可留取新鲜随机尿液,2 小时内完成检查。

(3)参考范围:尿量 1 000～2 000 mL/24 h;尿比重 1.015～1.025;尿酮体定性阴性。

(4)临床诊断意义及评价:由于严重的呕吐,可致机体脱水,导致尿量减少,尿比重下降;同时患者进食减少,引起饥饿状态致脂肪分解代谢增强,但往往伴随氧化不全,容易产生过多中间产物,如丙酮、乙酰乙酸、β-羟丁酸等酮体,致尿中酮体出现阳性。

(二)特殊检验项目

血气分析。

(1)检测方法:自动化血气分析仪检测法。

(2)标本:肝素抗凝动脉全血。

(3)参考范围:pH 为 7.35～7.45;二氧化碳分压($PaCO_2$)4.7～6.0 kPa(35～45 mmHg);氧分压(PaO_2)10.7～13.3 kPa(80～100 mmHg);氧饱和度($SatO_2$)91.9%～99.0%;肺泡动脉氧分压差($AaDO_2$)0.7～10.7 kPa(5～80 mmHg)。

(4)临床诊断意义及评价:妊娠剧吐患者由于严重的呕吐及进食减少引起饥饿状态致体内脂肪分解代谢增强,容易产生过多酮体。严重者血中酮体过多积聚,可引起代谢性酸中毒。

(5)方法学评价及问题:①在血气标本抽取中,用注射器抽血时较易混入气泡,应在抽血后立即排出气泡。空气混入气泡会使血气分析 $PaCO_2$ 下降,PaO_2 升高。②抽血的注射器中肝素残留

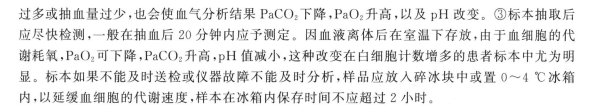

过多或抽血量过少,也会使血气分析结果 $PaCO_2$ 下降,PaO_2 升高,以及 pH 改变。③标本抽取后应尽快检测,一般在抽血后 20 分钟内应予测定。因血液离体后在室温下存放,由于血细胞的代谢耗氧,PaO_2 可下降,$PaCO_2$ 升高,pH 值减小,这种改变在白细胞计数增多的患者标本中尤为明显。标本如果不能及时送检或仪器故障不能及时分析,样品应放入碎冰块中或置 $0\sim4$ ℃冰箱内,以延缓血细胞的代谢速度,样本在冰箱内保存时间不应超过 2 小时。

四、诊断

(1)根据病史、临床表现、妇科检查及 HCG 测定,诊断早孕一般并不困难,尿中酮体阳性,则可诊断为妊娠剧吐。

(2)为判定病情的轻重程度,除依据临床表现外,还可行实验室检查以协助诊断。

(3)必要时应行眼底检查及神经系统检查。

(4)持续性的妊娠剧吐患者肝活检可发现肝小叶中央坏死和广泛的脂肪变性,其改变与长期饥饿的改变相似。

五、鉴别诊断

妊娠剧吐主要应与葡萄胎及可能引起呕吐的疾病如病毒性肝炎、胃肠炎、溃疡病、胰腺炎、肠梗阻等消化系统疾病,以及尿毒症、肾脏感染、糖尿病酮症酸中毒、颅内疾病和药物毒性等相鉴别。

六、治疗

一旦诊断妊娠剧吐,应入院积极治疗。治疗原则是补充营养,纠正水、电解质紊乱及酸碱失衡,合理使用止吐药物、防治并发症。

(一)饮食管理

应尽量避免接触容易诱发呕吐的有气味或刺激性的食品或添加剂。避免早晨空腹,鼓励少量多餐,两餐之间饮水、进食清淡易消化、干燥及高蛋白的食物。避免进食咖啡、辣椒、高脂肪、酸性、过咸过甜的食物,建议食用坚果、椒盐脆饼、克力架、谷物和烤面包片等零食,餐后半小时用试管饮用少量姜汁汽水、柠檬水、橙汁或运动饮料等。对于不能进食者,可采用鼻胃管肠内营养或肠外静脉营养治疗。

(二)纠正脱水及电解质紊乱

(1)每天静脉补液总量在 3 000 mL 左右,可滴注 5% 或 10% 的葡萄糖液、葡萄糖盐水、生理盐水及平衡液等。补液中加入维生素 B_6 100 mg,维生素 B_1 100 mg,维生素 C $2\sim3$ g,连续输液至少 3 天,视呕吐缓解程度和进食情况调整,维持每天尿量 $\geqslant1\ 000$ mL。为预防和治疗 Wernicke 脑病,可先补充维生素 B_1。可按照葡萄糖 $4\sim5$ g+胰岛素 1 U+10% KCl $1.0\sim1.5$ g 配成极化液输注补充能量。

(2)对低钾者,静脉补充钾离子。建议每天补钾 $3\sim4$ g,严重低钾血症时可补钾至 $6\sim8$ g/d。注意"见尿补钾"。原则上每 500 mL 尿量补钾 1 g 较为安全,同时监测血清钾水平和心电图,酌情调整剂量。肾功能不全者谨慎补钾。

(3)可适当补充碳酸氢钠或乳酸钠溶液纠正代谢性酸中毒,常用量为每次 $125\sim250$ mL。根据血气检查结果调整用量。

（4）对营养不良者，可静脉补充必需氨基酸及脂肪乳等营养液。

（三）止吐药物治疗

止吐药物的分类有维生素（吡哆醇，即维生素 B_6）、组胺 H_1 受体拮抗剂（多西拉敏、苯海拉明、美克洛嗪、茶苯海明）、多巴胺受体拮抗剂（丙氯拉嗪、氯丙嗪、甲氧氯普胺、异丙嗪、氟哌利多）、5-羟色胺受体拮抗剂（恩丹西酮、格雷司琼）、组胺 H_2 受体拮抗剂（雷尼替丁、西咪替丁）及糖皮质激素（甲基泼尼松龙、泼尼松龙、氢化可的松）。

药物选择的原则是根据药物的有效性和安全性循序用药。作为一线用药，建议首选多西拉敏和维生素 B_6 联合用药，如果呕吐持续，建议增加苯海拉明或美克洛嗪。如果症状仍无改善，再用二线药物丙氯拉嗪或甲氧氯普胺。恩丹西酮作为二线药物可用于脱水呕吐严重者。对于难治性患者，可用氯丙嗪和糖皮质激素。大部分患者经治疗后在孕 16～20 周症状改善或消失，极少数需要在孕 20 周后继续药物治疗。

因用药多从孕早期开始，应注意药物对胚胎和胎儿的影响。异丙嗪如在妊娠晚期持续使用可致新生儿发生戒断效应和锥体外系反应。糖皮质激素早孕期应用与胎儿唇裂相关，应避免在孕 10 周前作为一线用药，且仅作为顽固性妊娠剧吐患者的最后止吐方案。

七、其他治疗

（1）心理治疗：医务人员和家属应给予患者关心和心理疏导，告知妊娠剧吐经积极治疗 2～3 天后，病情多迅速好转，仅少数孕妇出院后症状复发，需再次入院治疗。

（2）针灸和指压：按摩内关穴位可有助于缓解症状。

（3）食用生姜有助于止吐。

（4）催眠术。

（刘　霞）

第四节　异　位　妊　娠

受精卵在子宫体腔以外的部位着床称为异位妊娠，亦称宫外孕，根据受精卵种植部位的不同，异位妊娠可分为输卵管妊娠、子宫颈妊娠、卵巢妊娠、腹腔妊娠、阔韧带妊娠等，其中以输卵管妊娠最为常见，占 95%～98%。异位妊娠是妇产科较为常见的急腹症，发病率为 1.5%～2%，异位妊娠引起的出血是妊娠早期母体死亡的主要原因，在所有与妊娠相关的死亡中占 4%～10%。既往异位妊娠史是患者再发此病的主要高危因素之一，研究提示，曾发生过异位妊娠的患者，再次妊娠发生此病的风险上升了 7～13 倍，而2 次异位妊娠史患者再次发生异位妊娠的风险上升约 76 倍。

一、输卵管妊娠

输卵管妊娠多发生在壶腹部（70%），其次为峡部（12%）、伞部（11.1%），间质部妊娠（2%～3%）相对少见。

(一)病因

可能与下列因素有关。

1.输卵管异常

(1)输卵管黏膜炎和输卵管周围炎均为输卵管妊娠的常见病因。在高达90%的异位妊娠患者中发现存在输卵管病变,尤其是慢性输卵管炎。存在异位妊娠的输卵管发生过慢性输卵管炎的比例是正常输卵管的6倍。输卵管黏膜炎严重者可引起管腔完全堵塞而致不孕,轻者管腔未全堵塞,但黏膜皱褶发生粘连使管腔变窄,或纤毛缺损影响受精卵在输卵管内正常运行,中途受阻而在该处着床。输卵管周围炎病变主要在输卵管的浆膜层或浆肌层,常造成输卵管周围粘连,输卵管扭曲,管腔狭窄,管壁肌蠕动减弱,影响受精卵的运行。淋菌及沙眼衣原体所致的输卵管炎常累及黏膜,而流产或分娩后感染往往引起输卵管周围炎。结核性输卵管炎病变重,治愈后多造成不孕,偶尔妊娠,约1/3为输卵管妊娠。结节性输卵管峡部炎可在大约10%的输卵管妊娠患者中被发现,是一种特殊类型的输卵管炎,双侧输卵管峡部呈结节状态,该病变系由于输卵管黏膜上皮呈憩室样向峡部壁内伸展,肌壁发生结节性增生,使输卵管近端肌层肥厚,影响其蠕动功能,导致受精卵运行受阻,易发生输卵管妊娠。

(2)输卵管发育不良如输卵管过长、肌层发育差、黏膜纤毛缺乏,其他还有双输卵管、憩室或有副伞等,均可成为导致输卵管妊娠的原因。

(3)输卵管功能(包括蠕动、纤毛活动及上皮细胞的分泌)受雌、孕激素的调节,若调节紊乱,将影响受精卵的正常运行。此外,精神因素可引起输卵管痉挛和蠕动异常,干扰受精卵的运送。

(4)由于原有的输卵管病变或手术操作的影响,不论何种手术后再次输卵管妊娠的发生率皆为10%～25%。输卵管绝育术后若形成输卵管瘘管或再通,均有导致输卵管妊娠的可能。因不孕接受过输卵管分离粘连术,输卵管成形术如输卵管吻合术、输卵管造口术等使不孕患者有机会获得妊娠,同时也有发生输卵管妊娠的可能。但需要明确的是,输卵管外科手术本身不是引起异位妊娠的主要原因,先前的盆腔炎性疾病或先前的异位妊娠导致的基础输卵管损伤才是罪魁祸首。

(5)输卵管因周围肿瘤如子宫肌瘤或卵巢肿瘤的压迫,有时影响输卵管管腔通畅,使受精卵运行受阻,容易发生异位妊娠。

2.放置宫内节育器与异位妊娠发生的关系

随着宫内节育器(intrauterine device,IUD)的广泛应用,异位妊娠发生率增高,其实IUD本身并不增加异位妊娠的发生率,使用IUD的女性异位妊娠的发生率是不使用任何类型避孕措施的女性的1/10。但是,IUD使用者如果发生妊娠,则异位妊娠的风险增高(放置左炔诺孕酮IUD者1/2的妊娠是异位妊娠,放置含铜IUD者1/16的妊娠是异位妊娠,而相比之下未避孕者1/50的妊娠是异位妊娠)。

3.受精卵游走

卵子在一侧输卵管受精,受精卵经宫腔或腹腔进入对侧输卵管称受精卵游走,移行时间过长,受精卵发育增大,即可在对侧输卵管内着床形成输卵管妊娠。此病因也可以用于解释为何体外受精-胚胎移植术后,宫外孕患病率会有所增加。

4.其他

子宫内膜异位症可增加受精卵着床于输卵管的可能性;随年龄增长异位妊娠风险亦相应上升,可能的机制为滋养层组织染色体异常率上升及功能性的卵子转运能力下降;吸烟是一种可独立发挥作用的危险因素,依据摄入量的不同,吸烟者异位妊娠发生率是非吸烟人群的 1.6～3.5 倍;有多个终生性伴侣的女性异位妊娠风险增加,可能与这类人群盆腔炎性疾病的风险增加有关;有研究提示,有宫内己烯雌酚暴露史的女性因异常的输卵管形态(可能还因伞端功能受损)导致异位妊娠的风险增加 9 倍;此外定期的阴道灌洗与盆腔炎性疾病和异位妊娠的风险增加均有关系。

(二)病理

管腔内发现绒毛是输卵管妊娠的病理特征,2/3 的病例用肉眼或显微镜可以发现胚胎。

1.受精卵着床在输卵管内的发育特点

受精卵着床后,输卵管壁出现蜕膜反应,但由于输卵管腔狭小,管壁较薄,缺乏黏膜下层,蜕膜形成较差,不利于胚胎发育,往往较早发生输卵管妊娠流产;输卵管血管分布不利于受精卵着床发育,胚胎滋养细胞往往迅速侵入输卵管上皮组织,穿破输卵管小动脉,小动脉压力较绒毛血管高,故血液自破口流入绒毛间;同时,输卵管肌层不如子宫肌层厚而坚韧,滋养细胞容易侵入,甚至穿透输卵管壁而引起输卵管妊娠破裂。

2.输卵管妊娠的变化与结局

(1)输卵管妊娠流产:发生概率取决于胚胎种植部位,多发生在 8～12 周内的输卵管壶腹部妊娠。囊胚向管腔内生长,出血时可导致囊胚与管腔分离;若整个囊胚剥离落入管腔并经输卵管逆蠕动排出到腹腔,即形成输卵管妊娠完全流产,出血一般不多;若囊胚剥离不完整,则为输卵管妊娠不全流产,部分组织滞留管腔,滋养细胞可继续侵蚀输卵管导致反复出血,形成输卵管血肿或输卵管周围血肿,血液积聚在直肠子宫陷凹内形成盆腔积血,血量多时可流向腹腔。

(2)输卵管妊娠破裂:多见于输卵管峡部妊娠,破裂常发生在妊娠 6～8 周。囊胚生长时绒毛向管壁方向侵蚀肌层及浆膜引起输卵管妊娠破裂,妊娠物流入腹腔、也可破入阔韧带形成阔韧带妊娠。破裂所致的出血远较输卵管妊娠流产剧烈,短期内即可发生大量腹腔内出血使患者休克;亦可反复出血,在盆腔与腹腔内形成血肿。输卵管间质部妊娠较壶腹部妊娠发生率低,一旦发生后果严重,几乎全为输卵管妊娠破裂。输卵管间质部为嵌入子宫肌壁的输卵管近端部分,管腔周围子宫肌层较厚,因此可维持妊娠到 3～4 个月发生破裂,短时间内导致失血性休克。

(3)继发性腹腔妊娠:输卵管妊娠流产或破裂后,囊胚从输卵管排出到腹腔或阔韧带内多已死亡,偶有存活者,若其绒毛组织排至腹腔后重新种植而获得营养,可继续生长发育形成继发性腹腔妊娠。输卵管妊娠流产或破裂后,出血逐渐停止,胚胎死亡后被血块包裹形成盆腔血肿,血肿不消散,随后机化并与周围组织粘连,临床上称陈旧性异位妊娠。

(4)持续性异位妊娠:随着临床医师对异位妊娠的早期诊断的重视,早期未破裂的异位妊娠患者要求保留患侧输卵管比例逐渐增多,保守性手术机会增加,若术中未完全清除胚囊或残留有存活的滋养细胞而继续生长,导致术后血 β-HCG 不降或反而上升,称为持续性异位妊娠。组织学上,残留的绒毛通常局限在输卵管肌层,滋养细胞腹膜种植也可能是持续性异位妊娠的原因。腹腔镜下输卵管造口术后持续性异位妊娠的发生率为 3%～30%,开腹手术则为 3%～5%。持续性异位妊娠的高危因素包括停经时间短、孕龄小、异位妊娠病灶的体积较小、盆腔粘连、术前HCG 水平过高。所以,实施了输卵管保守手术的患者,术后仍需严密随访 β-HCG(比如每 3 天1 次),必要时可联合应用 MTX 化疗(由于持续存在的滋养细胞可能不只局限于输卵管),如术后随访期间出现腹腔内出血征象,应仔细分析临床指征,必要时需再次手术探查(再次输卵管造口或者更常用的输卵管切除术)。

3.子宫及内膜的变化

无论妊娠的位置如何,子宫都会对卵巢和胎盘产生的妊娠相关激素起反应。异位妊娠的子宫常增大变软,月经停止来潮,这是因为滋养细胞产生的 HCG 维持黄体生长,使甾体激素分泌增加、血供增加所致。子宫内膜出现蜕膜反应(最常见,约占 42%),但蜕膜下的海绵层及血管系统发育较差。若胚胎受损或死亡,滋养细胞活力下降或消失,蜕膜自宫壁剥离而发生阴道流血。内膜除呈蜕膜改变外,也可因为胚胎死亡、绒毛及黄体分泌的激素下降、新的卵泡发育,而呈增生期(约占 12%)或分泌期(约占 22%)改变。有时可见 Arias-Stell 反应,为子宫内膜腺体局部增生和过度分泌的反应,细胞核增大,深染且形态不规则,是因甾体激素过度刺激引起,对诊断有一定价值。

(三)临床表现

典型异位妊娠的三联症是停经、腹痛及不规则阴道流血。该组症状只出现在约 50% 的患者中,而且在异位妊娠破裂患者中最为典型。随着临床医师对异位妊娠的逐渐重视,特别是经阴道B 超联合血 HCG 的连续监测,被早期诊断的异位妊娠越来越多。

1.症状

(1)停经:需要注意的是有 25% 的异位妊娠患者无明显停经史。当月经延迟几天后出现阴道流血时,常被误认为是正常月经。所以,医师应详细询问平素月经状况,末次月经及本次不规则流血的情况,是否同既往月经比较有所改变。若存在不规则阴道流血伴或不伴腹痛的生育期妇女,即使无明显停经史也不能除外异位妊娠。

(2)阴道流血:常表现为短暂停经后不规则阴道流血,一般量少、呈点滴状暗红或深褐色。也有部分患者量多,似月经量,约 5% 的患者有大量阴道流血,但大量阴道流血更接近不完全流产的临床表现。胚胎受损或死亡导致 HCG 下降,卵巢黄体分泌的激素难以维持蜕膜生长而发生剥离出血,5%～10% 的患者可排出子宫蜕膜管型,排出时的绞痛如同自然流产时的绞痛。

(3)腹痛:最常见的主诉,但疼痛的程度和性质差异很大,没有可以诊断异位妊娠的特征性的疼痛。疼痛可以是单侧或者双侧,可以是钝痛、锐痛或者绞痛,可以是持续性的也可以为间断性的。未破裂时,增大的胚胎使膨胀的输卵管痉挛或逆行蠕动,可致患侧出现隐痛或胀痛;破裂时可致突发患侧下腹部撕裂样剧痛甚至全腹疼痛;血液积聚在直肠子宫陷凹可出现里急后重感;膈肌受到血液刺激可以引起胸痛及肩背部疼痛(Danforth 征)。

2.体征

体格检查应包括生命体征的评估、腹部及盆腔的检查。一般而言,破裂和出血前的体征是非特异性的,生命体征往往也比较平稳。

(1)生命体征:部分患者因为急性出血及剧烈腹痛而处于休克状态,表现为面色苍白、脉细弱、肢冷、血压下降等。体温一般正常,休克时略低,积血吸收时略高,<10% 的患者可有低热。另外,部分患者有胃肠道症状,约一半的患者有晕眩或轻微头痛。

(2)腹部及盆腔检查:腹部可以没有压痛或者轻度压痛,伴或不伴反跳痛。内出血多时可见腹部隆起,全腹压痛和反跳痛,但压痛仍以患侧输卵管处为甚,出血量大时移动性浊音阳性,肠鸣音减弱或消失。子宫可以轻度增大,与正常妊娠表现相似,可以有或者没有宫颈举痛。在约一半的病例中可触及附件包块,但包块的大小、质地和压痛可以有很大的差异,有时触及的包块可能是黄体而不是异位妊娠病灶。

(四)诊断

因临床表现多种多样,从无症状到急性腹痛和失血性休克,故异位妊娠的诊断比较复杂。根据症状和体征,典型的异位妊娠较容易诊断,对于不典型的异位妊娠患者临床不易诊断,需要我们科学合理地应用各种辅助诊断方法。

1.B超检查

对于可疑异位妊娠患者,应选择经阴道超声作为首要检查手段,其在评估盆腔内结构方面优于经腹超声,误诊率为10%。输卵管妊娠的典型超声图像:子宫内不见孕囊,若异位妊娠胚胎未受损,蜕膜未剥离则内膜可以增厚,但若已有阴道流血,子宫内膜并不一定增厚;附件区见边界不清、回声不均匀混合性包块,有时可见附件区孕囊,胚芽及心管搏动,此为输卵管妊娠的直接证据(只见于10%～17%的病例);直肠子宫陷凹处有积液。

在妊娠早期,几乎所有病例均可通过经阴道超声与血清中HCG联合检查得到确定诊断,准确地解释超声结果需要结合HCG的水平(超声可识别阈值,即HCG临界区,是基于孕囊可见与HCG水平之间的相关性,具有重要的诊断意义,它被定义为水平在其之上如果确实存在宫内妊娠,则超声检查应该能够看到孕囊的血清HCG水平)。在大多数医疗机构中,经阴道超声检查时,该血清HCG水平为1 500 U/L或2 000 U/L,经腹部超声检查时,该水平更高(6 500 U/L)。当血清HCG超过6 500 U/L,所有经腹超声均可见存活的宫内妊娠,若宫内看不见妊娠囊提示异位妊娠可能性,而HCG水平在超声可识别范围以下看见宫内妊娠囊也是异常的,提示可能是宫内妊娠失败或者异位妊娠的假孕囊。需要注意的是HCG的水平与胚囊种植的部位没有相关性,不管HCG的水平多高,只要超声未见宫内妊娠就不能排除异位妊娠。

将2 000 U/L而不是1 500 U/L设定为临界区的阈值可以将干扰可存活的宫内妊娠(如果存在)的风险降到最低,但是会增加异位妊娠延迟诊断的概率。血清HCG浓度高于临界区水平而超声下未见宫内孕囊强烈提示异位妊娠或者无法存活的宫内妊娠;但HCG浓度低于临界区水平时超声下未见孕囊无诊断价值,可能提示早期可存活宫内妊娠或异位妊娠或不能存活的宫内妊娠。这种情况被称为"未知部位妊娠",并且8%～40%的患者最终均诊断为异位妊娠。临界区取决于超声医师的技术、超声检查设备的质量、患者的身体因素(例如,子宫肌瘤、多胎妊娠),以及所使用的HCG检测方法的实验室特性。

2.妊娠试验

β-HCG的定量检测是异位妊娠诊断的基石,但是β-HCG若为阴性也不能完全排除异位妊娠,有陈旧性异位妊娠的可能性,需要结合其他辅助检查。

(1)尿HCG:这种定性试验在HCG 25 U/L水平及以上能测出阳性结果,对妊娠的敏感性和特异性是99%,可提供经济、快速有用的结果。需要注意的是异位妊娠因为胚胎发育差,时常出现弱阳性的结果,需要与宫内妊娠流产鉴别。

(2)血清HCG:如果发生妊娠,早在LH激增后8天即可在血清和尿液中检测到HCG。正常宫内妊娠时,HCG的浓度在妊娠41天前呈曲线形上升(每48小时至少升高66%,平均倍增时间为1.4～2.1天),其后上升速度变缓,直至妊娠第10周左右达到高峰,然后逐渐下降,在中晚期妊娠时达到稳定水平。异位妊娠、宫内妊娠流产及少部分正常宫内妊娠的患者三者血HCG水平有交叉重叠,因此单次测定仅能确定是否妊娠,而不能区别是正常妊娠还是病理妊娠。大多数的异位妊娠由于着床部位的血供不良,血清HCG的上升较正常宫内妊娠缓慢,倍增时间可达3～8天,48小时不足66%。需要注意的是每48小时测定血β-HCG值,约85%的正常宫内妊娠呈正常倍增，另外的 15％增加值不足 66％，可存活的宫内妊娠有记录的 48 小时 β-HCG 浓度最小升高（第 99 百分位数）53％。而有 13％～21％的异位妊娠患者 β-HCG 在 48 小时内可上升66％。若每 48 小时 β-HCG 升高＜66％，24 小时＜24％或 β-HCG 持平或下降，均应考虑异常宫内妊娠或异位妊娠，若超声未见宫内妊娠物，可考虑手术介入包括诊断性刮宫或行腹腔镜检查术以排除异位妊娠。现已将血清 β-HCG 水平达到 1 500～2 000 U/L 称为经阴道超声分辨阈值（经腹部超声为 6 000～6 500 U/L）。若血清 β-HCG 水平达到上述阈值但经阴道超声未能见宫内妊娠，那么几乎可以百分之百排除正常宫内妊娠，需高度怀疑病理性妊娠（异位妊娠或是宫内妊娠流产）。若 β-HCG 水平未达到该阈值，经阴道超声也未见宫内孕囊，那么宫内早孕、异位妊娠均有可能，随后需每两天随访 β-HCG 水平，一旦达到阈值须结合超声复查，如果阴道超声未显示宫内妊娠却发现了附件区包块，异位妊娠的可能性就比较大。需要注意的是，血 β-HCG 的半衰期为 37 小时，随访中的 β-HCG 波动水平可反映滋养细胞的活力，如果 48 小时内的下降水平＜20％或 7 天内下降＜60％，那么基本可排除完全流产，而需要考虑不完全流产或异位妊娠。另外，对于多胎妊娠来说尚无经证实的阈值水平，有报道提示多胎妊娠时血清 β-HCG 水平可能需要达到 2 300 U/L，经阴道超声才能分辨宫内妊娠。

（3）血清孕酮值：虽然单次孕酮水平不能诊断异位妊娠，但能预测是否为异常妊娠（宫内孕流产或异位妊娠）。一般而言，正常宫内妊娠的血清孕酮水平比异位妊娠及即将流产的宫内妊娠要高。血清孕酮水平≥25 ng/mL 的妇女中 97.5％为正常的宫内妊娠，但那些使用辅助生育技术而妊娠的女性，她们的血清孕酮水平通常较高。＜2％异位妊娠和＜4％异常宫内妊娠患者血清孕激素水平≥25 ng/mL，仅有约 0.3％的正常妊娠的孕酮值＜5 ng/mL。≤5 ng/mL 作为异常妊娠的预测值，其敏感性为 100％，因此较低的孕酮值可提示宫内妊娠流产或异位妊娠。

（4）其他内分泌标记物。

为了能早期诊断异位妊娠，人们研究了大量的内分泌和蛋白标记物。

E_2：从受孕开始直到孕 6 周，E_2 水平缓慢增加，与正常妊娠相比，异位妊娠中 E_2 水平明显降低，但在正常和异位妊娠之间 E_2 水平有部分重叠。

肌酸肌酶：母体血清肌酸肌酶曾被研究用来作为诊断异位妊娠的标记物。有研究提示，与稽留流产或者正常宫内妊娠相比，母体血清肌酸肌酶水平在所有输卵管妊娠患者中显著升高。

松弛素：是一种蛋白激素，只来源于妊娠黄体，孕 4～5 周时出现在母体血清中，孕 10 周达高峰，随后逐渐下降直至孕足月。与正常宫内妊娠相比，异位妊娠和自然流产患者体内松弛素的水平明显降低。

（5）后穹隆穿刺：后穹隆穿刺曾被广泛用于诊断有无盆腹腔出血，穿刺得到暗红不凝血者为阳性，异位妊娠破裂的可能性很大。然而，随着 HCG 检测和经阴道超声的应用，行后穹隆穿刺的患者越来越少了。对早期未破裂型异位妊娠腹腔出血不多，后穹隆穿刺协助诊断意义不大，甚至宫内妊娠有时也会出现阳性结果，其他的腹腔内出血情况还有黄体出血、腹腔其他脏器的破裂、滤泡出血、经血倒流等。但当有血肿形成或粘连时，抽不出血液也不能否定异位妊娠的存在。既往有盆腔炎性疾病的患者可由于子宫直肠陷凹消失而使后穹隆穿刺不满意。另外，后穹隆穿出脓性液体则提示感染相关疾病，如输卵管炎、阑尾炎等。

（6）诊断性刮宫：诊断性刮宫是帮助诊断早期未破裂型异位妊娠的一个很重要的方法，可以弥补血清学检查及超声检查的不足。其主要目的在于发现宫内妊娠，尤其是滋养细胞发育较差，β-HCG 倍增不满意及超声检查未发现明显孕囊的先兆流产或难免流产等异常妊娠。此类妊娠和异位妊娠临床表现很相似,所以,对可疑患者可行刮宫术,刮出物肉眼检查后送病理检查,若找到绒毛组织,即可确定为宫内妊娠,无须再处理。若刮出物未见绒毛组织,刮宫术次日测定血β-HCG水平无明显下降或继续上升则诊断为异位妊娠,诊刮后 12 小时血 HCG 下降＜15％,异位妊娠的可能性较大。

(7)腹腔镜诊断:腹腔镜诊断是异位妊娠诊断的"金标准",诊断准确性可达 99％,适用于输卵管妊娠未流产或未破裂时的早期诊断及治疗。但腹腔镜诊断毕竟是一种有创性检查,费用也较昂贵,不宜作为诊断异位妊娠的首选方案,而且对于极早期异位妊娠,由于胚胎较小,着床部位输卵管尚未膨大时可能导致漏诊。

(8)其他:血红蛋白和血球比积连续测定是有帮助的,在观察的最初数小时血红蛋白和血球比积下降较最初读数更重要。白细胞计数:50％的异位妊娠患者白细胞计数正常,但也有升高。

(五)鉴别诊断

1.黄体破裂

无停经史,在黄体期突发一侧下腹剧痛,可伴肛门坠胀,无阴道流血。子宫正常大小、质地中等,一侧附件压痛,后穹隆穿刺可抽出不凝血,β-HCG 阴性。

2.流产

停经、阴道流血与异位妊娠相似,但腹痛位于下腹正中、腹痛呈阵发性胀痛、一般无宫颈举痛、有时可见绒毛排出。子宫增大变软,宫口松弛,若存在卵巢黄体囊肿可能混淆诊断,B 超可见宫内孕囊。

3.卵巢囊肿蒂扭转

既往有卵巢囊肿病史,突发一侧下腹剧痛,可伴恶心呕吐,无阴道流血及肛门坠胀感。子宫大小正常,患侧附件区可及触痛性包块,HCG 阴性,B 超可见患侧附件区肿块。

4.卵巢子宫内膜异位囊肿破裂

有内膜异位症病史,突发一侧下腹痛,伴肛门坠胀感,无阴道流血,宫骶韧带可触及痛性结节。B 超可见后穹隆积液,穿刺可能抽出巧克力样液体。

5.急性阑尾炎

无停经及阴道流血病史,典型表现为转移性右下腹痛,伴恶心、呕吐、白细胞计数升高,麦氏点压痛、反跳痛明显。

6.盆腔炎症

可能有不洁性生活史,表现为发热、下腹部持续性疼痛、白细胞计数升高。下腹有压痛,有肌紧张及反跳痛,阴道灼热感,可有宫颈举痛。附件区增厚感或有包块,后穹隆可抽出脓液。一般无停经史及阴道流血,HCG 阴性。

7.其他

还需与功能失调性子宫出血、胃肠炎、尿路感染、痛经、泌尿系统结石等鉴别。

(六)治疗

绝大部分的异位妊娠患者都需要进行内科或者外科治疗,应根据病情缓急,采取相应的处理。

1.非手术治疗

随着辅助检查技术的提高和应用,越来越多的异位妊娠患者可以在未破裂前得到诊断,早期诊断为非手术治疗创造了条件和时机。

（1）期待疗法：一部分异位妊娠患者胚胎活性较低，可能发生输卵管妊娠流产或者吸收，使得期待治疗成为可能。美国妇产科医师协会建议的筛选标准为经阴道超声未显示孕囊，或显示疑似异位妊娠的宫外包块；HCG 浓度＜200 U/L 且逐渐下降（第 3 次测量值低于第 1 次测量值）。2016 年英国皇家妇产科医师协会《异位妊娠诊断和治疗的指南》提出：若患者 B 超提示输卵管妊娠，HCG 浓度＜1 500 mU/mL 且逐渐下降，在充分知情同意且能定期随访的前提下，可以考虑期待治疗。而国内选择期待治疗的指征为：①患者病情稳定，无明显症状或症状轻微；②B 超检查包块直径＜3 cm，无胎心搏动；③腹腔内无出血或出血少于 100 mL；④血 β-HCG＜1 000 U/L 且滴度 48 小时下降＞15％。若存在输卵管破裂的危险因素（如腹痛不断加重）、血流动力学不稳定、不愿或不能依从随访或不能及时就诊，则不宜期待观察。

期待治疗在不明部位妊娠的治疗中具有重要意义，避免了对宫内妊娠及可疑异位妊娠患者的过早介入性干预，避免了药物治疗及手术操作对盆腔正常组织结构的干扰。

在严格控制期待治疗的指征的前提下（患者须充分知晓并接受期待治疗的风险），其成功率约为 70％（有报道成功率为 48％～100％），但即使 β-HCG 初值较低，有下降趋势，仍有发生异位妊娠破裂、急诊手术甚至开腹手术的风险，需引起医师和患者的注意。观察中，若发现患者血 β-HCG 水平下降不明显或又升高者，或患者出现内出血症状应及时改行药物治疗或手术治疗。另一方面，长期随诊超声及血 β-HCG 水平会使得治疗费用增加。对部分患者而言，期待疗法是可供临床选择的一种方法，有报道提示期待治疗后，宫内妊娠率为 50％～88％，再次异位妊娠率为 0％～12.5％。

（2）药物治疗：前列腺素、米非司酮、氯化钾、高渗葡萄糖及中药天花粉等都曾用于异位妊娠的治疗，但得到广泛认可和普遍应用的还是 MTX。MTX 是叶酸拮抗剂，能抑制四氢叶酸生成而干扰 DNA 中嘌呤核苷酸的合成，使滋养细胞分裂受阻，胚胎发育停止而死亡，是治疗早期输卵管妊娠安全可靠的方法，可以全身或局部给药。随机试验表明全身使用 MTX 和腹腔镜下保留输卵管手术在输卵管保留、输卵管通畅、重复性异位妊娠和对未来妊娠的影响方面无明显差异（A 级证据）。应用单剂 MTX 治疗异位妊娠的总体成功率在观察试验中介于 65％～95％，成功率依赖于治疗的剂量、孕周及血 HCG 水平，有 3％～27％的患者需要第二剂 MTX。一项关于观察试验的系统性回顾分析提示如 HCG 水平高于 5 000 mU/mL，使用单剂量的 MTX 时，有 14.3％或更高的失败率，若 HCG 水平低于 5 000 mU/mL，则有 3.7％的失败率，若 HCG 水平高于 5 000 mU/mL，多剂量的使用更为有效。MTX 药物不良反应是剂量、治疗时间依赖的，因为 MTX 影响快速分裂的组织，胃肠道的反应比如恶心、呕吐、腹泻、口腔炎、胃部不适是最常见的不良反应，少见的严重不良反应包括骨髓抑制、皮炎、胸膜炎、肺炎、脱发。MTX 的治疗效应包括腹痛或腹痛加重（约有 2/3 的患者出现此症状，可能是由于药物对滋养层细胞的作用，通常这种腹痛不会特别剧烈，持续 24～48 小时，不伴随急腹症及休克症状，需与异位妊娠破裂鉴别），用药后的 1～3 天可出现血 HCG 一过性增高及阴道点滴状流血。

适应证和禁忌证：国内曾将血 β-HCG＜2 000 U/L，盆腔包块最大直径＜3 cm 作为 MTX 治疗的适应证，但临床实践表明，部分超出上述指征范围进行的治疗仍然取得了良好的疗效。国内选择药物治疗常用标准为：①患者生命体征平稳，无明显腹痛及活动性腹腔内出血征象；②诊断为未破裂或者未流产型的早期输卵管妊娠；③血 β-HCG＜5 000 U/L，连续 2 次测血 β-HCG 呈上升趋势者或 48 小时下降＜15％；④异位妊娠包块最大直径＜4 cm，且未见原始心管搏动；⑤某些输卵管妊娠保守性手术后，可疑绒毛残留；⑥其他部位的异位妊娠（宫颈、卵巢、间质或宫角妊娠);⑦血红细胞、白细胞、血小板计数正常,肝肾功能正常。在使用 MTX 前需行血常规、肝肾功能、血型(包括 Rh 血型)的检查,若有肺部疾病病史,则需行胸片检查。需要注意的是,MTX 治疗的患者必须要有良好的依从性,能进行随访监测,且因 MTX 能影响体内所有能快速分裂的组织,包括骨髓、胃肠道黏膜和呼吸上皮,因此它不能用于有血液系统恶病质、胃肠道疾病活跃期和呼吸系统疾病的患者。

2.手术治疗

手术治疗的指征包括:①血流动力学不稳定;②即将发生或已发生的异位妊娠包块破裂;③药物保守治疗失败;④患者不能或不愿意依从内科治疗后的随访;⑤患者无法及时到达医疗机构行输卵管破裂的处理。

手术方式取决于有无生育要求、输卵管妊娠部位、包块大小、内出血程度及输卵管损害程度、对侧输卵管状况、术者技术水平及手术设施等综合因素。

(1)根治性手术:患侧输卵管切除术为最基本最常用的根治性手术,对破裂口大、出血多、无法保留的输卵管异位妊娠,有子女、对侧输卵管正常、妊娠输卵管广泛损害或在同条输卵管的复发的异位妊娠及想要绝育的患者,可行此术,以间质部妊娠及严重内出血休克者尤为适合。从输卵管峡部近端,逐渐电凝并切断输卵管系膜,直至伞端,即可自子宫上切除输卵管。虽彻底清除了病灶,但同时切断了输卵管系膜及卵巢之间的血液循环,使卵巢的血液供应受到影响,其影响程度的大小,还有待于临床的进一步研究。而输卵管部分切除术是在包含妊娠物的输卵管的近远两端、自对系膜缘向系膜逐渐充分电凝并切除该部分的病变输卵管,并将下方的输卵管系膜一并切除。此术式在清除病灶的同时,还保留了输卵管、系膜与卵巢之间的血液循环,对卵巢的血液供应影响较小,若剩余的输卵管足够长还可行二期吻合术。

(2)保守性手术:凡输卵管早期妊娠未破裂并且妊娠病灶<5 cm,对侧输卵管缺如或阻塞(粘连、积水、堵塞)及要求保留生育功能者可考虑行保守性手术。但能否施行保守性手术还取决于孕卵植入部位(输卵管间质部妊娠一般不选择保守性手术)、输卵管破损程度和以前输卵管存在的病变。如输卵管有明显癌变或解剖学改变,陈旧性输卵管妊娠部位有血肿形成或积血,严重失血性休克者均列为禁忌。

1)经腹手术。

输卵管线形切开取胚术:当妊娠物种植于输卵管壶腹部者更适于此术式。在输卵管系膜的对侧,自妊娠物种植处,沿输卵管长轴表面最肿胀薄弱纵向线性切开各层组织,长度约 2 cm,充分暴露妊娠物,取净妊娠物,勿搔刮、挤压妊娠组织。若输卵管破裂,出血活跃时亦可先电凝输卵管系膜内血管,再取妊娠物。可用 3/4 个 0 肠线间断缝合管腔 2~3 针止血,也可不缝合,管腔或切缘出血处以双极电凝止血待其自然愈合,称为开窗术。

输卵管伞端妊娠囊挤出术:主要适用于妊娠囊位于输卵管伞端或近输卵管伞端,沿输卵管走行,轻轻挤压输卵管,将妊娠物自输卵管伞端挤出,用水冲洗创面看清出血点,双极电凝止血,此术式有时可能因残留而导致手术失败。

部分输卵管切除+端端吻合术:此术式较少应用。具体操作步骤为分离输卵管系膜,将妊娠物种植处的部分输卵管切除,然后通过显微手术,行端端吻合术。

2)腹腔镜下手术。

腹腔镜手术微创,恢复快,术后输卵管再通率及宫内妊娠率高,目前是异位妊娠的首选手术方式,手术方式主要包括以下两种。

输卵管线性造口/切开术:适用于未破裂的输卵管壶腹部妊娠。于输卵管对系膜缘,自妊娠物种植处,沿输卵管长轴表面最肿胀薄弱处,纵行做"内凝"形成一为2～3 cm长的"内凝带"(先凝固后切开,以免出血影响手术野的清晰),已破裂的输卵管妊娠,则从破口处向两端纵行延长切开,切口的长度略短于肿块的长度。输卵管一旦切开妊娠产物会自动向切口外突出或自动滑出,钳夹输卵管肿块两端轻轻挤压,妊娠产物会自然排出,有时需要借助抓钳来取出妊娠物,清除妊娠产物及血凝块,冲洗切口及输卵管腔,凝固切缘出血点止血,切口不缝合。操作中应当避免用抓钳反复搔抓输卵管腔,这样会损伤输卵管黏膜和导致止血困难,还应避免对管腔内的黏膜进行过多的凝固止血操作,这样会导致输卵管的功能丧失。输卵管峡部妊娠时输卵管内膜通常受损较重,行输卵管线性造口/切开术效果欠佳,术后再次发生异位妊娠的概率高,故线性造口/切开术不是输卵管峡部妊娠的首选手术方式,可选择输卵管部分切除或全切术。

输卵管伞部吸出术/挤压术或切开术:若孕囊位于输卵管伞端,可考虑应用此术式。用负压吸管自伞端口吸出妊娠组织,或夹持输卵管壶腹部顺次向伞部重复挤压数次,将妊娠产物及血凝块从伞部挤出,然后冲洗输卵管伞部将血凝块清除,此术式操作简单,但可引起出血、输卵管损伤、持续性输卵管妊娠,术后再次发生异位妊娠的可能性高。对于HCG＜200 U/L的陈旧性输卵管伞部妊娠,采用此术式是可行的,对HCG＞500 U/L的患者,术中或术后应给予MTX等化学药物治疗。伞部妊娠的腹腔镜保守治疗更多的是采用伞部切开术。用无损伤钳固定输卵管伞部,将电凝剪刀的一叶从伞部伸入输卵管内,于输卵管系膜的对侧缘剪开输卵管,切口的长度以妊娠着床部位暴露为限。钳夹清除妊娠产物及血凝块,电凝切缘止血,冲洗输卵管伞及黏膜,切开的伞部不缝合。

无论采取何种术式,术中均应将腹腔内的出血洗净、吸出,不要残留凝血块及妊娠胚胎组织。在手术进行过程中,用生理盐水边冲洗边操作,既利于手术又有预防粘连的作用,必要时予病灶处局部注射MTX。为减少术中出血,可将20 U垂体后叶素以等渗盐水稀释至20 mL注射于异位妊娠部位下方的输卵管系膜,误入血管可致急性动脉高压和心动过缓,故回抽无血方可注射。

术后可给予米非司酮25 mg,2次/天,口服3～5天,防止持续性异位妊娠。

3)术后随访:手术切除异位妊娠物后,需每周检测HCG水平直到正常,这对接受保守性手术的患者尤为重要。一般术后2～3周HCG水平可恢复至正常,但部分病例可长达6周。术后72小时HCG水平下降少于20％提示可能存在妊娠组织残留,大多数情况为滋养细胞组织残留,极少数情况下亦可能是存在未被发现的多部位的异位妊娠。初始HCG水平＜3 000 U/L的患者术后发生持续性异位妊娠的可能性很小。若存在输卵管积血直径＞6 cm,HCG水平高于20 000 U/L,腹腔积血超过2 L,则术后发生持续性异位妊娠的可能性很大。

二、其他类型的异位妊娠

(一)子宫颈妊娠

子宫颈妊娠是指受精卵种植在组织学内口水平以下的子宫颈管内,并在该处生长发育,占异位妊娠的1％～2％,发生率为1/9 000例,属于异位妊娠中罕见且危险的类型。子宫颈妊娠的病因尚不明确,目前认为主要有以下原因:①受精卵运行过快或发育过缓,子宫内膜成熟延迟,或子宫平滑肌异常收缩;②人工流产、剖宫产或引产导致子宫内膜病变、缺损、瘢痕形成或粘连,或宫内节育器的使用,都可干扰受精卵在子宫内的着床;③体外受精-胚胎移植等助孕技术的宫颈管内操作导致局部的病理改变;④子宫发育不良、内分泌失调、子宫畸形或子宫肌瘤致宫腔变形。

临床表现多为停经后出现阴道流血或仅为血性分泌物,可突然大量、无痛性的流血危及生命,不足 1/3 的患者可出现下腹痛或痛性痉挛,疼痛但不伴出血则很少见。体格检查:宫颈膨大呈圆锥状,蓝紫色,变软,宫颈外口可能是张开的,外口边缘薄,显示呈蓝色或紫色的妊娠组织,内口紧闭,无明显触痛,而子宫正常大小或稍大,硬度正常,这种表现被称为"沙漏状"子宫。子宫颈妊娠的超声诊断准确率约为 87%,超声检查的诊断标准如下:①子宫体正常或略大,子宫腔空虚,子宫蜕膜较厚;②子宫颈管膨大如球状,与子宫体相连呈沙漏状("8"字形);③子宫颈管内可见完整的孕囊,有时还可见到胚芽或原始心管搏动,如胚胎已死亡则回声紊乱;④子宫颈内口关闭,胚胎不超过子宫颈内口或子宫动脉平面以下。子宫颈妊娠若未得到早期诊断,或是由于误诊而行刮宫术,都极可能发生致死性的阴道大量流血,从而不得不切除子宫,使患者丧失生育能力,甚至导致患者死亡。

确诊后根据阴道流血情况及血流动力学稳定与否采用不同的方法。

流血量少或无流血:可选择药物保守治疗,成功率约为 95.6%,首选 MTX 全身用药,方案见输卵管妊娠;或经宫颈注射于胚囊内。应用 MTX 后应待血 HCG 明显下降后再行刮宫术,否则仍有大出血的可能。

流血量多或大出血:需在备血后操作,可刮除宫颈管内胚胎组织,纱条填塞或小水囊压迫创面止血,或直视下切开宫颈剥除胚胎管壁,重建宫颈管;宫腔镜下吸取胚胎组织,创面电凝止血或选择子宫动脉栓塞,同时使用栓塞剂和 MTX,如发生失血性休克,应积极纠正休克,必要时应切除子宫挽救患者生命。

(二)卵巢妊娠

卵巢妊娠指受精卵在卵巢组织内着床和生长发育,是较罕见的异位妊娠,发生率为 1/7 000 例妊娠,占异位妊娠的 0.5%～3%,近年发病率有增高的趋势。与输卵管妊娠相反,盆腔炎性疾病病史或使用 IUD 并不增加卵巢妊娠的风险,从某种意义上来说,卵巢妊娠似乎是与不孕或反复异位妊娠史不相关的随机事件。临床表现与输卵管妊娠极为相似,表现为急性腹痛、盆腔包块、早孕征象及阴道流血,往往被诊断为输卵管妊娠或误诊为卵巢黄体破裂。有时阴道超声也很难区分输卵管妊娠和卵巢妊娠,但可以除外宫内妊娠,腹腔镜诊断极有价值,但确诊仍需病理检查。诊断标准:①双侧输卵管完整,并与卵巢分开;②孕囊位于卵巢组织内;③卵巢及孕囊必须以卵巢固有韧带与子宫相连;④孕囊壁上有卵巢组织。符合上述 4 条病理学诊断标准,称为原发性卵巢妊娠,治疗可行卵巢楔形切除。

(三)宫角妊娠

宫角妊娠是指受精卵植入在宫腔外侧角子宫输卵管结合处的内侧,接近输卵管近端开口,与输卵管间质部妊娠相比,宫角妊娠位于圆韧带的内侧。宫角妊娠占异位妊娠的 1.5%～4.2%,但病死率却占异位妊娠的 20%。80% 的宫角妊娠患者存在 1 项或多项高危因素,影响受精卵的正常运行及着床,受精卵不能如期到达正常宫腔种植,使之在非正常位置种植。在宫角处的妊娠囊随妊娠进展,可向宫腔侧发展,向宫腔侧发展的妊娠囊会逐渐移向宫腔,但胎盘仍附着于宫角。由于宫角处内膜和肌层较薄,早期滋养层发育不良,可发生早期流产、胚胎停育,部分出现胎盘植入、产后胎盘滞留。妊娠囊向输卵管间质部扩展者,宫角膨胀、外突,最终出现和输卵管间质部妊娠相同的结果。由于宫角妊娠在解剖上的特殊性,妊娠结局可以多样:可妊娠至足月,可发生宫内流产,也可发生宫角破裂。B 超检查特点:宫角处突起包块,内有妊娠囊,与子宫内膜相连续,其周围见完整的肌壁层。在腹腔镜或剖腹手术过程中从外部观察子宫时,看到因宫角妊娠而增大的子宫使圆韧带向上、向外移位,但仍位于圆韧带本身的内侧。另一方面,间质部妊娠导致的子宫增大位于圆韧带外侧。

治疗方法有经腹或腹腔镜下宫角切除术,B超引导下刮宫术,全身或妊娠囊局部化疗。也有采用子宫动脉结扎治疗宫角妊娠破裂的病例报道,术后应当找到绒毛组织且超声检查宫角部无异常回声,继续追踪至血HCG降至正常。

(四)腹腔妊娠

腹腔妊娠是指妊娠囊位于输卵管、卵巢、阔韧带以外的腹腔内妊娠,是一种罕见的异位妊娠,发病率大约为1/5 000例妊娠,对母儿生命威胁极大。临床表现不典型,易被忽视而误诊,不易早期诊断,分原发性和继发性2种。原发性腹腔妊娠指受精卵直接种植于腹膜、肠系膜、大网膜、盆壁、肠管、直肠子宫陷凹等处,少有异位妊娠位于肝脏、脾脏、横结肠脾曲的文献报道。继发性腹腔妊娠往往发生于输卵管妊娠流产或破裂后,偶可继发于卵巢妊娠或子宫内妊娠而子宫存在缺陷破裂后,胚胎落入腹腔。患者一般有停经、早孕反应、腹痛、阴道流血等类似一般异位妊娠的症状,然后阴道流血停止,腹痛缓解,以后腹部逐渐增大,胎动时,孕妇常感腹部疼痛,无阴道流血,有些患者有嗳气、便秘、腹部不适,随着胎儿长大,症状逐渐加重。腹部检查发现子宫轮廓不清,但胎儿肢体极易触及,胎位异常(肩先露或臀先露),胎先露部高浮,胎心音异常清晰,胎盘杂音响亮,即使足月后也难以临产。若胎儿死亡,妊娠征象消失,月经恢复来潮,粘连的脏器和大网膜包裹死胎。胎儿逐渐缩小,日久若干尸化或成为石胎。若继发感染,形成脓肿,可向母体的肠管、阴道、膀胱或腹壁穿通,排出胎儿骨骼。B超检查能清晰地示子宫大小、宫外孕囊、胎儿和胎盘结构,以及这些结构与相邻脏器的关系,是目前用于腹腔妊娠诊断首选的辅助检查方法。原则上一旦确诊,应立即终止妊娠。具体手术方式因孕期长短、胎盘情况而异:如果胎盘附着于子宫、输卵管及圆韧带,可以将胎盘及其附着器官一并切除;如果胎儿死亡,胎盘循环停止已久,可以试行胎盘剥除;如果胎盘附着于重要器官而不宜切除或无法剥离者,可留置胎盘于腹腔内,术后可逐渐吸收。

(五)剖宫产术后子宫瘢痕妊娠

剖宫产术后子宫瘢痕妊娠(cesarean scar pregnancy,CSP)是指受精卵着床于既往剖宫产子宫瘢痕处的异位妊娠,可导致胎盘植入、子宫破裂甚至孕产妇死亡,是剖宫产术后远期潜在的严重并发症,在有剖宫产史女性的异位妊娠中约占6.1%。

CSP的确切病因及发病机制尚不明确,CSP不同于宫内妊娠合并胎盘植入,后者系妊娠囊位于宫腔内,由于子宫蜕膜发育不良,胎盘不同程度地植入子宫肌层内;而前者系妊娠囊位于宫腔外瘢痕处,四周被瘢痕处子宫肌层和纤维组织包绕。有关CSP受精卵着床,最为可能的解释是剖宫产术中损伤子宫内膜基底层,形成与宫腔相通的窦道或细小裂隙,受精卵通过窦道侵入瘢痕处肌层内种植。

出现症状的孕周早晚不一,平均诊断孕周为(7.5±2.0)周,距离前次剖宫产时间为4个月到15年。不规则阴道流血通常为首发症状,占38.6%～50%,可为点滴状或大出血,有或无明确停经史。阴道流血可有如下几种不同形式。

(1)停经后阴道流血淋漓不断,出血量不多或似月经样,或突然增多,也可能一开始即为突然大量出血,伴大血块,血压下降,甚至休克。

(2)人工流产术中或术后大量出血不止,涌泉状甚至难以控制,短时间内出现血压下降甚至休克,也可表现为术后阴道流血持续不断或突然增加。

（3）药物流产后常无明显组织排出或仅有少量蜕膜样组织排出,药流后阴道流血持续不净或突然增加,行清宫术时发生大出血。约 16% 的患者伴有轻、中度腹痛,8.8% 的患者表现为单纯下腹痛,约 40% 的患者无症状,只是在超声检查时偶然发现。CSP 患者子宫切口处瘢痕未破裂时,症状常不明显,可有瘢痕局部疼痛和压痛。随着妊娠的进展,CSP 患者发生子宫破裂、大出血的危险逐渐增加,若突发剧烈腹痛、晕厥或休克、腹腔内出血,常提示子宫发生破裂。

超声检查简便可靠,是诊断 CSP 最常用的方法,经阴道超声更有利于观察胚囊大小,与剖宫产瘢痕的位置关系及胚囊与膀胱间的肌层厚度,经腹部超声利于了解胚囊或团块与膀胱的关系,测量局部肌层的厚度以指导治疗,两种超声联合检查可以更全面了解病情。CSP 的超声检查诊断标准为:①宫腔及宫颈管内未探及妊娠囊,可见内膜线;②妊娠囊或混合性包块位于子宫前壁下段肌层(相当于前次剖宫产切口部位),部分妊娠囊内可见胚芽或胎心搏动;③妊娠囊或包块与膀胱之间子宫肌层变薄,甚至消失,妊娠囊或包块与膀胱间隔变窄,子宫肌层连续性中断;④彩色多普勒血流成像在胚囊周围探及明显的高速低阻环状血流信号;⑤附件区未探及包块,直肠子宫陷凹无游离液体(CSP 破裂除外)。当 CSP 的超声声像图不典型时,难以与子宫峡部妊娠、宫颈妊娠、难免流产、妊娠滋养细胞疾病相鉴别,可进行 MRI 检查。MRI 检查矢状面及横断面的 T_1、T_2 加权连续扫描均能清晰地显示子宫前壁下段内的妊娠囊与子宫及其周围器官的关系,但因为费用较昂贵,所以,MRI 检查不作为首选的诊断方法。血 β-HCG 水平与正常妊娠没有明显差别,与相对应的妊娠周数基本符合,主要用于指导治疗方法的选择和监测治疗结果。

根据超声检查显示的着床于子宫前壁瘢痕处的妊娠囊的生长方向,以及子宫前壁妊娠囊与膀胱间子宫肌层的厚度进行分型。此分型方法有利于临床的实际操作。

Ⅰ型:①妊娠囊部分着床于子宫瘢痕处,部分或大部分位于宫腔内,少数甚或达宫底部宫腔;②妊娠囊明显变形、拉长、下端成锐角;③妊娠囊与膀胱间子宫肌层变薄,厚度>3 mm;④彩色超声多普勒血流成像:瘢痕处见滋养层血流信号(低阻血流)。

Ⅱ型:①妊娠囊部分着床于子宫瘢痕处,部分或大部分位于宫腔内,少数甚或达宫底部宫腔;②妊娠囊明显变形、拉长、下端成锐角;③妊娠囊与膀胱间子宫肌层变薄,厚度≤3 mm;④彩色超声多普勒血流成像:瘢痕处见滋养层血流信号(低阻血流)。

Ⅲ型:①妊娠囊完全着床于子宫瘢痕处肌层并向膀胱方向外凸;②宫腔及子宫颈管内空虚;③妊娠囊与膀胱之间子宫肌层明显变薄甚或缺失,厚度≤3 mm;④彩色超声多普勒血流成像:瘢痕处见滋养层血流信号(低阻血流)。其中,Ⅲ型中还有一种特殊的超声表现,即包块型,其声像图的特点如下:①位于子宫下段瘢痕处的混合回声(呈囊实性)包块,有时呈类实性;包块向膀胱方向隆起;②包块与膀胱间子宫肌层明显变薄甚或缺失;③彩色超声多普勒血流成像:包块周边见较丰富的血流信号,可为低阻血流,少数也可仅见少许血流信号、或无血流信号。包块型多由 CSP 流产后(如药物流产后或负压吸引术后)子宫瘢痕处妊娠物残留并出血所致。

CSP 的治疗目标为终止妊娠、去除病灶、保障患者的安全,治疗原则为尽早发现,尽早治疗,减少并发症,避免期待治疗和盲目刮宫。对于 CSP 的治疗目前尚无规范化的统一治疗方案。治疗方案的选择,主要根据患者年龄、病情的严重程度、孕周大小、子宫肌层缺损情况、血 β-HCG 水平、对生育的要求及诊疗经验及技术进行综合考虑。治疗前必须与患者充分沟通,充分告知疾病和各种治疗的风险并签署知情同意书。包括 B 超监视下清宫术、甲氨蝶呤治疗后清宫术、子宫动脉栓塞后清宫术、腹腔镜或开腹子宫局部切开取胚及缝合术及子宫次全切除或子宫全切除术等。患者出院后应定期随访,行超声和血 HCG 检查,直至血 HCG 正常,局部包块消失。

(六)残角子宫妊娠

残角子宫又称为遗迹性双角子宫,在胚胎发育过程中,子宫残角为一侧副中肾管发育不全所致的子宫先天发育畸形。残角子宫按 Battram 分型分 3 型。Ⅰ型:残角子宫腔与单角子宫的宫腔相通;Ⅱ型:残角子宫腔与正常单角子宫腔不相通;Ⅲ型:无宫腔实体残角子宫,仅以纤维带同单角子宫相连,以Ⅱ型为最多见。残角子宫妊娠是受精卵于残角子宫内着床并生长发育,残角子宫妊娠破裂的发生率高达 89%,一旦破裂,可出现致命性的腹腔内出血。

不同类型的残角子宫妊娠有不同的临床表现。Ⅰ型残角子宫妊娠有类似输卵管异位妊娠的症状,有停经史、腹痛、阴道流血、血 β-HCG 升高,一般腹痛轻微,甚至无腹痛,如果发生急剧腹痛表明已有子宫破裂。双合诊检查时,在子宫旁可扪及略小于停经月份妊娠子宫的、质地较软的包块,大多在妊娠早期有类似流产的不规则阴道流血。Ⅱ型残角子宫早期妊娠症状与正常子宫妊娠相同,没有阴道流血,发生破裂时间晚,多数在孕 12~26 周发生肌层完全破裂或不完全破裂,引起严重内出血。Ⅲ型残角子宫因无宫腔,体积小,无内膜,不会造成残角子宫妊娠,但会导致输卵管妊娠。B 超检查特点:子宫腔内无妊娠囊,而在子宫一侧可见一圆形或椭圆形均匀的肌样组织包块,包块内可见妊娠囊或胚胎,妊娠包块与宫颈不相连接。在 B 超监视下由宫颈内置入金属探针更有助于诊断。

残角子宫妊娠的典型临床表现出现较晚,在术前明确诊断少,到发生子宫破裂时,往往病情较危重,一旦明确诊断,应尽早手术治疗。妊娠早、中期者行残角子宫切除术并将患侧输卵管结扎或切除为宜,以防以后发生同侧输卵管妊娠的可能,保留卵巢。当妊娠已达足月且为活胎者,应先行剖宫产抢救胎儿,然后切除残角子宫与同侧输卵管。

(七)阔韧带间妊娠

阔韧带间妊娠是一种较少见的一种异位妊娠,文献报道发生率为每 300 次异位妊娠中发生 1 例。阔韧带间妊娠通常是由输卵管妊娠的滋养细胞组织穿过输卵管浆膜层进入输卵管系膜,继发性种植在两叶阔韧带之间而致。如果在宫腔和后腹膜间隙之间存在子宫瘘管,也可发生阔韧带间妊娠。与腹腔妊娠相似,阔韧带间妊娠胎盘可以附着到子宫、膀胱和盆腔侧壁,如果有可能,应该切除胎盘,当无法切除胎盘时,可以将其留在原位自行吸收。

(八)多发性异位妊娠

与宫内宫外同时妊娠相比,2 个或者多个异位妊娠的发生率相对很少,可以出现在多个部位和有多种组合形式。尽管绝大多数报道的是输卵管双胎妊娠,但是也有卵巢、间质部和腹腔的双胎妊娠报道,也有部分输卵管切除术后及体外受精-胚胎移植术后双胎和三胎妊娠的报道。处理同其他类型的异位妊娠,取决于妊娠的部位。

(刘　霞)

第五节　双胎妊娠

双胎妊娠分为双卵双胎和单卵双胎。单卵双胎分为双绒毛膜双羊膜囊双胎、单绒毛膜双羊膜囊双胎、单绒毛膜单羊膜囊双胎和联体双胎四种类型。

双胎的预后取决于绒毛膜性,而并非合子性。应该在早孕期对双胎妊娠进行绒毛膜性的判断。

双胎妊娠的非整体筛查策略与单胎不一样,不建议单独使用生化血清学方法对双胎妊娠进行唐氏综合征发生风险的筛查。可以考虑早孕期血清学＋NT＋年龄联合筛查非整倍体的风险。

双胎妊娠是高危妊娠,孕妇和胎儿并发症增加,应加强孕期管理。复杂性双胎,包括所有的单绒毛膜双胎、有胎儿并发症的双绒毛膜双胎(如双胎体重生长不一致、一胎畸形、一胎胎死宫内),应建议转诊至有胎儿医学中心的三甲医院。

世界各地单卵双胎的发生率相对恒定,为4‰,并与种族、遗传、年龄和产次等基本无关;而双卵双胎和多胎妊娠的发生率变化较大,受种族、遗传、年龄、孕产次、促排卵药物及辅助生育技术等因素影响,双卵双胎的发生率为1.3‰～49.0‰。本节主要讨论双胎妊娠。

一、双胎的类型和特点

(一)双卵双胎

由两个卵子和两个精子分别受精形成两个受精卵,约占双胎妊娠的70%。由于双胎的遗传基因不完全相同,所以与两次单胎妊娠形成兄弟姐妹一样,双卵双胎的两个胎儿的性别、血型可以相同或不同,而外貌、指纹等表型不同。胎盘分为分离的两个,也可以融合成一个,但胎盘内血液循环各自独立,没有血管吻合支。胎盘胎儿面见两个羊膜腔,中间隔有两层羊膜和两层绒毛膜,为双绒毛膜双羊膜囊双胎。

同期复孕:一种两个卵子在短时期内不同时间受精而形成的双卵双胎,精子可以是来自相同或不同男性,检测HLA型别可识别精子的来源。曾有新闻报道国外一女子生育的双胎中一个为白人、一个为黑人。

异期复孕:在一次受精后隔一个排卵周期后再次受精妊娠。属于双卵双胎中特殊罕见的类型。人类未见报道。

(二)单卵双胎

一个卵子和一个精子受精后分裂形成两个胎儿,约占双胎妊娠的30%。单卵双胎的遗传基因完全相同,故两个胎儿性别、血型及其他各种表型完全相同。根据受精卵在早期发育阶段发生分裂的时间不同,可形成以下四种类型。

1.双绒毛膜双羊膜囊双胎(dichorionic diamnionic,DCDA)

在受精后72小时内分裂,形成两个独立的受精卵、两个羊膜囊,羊膜囊间隔有两层绒毛膜、两层羊膜,胎盘为两个或融合为一个。此种类型占单卵双胎的30%左右。

2.单绒毛膜双羊膜囊双胎(monochorionic diamnionic,MCDA)

受精卵在受精72小时后至8天内分裂,胚胎发育处于囊胚期,即已分化为滋养细胞,羊膜囊尚未形成。胎盘为一个,两个羊膜囊,羊膜囊间隔只有两层羊膜。此种类型占单卵双胎的68%。

3.单绒毛膜单羊膜囊双胎(monochorionic monoamnionic,MCMA)

受精卵在受精后9～13天分裂,此时羊膜囊已形成,故两个胎儿共存于一个羊膜腔内,共有一个胎盘。此种类型占单卵双胎的1%～2%。

4.联体双胎

受精卵在受精13天后分裂,此时原始胚盘已形成,机体不能完全分裂成两部分,导致不同形式的联体双胎。寄生胎也是联体双胎的一种形式,发育差的内细胞团被包入正常发育的胚胎体内,常位于胎儿的上腹部腹膜后,胎体的发育不完整。联体双胎的发生率为单卵双胎的1/1 500。

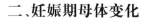

二、妊娠期母体变化

双胎或多胎妊娠时,与单胎妊娠相比母体负担更重,变化更大。子宫体积及张力明显增大,其容量将增加超过 1 L,重量将增加至少 9 kg,当合并羊水过多时,容积和重量增加更明显。孕妇血容量扩张较单胎妊娠多 500 mL,心率和心搏量都增加,心排血量增多,加上宫底上升抬高横膈,心脏向左向上移位更加明显,心脏负担加重。由于血容量的剧增,以及两个胎儿的发育,对铁、叶酸等营养物质的需要剧增,而孕妇常常早孕反应重,胃储纳消化吸收功能减弱,孕期易患贫血、低钙血症等。相对于单胎,双胎或多胎妊娠孕妇骨关节及韧带的变化更加明显。容易发生腰椎间盘突出或耻骨联合分离,影响孕妇活动。

三、诊断及鉴别诊断

(一)诊断

1.病史及临床表现

有家族史和(或)孕前曾用过促排卵药或接受体外受精多个胚胎移植的多为双卵双胎。早孕期早孕反应明显。中期妊娠后体重增加迅速,腹部增大与停经月份不相符,多伴有下肢水肿、静脉曲张等压迫症状,妊娠晚期常感身体沉重,行走不便,严重者有呼吸困难。

2.孕期产科检查

宫底高度大于停经月份,常超出妊娠图的 90 百分位数,四步诊时腹部可触及多个小肢体或三个胎极,在腹部不同部位可听到两个或多个胎心,胎心率相差 10 次以上。下腹部和下肢皮肤可见妊娠纹,多见脚背或脚踝水肿。

3.产科超声检查

产科超声检查是诊断双胎或多胎的主要手段,还可筛查胎儿结构畸形,早期诊断复杂性双胎如双胎输血综合征、双胎动脉反向灌注序列、联体双胎等。

4.绒毛膜性判断

一旦确诊为双胎,应尽一切努力判定和报告羊膜性和绒毛膜性。双胎的预后取决于绒毛膜性,而并非合子性。绒毛膜性的判断主要依靠产前超声检查。

(1)早孕期:早期绒毛膜性的判定最准确的体征(准确率接近 100%):孕 7～10 周孕囊的个数及孕 11～14 周双胎峰的出现。孕 7～10 周,如果宫腔内可见两个妊娠囊,为双绒毛膜双胎,如仅见一个孕囊,则单绒毛膜双胎的可能性极大。孕 11～14 周,根据有无"双胎峰"来判断绒毛膜性。所谓双胎峰指分隔的胎膜与胎盘胎儿面接触处呈三角形,提示双绒毛膜双胎。如分隔的胎膜与胎盘胎儿面接触处呈 T 形,提示单绒毛膜双胎。

(2)中孕期:早孕期之后判断绒毛膜性的难度增加,准确率约 80%。可通过检查胎儿性别、两个羊膜囊间隔厚度、胎盘是否独立综合判断绒毛膜性。如有两个独立胎盘和(或)胎儿性别不同,提示双卵双胎;如超声影像图上只有一个胎盘,可以是单绒毛膜双胎,也可以是双绒毛膜双胎。此外,测定两个羊膜囊间隔的胎膜厚度可辅助诊断,如间隔胎膜厚度≥2 mm 提示双绒毛膜双胎可能性大。

(二)鉴别诊断

当宫底高度大于停经月份时,首先应重新核定孕周,特别对于月经周期不规则的孕妇,第二应排空膀胱再测宫底高度,做好这两项工作后确定子宫大于停经月份,还应与以下情况相鉴别。

(1)妊娠滋养细胞疾病。

(2)子宫畸形(纵隔子宫、双角子宫或残角子宫)合并妊娠。

(3)子宫肌瘤合并妊娠。

(4)附件肿瘤合并妊娠。

(5)羊水过多。

(6)巨大胎儿。

通过询问相关病史,主要依靠超声检查,可以鉴别诊断。

四、双胎并发症及对母儿的影响

多胎妊娠比单胎妊娠发生孕产妇与胎儿并发症的风险增加,除容易流产、早产、妊娠合并高血压等常见并发症外,还有一些特有的围生儿并发症,危及母儿安全。

(一)孕产妇的并发症

1.贫血

双胎并发贫血的发生率为 74.6%,是单胎的 2.4 倍,与铁及叶酸缺乏有关。

2.妊娠合并高血压

双胎并发妊娠合并高血压可高达 30%,比单胎高 3~4 倍,具有发病早、程度重、容易出现心肺并发症等特点。

3.妊娠肝内胆汁淤积症

发生率是单胎的 2 倍,胆酸常高出正常值 10~100 倍,容易引起死胎及死产。

4.羊水过多及胎膜早破

双胎羊水过多发生率约为 12%,约 14% 双胎并发胎膜早破。

5.胎盘早剥

双胎易发胎盘早剥,可能与妊娠合并高血压发病率增加有关,另外,胎膜早破或双胎第一胎儿娩出后宫腔压力骤降,是胎盘早剥的另一常见原因。

6.宫缩乏力和产后出血

双胎子宫肌纤维伸展过度,常并发原发性宫缩乏力,易致产程延长和产后出血。双胎产后出血发生率是单胎的 2 倍,导致全子宫切除的比率是单胎的 3 倍,与子宫过度膨胀、产后宫缩乏力加上胎盘附着面积增大有关。

(二)围生儿并发症

1.流产

双胎妊娠容易发生自然流产,据报道流产的双胎比足月分娩的双胎多 3 倍以上。单绒毛膜双胎是自然流产的高危因素,与双绒毛膜双胎的流产比例为 18:1。

2.早产

因胎膜早破或宫腔内压力过高及严重母儿并发症等原因,约 60% 的双胎并发早产,导致围生儿病死率增高。美国一项调查显示 16 年间,双胎足月分娩数下降 22%,与医源性干预有关,但并未造成围生儿病死率增高。

3.胎儿畸形

双卵双胎和单卵双胎妊娠胎儿畸形的发生率分别为单胎妊娠的 2 倍和 3 倍。

4.难产

胎位为臀头位,易发生胎头交锁导致难产;即使是头头位,胎头碰撞也会引起难产。

5.脐带异常

脐带插入点异常如球拍状胎盘或帆状胎盘是单绒毛膜双胎常见并发症。单绒毛膜单羊膜囊双胎几乎均有脐带缠绕。脐带脱垂多发生在双胎胎儿异常或胎先露未衔接出现胎膜早破时,以及第一胎胎儿娩出后,第二胎胎儿娩出前,可致胎儿死亡。

6.过期妊娠

美国一项研究表明孕 39 周以后双胎死产的风险超过了新生儿死亡的风险。有学者建议将 40 周以后的双胎妊娠视为过期妊娠。

(三)双胎特有并发症

1.双胎体重生长不一致

发生于 20%～30%双胎,定义为双胎之一胎儿体重小于第 10 百分位数,且两胎儿体重相差 >25%,又称为选择性生长受限(selective FGR,sFGR)。两个胎儿的体重均小于第 10 百分位数,称为小于胎龄儿(small for gestational age,SGA)。双胎体重生长不一致原因不明,可能与胎儿拥挤、胎盘占蜕膜面积相对较小或一胎畸形有关。双绒毛膜双胎体重生长不一致,不一样的遗传生长潜力,特别在性别不同时也是原因之一。单绒毛膜双胎,主要原因是胎盘分配不均及脐带插入异常,FGR 胎儿胎盘通常为球拍状胎盘或帆状胎盘。双胎体重生长不一致,围生期不良结局增加,总的围生期丢失为 7.3%。当体重相差超过 30%时,胎儿死亡的相对风险增加 5 倍以上。此外,新生儿呼吸窘迫综合征、脑室内出血、脑室周围白质软化、败血症和坏死性小肠结肠炎等的发生率都随着双胎生长不一致程度的上升而上升。

2.双胎输血综合征(twin to twin transfusion syndrome,TTTS)

10%～15%的单绒毛膜双胎会发生 TTTS。绝大部分是 MCDA,MCMA 发生 TTTS 非常少见。通过胎盘间的动-静脉吻合支,血液从动脉向静脉单向分流,使一个胎儿成为供血儿,另一个胎儿成为受血儿。导致供血儿贫血、血容量减少,致使发育迟缓,肾灌注不足,羊水过少,胎儿活动受限并引起"贴附胎",甚或死亡;受血儿血容量过多,可因循环负荷过重而发生羊水过多、胎儿水肿、胎儿充血性心力衰竭。产前诊断 TTTS 的标准包括:①单绒毛膜性双胎;②羊水过多-羊水过少:受血儿羊水过多,最大羊水池深度>8 cm;供血儿羊水过少,最大羊水池深度<2 cm。

3.双胎贫血-多血序列征(twin anemia polycythemia sequence,TAPS)

TAPS 是单绒毛膜双胎的特有并发症,原发于 3%～5%的单绒毛膜双胎,2%～13%的 TTTS 激光治疗后继发发生 TAPS。其发生机制与 TTTS 相似,为胎盘间的动静脉吻合支导致单向的血流,但吻合支均为直径<1 mm 的微小血管,故表现为双胎网织红细胞的差异,一胎严重贫血,另一胎红细胞增多,不发生羊水量的改变。产前诊断标准包括:①单绒毛膜双胎;②一胎大脑中动脉血流峰值(MCA-PSV)>1.5 MOM,另一胎 MCA-PSV<1.0 MOM;③缺乏 TTTS 的诊断依据,没有羊水过少/过多。

4.双胎反向动脉灌注序列(twin reversed arterial perfusion sequence,TRAPS)

又称无心双胎,是单绒毛膜双胎的罕见、特有并发症,发生于 1%的单绒毛膜双胎。可通过产前超声检查作出诊断,表现为双胎妊娠一胎儿心脏缺如、退化或无功能(称为无心胎),另一胎儿正常(称为泵血胎)。TRAPS 最显著的特征是结构正常的泵血胎通过胎盘表面的一根动-动脉吻合向寄生的无心胎供血。通常泵血胎儿解剖结构正常,其为非整倍体的风险为 9%;无心胎常伴有其他解剖结构异常,如先天性无脑畸形、前脑无裂畸形、重要器官缺如等。如不治疗,泵血胎多因高负荷心力衰竭而死亡,围生期死亡率为 50%～75%。

5.单绒毛膜单羊膜囊双胎(MCMA)

MCMA 是一种两个胎儿同在一个羊膜囊的罕见妊娠方式,大约占单绒毛膜双胎的 5%。在16 周前,流产率为 50%,大部分丢失是由于胎儿异常和自然流产。一项系统综述包括 114 个MCMA,得出结论:几乎所有的 MCMA 都存在脐带缠绕,脐带缠绕不会导致围生儿的发病率和死亡率。单有脐动脉切迹,而没有其他胎儿恶化的证据,并不能提示围生儿预后不良。TTTS 和脑损伤的发生率分别为 6% 和 5%。

6.联体双胎

受精卵在胚盘已开始形成后才分裂形成双胎,属于单羊膜囊妊娠的特有并发症。联体双胎很罕见,估计每 100 000 例妊娠中有一例,约占单绒毛膜双胎的 1%。连体可涉及任意数量的器官,可分为前(胸部联胎)、后(臀部联胎)、头(头部联胎)和尾(骶部联胎)四类,其中最常见的连体类型包括胸部连体、脐部连体、臀部连体、坐骨连体、颅部连体。

五、临床管理

(一)孕期管理

(1)绒毛膜性的判定和核实孕龄双胎的预后取决于绒毛膜性,故早孕期超声检查判断绒毛膜性显的至关重要。建议所有诊断双胎妊娠的孕妇均应在孕 14 周前通过超声检查孕囊的个数和双胎峰的出现,准确判断绒毛膜性。

尽管早孕期和中孕期超声推算孕龄的准确性相似,但还是推荐使用早孕期 B 超来推算预产期。没有充分的证据推荐使用哪个胎儿(当胎儿大小不一致时)来决定双胎的预产期。但是,为避免漏诊早期的一胎胎儿宫内生长受限,大多数专家同意临床医师应根据大胎儿来推算孕龄。

(2)产前非整倍体筛查及结构筛查双胎妊娠的非整体筛查策略与单胎不一样,不建议单独使用生化血清学方法对双胎妊娠进行唐氏综合征发生风险的筛查。可以考虑早孕期血清学＋NT＋年龄联合筛查,在假阳性率为 5% 的情况下,此筛查策略非整倍体的检出率单胎为 89%,DCDA 为 86%,MCDA 为 87%。目前由于缺乏大样本的研究,非侵入性产前筛查(NIPT)应用于双胎产前筛查仍然不确定其准确性。ACOG 仍不建议 NIPT 应用于双胎妊娠的产前筛查。建议在孕 18～24 周进行双胎妊娠的超声结构筛查。

(3)孕期超声检查的频率和内容建议双胎妊娠早孕期建卡登记,孕 14 周前超声确定绒毛膜性,孕 11～14 周 NT 检查联合孕妇年龄、血清学指标行非整体筛查,孕 20～24 周超声结构畸形筛查,同时测量子宫颈长度。双绒双胎孕 24 周后每 4 周超声检查 1 次,监测胎儿生长发育、羊水量和脐动脉多普勒血流。单绒双胎自孕 16 周起,每 2 周超声检查 1 次,内容包括胎儿生长发育、羊水量、脐动脉多普勒血流和大脑中动脉血流峰值。

(4)妊娠期处理及监护:①营养指导,补充含一定叶酸量的复合维生素,纠正贫血,适当补充铁及钙剂,合理饮食,保证胎儿生长所需的足够营养。②防治早产,合理应用宫缩抑制剂。双胎孕妇应增加休息时间,减少活动量。34 周前如出现宫缩或阴道流液,应住院治疗,给予宫缩抑制剂。孕期可行阴道超声检查了解子宫颈内口形状和子宫颈管长度,预测早产的发生。双胎妊娠的糖皮质激素促进胎肺成熟方案与单胎妊娠相同。③防治母体妊娠期并发症,妊娠期注意血压及尿蛋白变化,及时发现和治疗妊娠合并高血压。重视孕妇瘙痒主诉,动态观察孕妇血胆汁酸及

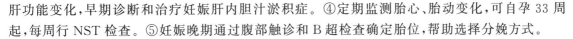

肝功能变化,早期诊断和治疗妊娠肝内胆汁淤积症。④定期监测胎心、胎动变化,可自孕 33 周起,每周行 NST 检查。⑤妊娠晚期通过腹部触诊和 B 超检查确定胎位,帮助选择分娩方式。

(二)终止妊娠时机及指征

1.终止妊娠时机

对于双胎终止妊娠时机选择,目前仍有不同观点。多数专家认为,对于无并发症及合并症的双绒毛膜双胎可期待至孕 38 周时再考虑分娩。对于无并发症及合并症的单绒毛膜双羊膜囊双胎可以在严密监测下至妊娠 37 周分娩。单绒毛膜单羊膜囊双胎的分娩孕周多为 32~34 周。复杂性双胎(如双胎输血综合征、选择性生长受限及贫血多血质序列等)需要结合每个孕妇及胎儿的具体情况制定个体化的分娩方案。

2.终止妊娠指征

(1)单绒毛膜双胎出现严重的特殊并发症,如 TTTS、sFGR、TAPS 等,为防止一胎死亡对另一胎产生影响。

(2)母亲有严重并发症,如子痫前期或子痫,不能继续妊娠时。

(3)预产期已到但尚未临产,胎盘功能减退者。

3.分娩期处理及产后观察

(1)分娩方式的选择:无合并症的单绒毛膜双羊膜囊双胎及双绒毛膜双羊膜囊双胎可以选择阴道试产。双胎计划阴道分娩时,第二胎儿的胎方位不作为分娩方式选择的主要依据,具体为:①胎方位为头-头位,可以阴道试产。②第一胎为头位、第二胎儿为臀位且估计体重介于 1 500~4 000 g 时,可进行阴道试产;第二胎儿估计体重 1 500 g 以下时,仍无充分证据支持哪种分娩方式更为有利。③双胎体重不一致并不能作为剖宫产的指征。

剖宫产指征:①第一胎儿为肩先露、臀先露。②联体双胎孕周>26 周。③单胎妊娠的所有剖宫产指征,如短期不能阴道分娩的胎儿窘迫、严重妊娠并发症等。④单绒毛膜单羊膜囊双胎。

(2)产程处理:宫缩乏力时可在严密监护下给予低浓度缩宫素静脉滴注加强宫缩;第一产程全程严密观察胎心变化和产程进展;第二产程行会阴侧切,当第一胎儿娩出后,立即用血管钳夹紧胎盘侧脐带,防止第二胎儿失血。助手在腹部协助固定第二胎儿为纵产式,定时记录胎心和宫缩,及时阴道检查了解胎位,注意有无脐带脱垂或胎盘早剥。如无异常,尽快行人工破膜,必要时静脉滴注低浓度缩宫素加强宫缩,帮助胎儿在半小时内娩出。若发现脐带脱垂、胎盘早剥、第二胎横位,应立即产钳助产、内倒转术或臀牵引术等阴道助产术,甚至是剖宫产术,迅速娩出胎儿。产程中注意补充产妇高热量、易吸收的食物或饮品,使产妇有足够的体力完成分娩。

(3)产后观察:无论阴道分娩还是剖宫产,均需积极防治产后出血,常规临产后备血,第三产程建立静脉通路。注意观察生命体征、子宫收缩和阴道出血量,加强宫缩剂的应用。

4.双胎常见胎儿并发症的处理

(1)双胎体重生长不一致(sFGR)。

一般处理:同单胎 FGR 一样,首先需寻找原因,包括:①详细的结构超声扫描。②查找病毒感染(巨细胞病毒、风疹病毒和弓形虫)。③建议羊水穿刺排除染色体异常。④MCDA 的 sFGR 主要原因是胎盘和血管的分配不均。

双胎体重生长不一致时,需加强超声监测:①胎儿生长发育和羊水量,每 2 周 1 次。②脐动脉和大脑中动脉多普勒血流监测,DCDA 每 2 周 1 次,MCDA 每周 1 次。③如果脐动脉多普勒血流异常,加做静脉导管和脐静脉血流,目的是尽量延长孕龄至新生儿能存活,同时避免一胎胎死宫内,导致存活胎严重的后果。估计医源性早产,应用糖皮质激素促胎肺成熟。

双绒毛膜双胎:双绒毛膜双胎体重生长不一致对围生儿的预后无明显影响。终止妊娠的时机:①由双胎中 FGR 胎儿发生胎窘时决定何时干预,并计划相应的胎儿监护。②一般不建议32~34 周前分娩。③在严重的早期生长差异双胎中,推荐以 FGR 胎儿自然死亡为代价,不干预从而最大化适于胎龄儿的生存机会。

单绒毛膜双胎:单绒毛膜双胎体重生长不一致的处理比较棘手,根据脐动脉多普勒血流的异常分为 3 型,终止妊娠的时机。①Ⅰ型:FGR 胎儿脐动脉血流多普勒波形正常。预后最好,存活率 90% 以上。如宫内监测良好,建议 34~35 周终止妊娠。②Ⅱ型:FGR 胎儿脐动脉舒张末期血流持续性消失或反流。预后最差,任何一胎发生胎死宫内的风险高达 29%。一般建议 30 周左右选择性终止妊娠。③Ⅲ型:FGR 胎儿脐动脉舒张末期血流间断性消失或反流。自然预后比Ⅱ型好,但 FGR 胎儿发生不可预测的宫内死亡和大胎儿出现脑损伤的概率升高。建议 32~34 周选择性终止妊娠。

(2)双胎输血综合征(TTTS)。

TTTS Quintero 分期分为 5 期。①Ⅰ期:羊水过多/过少,供血儿膀胱可见。②Ⅱ期:观察60 分钟,供血儿膀胱缺失。③Ⅲ期:任何一个胎儿出现多普勒血流异常,如脐动脉舒张期血流缺失或倒置,大脑中动脉血流异常或静脉导管反流。④Ⅳ期:任何一个胎儿水肿。⑤Ⅴ期:双胎之一或双胎死亡。

处理原则。①Ⅰ期:可行保守治疗并加强监测,每周随访一次超声。内容包括羊水量,供血儿膀胱,脐动脉多普勒血流。也可考虑行胎儿镜胎盘血管交通支激光凝固术。一项针对 TTTSⅠ期治疗的系统综述显示:激光治疗和保守治疗两组的总生存率相近(85% 和 86%),羊水减量组稍低(77%)。②Ⅱ期及以上:首选胎儿镜胎盘血管交通支激光凝固术。如果不能行激光治疗,可以行连续的羊水减量。

预后:TTTS 如果不治疗,90% 胎儿会死亡,存活的新生儿发病率为 50%。激光治疗后,60%~70% 两个胎儿存活,80%~90% 最起码一胎存活。平均分娩孕周为 33~34 周。

(3)双胎贫血-红细胞增多症系列:没有很好的治疗方法,有以下几种治疗方案:①宫内输血(供血儿)+部分换血(受血儿);②胎儿镜胎盘血管交通支激光凝固术;③选择性减胎,首选射频消融术,还可以运用脐带结扎术,双极电凝脐带术;④分娩,产后治疗。

(刘　霞)

第六节　过　期　妊　娠

过期妊娠是指平时月经周期规则妊娠达到或超过 42 周(≥294 天)尚未分娩者。过期妊娠使胎儿窘迫、胎粪吸入综合征、过熟综合征、新生儿窒息、围产儿死亡、巨大儿及难产等不良结局发生率增高,并随妊娠期延长而增加。

一、临床表现

(1)正常生长儿及巨大儿。

(2)胎儿过熟综合征过熟儿表现为皮肤干燥、松弛、脱皮,身体瘦长、胎脂消失、皮下脂肪减少,容貌似"小老人"。

(3)胎儿生长受限。

二、诊断要点

准确核实孕周,确定胎盘功能是否正常是关键。

(一)核实孕周

1.按病史

(1)可根据末次月经第 1 天计算。

(2)根据排卵日期推算。

(3)根据性交日期推算预产期。

(4)根据辅助生殖技术日期推算预产期。

2.按临床

早孕反应时间、胎动出现时间及早孕期妇科检查发现子宫大小,推算预产期。

3.按实验室检查

(1)根据 B 超检查确定孕周,尤其是孕 20 周内,B 超对确定孕周有重要意义。

(2)根据妊娠初期血、尿 HCG 增高的时间推算孕周。

(二)判断胎儿安危状况

1.胎动情况

通过胎动自我监测。

2.无应激试验

如不满意或可疑胎心监护,可进一步行缩宫素激惹试验。

3.B 超检查

测羊水量、脐血流仪查脐动脉血流 S/D 比值。

4.羊膜镜

观察羊水颜色,了解有无羊水粪染。

(三)诊断流程

过期妊娠的诊断流程见图 10-1。

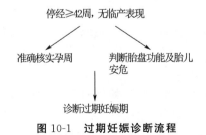

图 10-1　过期妊娠诊断流程

三、对母儿的影响

(一)对围产儿的影响

胎儿过熟综合征、胎儿窘迫、胎粪吸入综合征、新生儿窒息、巨大儿等围产儿发病率及死亡率明显升高。

（二）对母体的影响

产程延长和难产率增高，使手术产率及母体产伤明显增加。

四、治疗

（一）评估孕妇是否可阴道试产

1.绝对禁忌证

孕妇严重合并症及并发症，不能耐受阴道分娩或不能阴道分娩者，如以下几种。

（1）子宫手术史主要是指古典式剖宫产，未知子宫切口的剖宫产术，穿透子宫内膜的肌瘤剔除术，子宫破裂史等。

（2）前置胎盘和前置血管。

（3）明显头盆不称。

（4）胎位异常，横位，初产臀位估计不能经阴道分娩者。

（5）宫颈浸润癌。

（6）某些生殖道感染性疾病，如疱疹感染活动期等。

（7）未经治疗的获得性免疫缺陷病毒（HIV）感染者。

（8）对引产药物过敏者。

2.相对禁忌证

（1）子宫下段剖宫产史。

（2）臀位。

（3）羊水过多。

（4）双胎或多胎妊娠。

（5）经产妇分娩次数≥5 次者。

若无阴道试产禁忌，则评估宫颈是否成熟，若宫颈不成熟，则予促宫颈成熟。

（二）促宫颈成熟

宫颈 Bishop 评分＜6 分，引产前先促宫颈成熟。

1.可控释地诺前列酮栓

可控释地诺前列酮栓是可控制释放的前列腺素 E_2 栓剂，置于阴道后穹隆深处，出现以下情况时应及时取出。

（1）出现规律宫缩（每 3 分钟 1 次的宫缩）并同时伴随有宫颈成熟度的改善，宫颈 Bishop 评分≥6 分。

（2）自然破膜或行人工破膜术。

（3）子宫收缩过频（每 10 分钟 5 次及以上的宫缩）。

（4）置药 24 小时。

（5）有胎儿出现不良状况的证据，如胎动减少或消失、胎动过频、电子胎心监护结果分级为Ⅱ类或Ⅲ类。

（6）出现不能用其他原因解释的母体不良反应，如恶心、呕吐、腹泻、发热、低血压、心动过速或者阴道流血增多。

取出至少 30 分钟后方可静脉滴注缩宫素。

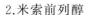

2.米索前列醇

米索前列醇是人工合成的前列腺素 E_1 制剂。

(1)每次阴道放药剂量为 25 μg,放药时不要将药物压成碎片。如 6 小时后仍无宫缩,在重复使用米索前列醇前应行阴道检查,重新评价宫颈成熟度,了解原放置的药物是否溶化、吸收,如未溶化和吸收则不宜再放。每天总量不超过 50 μg,以免药物吸收过多。

(2)如需加用缩宫素,应该在最后 1 次放置米索前列醇后 4 小时以上,并行阴道检查证实米索前列醇已经吸收才可以加用。

(3)使用米索前列醇者应在产房观察,监测宫缩和胎心率,一旦出现宫缩过频,应立即进行阴道检查,并取出残留药物。

3.机械性促宫颈成熟

机械性促宫颈成熟包括低位水囊、Foley 导管、海藻棒等,需要在阴道无感染及胎膜完整时才可使用。缺点:有潜在的感染、胎膜早破、子宫颈损伤的风险。

(三)引产术

1.缩宫素静脉滴注

因缩宫素个体敏感度差异极大,静脉滴注缩宫素应从小剂量开始循序增量,起始剂量为 2.5 U 缩宫素溶于乳酸钠林格注射液 500 mL 中即 0.5% 缩宫素浓度,从每分钟 8 滴开始,根据宫缩、胎心情况调整滴速,一般每隔 20 分钟调整 1 次,即从每分钟 8 滴调整至 16 滴,再增至 24 滴;为安全起见也可从每分钟 8 滴开始,每次增加 4 滴,直至出现有效宫缩。

有效宫缩的判定标准为 10 分钟内出现 3 次宫缩,每次宫缩持续 30~60 秒,伴有宫颈的缩短和宫口扩张。最大滴速不得超过每分钟 40 滴,如达到最大滴速,仍不出现有效宫缩时可增加缩宫素浓度,但缩宫素的应用量不变。增加浓度的方法是以乳酸钠林格注射液 500 mL 中加 5 U 缩宫素变成 1% 缩宫素浓度,先将滴速减半,再根据宫缩情况进行调整,增加浓度后,最大增至每分钟 40 滴,原则上不再增加滴数和缩宫素浓度。注意事项如下。

(1)要有专人观察宫缩强度、频率、持续时间及胎心率变化并及时记录,调好宫缩后行胎心监护。破膜后要观察羊水量及有无胎粪污染及其程度。

(2)警惕变态反应。

(3)禁止肌内、皮下、穴位注射及鼻黏膜用药。

(4)输液量不宜过大,以防止发生水中毒。

(5)宫缩过强应及时停用缩宫素,必要时使用宫缩抑制剂。

(6)引产失败:缩宫素引产成功率与宫颈成熟度、孕周、胎先露高低有关,如连续使用 2~3 天,仍无明显进展,应改用其他引产方法。

2.人工破膜术

人工破膜术适用于头先露并已衔接的孕妇。单独使用人工破膜术引产时,引产到宫缩发动的时间间隔难以预料。人工破膜术联合缩宫素的方法缩短了从引产到分娩的时间。人工破膜术相关的潜在风险包括脐带脱垂或受压、母儿感染、前置血管破裂和胎儿损伤。

(四)产程处理

产程中最好连续胎心监护,注意羊水情况,及早发现胎儿窘迫。过期妊娠常伴有羊水污染,分娩时做好气管插管准备。

（五）剖宫产术

过期妊娠时，胎盘功能减退，胎儿储备力下降，可适当放宽剖宫产指征。

五、注意事项

（1）核准孕周和判断胎盘功能是处理的关键。

（2）根据胎儿情况选择分娩方式。引产前应做宫颈 Bishop 评分，若＜6 分先促宫颈成熟。

（3）对妊娠 41 周以后的孕妇可常规引产。

（4）孕期定期产检，减少过期妊娠发生。

（5）促宫颈成熟和引产方法注意应用指征及潜在风险，防止不良事件发生。

（刘　霞）

第七节　胎盘早剥

妊娠 20 周后或分娩期，正常位置的胎盘于胎儿娩出前，全部或部分从子宫壁剥离，称为胎盘早剥。它是晚期妊娠严重的并发症之一。由于其起病急、发展快，处理不当可威胁母儿生命。国内报道发生率为 0.46%～1.8%，约 1% 的胎盘早剥孕产妇死亡，而围产儿死亡率为达 4.4%～67%，平均 12%，是无胎盘早剥的 20 倍；大部分围产儿的死亡发生在宫内，发生率的高低还与产后是否仔细检查胎盘有关，有些轻型胎盘早剥患者症状不明显，易被忽略。发病率仍呈增加趋势，可能与胎盘早剥高危因素的出现率增加和（或）疾病确定方法的改进有关。

一、病因及发病机制

发病机制尚不完全清楚，子痫前期是胎盘早剥的高危因素，子痫前期较正常妊娠增加 2～4 倍的风险。早发型子痫前期胎盘早剥发病率高达 4.1%～22.9%。子痫前期患者缺乏正规产检（OR 值 45.3）；有子痫前期病史（OR 值 3.7）；中孕期、晚孕期流产、早产（OR 值 16.1）；胎儿生长限制（OR 值 27.1）是易发胎盘早剥的独立危险因素。

下列情况时胎盘早剥发病率增高。

（一）孕妇血管病变

胎盘早剥多发生于子痫前期、子痫、慢性高血压及慢性肾脏疾病的孕妇。当这类疾病引起全身血管痉挛及硬化时，子宫底蜕膜也可发生螺旋小动脉痉挛或硬化，引起远端毛细血管缺血坏死而破裂出血，血液流至底蜕膜层与胎盘之间，并形成血肿，导致胎盘从子宫壁剥离。

（二）机械因素

腹部外伤或直接被撞击、性交、外倒转术等都可诱发胎盘早剥。羊水过多时突然破膜，羊水流出过快，或双胎分娩时第一胎儿娩出过快，使宫内压骤减，子宫突然收缩而导致胎盘早剥。临产后胎儿下降，脐带过短使胎盘自子宫壁剥离。

（三）子宫静脉压升高

仰卧位低血压综合征时，子宫压迫下腔静脉使回心血量减少，子宫静脉瘀血使静脉压升高，导致蜕膜静脉床瘀血或破裂而发生胎盘剥离。

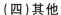

（四）其他

高龄孕妇、经产妇易发生胎盘早剥；不良生活习惯如吸烟、酗酒及吸食可卡因等也是国外发生率增高的原因；胎盘位于子宫肌瘤部位易发生胎盘早剥；接受辅助生育技术助孕等。

二、病理及病理生理变化

胎盘早剥的主要病理变化是底蜕膜中母体血管的破裂，极少数情况下，是源自胎儿胎盘血管，破裂后形成血肿，使胎盘从附着处分离，按病理分为 3 种类型。底蜕膜出血，形成血肿，血肿产生张力使该处胎盘以出血点为中心自子宫壁向四周剥离，如剥离面小，张力增大可压迫止血使血液很快凝固而出血停止，临床可无症状或症状轻微。如继续出血，胎盘剥离面也随之扩大，形成较大的胎盘后血肿，血液可冲开胎盘边缘及胎膜经宫颈管流出，表现为外出血，称为显性剥离。如胎盘边缘或胎膜与子宫壁未剥离，或胎头进入骨盆入口压迫胎盘下缘，使血液积聚于胎盘与子宫壁之间而不能外流，故无阴道流血，称为隐性剥离。由于血液不能外流，胎盘后出血越积越多，可致子宫底升高，当出血达到一定程度，压力增大，血液冲开胎盘边缘和胎膜经宫颈管流出，即为混合性出血。有时胎盘后血液可穿破羊膜而溢入羊膜腔，形成血性羊水。

胎盘早剥尤其是隐性剥离时，胎盘后血肿增大及压力增加，使血液浸入子宫肌层，引起肌纤维分离、断裂及变性，称为子宫胎盘卒中。当血液经肌层浸入浆膜层时，子宫表面可见蓝紫色瘀斑。以胎盘附着处为明显。偶尔血液也可渗入阔韧带、输卵管系膜，或经输卵管流入腹腔。卒中后的子宫收缩力减弱，可发生大量出血。

严重早剥的胎盘，剥离处的胎盘绒毛及蜕膜释放大量组织凝血活酶，进入母体血循环后激活凝血系统，而导致弥散性血管内凝血（disseminated intravascular coagulation，DIC），在肺、肾等器官内形成微血栓，引起器官缺氧及功能障碍。DIC 继续发展可激活纤维蛋白溶解系统，产生大量纤维蛋白原降解产物，引起继发性纤溶亢进。由于凝血因子的大量消耗及高浓度 FDP 的生成，最终导致严重的凝血功能障碍。

三、临床表现及分类

急性胎盘早剥的典型症状和体征为阴道出血、腹痛、宫缩、子宫硬度增加和压痛，以及胎心监护图形可能不良。阴道流血常为暗红色血液。子宫收缩是特征性的高频但低幅度（10 分钟内＞5 次锯齿波模式）合并升高的宫压基线，但利用外置宫缩探头不可靠。如果胎膜破裂，有可能观察到血性羊水。

10%～20% 的胎盘早剥症状轻微。可能只表现为早产临产，少量阴道出血甚至没有阴道出血，出血量并不与母体出血程度紧密相关，不能用作评估足月前胎盘剥离严重程度的标志。应提高警惕，分析其相关合并症及并发症。一些早剥患者没有症状，如早发型子痫前期患者胎心监护异常可能是唯一提示，还有有些妊娠合并高血压突然出现 DIC 表现也应警惕胎盘早剥。胎心率异常常提示胎盘失血已经影响胎儿血流动力学，存在可能导致胎儿死亡的临床严重的早剥。

慢性胎盘早剥患者表现为相对较轻、慢性和间歇性的出血，并存在随时间或逐渐出现的临床表现，如羊水过少、胎儿生长受限及子痫前期。

胎盘早剥主要靠临床诊断，影像学、实验室检查和产后病理学检查能支持此临床诊断。

国内外对胎盘早剥的分类不同。国外分为Ⅰ、Ⅱ、Ⅲ度，国内则分为轻、重两型，我国的轻型相当于 SherⅠ度，重型则包括 SherⅡ、SherⅢ度。国内目前还是按照轻、重型分型。

(一)轻型

轻型以外出血为主。胎盘剥离面不超过胎盘面积的 1/3,体征不明显,主要症状为较多量的阴道流血,色暗红,无腹痛或伴轻微腹痛,贫血体征不明显。检查:子宫软,无压痛或胎盘剥离处有轻压痛,宫缩有间歇。子宫大小与妊娠月份相符,胎位清楚,胎心率多正常。部分病例仅靠产后检查胎盘,发现胎盘母体面有陈旧凝血块及压迹而得以确诊。

(二)重型

重型常为内出血或混合性出血,胎盘剥离面一般超过胎盘面积的 1/3,伴有较大的胎盘后血肿,多见于子痫前期、子痫,主要症状为突发的持续性腹痛,腰酸及腰背痛。疼痛程度与胎盘后积血多少呈正相关,严重时可出现恶心、呕吐、出汗、面色苍白、脉搏细弱、血压下降等休克征象。临床表现的严重程度与阴道流血量不相符。检查:子宫硬如板状,压痛,尤以胎盘剥离处最明显,但子宫后壁胎盘早剥时压痛可不明显。子宫往往大于妊娠月份,宫底随胎盘后血肿的增大而增高,子宫多处于高张状态,如有宫缩则间歇期不能放松,故胎位触不清楚。如剥离面超过胎盘面积的1/2,由于缺氧,常常胎心消失,胎儿死亡。重型患者病情凶险,可很快出现严重休克、肾功能异常及凝血功能障碍。

四、辅助检查

(一)B 超检查

B 超检查可协助了解胎盘附着部位及胎盘早剥的程度,并可明确胎儿大小及存活情况,超声声像图显示胎盘与子宫壁间有边缘不清楚的液性暗区即为胎盘后血肿,血块机化时,暗区内可见光点反射。超声低回声和无回声是血肿消退而非急性血肿的特征。如胎盘绒毛膜板凸入羊膜腔,表明血肿较大。有学者认为超声诊断胎盘早剥的敏感性仅 25% 左右,但当超声表现提示存在早剥阳性预测值很高 88%。即使阴性也不能排除胎盘早剥,但可排除前置胎盘。

(二)胎心监护

胎心监护用于判断胎儿的宫内情况,胎盘早剥时可出现胎心监护的基线变异消失、变异减速、晚期减速、正弦波形及胎心率延长减速等。

(三)实验室检查

了解贫血程度及凝血功能。可行血常规、尿常规及肝、肾功能等检查。重症患者应做以下试验。

1.DIC 筛选试验

血小板计数、血浆凝血酶原时间、血浆纤维蛋白原定量。母体出现程度与血液学异常程度相关,纤维蛋白原水平和出血严重程度最为相关。纤维蛋白原≤200 mg/dL 对严重产后出血的阳性预测值是 100%。

2.纤溶确诊试验

凝血酶时间、副凝试验和优球蛋白溶解时间。

3.凝血情况

情况紧急时,可行血小板计数,并用全血凝块试验监测凝血功能,可粗略估计血纤维蛋白原含量。

五、诊断与鉴别诊断

胎盘早剥的诊断主要依靠临床表现及体征。超声仅作为辅助,因此充分认识并识别胎盘早剥是改善围产儿及孕产妇预后的关键。轻型患者临床表现不典型时,可结合 B 超检查判断。重型患者出现典型临床表现时诊断较容易。关键应了解病情严重程度,了解有无肝、肾功能异常及凝血功能障碍,并与以下晚期妊娠出血性疾病进行鉴别。

(一)前置胎盘

前置胎盘 20 周后出现无痛性阴道出血。但 10%～20% 可能会出现宫缩伴出血,所以临床不易鉴别,前置胎盘阴道流血量与贫血程度成正比,通过 B 超检查可以鉴别。

(二)先兆子宫破裂

先兆子宫破裂应与重型胎盘早剥相鉴别。可有子宫瘢痕史,常发生在产程中,由于头盆不称、梗阻性难产等使产程延长或停滞,子宫先兆破裂时,患者宫缩强烈,下腹疼痛拒按,胎心异常。可有少量阴道流血,腹部可见子宫病理缩复环,伴血尿。

六、对母儿的影响

(一)母体并发症

1.弥散性血管内凝血(DIC)

重型胎盘早剥特别是胎死宫内的患者可能发生 DIC,可表现为皮肤、黏膜出血,以及咯血、呕血、血尿及产后出血。

2.出血性休克

无论显性及隐性出血,量多时可致休克;子宫胎盘卒中者产后因宫缩乏力可致严重的产后出血;凝血功能障碍也是导致出血的重要原因。大量出血使全身重要器官缺血缺氧导致心、肝、肾衰竭,脑垂体及肾上腺皮质坏死。

3.羊水栓塞

胎盘早剥时,剥离面子宫血管开放,破膜后羊水可沿开放的血管进入母血循环导致羊水栓塞。

4.急性肾衰竭

重型胎盘早剥常由严重妊娠合并高血压等引起。子痫前期或子痫时,肾内小动脉痉挛,肾小球前小动脉极度狭窄,导致肾脏缺血。而胎盘早剥出血、休克及 DIC 等,可在其基础上更加减少肾血流量,导致肾皮质或肾小管缺血坏死,出现急性肾衰竭。

(二)胎儿和新生儿

(1)除上述急性早剥表现,还有临床慢性胎盘早剥,即超声检查发现胎盘或胎膜后方血肿,无进行性增大,但可能影响胎盘功能障碍引起宫内生长受限。

(2)宫内死亡:如胎盘早剥面积大,出血多,胎儿可因缺血缺氧而死亡。

(3)新生儿窒息、低出生体重和(或)早产相关的围产儿并发症和死亡。

对母体来说,早剥的潜在后果主要与胎盘剥离的严重性相关,但胎儿的风险则与剥离严重性及娩出时的孕龄相关。早剥围产儿死亡率约为 12%。轻度剥离时可能没有显著不良反应。随着胎盘剥离程度的增加,母亲和围产儿的风险也会增加。

七、处理

胎盘早剥处理要慎重,危及母儿生命,需根据孕周、早剥的严重程度、有无并发症、宫口开大情况、胎儿宫内状况等决定。

（一）纠正休克

当患者出血较多，胎心音听不到，面色苍白、休克时应立即面罩给氧，建立静脉输血通道，快速输新鲜血和血浆补充血容量及凝血因子，以保持血红蛋白在 100 g/L，血细胞比容＞0.30，尿量＞30 mL/h。

（二）及时终止妊娠

快速了解胎儿宫内安危状态、胎儿是否存活，母儿的预后与处理的早晚有直接关系。胎盘早剥后，由于胎儿未娩出，剥离面继续扩大，出血可继续加重，并发肾衰竭及 DIC 的危险性也更大，严重危及母儿的生命。因此，确诊后应立即终止妊娠，娩出胎儿以控制疾病进展。

1.阴道分娩

（1）如胎儿已死亡。在评价产妇生命体征前提下首选阴道分娩。严重的胎盘早剥常致胎儿死亡，且合并凝血功能异常，抢救产妇是治疗的重点。尽快人工破膜降低宫腔压力并促进产程进展减少出血，缩宫素使用要慎重以防子宫破裂。如伴有其他产科因素如横位等可行剖宫产。强调个体化处理。

（2）胎儿存活以显性出血为主，宫口已开大估计短时间可以经阴分娩，胎心监护良好且子宫在宫缩间歇期有松弛的情况下，可严密监护下人工破膜降低宫腔压力经阴道试产，但需严密观察母亲生命体征、出血及宫缩情况，全程胎心监护，并备好血源，做好紧急剖宫产准备，由于胎盘早剥是不断进展的，大多数产妇还是需要剖宫产终止妊娠。

2.剖宫产分娩

孕 32 周以上，胎儿存活，重型胎盘早剥，建议尽快终止妊娠，以降低围产儿死亡率。如果评估不能够短时间经阴分娩，胎儿出现晚期减速或其他异常波形提示胎儿窘迫，应急诊剖宫产终止妊娠，产程进展缓慢尽快剖宫产。如未临产原则上无论分型均建议剖宫产。胎儿存活的情况下弥散性血管内凝血（DIC）较少发生，一般不会影响手术分娩。如果凝血功能异常，胎儿预后差。

（三）保守治疗

对于孕 32~34 周轻型胎盘早剥者，可以综合产妇及胎儿宫内状况，与家属充分沟通后考虑予以保守治疗，但需密切关注胎盘早剥进展。积极给予类固醇皮质激素促胎肺成熟。孕 28~32 周，以及＜28 孕周的极早产产妇，产妇及胎儿状态稳定，行促胎肺成熟的同时考虑保守治疗。保守治疗过程中，动态密随访超声检查，监测胎盘早剥情况。一旦出现明显阴道出血、子宫张力高、凝血功能障碍及胎儿窘迫时应立即终止妊娠。

（四）早期预防及识别凝血功能异常及脏器功能损害

胎盘早剥时剥离处的胎盘绒毛及蜕膜释放大量组织凝血活酶，易导致 DIC，并在肺、肾等器官内形成微血栓，引起器官缺血缺氧及功能障碍。同时在产前出血的同时易发生产后出血，产后应密切观察子宫收缩、宫底高度、阴道流血量及全身情况，并监测主要脏器的功能情况，避免造成急性损害而危及生命或形成永久损害。

（刘　霞）

第八节 胎膜早破

胎膜破裂发生在临产前称胎膜早破(premature rupture of memberane,PROM)。如发生在妊娠满37周后,称足月胎膜早破(PROM of term),占分娩总数的10％,而发生在妊娠不满37周者,称足月前胎膜早破(preterm PROM,PPROM),发生率为2.0％～3.5％。胎膜早破的妊娠结局与破膜时孕周有关。孕周越小,围生儿预后越差,常引起早产及母婴感染。

一、病因

导致胎膜早破的因素很多,往往是多因素相互作用的结果。

(一)生殖道病原微生物上行性感染

胎膜早破患者经腹羊膜腔穿刺,羊水细菌培养28％～50％呈阳性,其微生物分离结果往往与宫颈内口分泌物培养结果相同,提示生殖道病原微生物上行性感染是引起胎膜早破的主要原因之一。其机制可能是微生物附着于胎膜,趋化中性粒细胞,浸润于胎膜中的中性粒细胞脱颗粒,释放弹性蛋白酶,分解胶原蛋白成碎片,使局部胎膜抗张能力下降,而致胎膜早破。

(二)羊膜腔压力增高

双胎妊娠、羊水过多等使羊膜腔内压力增高,加上胎膜局部缺陷,如弹性降低、胶原减少,增加的压力作用于薄弱的胎膜处,引起胎膜早破。

(三)胎膜受力不均

胎位异常、头盆不称等可使胎儿先露部不能与骨盆入口衔接,盆腔空虚致使前羊水囊所受压力不均,引起胎膜早破。

(四)部分营养素缺乏

母血维生素C浓度降低者,胎膜早破发病率较正常孕妇增高近10倍。体外研究证明,在培养基中增加维生素C浓度,能降低胶原酶及其活性,而胶原是维持羊膜韧性的主要因素。铜元素缺乏能抑制胶原纤维与弹性硬蛋白的成熟。胎膜早破者常发现母、脐血清中铜元素降低。故维生素C、铜元素缺乏,使胎膜抗张能力下降,易引起胎膜早破。

(五)宫颈内口松弛

常因手术机械性扩张宫颈、产伤或先天性宫颈局部组织结构薄弱等,使宫颈内口括约功能破坏,宫颈内口松弛,前羊水囊易于楔入,使该处羊水囊受压不均,加之此处胎膜最接近阴道,缺乏宫颈黏液保护,常首先受到病原微生物感染,造成胎膜早破。

二、临床表现

90％患者突感较多液体从阴道流出,无腹痛等其他产兆。肛门检查上推胎儿先露部时,见液体从阴道流出,有时可见到流出液中有胎脂或被胎粪污染,呈黄绿色。如并发明显羊膜腔感染,则阴道流出液有臭味,并伴发热、母儿心率增快、子宫压痛等急性感染表现。隐匿性羊膜腔感染时,虽无明显发热,但常出现母儿心率增快。患者在流液后,常很快出现宫缩及宫口扩张。

三、诊断

(一)胎膜早破的诊断

1.阴道窥器检查

见液体自宫颈流出或后穹隆较多的积液中见到胎脂样物质是诊断胎膜早破的直接证据。

2.阴道液 pH 测定

正常阴道液 pH 为 4.5～5.5,羊水 pH 为 7.0～7.5,如阴道液 pH>6.5,提示胎膜早破可能性大,该方法诊断正确率可达 90%。若阴道液被血、尿、精液及细菌性阴道病所致的大量白带污染,可产生假阳性。

3.阴道液涂片检查

取阴道后穹隆积液置于干净玻片上,待其干燥后镜检,显微镜下见到羊齿植物叶状结晶为羊水。其诊断正确率可达 95%。如阴道液涂片用 0.5% 硫酸尼罗蓝染色,镜下可见橘黄色胎儿上皮细胞;若用苏丹Ⅲ染色,则见到黄色脂肪小粒,均可确定为羊水。

4.羊膜镜检查

可以直视胎儿先露部,看不到前羊膜囊即可诊断胎膜早破。

(二)羊膜腔感染的诊断

1.经腹羊膜腔穿刺检查

在确诊足月前胎膜早破后,建议行羊膜穿刺,抽出羊水检查微生物感染情况,对选择治疗方法有意义。常用方法如下。

(1)羊水细菌培养:诊断羊膜腔感染的金标准。但该方法费时,难以快速诊断。

(2)羊水白介素 6 测定(interleukin-6,IL-6):如羊水中 IL-6≥7.9 ng/mL,提示急性绒毛膜羊膜炎。该方法诊断敏感性较高,且对预测新生儿性并发症如肺炎、败血症等有帮助。

(3)羊水涂片革兰染色检查:如找到细菌,则可诊断绒毛膜羊膜炎,该法特异性较高,但敏感性较差。

(4)羊水涂片计数白细胞:≥30 个白细胞/μL,提示绒毛膜羊膜炎,该法诊断特异性均较高。如羊水涂片革兰染色未找到细菌,而涂片白细胞计数增高,应警惕支原体、衣原体感染。

(5)羊水葡萄糖定量检测:如羊水葡萄糖<10 mg/dL,提示绒毛膜羊膜炎。该方法常与上述其他指标同时检测,综合分析,评价绒毛膜羊膜炎的可能性。

2.孕妇血检查

血常规时白细胞计数、中性粒细胞增高,或 C 反应蛋白>8 mg/L,提示有感染的可能。

四、对母儿影响

(一)对母体影响

1.感染

破膜后,阴道病原微生物上行性感染更容易、更迅速,且感染的程度和破膜时间有关。随着胎膜早破潜伏期(指破膜到产程开始的间隔时间)延长,羊水细菌培养阳性率增高,且原来无明显临床症状的隐匿性绒毛膜羊膜炎常变成显性。如破膜超过 24 小时,可使感染率增加 5～10 倍。除造成孕妇产前、产时感染外,胎膜早破还是产褥感染的常见原因。

2.胎盘早剥

足月前胎膜早破可引起胎盘早剥,确切机制尚不清楚,可能与羊水减少有关。据报道最大羊水池深度<1 cm,胎盘早剥发生率为 12.3%;而最大池深度>2 cm,其发生率仅为 3.5%。

(二)对胎儿影响

1.早产儿

30%～40%早产与胎膜早破有关。早产儿易发生新生儿呼吸窘迫综合征、胎儿及新生儿颅内出血、坏死性小肠炎等并发症,围生儿死亡率增加。

2.感染

胎膜早破并发绒毛膜羊膜炎时,常引起胎儿及新生儿感染,表现为肺炎、败血症、颅内感染。

3.脐带脱垂或受压

胎先露未衔接者破膜后脐带脱垂的危险性增加;因破膜继发性羊水减少,使脐带受压,亦可致胎儿窘迫。

4.胎肺发育不良及胎儿受压综合征

妊娠 28 周前胎膜早破保守治疗的患者中,新生儿尸解发现,肺/体重比值减小、肺泡数目减少。活体 X 线摄片显示小而充气良好的肺、钟形胸、横隔上抬到第 7 肋间。胎肺发育不良常引起气胸、持续肺高压,预后不良。破膜时孕龄越小、引发羊水过少越早,胎肺发育不良的发生率越高。如破膜潜伏期长于 4 周,羊水过少程度重,可出现明显胎儿宫内受压,表现为铲形手、弓形腿、扁平鼻等。

五、治疗

(一)足月胎膜早破治疗

观察 12～24 小时,80%患者可自然临产。临产后观察体温、心率、宫缩、羊水流出量、性状及气味,必要时 B 超检查了解羊水量,胎儿电子监护进行宫缩应激试验,了解胎儿宫内情况。若羊水减少,且 CST 显示频繁变异减速,应考虑羊膜腔输液;如变异减速改善,产程进展顺利,则等待自然分娩,否则,行剖宫产术。若未临产,但发现有明显羊膜腔感染体征,应立即使用抗生素,并终止妊娠;如检查正常,破膜 12 小时,给予抗生素预防感染,破膜 24 小时仍未临产且无头盆不称,宜引产。

(二)足月前胎膜早破治疗

是胎膜早破的治疗难点,一方面要延长孕周减少新生儿因不成熟而产生的疾病与死亡;另一方面随着破膜后时间延长,上行性感染不可避免或原有的感染加重,发生严重感染并发症的危险性增加,同样可造成母儿预后不良。目前足月前胎膜早破的处理原则:若胎肺不成熟,无明显临床感染征象,无胎儿窘迫,则期待治疗;若胎肺成熟或有明显临床感染征象,则应立即终止妊娠;对胎儿窘迫者,应针对宫内缺氧的原因,进行治疗。

1.期待治疗

密切观察孕妇体温、心率、宫缩、白细胞计数、C 反应蛋白等变化,以便及早发现患者的明显感染体征,及时治疗。避免不必要的肛门及阴道检查。

(1)应用抗生素:足月前胎膜早破应用抗生素,能降低胎儿及新生儿肺炎、败血症及颅内出血的发生率;亦能大幅度减少绒毛膜羊膜炎及产后子宫内膜炎的发生。尤其对羊水细菌培养阳性或阴道分泌物培养 B 族链球菌阳性者,效果最好。B 族链球菌感染用青霉素;支原体或衣原体感染,选择红霉素或罗红霉素。如感染的微生物不明确,可选用 FDA 分类为 B 类的广谱抗生素,常用 β-内酰胺类抗生素。可间断给药,如开始给氨苄西林或头孢菌素类静脉滴注,48 小时后改为口服。若破膜后长时间不临产,且无明显临床感染征象,则停用抗生素,进入产程时继续用药。

(2)宫缩抑制剂应用:对无继续妊娠禁忌证的患者,可考虑应用宫缩抑制剂预防早产。如无明显宫缩,可口服利托君;有宫缩者,静脉给药,待宫缩消失后,口服维持用药(详见早产节)。

(3)纠正羊水过少:若孕周小,羊水明显减少者,可进行羊膜腔输液补充羊水,以帮助胎肺发育;若产程中出现明显脐带受压表现(CST 显示频繁变异减速),羊膜腔输液可缓解脐带受压。

(4)肾上腺糖皮质激素促胎肺成熟:妊娠 35 周前的胎膜早破,应给予倍他米松 12 mg 静脉滴注,每天 1 次共 2 次;或地塞米松 10 mg 静脉滴注,每天 1 次,共 2 次。

2.终止妊娠

一旦胎肺成熟或发现明显临床感染征象,在抗感染同时,应立即终止妊娠。对胎位异常或宫颈不成熟,缩宫素引产不易成功者,应根据胎儿出生后存活的可能性,考虑剖宫产或更换引产方法。

六、预防

(一)妊娠期尽早治疗下生殖道感染
及时治疗滴虫阴道炎、淋病奈瑟菌感染、宫颈沙眼衣原体感染、细菌性阴道病等。

(二)注意营养平衡
适量补充铜元素或维生素 C。

(三)避免腹压突然增加
特别对先露部高浮、子宫膨胀过度者,应予以足够休息,避免腹压突然增加。

(四)治疗宫颈内口松弛
可于妊娠 14～16 周行宫颈环扎术。

(邓　爽)

第九节　前置胎盘

一、病因

确切病因目前尚不清楚。既往前置胎盘史、既往剖宫产史、多胎妊娠、多产、高龄孕妇(＞35 岁),不孕治疗、多次流产史、宫腔手术史、母亲吸烟及吸毒均增加前置胎盘风险。

(一)子宫内膜损伤
多次刮宫、多次分娩、产褥感染、子宫瘢痕等可损伤子宫内膜。或引起炎症或萎缩性病变,使子宫蜕膜血管缺陷。当受精卵着床时,因血液供给不足,为摄取足够营养而增大胎盘面积,伸展到子宫下段。前置胎盘患者中 85%～90% 为经产妇。瘢痕子宫妊娠后前置胎盘的发生率 5 倍于无瘢痕子宫。

(二)胎盘异常
多胎妊娠时,胎盘面积较大而延伸至子宫下段,故前置胎盘的发生率较单胎妊娠高 1 倍;副

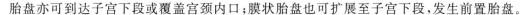

胎盘亦可到达子宫下段或覆盖宫颈内口;膜状胎盘也可扩展至子宫下段,发生前置胎盘。

(三)受精卵滋养层发育迟缓

受精卵到达宫腔时,滋养层尚未发育到能着床的阶段,继续下移,着床于子宫下段而形成前置胎盘。

二、临床分类

按胎盘下缘与宫颈内口的关系,分为 4 种类型。

(一)完全性前置胎盘

完全性前置胎盘又称为中央性前置胎盘,宫颈内口完全被胎盘组织覆盖。

(二)部分性前置胎盘

部分性前置胎盘的宫颈内口部分被胎盘组织覆盖。

(三)边缘性前置胎盘

胎盘下缘附着于子宫下段,但未超越宫颈内口。

(四)低置胎盘

胎盘附着于子宫下段,边缘距宫颈内口<20 mm,但未达到宫颈内口。

胎盘下缘与宫颈内口的关系随子宫下段的逐渐伸展、宫颈管的逐渐消失、宫颈口的逐渐扩张而改变诊断时期不同,分类也可不同,目前均以处理前最后一次检查来确定其分类。有文献报道发现于妊娠15～19 周、20～23 周、24～27 周、28～31 周和32～35 周时诊断的前置胎盘患者分娩时前置胎盘仍存在的比例是 12%、34%、49%、62%、73%。

还有一种特殊类型,近年来发病率增高,由于其胎盘粘连、植入发生率高,往往引起致命性的大出血。因此定义为"凶险性前置胎盘":既往有剖宫产史,此次妊娠为前置胎盘,且胎盘附着于原手术瘢痕部位。

三、临床表现

主要临床表现是妊娠晚期无痛性反复性阴道流血,可伴有因出血多所致的相应症状。出血可发生于中期妊娠的晚期和晚期妊娠的早期,发生出血较早者,往往由于出血过多而流产。

(一)无痛性阴道出血

中期妊娠时 70%～80%前置胎盘患者的典型临床表现是无诱因、无痛性阴道流血。妊娠晚期子宫峡部逐渐拉长形成子宫下段,而临产后的宫缩又使宫颈管消失而成为产道的一部分。但附着于子宫下段及宫颈内口的胎盘不能相应的伸展。与其附着处错位而发生剥离,致血窦破裂而出血。初次出血一般不多。但也可初次即发生致命性大出血。随着子宫下段的逐渐拉长,可反复出血。完全性前置胎盘初次出血时间较早,多发生在妊娠 28 周左右,出血频繁。出血量也较多。边缘性前置胎盘初次出血时间较晚,往往发生在妊娠 37～40 周或临产后,出血量较少。部分性前置胎盘的初次出血时间及出血量则介于以上两者之间。部分性及边缘性前置胎盘患者胎膜破裂后。若胎先露部很快下降,压迫胎盘可使出血减少或停止。

(二)贫血、休克

反复出血可致患者贫血,其程度与阴道流血量及流血持续时间呈正比。有时,一次大量出血可致孕妇休克、胎儿发生窘迫甚至死亡。有时,少量、持续的阴道流血也可导致严重后果。

(三)胎位异常

常见胎头高浮,约 1/3 患者出现胎位异常,其中以臀位和横位为多见。

(四)早产及足月前胎膜早破

任何原因的产前出血均是早产和足月前胎膜早破的危险因素。

(五)宫内生长受限

部分前置胎盘患者可能存在胎儿宫内生长受限,但目前存在争议。

(六)前置血管或脐带帆状附着

前置血管及脐带帆状附着并不常见,但若出现则往往伴有前置胎盘。

四、诊断

妊娠 20 周以上且表现为阴道流血的任何女性均应怀疑前置胎盘的可能。诊断主要依靠超声的准确评估,不能确定的可经阴道超声明确。临床上,对任何可疑前置胎盘患者,在没有备血或输液情况下,不能做肛门或阴道检查,以免引起出血,甚至是致命性出血。

(一)病史

妊娠晚期或临产后突发无痛性阴道流血,应首先考虑前置胎盘;通过超声检查才能获得诊断,同时应询问有无多次刮宫或多次分娩史等高危因素。

(二)体征

患者全身情况与出血量及出血速度密切相关。反复出血者可有贫血貌,严重时出现面色苍白、四肢发冷、脉搏细弱、血压下降等休克表现。

1.腹部体征

子宫大小与停经月份相符,子宫无压痛,但可扪及阵发性宫缩,间歇期能完全放松。可有胎头高浮、臀先露或胎头跨耻征阳性,出血多时可出现胎心异常,甚至胎心消失;胎盘附着子宫前壁时可在耻骨联合上方闻及胎盘血流杂音。

2.宫颈局部变化

一般不做阴道检查,如果反复少量阴道出血,怀疑宫颈阴道疾病,需明确诊断,则在备血、输液、输血或可立即手术的条件下进行阴道窥诊,严格消毒外阴后,用阴道窥器观察阴道壁有无静脉曲张、宫颈糜烂或息肉等病变引起的出血,不做阴道指检,以防附着于宫颈内口处的胎盘剥离而发生大出血。

(三)辅助检查方法

1.B 超检查

B 超检查可清楚显示子宫壁、宫颈、胎先露部及胎盘的关系,为目前诊断前置胎盘最有效的方法,准确率在 95% 以上,超声诊断前置胎盘还要考虑孕龄,中期妊娠时胎盘占据宫壁一半面积,邻近或覆盖宫颈内口的机会较多,故有半数胎盘位置较低。因此超声检查描述胎盘位置时,应考虑妊娠周数、妊娠中期发现胎盘位置低,不宜诊断为前置胎盘,可称为"胎盘前置状态"。晚期妊娠后,子宫下段形成及向上扩展成宫腔的一部分,大部分胎盘上移而成为正常位置胎盘。妊娠 18～23 周发现胎盘边缘达到但没有覆盖宫颈内口(0 mm),持续胎盘前置状态的可能性基本为零。如覆盖宫颈内口范围超过 25 mm,分娩时前置胎盘的发生率为 40%～100%。附着于子宫后壁的前置胎盘容易漏诊,因为胎先露遮挡或腹部超声探测深度不够,经阴道彩色多普勒检查可以减少漏诊,而且安全、准确,但应注意避免因操作不当引起出血。

　　根据我国中华医学会妇产科学分会前置胎盘指南建议使用下述方法测量以指导临床：当胎盘达到宫颈内口，测量胎盘边缘距宫颈内口的距离；当胎盘边缘覆盖了宫颈内口，测量超过宫颈内口的距离，精确到毫米。

　　2.MRI 检查

　　怀疑合并胎盘粘连、植入要采用 MRI 辅助检查，超声结合 MRI 可提供诊断率。怀疑"凶险性"前置胎盘，磁共振有助于了解胎盘侵入子宫肌层的深度、局部吻合血管分布情况，及是否侵犯膀胱等宫旁组织。动态观察 MRI 图像可见有"沸水症"。

　　3.产后检查胎盘胎膜

　　产后应检查胎盘有无形态异常，有无副胎盘。胎盘边缘见陈旧性紫黑色血块附着处即为胎盘前置部分；胎膜破口距胎盘边缘在 7 cm 以内则为边缘性或部分性前置胎盘或低置胎盘的证据。

五、鉴别诊断

　　诊断时应排除阴道壁病变、宫颈癌、宫颈糜烂及息肉引起的出血。通过仔细的阴道检查可以鉴别。如排除阴道及宫颈病变，还应与胎盘早剥、帆状胎盘前置血管破裂、胎盘边缘血窦破裂鉴别，超声胎盘位置检测可以辅助鉴别。

六、对母儿的影响

(一)产时、产后出血

　　附着于子宫前壁的前置胎盘行剖宫产时，如子宫切口无法避开胎盘，则出血明显增多。胎儿分娩后，子宫下段肌肉收缩力较差，附的胎盘不易剥离，即使剥离后因开放的血窦不易关闭而常发生产后出血。

(二)植入性胎盘

　　前置胎盘偶可合并胎盘植入，由于子宫下段蜕膜发育不良，胎盘绒毛可植入子宫下段肌层，使胎盘剥离不全而发生大出血，有时需切除子宫而挽救产妇生命。1%～5% 前置胎盘合并胎盘植入，但"凶险性"前置胎盘合并胎盘植入的概率明显增高。

(三)贫血及感染

　　产妇出血，贫血而体弱，加上胎盘剥离面又靠近宫颈外口，容易发生产褥感染。

(四)围产儿预后不良

　　出血量多可致胎儿缺氧或宫内窘迫。有时因大出血而须提前终止妊娠，低出生体重儿及围产儿死亡率高。

七、孕期管理

　　孕期管理的原则是早期发现前置胎盘，及时制订孕期随访及诊疗方案。

　　推荐所有孕妇在孕 20～24 周超声检查胎盘距宫颈内口距离。胎盘位置低的孕妇覆盖宫颈内口或距宫颈内口 2 cm 以内的，禁止性生活并进行前置胎盘宣教。需要 32 周复评估，如果胎盘边缘距离宫颈内口 2 cm 以上，无须随访，如仍在 2 cm 以内或覆盖宫颈内口，孕 36 周超声再次随访。阴道超声准确率较腹部超声更高。有阴道出血评估胎盘位置根据个体情况而定。孕 32 周后如仍为前置胎盘，需制订孕晚期随访方案及分娩计划，进行患者宣教，原则上如孕妇满足能在

20 分钟内返回医院、在家卧床休息、了解门诊随访风险及 24 小时有人陪护,可以考虑在病情稳定无出血的情况下门诊随访。

八、治疗

治疗原则是抑制宫缩、控制出血、纠正贫血及预防感染,正确选择结束分娩的时间和方法。根据前置胎盘类型、出血量、有无休克及程度、妊娠周数、胎儿是否存活而采取相应的处理。

(一)期待疗法

适用于出血不多或无产前出血者、生命体征平稳、胎儿存活、胎龄<34 周的孕妇。原则是在确保孕妇安全的前提下,继续延长胎龄,以期提高围产儿的存活率。若无阴道流血,在妊娠 34 周前可以不必住院,但要定期超声检查,了解胎盘与宫颈内口的关系;一旦出现阴道流血,就要住院治疗。期待疗法应在备血、有急诊手术条件下和母儿抢救能力的医疗机构进行,一旦出血增多,应立即终止妊娠。期待疗法具体如下所述。

1.阴道流血期间绝对卧床休息

左侧卧位,禁止性生活、阴道检查、肛门检查、灌肠及任何刺激,保持孕妇良好情绪,必要时可应用镇静剂地西泮 5 mg,口服,血止后可适当活动。

2.纠正贫血

视贫血严重程度补充铁剂,或少量多次输血。目标是维持血红蛋白含量在 110 g/L 以上,血细胞比容在 30% 以上,增加母体储备,改善胎儿宫内缺氧情况。

3.止血

在期待治疗过程中,常伴发早产。对于有早产风险的患者可酌情给予宫缩抑制剂。防止因宫缩引起的进一步出血,赢得促胎肺成熟的时间。β受体激动剂、钙通道阻滞剂、非甾体抗炎药、缩宫素受体抑制剂等可以考虑应用。

在使用宫缩抑制剂的过程中,仍有阴道大出血的风险,应做好随时剖宫产手术的准备。值得注意的是,宫缩抑制剂与肌松剂有协同作用,可加重肌松剂的神经肌肉阻滞作用,增加产后出血的风险。

4.促胎儿肺成熟

密切监护胎儿宫内生长情况,警惕胎儿生长限制发生,目前循证医学认为宫内能量治疗无效。可根据患者饮食营养摄入综合考虑,如考虑存在营养摄入不足可予能量等支持药物,但如为胎盘或胎儿因素宫内治疗无效。考虑 7 天内可能终止妊娠孕妇,可给予地塞米松 6 mg 静脉或肌内注射,12 小时 1 次,连用 4 次 1 个疗程,以促进胎儿肺成熟,急需时可羊膜腔内一次性注射 10 mg 地塞米松。目前推荐 34 周前应用,间隔 7 天以上可加用 1 个疗程,不超过 2 个疗程。

5.保守治疗过程中阴道大出血的风险预测

(1)宫颈管长度:妊娠 34 周前经阴道超声测量宫颈管长度,如宫颈管长度<3 cm 大出血而急诊剖宫产手术的风险增加。如覆盖宫颈内口的胎盘较厚(>1 cm),产前出血、胎盘粘连、植入或手术风险增加。

(2)胎盘边缘出血无回声区:覆盖宫颈内口的胎盘边缘出现无回声区,出现突然大出血的风险是其他类型前置胎盘的 10 倍。

(3)位于前次剖宫产子宫切口瘢痕处的前置胎盘即"凶险型前置胎盘"常伴发胎盘植入、产后严重出血,子宫切除率明显增高。

6.硫酸镁保护脑神经

对于已决定在 24 小时之内终止妊娠的前置胎盘早产(32 周之前),推荐应用 1 个疗程的硫酸镁以保护脑神经,由于产妇或胎儿状况需要急诊剖宫产时,无须为了应用硫酸镁而延迟分娩。

7.终止时机

严密观察病情,期待治疗一般至 36 周,各项指标提示胎儿已成熟者,可适时终止妊娠,避免在出现危险时再处理及急诊终止妊娠。对无反复出血者可延长至足月。

(二)终止妊娠

1.紧急剖宫产

出现大出血甚至休克,为了挽救孕妇生命应立即终止妊娠。无须考虑胎儿情况。剖宫产可在短时间内娩出胎儿,结束分娩,对母儿相对安全,是处理前置胎盘的主要手段。临产后诊断的部分性或边缘性前置胎盘,出血量多短期无法经阴分娩也推荐急诊剖宫产。

2.择期剖宫产

完全性前置胎盘必须以剖宫产终止妊娠。近年来对部分性及边缘性前置胎盘亦倾向剖宫产分娩。无症状的前置胎盘合并胎盘植入可于妊娠 36 周后终止妊娠。无症状的完全性前置胎盘妊娠达 37 周终止妊娠。边缘性前置胎盘满 38 周考虑终止妊娠;部分性根据胎盘遮挡宫颈内口情况 37～38 周终止妊娠。

3.阴道分娩

适用于边缘性前置胎盘、低置胎盘,出血不多、头先露、无头盆不称及胎位异常,且宫颈口已开大、估计短时间内分娩者。阴道检查需在备血、输液条件下,首先以一手示、中两指轻轻行阴道穹隆部扪诊,如感觉手指与胎先露部之间有较厚的软组织,应考虑前置胎盘,如清楚感觉为胎先露,则可排除前置胎盘;然后,可轻轻触摸宫颈内有无胎盘组织,确定胎盘下缘与宫颈内口的关系,如为血块则易碎,若触及胎膜可刺破胎膜,使羊水流出,胎先露部下降压迫胎盘而减少出血。并加强宫缩促使胎头下降压迫胎盘而止血。一旦产程停滞或阴道流血增多,应立即剖宫产结束分娩。

4.紧急转送

如无输血、手术等抢救条件时,应立即在消毒下阴道填塞纱布、腹部加压包扎、开通静脉输液通路后,由医务人员亲自护送至附近有条件的医院治疗。

期待过程中筛查与否,特别是 B 族链球菌感染,预防性使用抗生素。终止妊娠时在胎盘剥离后预防性使用抗生素。

(邓　爽)

第十节　羊水量异常

正常妊娠时,羊水的产生与吸收处于动态平衡,正常情况下,羊水量从孕 16 周时的 200 mL逐渐增加至 34～35 周时 980 mL,以后羊水量又逐渐减少,至孕 40 周时约为 800 mL,到妊娠42 周时减少为 540 mL。任何引起羊水产生与吸收失衡的因素均可造成羊水过多或过少的病理状态。

一、羊水过多

妊娠期间,羊水量超过2 000 mL称羊水过多,发生率为0.9%~1.7%。

羊水过多可分为急性和慢性两种,孕妇在妊娠中晚期时,羊水量超过2 000 mL,但羊水量增加缓慢,数周内形成羊水过多,往往症状轻微,称慢性羊水过多;若羊水在数日内迅速增加而使子宫明显膨胀,并且压迫症状严重,称为急性羊水过多。

(一)病因

羊水过多的病因复杂,部分羊水过多发生的原因是可以解释的,但是大部分病因尚不明了,根据希尔(Hill)等报道,约有2/3羊水过多为特发性,已知病因可能与胎儿畸形、妊娠合并症、并发症有关。

1.胎儿畸形

胎儿畸形是引起羊水过多的主要原因。羊水过多孕妇中,18%~40%合并胎儿畸形。羊水过多伴有以下高危因素时,胎儿畸形率明显升高:①胎儿发育迟缓;②早产;③发病早,特别是发生在32周之前;④无法用其他高危因素解释。

(1)神经管畸形:最常见,约占羊水过多畸形的50%,其中主要为开放性神经管畸形。当发生无脑儿、显性脊柱裂时,脑脊膜暴露,脉络膜组织增生,渗出增加,中枢性吞咽障碍加上抗利尿激素缺乏等,使羊水形成过多,回流减少,导致羊水过多。

(2)消化系统畸形:主要是消化道闭锁,如食管、十二指肠闭锁,使胎儿吞咽羊水存在障碍,引起羊水过多。

(3)腹壁缺损:腹壁缺损导致脐膨出、内脏外翻,使腹腔与羊膜腔之间仅有菲薄的腹膜,导致胎儿体液外渗,从而发生羊水过多。

(4)膈疝:膈肌缺损导致腹腔内容物进入胸腔,使肺和食道发育受阻,胎儿吞咽和吸入羊水减少,导致羊水过多。

(5)遗传性假性低醛固酮症(pseudohypoaldosteronism,PHA):这是一种先天性低钠综合征,胎儿对醛固酮的敏感性降低,导致低钠血症、高钾血症、脱水、胎尿增加、胎儿发育迟缓等症状,往往伴有羊水过多。

(6)VATER先天缺陷:VATER是一组先天缺陷,包括脊椎缺陷(V)、肛门闭锁(A)、气管食管瘘(T)、食管闭锁(E)、桡骨远端发育不良(R),常常同时伴有羊水过多。

2.胎儿染色体异常

18-三体、21-三体、13-三体胎儿可出现胎儿吞咽羊水障碍,引起羊水过多。

3.双胎异常

约10%的双胎妊娠合并羊水过多,是单胎妊娠的10倍以上。发生单卵单绒毛膜双羊膜囊时,两个胎盘动静脉吻合,易并发双胎输血综合征,受血儿循环血量增多,胎儿尿量增加,引起羊水过多。另外,双胎妊娠中一胎为无心脏畸形者必有羊水过多。

4.妊娠期糖尿病或糖尿病合并妊娠

羊水过多合并糖尿病者较多,占10%~25%。母体高血糖致胎儿血糖增高,产生渗透性利尿,以及胎盘胎膜渗出增加均可导致羊水过多。

5.胎儿水肿

羊水过多与胎儿免疫性水肿(母儿血型不合溶血)及非免疫性水肿(多由宫内感染引起)

有关。

6.胎盘因素

胎盘增大,胎盘催乳素分泌增加,可能导致羊水量增加。胎盘绒毛血管瘤是胎盘常见的良性肿瘤,往往也伴有羊水过多。

7.特发性羊水过多

特发性羊水过多约占30%,不合并孕妇、胎儿及胎盘异常,原因不明。

(二)对母儿的影响

1.对孕妇的影响

急性羊水过多引起明显的压迫症状,妊娠期高血压疾病的发病风险明显增加,是正常妊娠的3倍。由于子宫肌纤维伸展过度,可致宫缩乏力、产程延长及产后出血增加;若突然破膜可使宫腔内压力骤然降低,导致胎盘早剥、休克;此外,并发胎膜早破、早产的可能性增加。

2.对胎儿的影响

羊水过多常并发胎位异常、脐带脱垂、胎儿窘迫及由早产引起的新生儿发育不成熟,加上羊水过多常合并胎儿畸形,故羊水过多者围生儿病死率明显增高,约为正常妊娠的7倍。

(三)临床表现

临床症状与羊水过多有关,主要是增大的子宫压迫邻近的脏器产生的压迫症状,羊水越多,症状越明显。

1.急性羊水过多

急性羊水过多多在妊娠20~24周发病,羊水骤然增多,数日内子宫明显增大,产生一系列压迫症状。患者感腹部胀痛、腰酸、行动不便,因横膈抬高引起呼吸困难,甚至发绀,不能平卧。子宫压迫下腔静脉,血液回流受阻,下腹部、外阴、下肢严重水肿。检查可见腹部高度膨隆、皮肤张力大、变薄,腹壁下静脉扩张,可伴外阴部静脉曲张及水肿;子宫大于正常妊娠月份子宫的大小、张力大,胎位检查不清,胎心音遥远或听不清。

2.慢性羊水过多

慢性羊水过多常发生在妊娠28~32周。羊水在数周内缓慢增多,出现较轻微的压迫症状或无症状,仅腹部增大较快。检查见子宫张力大、子宫大小超过停经月份,液体震颤感明显,胎位尚可查清或不清,胎心音较遥远或听不清。

(四)诊断

根据临床症状及体征诊断并不困难,但常需采用下列辅助检查估计羊水量及羊水过多的原因。

1.B型超声检查

B型超声检查为羊水过多的主要辅助检查方法。目前有两种临床广泛应用的标准:一种是以脐横线与腹白线为标志,将腹部分为四个象限,各象限最大羊水暗区垂直径之和为羊水指数(amniotic fluid index,AFI);另一种是以羊水最大深度(maximum vertical pocket depth,MVP或amniotic fluid volume,AFV)为诊断标准。国外有研究者以羊水指数大于18 cm诊断为羊水过多;也有研究者以羊水最大深度为诊断标准,目前均已得到国内外的公认。MVP 8~11 cm为轻度羊水过多,12~15 cm为中度羊水过多,大于等于16 cm为重度羊水过多。B型超声检查还可了解有无胎儿结构畸形,如无脑儿、显性脊柱裂、胎儿水肿及双胎等。

2.其他

(1)羊水甲胎蛋白测定:发生开放性神经管缺陷时,羊水中 AFP 明显增高,超过同期正常妊娠平均值加 3 个标准差。

(2)孕妇血糖检查:尤其慢性羊水过多者,应排除糖尿病。

(3)孕妇血型检查:如胎儿水肿者应检查孕妇 Rh、ABO 血型,排除母儿血型不合溶血引起的胎儿水肿。

(4)胎儿染色体检查:羊水细胞培养或采集胎儿血培养做染色体核型分析,或应用染色体探针对羊水或胎儿血间期细胞真核直接原位杂交,了解是否有染色体数目、结构异常。

(五)处理

处理方式主要根据胎儿有无畸形、孕周及孕妇压迫症状的严重程度而定。

1.羊水过多合并胎儿畸形

一旦确诊胎儿畸形、染色体异常,应及时终止妊娠,通常采用人工破膜引产。破膜时需注意如下几点。

(1)高位破膜,即以管状的高位破膜器沿宫颈管与胎膜之间上行 15 cm,刺破胎膜,使羊水缓慢流出,宫腔内压逐渐降低,在流出适量羊水后,取出高位破膜器,然后静脉滴注缩宫素引产。若无高位破膜器,或为安全考虑,亦可经腹穿刺放液,待宫腔内压降低后再行依沙吖啶引产。亦可选用各种前列腺素制剂引产,一般在 24~48 小时内娩出。尽量让羊水缓慢流出,避免宫腔内压突然降低而引起胎盘早剥。

(2)羊水流出后腹部置沙袋维持腹压,以防休克。

(3)手术操作过程中,需严密监测孕妇血压、心率变化。

(4)注意阴道流血及宫高变化,以尽早发现胎盘早剥。

2.羊水过多合并正常胎儿

对孕周不足 37 周,胎肺不成熟者,应尽可能延长孕周。

(1)一般治疗:低盐饮食、减少孕妇饮水量;卧床休息,取左侧卧位,改善子宫胎盘循环,预防早产;每周复查羊水指数及胎儿生长情况。

(2)羊膜穿刺减压:对压迫症状严重,孕周小、胎肺不成熟者,可考虑经腹羊膜穿刺放液,以缓解症状,延长孕周。放液时应注意:①避开胎盘部位穿刺;②放液速度应缓慢,每小时不超过 500 mL,一次放液不超过 1 500 mL,以孕妇症状缓解为度,放出羊水过多可引起早产;③有条件者应在 B 型超声监测下进行;④密切注意孕妇血压、心率、呼吸变化;⑤严格消毒,防止感染,酌情用镇静药预防早产;⑥放液后 3~4 周,如压迫症状重,可重复放液以减低宫腔内压力。

(3)前列腺素合成酶抑制剂治疗:常用吲哚美辛,其作用机制是抑制利尿作用,期望能抑制胎儿排尿,减少羊水量。常用剂量:吲哚美辛 2.2~2.4 mg/(kg·d),分 3 次口服。应用过程中应密切随访羊水量(每周测 2 次 AFI)、胎儿超声心动图(用药后 24 小时测 1 次,此后每周测 1 次),吲哚美辛的最大问题是可使动脉导管狭窄或提前关闭,主要发生在 32 周以后,所以应限于在 32 周以前应用,同时加强超声多普勒检测。一旦出现动脉导管狭窄应立即停药。

(4)病因治疗:若为妊娠期糖尿病或糖尿病合并妊娠,需控制孕妇过高的血糖;若为母儿血型不合溶血,胎儿尚未成熟,而 B 型超声检查发现胎儿水肿,或脐血显示 Hb 小于 60 g/L,应考虑胎儿宫内输血。

(5)分娩期处理:自然临产后,应尽早人工破膜,除前述注意事项外,还应注意防止脐带脱垂。

若破膜后宫缩仍乏力,可给予低浓度缩宫素静脉滴注,增强宫缩,密切观察产程进展。胎儿娩出后应及时应用宫缩剂,预防产后出血。

二、羊水过少

妊娠晚期羊水量少于 300 mL 者称羊水过少,发生率为 0.5%～5.5%,较常见于足月妊娠。羊水过少出现越早,围产儿的预后越差,因其对围生儿预后有明显的不良影响,近年受到越来越多的重视。

(一)病因

羊水过少的病因目前尚未完全清楚。许多产科高危因素与羊水过少有关,可分为胎儿因素、胎盘因素、孕妇因素和药物因素四大类。另外,尚有许多羊水过少不能用以上的因素解释,称为特发性羊水过少。

1.胎儿缺氧

胎儿发生缺氧和酸中毒时,心率和心排血量下降,胎儿体内的血液重新分布,心、脑、肾上腺等重要脏器血管扩张,血流量增加;肾脏、四肢、皮肤等外周脏器的血管收缩,血流量减少,进一步导致尿量减少。妊娠晚期胎尿是羊水的主要来源,胎儿长期的慢性缺氧可导致羊水过少。所以羊水过少可以看作胎儿在宫内缺氧的早期表现。

2.孕妇血容量改变

现有研究发现,羊水量与母体血浆量之间有很好的相关性,如母体低血容量则可出现羊水量过少,反之亦然。如孕妇脱水,导致血容量不足、血浆渗透压增高等,可使胎儿血浆渗透压相应增高,导致胎盘吸收羊水增加,同时胎儿肾小管重吸收水分增加,尿形成减少。

3.胎儿畸形及发育不全

羊水过少较常合并胎儿先天性发育畸形,但以先天性泌尿系统异常最常见。

(1)先天性泌尿系统异常:先天性肾缺如又名波特(Potter)综合征,是以胎儿双侧肾缺如为主要特征的综合征,包括肺发育不良和特殊的 Potter 面容,发生率为 1:(2 500～3 000),原因至今不明。本病可在产前用 B 超诊断,显示未见肾形成。尿路梗阻亦可发生羊水过少,如输尿管梗阻、狭窄、尿道闭锁及先天性肾发育不全。肾小管发育不全(renal tubular dysgenesis,RTD)是一种以新生儿肾衰竭为特征的疾病,肾脏的外形大体正常,但行组织学检查可见近端肾小管缩短及发育不全,常发生于有先天性家族史、双胎输血综合征及摄入血管紧张素转换酶抑制剂者。这些疾病因胎儿无尿液生成或生成的尿液不能排入羊膜腔致妊娠中期后严重羊水过少。

(2)其他畸形:并腿畸形、梨状腹综合征(prune belly syndrome,PBS)、隐眼-并指(趾)综合征、泄殖腔不发育或发育不良、染色体异常等均可同时伴有羊水过少。

4.胎膜早破

羊水外漏速度大于再产生速度,常出现继发性羊水过少。

5.药物影响

吲哚美辛是一种前列腺素合成酶抑制剂,并有抗利尿作用,可以应用于治疗羊水过多,但若使用时间过久,除可以发生动脉导管提前关闭外,还可以发生羊水过少。另外,应用血管紧张素转换酶抑制剂也可导致胎儿低张力、无尿、羊水过少、生长受限、肺发育不良及肾小管发育不良等不良反应。

(二)对母儿的影响

1.对胎儿的影响

羊水过少是胎儿危险的重要信号,围生儿发病率和病死率明显增高。与正常妊娠相比,轻度羊水过少围生儿病死率增高 13 倍,而重度羊水过少围生儿病死率增高 47 倍,主要死因是胎儿缺氧及畸形。妊娠中期重度羊水过少的胎儿畸形率很高,可达 50.7%。其中,先天性肾缺如所致的羊水过少可引起典型 Potter 综合征(胎肺发育不良、扁平鼻、耳大位置低、肾及输尿管不发育、铲形手、弓形腿等),病死率极高。而妊娠晚期羊水过少,常为胎盘功能不良及慢性胎儿宫内缺氧所致。羊水过少又可引起脐带受压,加重胎儿缺氧。约 1/3 羊水过少的新生儿、1/4 羊水过少的胎儿发生酸中毒。

2.对孕妇的影响

孕妇手术产概率增加。

(三)诊断

1.临床表现

胎盘功能不良者常有胎动减少,胎膜早破者有阴道流液。腹部检查:宫高、腹围较小,胎儿宫内生长受限者尤为明显,有子宫紧裹胎儿感。临产后阴道检查时发现前羊水囊不明显,胎膜与胎儿先露部紧贴。人工破膜时发现羊水极少。

2.辅助检查

(1)B 型超声检查是羊水过少的主要辅助诊断方法。妊娠晚期最大羊水池深度小于等于 2 cm,或羊水指数小于等于 5 cm,可诊断羊水过少;羊水指数小于 8 cm 为可疑羊水过少。妊娠中期发现羊水过少时,应排除胎儿畸形。B 型超声检查对先天性肾缺如、尿路梗阻、胎儿宫内生长受限有较高的诊断价值。

(2)羊水直接测量:破膜后,直接测量羊水,总羊水量小于 300 mL 可诊断为羊水过少。

(3)其他检查:妊娠晚期发现羊水过少,应结合胎儿生物物理评分、胎儿电子监护仪检查、尿雌三醇和胎盘生乳素检测等,了解胎盘功能及评价胎儿宫内安危,及早发现胎儿宫内缺氧。

(四)治疗

根据导致羊水过少的不同的病因,结合孕周,采取不同的治疗方案。

1.终止妊娠

对确诊胎儿畸形,或胎儿已成熟、胎盘功能严重不良者,应立即终止妊娠。对胎儿畸形者,常采用羊膜腔内注射依沙吖啶的方法引产;对妊娠足月合并严重胎盘功能不良或胎儿窘迫,估计短时间内不能经阴道分娩者,应行剖宫产术;对胎儿贮备力尚好,宫颈成熟者,可在密切监护下破膜,行缩宫素引产。产程中连续监测胎心变化,观察羊水性状。

2.补充羊水期待治疗

对胎肺不成熟,无明显胎儿畸形者,可行羊膜腔输液补充羊水,尽量延长孕周。

(1)常在中期妊娠羊水过少时采用经腹羊膜腔输液,主要有两个目的:①帮助诊断,羊膜腔内输入少量生理盐水,可使 B 型超声扫描清晰度大大提高,有利于胎儿畸形的诊断;②预防胎肺发育不良,羊水过少时,羊膜腔压力低下[≤0.1 kPa(1 mmHg)],肺泡与羊膜腔的压力梯度增加,导致肺内液大量外流,使肺发育受损。羊膜腔内输液,使其压力轻度增加,有利于胎肺发育。具体方法:常规消毒腹部皮肤,在 B 型超声引导下避开胎盘行羊膜穿刺,以 10 mL/min 速度输入 37 ℃ 的 0.9%氯化钠液 200 mL 左右,若未发现明显胎儿畸形,应用宫缩抑制剂预防流产或早产。

（2）常在产程中或胎膜早破时采用经宫颈羊膜腔输液。经宫颈羊膜腔输液适合于羊水过少伴频繁胎心变异减速或羊水Ⅲ度粪染者。主要目的是缓解脐带受压,提高阴道安全分娩的可能性,以及稀释粪染的羊水,减少胎粪吸入综合征的发生。具体方法:常规消毒外阴、阴道,经宫颈放置宫腔压力导管进羊膜腔,输入加温至 37 ℃的 0.9％氯化钠液 300 mL,输液速度为 10 mL/min;如羊水指数达 8 cm,并解除胎心变异减速,则停止输液,否则再输 250 mL。若输液后 AFI 已大于等于 8 cm,但胎心减速不能改善,亦应停止输液,按胎儿窘迫处理。输液过程中 B 型超声监测AFI、间断测量宫内压,可同时行胎心内监护,注意无菌操作。

（孙　晓）

第十一节　脐带异常

脐带是胎儿与母体进行物质和气体交换的唯一通道。若脐带发生异常(包括脐带过短、缠绕、打结、扭转及脱垂等),可使胎儿血供受限或受阻,导致胎儿窘迫,甚至死亡。

一、脐带长度异常

个体间,脐带的长度略有变化,足月时平均长度为 55～60 cm,特殊的脐带长度异常病例,长度最小者几乎为无脐带,最长为 300 cm,正常长度为 30～100 cm。脐带过长经常会出现脐带血管栓塞及脐带真结,同时脐带过长也容易出现脐带脱垂。脐带短于 30 cm 为脐带过短,妊娠期间脐带过短并无临床征象,进入产程后,由于胎先露部下降,脐带被拉紧,使胎儿血液循环受阻,出现胎儿窘迫或造成胎盘早剥和子宫内翻,也可引起产程延长。若临产后疑有脐带过短,应抬高床脚,改变体位并吸氧,胎心无改善者应尽快行剖宫产术。

动物实验以及人类自然分娩的研究似乎支持这样一个论点:脐带的长度及羊水的量和胎儿的运动呈正相关,并受其影响。米勒(Miler)等证实:当羊水过少造成胎儿活动受限或因胎儿肢体功能障碍导致活动减少时,会使得脐带的长度略微缩短。脐带过长似乎是胎儿运动时牵拉脐带以及脐带缠绕的结果。索内斯(Soernes)和巴克(Bakke)报道,臀位先露者脐带长度较头位者大约短 5 cm。

二、脐带缠绕

脐带围绕胎儿颈部、四肢或躯干,称为脐带缠绕。约 90％脐带缠绕为脐带绕颈,凯(Kan)及伊斯曼(Eastman)等研究发现脐带绕颈 1 周者居多,占分娩总数的 21％,而脐带绕颈 3 周的发生率为 0.2％。其发生原因和脐带过长、胎儿过小、羊水过多及胎动过频等有关。脐带绕颈 1 周需脐带 20 cm,对胎儿的影响与脐带缠绕松紧、缠绕周数及脐带长短有关。脐带缠绕可出现以下临床特点:①胎先露部下降受阻,由于脐带缠绕使脐带相对变短,影响胎先露部入盆,或可使产程延长或停滞。②胎儿宫内窘迫。当缠绕周数过多、过紧时或宫缩时,脐带受到牵拉,可使胎儿血液循环受阻,导致胎儿宫内窘迫。③胎心监护。胎心监护出现频繁的变异减速。④彩色超声多普勒检查:可在胎儿颈部找到脐带血流信号。⑤B 型超声检查。脐带缠绕处的皮肤有明显的压迹,脐带缠绕 1 周者为"U"形压迫,内含一小圆形衰减包块,并可见其中小短光条;脐带缠绕 2 周者,皮肤压迹为"W"形，其上含一带壳花生样衰减包块，内见小光条；脐带缠绕 3 周或 3 周以上者，皮肤压迹为锯齿状，其上为一条衰减带状回声。当产程中出现上述情况，应高度警惕脐带缠绕，尤其当胎心监护出现异常，经吸氧、改变体位不能缓解时，应及时终止妊娠。若临产前 B 型超声诊断脐带缠绕，应在分娩过程中加强监护，一旦出现胎儿宫内窘迫，应及时处理。值得庆幸的是，脐带绕颈不是胎儿死亡的主要原因。汉金斯（Hankins）等研究发现，脐带绕颈的胎儿与对照胎儿对比，出现更多的轻度或严重的胎心变异减速，他们的脐带血 pH 值也偏低，但是并没有发现新生儿病理性酸中毒。

三、脐带打结

脐带打结分为假结和真结两种。脐带假结是指脐静脉较脐动脉长，形成迂曲似结，或由于脐血管较脐带长，血管卷曲似结。假结一般不影响胎儿血液循环，对胎儿危害不大。脐带真结是由于脐带缠绕胎体，随后胎儿又穿过脐带套环而成真结，斯佩莱西（Spelacy）等研究发现，真结的发生率为 1.1%。真结在单羊膜囊双胎中发生率更高。一旦真结影响胎儿血液循环，在妊娠过程中会出现胎儿宫内生长受限，真结过紧可造成胎儿血液循环受阻，严重者导致胎死宫内，多数在分娩后确诊。围生期伴发脐带真结的产妇，其胎儿死亡率为 6%。

四、脐带扭转

胎儿活动可使脐带顺其纵轴扭转成螺旋状，生理性扭转可达 6～11 周。若脐带过度扭转，呈绳索样，会使胎儿血液循环缓慢，导致胎儿宫内缺氧，严重者可致胎儿血液循环中断，造成胎死宫内。已有研究发现，脐带高度螺旋化与早产发生率的增加有关，妇女滥用可卡因与脐带高度螺旋化有关。

五、脐带附着异常

脐带通常附着于胎盘胎儿面的中心或其邻近部位。脐带附着在胎盘边缘者，称为球拍状胎盘，存在于 7% 的足月胎盘中。

脐带附着在胎膜上，脐带血管如船帆的缆绳般通过羊膜及绒毛膜之间进入胎盘，称为脐带帆状附着。因为脐带血管在距离胎盘边缘一定距离的胎膜上分离，它们与胎盘的接触部位仅靠羊膜的折叠包裹，如胎膜上的血管经宫颈内口位于胎先露前方，称为前置血管。在分娩过程中，脐带边缘附着一般不影响母体和胎儿生命，多在产后胎盘检查时才被发现。前置血管对于胎儿存在明显的潜在危险性，若前置血管发生破裂，胎儿血液外流，出血量达 200～300 mL 即可导致胎儿死亡。阴道检查可触及有搏动的血管。产前或产时任何阶段的出血都可能存在前置血管及胎儿血管破裂。若怀疑前置血管破裂，一个快速、敏感的方法是取流出的血液做涂片，找到有核红细胞或幼红细胞，并找到胎儿血红蛋白，即可确诊。因此，产前做 B 型超声检查时，应注意脐带和胎盘的附着关系。

六、脐带先露和脐带脱垂

胎膜未破时脐带位于胎先露部前方或一侧为脐带先露，也称隐性脐带脱垂。胎膜破裂后，脐带脱出于宫颈口外，降至阴道甚至外阴，称为脐带脱垂。脐带脱垂是一种严重威胁胎儿生命的并发症，须积极预防。

七、单脐动脉

正常脐带有两条脐动脉,一条脐静脉。如只有一条脐动脉,称为单脐动脉。布莱恩(Bryan)和科勒(Kohler)通过对 20 000 个病例的研究,发现 143 例婴儿为单脐动脉,发生率为 0.72%,单脐动脉婴儿重要器官畸形率为 18%,生长受限发生率为 34%,早产儿发生率为 17%。他们随后又发现在 90 例单脐动脉婴儿中,先前未认识的畸形有 10 例。梁(Leung)和罗布森(Robson)发现,合并糖尿病、癫痫、子痫前期、产前出血、羊水过少、羊水过多的孕妇,其新生儿中单脐动脉发生率相对较高。在自发性流产胎儿中更易发现单脐动脉。帕夫洛普洛斯(Pavlopoulos)等发现在这些胎儿中,肾发育不全、肢体短小畸形、空腔脏器闭锁畸形发生率增高,提示有血管因素参与其中。

(孙 晓)

第十二节 胎儿窘迫

胎儿在子宫内因急性或慢性缺氧危及其健康和生命者,称胎儿窘迫。发生率为 2.7%～38.5%。胎儿窘迫分急性及慢性 2 种:急性常发生在分娩期;慢性发生在妊娠晚期,但可延续至分娩期并加重。

一、病因

母体血液含氧量不足、母胎间血氧运输或交换障碍及胎儿自身因素异常均可导致胎儿窘迫。

(一)胎儿急性缺氧

因子宫胎盘血液循环障碍,气体交换受阻或脐带血液循环障碍所致。常见病因:①前置胎盘、胎盘早剥时,胎盘在胎儿娩出前与子宫壁剥离,如剥离面积大,则引起胎儿缺氧,甚至胎死宫内。②缩宫素使用不当,造成子宫收缩过强、过频及不协调,使宫内压长时间超过母血进入绒毛间隙的平均动脉压,而致绒毛间隙中血氧含量降低。③脐带脱垂、真结、扭转等,使脐带血管受压甚至闭塞,血运受阻,胎儿急性缺氧,很快死亡。④母体严重血液循环障碍致胎盘灌注急剧减少,如各种原因所致的休克。

(二)胎儿慢性缺氧

常见病因:①母体血液氧含量不足,如妊娠合并发绀型先天性心脏病或伴心功能不全、较大面积肺部感染、慢性肺功能不全如驼背、哮喘反复发作及重度贫血等。②子宫胎盘血管硬化、狭窄,使绒毛间腔血流灌注不足,如妊娠合并高血压、妊娠合并慢性肾炎、糖尿病等。③胎盘绒毛上皮细胞广泛变性、纤维蛋白沉积、钙化,甚至大片梗死,使胎盘有效气体交换面积减少,如过期妊娠、妊娠合并高血压等。④胎儿运输及利用氧能力降低,如严重心血管畸形、各种原因所致的溶血性贫血等。

二、病理生理

胎儿对宫内缺氧有一定的代偿能力。轻、中度或一过性缺氧时,往往通过减少自身及胎盘耗氧量、增加血红蛋白释氧而缓解,不产生严重代谢障碍及器官损害,但长时间重度缺氧则可引起严重并发症。

(一)血气变化

因母体低氧血症引起的胎儿缺氧,胎儿脐静脉血氧分压降低,但二氧化碳分压往往正常。若胎盘功能正常,胎儿排出酸性代谢产物多无障碍,不发生呼吸性及代谢性酸中毒,胎儿可通过增加红细胞生成代偿低氧血症。而胎盘功能不良引起的胎儿缺氧,因胎盘血管阻力增高,脐静脉血液回流继发性减少,使胎儿下腔静脉中来自肢体远端含氧较少的血液比例相对增加,胎儿可利用氧减少,无氧酵解占优势,乳酸形成增加;又因胎盘功能障碍,二氧化碳通过胎盘弥散减少,致碳酸堆积,故胎盘功能不良所致的胎儿缺氧,常较早地出现呼吸性及代谢性酸中毒。

(二)心血管系统的变化

因母体缺氧致低氧血症时,由于胎儿肾上腺髓质直接分泌或通过化学感受器、压力感受器的反射作用,使血中儿茶酚胺浓度增高,心血管系统产生 3 个主要变化,即血压增高、心率减慢、血液重新分布。胎盘血流量及胎儿心排血量多无改变。因胎盘功能不良引起的胎儿缺氧,同样可观察到血液重新分布:心、脑、肾上腺血管扩张,血流量增加,其他器官血管收缩,血流量减少。而血压变化则取决于两个相反因素的作用结果:一是胎盘血管阻力增高及儿茶酚胺分泌增加使血压增高;二是酸中毒时,心肌收缩力减弱使心排血量减少,引起的血压下降。通常,缺氧早期血压轻度增高或维持正常水平,晚期则血压下降。心率变化取决于儿茶酚胺浓度及心脏局部因素相互作用的结果,前者使心率加快,而心肌细胞缺氧,局部 H^+ 浓度增高时,心率减慢。

(三)泌尿系统变化

缺氧使肾血管收缩,血流量减少,肾小球滤过率降低,胎儿尿形成减少,从而使羊水量减少。

(四)消化系统变化

缺氧使胃肠道血管收缩,肠蠕动亢进,肛门括约肌松弛,胎粪排出污染羊水。

(五)呼吸系统变化

缺氧初期深呼吸增加,并出现不规则喘气,使粪染的羊水吸入呼吸道深处,继之呼吸暂停直至消失。

(六)中枢神经系统变化

缺氧初期通过血液重新分布维持中枢神经系统供氧。但长期严重缺氧、酸中毒使心肌收缩力下降,当心排血量减少引起血压下降时,则脑血流灌注减少,血管壁损害,致脑水肿及出血;又因脑细胞缺氧,代谢障碍,细胞变性坏死,可能产生神经系统损伤后遗症。

三、临床表现及诊断

主要临床表现:胎心率异常、羊水粪染及胎动减少或消失。目前正常胎心率范围有不同标准。我国多年来一直采用的标准为 120～160 bpm,美国妇产科医师协会的标准也为 120～160 bpm。而世界妇产科联盟采用 110～150 bpm。综合相关资料、结合目前国情,本教材仍以 120～160 bpm 为正常胎心率。诊断胎儿窘迫时不能单凭 1 次胎心听诊的结果,而应综合其他的因素一并考虑。若持续胎心听诊胎心<120 bpm 或>160 bpm 时应疑及胎儿有缺氧可能,须结合医疗条件采取相应措施排除或作出胎儿窘迫的诊断。有条件者可采用胎儿电子监护仪监护,了解胎心基率、基线变异及周期变化。

(一)急性胎儿窘迫

多发生在分娩期。常因脐带脱垂、前置胎盘、胎盘早剥、产程延长或宫缩过强及不协调等引起。

1.胎心率异常

缺氧早期,胎心率于无宫缩时增快,>160 bpm;缺氧严重时,胎心率<120 bpm。胎儿电子监护 CST 可出现晚期减速、变异减速。胎心率<100 bpm,伴频繁晚期减速提示胎儿缺氧严重,可随时胎死宫内。

2.羊水胎粪污染

羊水呈绿色、混浊、稠厚及量少。依据程度不同,羊水污染分 3 度:Ⅰ度浅绿色;Ⅱ度黄绿色、混浊;Ⅲ度稠厚、呈棕黄色。若胎先露部固定,前羊水囊中羊水的性状可与胎先露部上方羊水不同。因此,胎心率<120 bpm,而前羊水仍清,应在无菌条件下,于宫缩间隙期轻轻上推胎儿先露部,了解其后羊水性状。注意勿用力上推胎儿先露部,以免脐带脱垂。

3.胎动异常

初期胎动频繁,继而减少至消失。

4.酸中毒

胎儿头皮血进行血气分析,pH<7.2(正常值 7.25～7.35),PO_2<1.3 kPa(10 mmHg)[正常值 2.0～4.0 kPa(15～30 mmHg)]及 PCO_2>8.0 kPa(60 mmHg)[正常值 4.7～7.3 kPa(35～55 mmHg)]可诊断为胎儿酸中毒。

(二)慢性胎儿窘迫

常发生在妊娠晚期,多因妊娠合并高血压、慢性肾炎、糖尿病、严重贫血、妊娠肝内胆汁淤积症及过期妊娠等所致。

1.胎动减少或消失

胎动<10 次/12 小时为胎动减少,是胎儿缺氧的重要表现之一。临床上常可见胎动消失 24 小时后胎心突然消失,应予警惕。监测胎动常用方法:嘱孕妇每天早、中、晚自行计数胎动各 1 小时,3 小时胎动之和乘以 4 得到 12 小时的胎动计数。

2.胎儿电子监护异常

NST 表现为无反应型,即持续 20 分钟胎动时胎心率加速≤15 bpm,持续时间≤15 秒,基线变异频率<5 bpm。OCT 可见频繁变异减速或晚期减速。

3.胎儿生物物理评分低下

根据 B 超监测胎动、胎儿呼吸运动、胎儿肌张力、羊水量,加之胎儿电子监护 NST 结果综合评分(每项 2 分),≤3 分提示胎儿窘迫,4～7 分为胎儿可疑缺氧。

4.宫高、腹围小于正常

持续慢性胎儿缺氧,使胎儿宫内生长受阻,各器官体积减小,胎儿体重低,表现为宫高、腹围低于同期妊娠第 10 百分位数。

5.胎盘功能低下

(1)雌三醇值降低。24 小时尿雌三醇<10 mg 或连续测定下降>30%;及随意尿中雌激素/肌酐比值<10 均提示胎盘功能不良,胎儿缺氧;也可测定血清游离雌三醇,其值<40 nmol/L 提示胎盘功能低下。

(2)胎盘生乳素、妊娠特异 $β_1$ 糖蛋白降低。晚期妊娠时,血清胎盘生乳素<4 mg/L、妊娠特

异 β_1 糖蛋白＜100 mg/L,提示胎盘功能不良。

6.羊水胎粪污染

羊膜镜检查见羊水混浊呈浅绿色至棕黄色。

7.胎儿氧脉仪检查异常

其原理是通过测定胎儿血氧饱和度了解血氧分压情况。主要优点:①无创伤检测,能连续监护;②预测缺氧较敏感,当氧分压仅轻度降低或尚无明显变化,而 pH 下降或二氧化碳分压增高时,可监测到血氧饱和度已明显下降。

四、处理

(一)急性胎儿窘迫

应采取果断措施,紧急处理。

(1)积极寻找原因并予以治疗。如仰卧位低血压综合征者,应立即让患者取左侧卧位;若孕产妇有严重摄入不足,水电解质紊乱或酸中毒时,应予以纠正;若缩宫素致宫缩过强者,应立即停用缩宫素,必要时使用抑制宫缩的药物。

(2)吸氧。左侧卧位,面罩或鼻导管持续给氧,每分钟流量 10 L,能明显提高母血含氧量,使胎儿氧分压提高。

(3)尽快终止妊娠,根据产程进展,决定分娩方式。

1)宫口未开全:出现下列情况之一者,应立即剖宫产。①胎心率持续低于 120 bpm 或高于 180 bpm,伴羊水污染Ⅱ度。②羊水污染Ⅲ度,伴羊水过少。③胎儿电子监护 CST 出现频繁晚期减速或重度变异减速。④胎儿头皮血 pH＜7.20。

2)宫口开全:骨盆各径线正常者,胎头双顶径已过坐骨棘平面以下,一旦诊断为胎儿窘迫,应尽快经阴道助产,娩出胎儿。

无论剖宫产或阴道分娩,均需做好新生儿窒息抢救准备。

(二)慢性胎儿窘迫

根据妊娠并发症特点及其严重程度,结合孕周、胎儿成熟度及胎儿窘迫的严重程度综合判断,拟定处理方案。

1.一般处理

卧床休息,取左侧卧位。定时吸氧,每天 2～3 次,每次 30 分钟。积极治疗妊娠并发症。

2.终止妊娠

妊娠近足月者胎动减少或 OCT 出现晚期减速、重度变异减速,或胎儿生物物理评分≤3 分时,以剖宫产终止妊娠为宜。

3.期待疗法

孕周小、估计胎儿娩出后存活可能性小,须根据当地医疗条件,尽量采取保守治疗,以期延长孕周,同时促胎肺成熟,争取胎儿成熟后终止妊娠。并向家属说明,期待过程中,胎儿可能随时胎死宫内;胎盘功能低下可影响胎儿发育,预后不良。

(孙　晓)

第十三节 巨 大 胎 儿

巨大胎儿是指胎儿生长超过了某一特定阈值,国内外尚无统一的阈值标准,在发达国家,最常用的阈值为 4 000 g、4 500 g 或 4 536 g(即 10 磅)。美国妇产科医师学会采用新生儿出生体重≥4 500 g 的标准,我国以≥4 000 g 为巨大胎儿。近些年,巨大胎儿的出生率呈现先增高、后逐渐下降的趋势。

一、高危因素

巨大胎儿是多种因素综合作用的结果,很难用单一的因素解释。临床资料表明仅有 40% 的巨大胎儿存在高危因素,其他 60% 的巨大胎儿并无明显的高危因素存在。巨大胎儿常见的因素有糖尿病、父母肥胖(尤其是母亲肥胖)、母亲出生体重>4 000 g、经产妇、过期妊娠、高龄孕妇、男胎、上胎巨大胎儿、种族(西班牙裔和非裔美国人)、环境或基因异常等。不同因素的长期影响后果是不同的。

(一)孕妇糖尿病

孕妇糖尿病包括妊娠合并糖尿病和妊娠期糖尿病。如血糖未控制,巨大胎儿的发生率均明显升高。在胎盘功能正常的情况下,孕妇血糖升高,通过胎盘进入胎儿血液循环,使胎儿的血糖浓度升高,刺激胎儿胰岛 B 细胞增生,导致胎儿胰岛素分泌反应性升高、胎儿高血糖和高胰岛素血症,促进氨基酸的摄取、蛋白合成并抑制脂肪分解,使胎儿脂肪堆积,脏器增大,体重增加,导致巨大胎儿发生。胎盘转运及代谢功能改变也是造成巨大胎儿的可能原因,糖尿病孕妇可能通过胎儿胰岛素样生长因子-1 系统影响宫内胎儿生长代谢,导致巨大胎儿的发生。糖尿病孕妇如果血糖未很好控制,巨大胎儿的发病率可达 25%～40%,而正常孕妇中巨大胎儿的发生率仅为 5%。但是,当糖尿病 White 分级在 B 级以上时,由于胎盘血管的硬化,胎盘功能降低,反而使胎儿生长受限的发生率升高。此外,糖尿病孕妇过分控制饮食导致营养摄入不足,也可导致胎儿生长受限。

(二)孕前肥胖及孕期体重增加过快

当孕前体质指数>30 kg/m²、孕期营养过剩、孕期体重增加过快时,巨大胎儿发生率均明显升高。Johnson 等对 588 例体重>113.4 kg 及 588 例体重<90.7 kg 妇女的妊娠并发症比较,发现前者的妊娠期糖尿病、巨大胎儿以及肩难产的发病率分别为 10%、24% 和 5%,明显高于后者的 0.7%、7% 和 0.6%。当孕妇体重>136 kg 时,巨大胎儿的发生率高达 30%。可见孕妇肥胖与妊娠期糖尿病、巨大胎儿和肩难产等均有密切的相关性。这可能与能量摄入大于能量消耗导致孕妇和胎儿内分泌代谢平衡失调有关。母体肥胖对巨大胎儿发生率的影响可能高过母体糖尿病。

(三)经产妇

胎儿体重随分娩次数增加而增加,妊娠 5 次以上者胎儿平均体重比第一胎增加 80～120 g。

(四)过期妊娠

孕晚期是胎儿生长发育最快时期,过期妊娠而胎盘功能正常者,子宫胎盘血供良好,持续供给胎儿营养物质和氧气,胎儿不断生长,以致孕期越长,胎儿体重越大,过期妊娠巨大胎儿的发生率是足月儿的 3～7 倍,肩难产的发生率比足月儿增加 2 倍。

(五)孕妇年龄

高龄孕妇并发肥胖和糖尿病的机会增多,因此分娩巨大胎儿的可能性增大。

(六)巨大胎儿分娩史

曾经分娩过超过 4 000 g 新生儿的妇女与无此既往史的妇女相比,再次分娩巨大胎儿的概率增加 5～10 倍。

(七)遗传因素

遗传因素包括胎儿性别、种族及民族等。在所有有关巨大胎儿的资料中都有男性胎儿巨大胎儿发生率增加的报道,通常占 70%。在妊娠晚期,同一孕周男性胎儿的体重比相应的女性胎儿重 150 g。身材高大的父母其子女为巨大胎儿的发生率高。不同种族、不同民族巨大胎儿的发生率各不相同;Rodrigues 等报道排除其他因素的影响,原为加拿大民族的巨大胎儿发生率明显高于加拿大籍的其他民族人群的发生率。Stotland 等报道美国白种人巨大胎儿发生率为 16%,而非白色人种(黑色人种、西班牙裔和亚裔)为 11%。

(八)环境因素

高原地区由于空气中氧分压低,巨大胎儿的发生率较平原地区低。

(九)罕见综合征

当巨大胎儿合并结构异常时,如羊水过多、巨大胎盘、巨舌症等,应考虑胎儿是否存在与生长过快相关的某种罕见综合征,如 Pallister-Killian 综合征、Beckwith-Wiedemann 综合征、Sotos 综合征、Perlman 综合征、Simpson-Golabi-Behmel 综合征(SGBS)等。遗传学的相关检查有助于诊断。

二、诊断

目前尚无方法能准确预测胎儿体重,临床上通过病史、临床表现、超声检查等综合评估,做出初步判断,出生后才能确诊。

(一)病史

多存在高危因素,如孕妇糖尿病、肥胖、巨大胎儿分娩史、过期妊娠或产次较多的经产妇。

(二)临床表现

孕期体重增加过快,在妊娠后期出现呼吸困难,腹部沉重及两胁部胀痛等症状。腹部检查:视诊腹部明显膨隆,宫高>35 cm。触诊胎体大,先露部高浮,跨耻征阳性,听诊胎心正常但位置较高,当子宫高加腹围≥140 cm 时,巨大胎儿的可能性较大。

(三)B 超检查

超声测量胎儿双顶径、头围、腹围、股骨长等各项指标,监测胎儿的生长发育情况,并将这些参数代入公式计算,估计胎儿体重(estimated fetal weight,EFW),但对于巨大胎儿的预测有一定难度。当胎头双顶径≥100 mm,股骨长≥75 mm,腹围≥350 mm,应考虑巨大胎儿的可能性。

三、对母儿的影响

(一)对母体的影响

Stotland 等报道新生儿体重>3 500 g 母体并发症开始增加,且随出生体重增加而增加,在

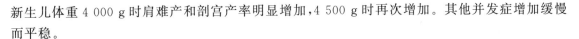

新生儿体重 4 000 g 时肩难产和剖宫产率明显增加,4 500 g 时再次增加。其他并发症增加缓慢而平稳。

1.产程延长或停滞

由于巨大胎儿的胎头较大,头盆不称的发生率增加。临产后胎头始终不入盆,若胎头搁置在骨盆入口平面以上,称为跨耻征阳性,表现为第一产程延长。胎头即使入盆,亦可发生胎头下降受阻,导致活跃期延长、停滞或第二产程延长。产程延长易导致继发性宫缩乏力;同时巨大胎儿的子宫容积较大,子宫肌纤维的张力较高,肌纤维的过度牵拉,易发生原发性宫缩乏力;宫缩乏力反过来又导致胎位异常、产程延长。巨大胎儿双肩径大于双顶径,尤其是糖尿病孕妇的胎儿,若经阴道分娩,易发生肩难产。

2.手术产发生率增加

巨大胎儿头盆不称的发生率增加,容易产程异常,因此阴道助产、剖宫产均概率增加。

3.软产道损伤

由于胎儿大,胎儿通过软产道时可造成子宫颈、阴道、Ⅲ或Ⅳ度会阴裂伤,严重者可裂至阴道穹隆、子宫下段甚至盆壁,形成腹膜后血肿或阔韧带内血肿。如果梗阻性难产未及时发现和处理,可以导致子宫破裂。

4.产后出血和感染

巨大胎儿子宫肌纤维过度牵拉,易发生产后宫缩乏力,或因软产道损伤引起产后出血,甚至出血性休克。上述各种因素造成产褥感染率增加。

5.生殖道瘘

由于产程延长甚至停滞,胎头长时间压迫阴道壁、膀胱、尿道和直肠,导致局部组织缺血坏死形成尿瘘或粪瘘;或因阴道手术助产直接导致损伤。

6.盆腔器官脱垂

因分娩时盆底组织过度伸长或裂伤,产后可发生子宫脱垂或阴道前后壁膨出。

(二)对新生儿的影响

1.新生儿产伤

随着体重的增加,巨大胎儿肩难产发生率增高,新生儿产伤发生率增加。如臂丛神经损伤及麻痹、颅内出血、锁骨骨折、胸锁乳突肌血肿等。超过 10% 的肩难产会发生永久性的臂丛神经损伤。

2.新生儿窘迫、新生儿窒息

胎头娩出后胎肩以下部分嵌顿在阴道内,脐带受压,导致胎儿窘迫、新生儿窒息。脑瘫、高胆红素血症、红细胞增多症、低血糖、新生儿死亡率均增加。

3.对后代的远期影响

后代发展为糖耐量受损、肥胖、血脂异常、代谢综合征、心血管疾病的概率增加。

四、处理

(一)妊娠期

检查发现胎儿大或既往分娩巨大胎儿者,应检查孕妇有无糖尿病。不管是否存在妊娠期糖尿病,有巨大胎儿高危因素的孕妇在孕早期进行营养咨询,合理调节膳食结构,同时适当的运动可以降低巨大胎儿的发生率。糖尿病孕妇,应监测血糖,必要时予胰岛素控制血糖。

(二)分娩期

根据宫高、腹围、超声结果,预测胎儿体重,并结合孕妇的身高、骨盆情况决定分娩方式。

1.剖宫产

估计非糖尿病孕妇胎儿体重≥4 500 g,糖尿病孕妇胎儿体重≥4 000 g,即使骨盆正常,为防止母儿产时损伤应建议剖宫产终止妊娠。

2.阴道试产

不宜试产过久。若产程延长,估计胎儿体重＞4 000 g,胎头下降停滞也应剖宫产。若胎头双顶径已达坐骨棘下 3 cm,宫口已开全者,做好产钳助产准备,同时做好处理肩难产的准备工作。分娩后应行子宫颈及阴道检查,了解有无软产道损伤,并预防产后出血和感染。

3.是否预防性引产

非糖尿病孕妇,预防性引产并没有降低剖宫产率、肩难产的发生率,也没有改善新生儿的预后,而引产失败反而增加了剖宫产率。因此,不建议在产程自然发动前进行干预引产。糖尿病孕妇,如血糖控制好者,妊娠 40 周前,引产或剖宫产;血糖控制不佳者,妊娠 38 周终止妊娠。但也有文献报道:无论是否妊娠期糖尿病,估计体重大于相应胎龄的第 95 百分位数的胎儿,在孕37～38[+6]周引产,肩难产及其相关的并发症明显降低(RR:0.32)。

4.新生儿处理

新生儿应预防低血糖发生,出生后 30 分钟监测血糖,出生后 1～2 小时开始喂糖水,及早开奶,必要时静脉输入葡萄糖。积极治疗高胆红素血症,多选用蓝光治疗。新生儿易发生低钙血症,用 10％葡萄糖酸钙 1 mL/kg 加入葡萄糖液中静脉滴注补充钙剂。

(孙　晓)

第十四节　肩　难　产

一、病因

(一)巨大胎儿

肩难产的发生率随胎儿体重的增加而逐渐上升,尤其是糖尿病孕妇和高龄孕妇的巨大胎儿。糖尿病孕妇的胎儿的脂肪大量堆积于肩部和躯干,使得胎儿胸/头和肩/头径线比增加,这些胎儿更易发生肩难产,其发生率是非糖尿病孕妇巨大胎儿的 2～4 倍。约 50％的肩难产发生于出生体重低于 4 000 g 的婴儿。当出生体重≥4 500 g 时,肩难产的并发症和死亡率显著增加。

(二)B超测定

当胎儿胸径－双顶径≥1.4 cm、胸围－头围≥6 cm、肩围－头围≥4.8 cm,或腹径－双顶径≥2.6 cm 时,约 30％发生肩难产。

(三)胎儿畸形

联体双胎、胎儿颈部肿瘤、胎儿水肿。

(四)骨盆异常

扁平骨盆、骨盆倾斜度过大、耻骨弓位置过低。此时,体重＜3 000 g 的胎儿,也有可能发生肩难产。

(五)既往有肩难产病史

文献报道,肩难产在随后妊娠中的复发率为 $1\%\sim25\%$,是无肩难产病史孕妇的 10 倍。但许多既往发生过肩难产的孕妇再次妊娠时选择了剖宫产终止妊娠,因此,真实的复发风险可能比文献报道要高。

(六)过期妊娠

可能与出生体重随着孕龄的延长而增加有关。

(七)产程异常

产程的延长或停滞与胎儿偏大、头盆不称有关。急产往往由于胎头下降过快,胎肩来不及缩拢而直接嵌顿于耻骨联合上方导致肩难产。

二、诊断

巨大胎儿如有第二产程延长,肩难产的发生率明显上升,可作为肩难产的预示信号。

当较大胎头娩出后,不能顺利完成复位、外旋转,胎颈回缩,胎儿面部和颏部娩出困难,胎儿颏部紧压会阴(通常称为"乌龟征"),胎肩娩出受阻,排除胎儿畸形,即可考虑肩难产。

三、对母儿的影响

肩难产发生时,胎儿前肩嵌顿,血流受阻,此时胎头虽已娩出,但因胎儿胸廓受产道挤压,不能建立呼吸,导致胎儿宫内缺氧;若助产失败,胎肩不能及时娩出,易导致母儿严重损伤。肩难产对胎儿的危害超过对母亲的危害。

(一)对母体的影响

产妇因宫缩乏力、产道严重损伤导致产后出血、产褥感染。严重软产道损伤包括会阴Ⅲ度和Ⅳ度裂伤、子宫颈裂伤,甚至子宫破裂。产程时间过长还可导致膀胱麻痹、尿潴留、尿瘘、粪瘘等严重并发症。

(二)对胎儿及新生儿的影响

约 11% 的肩难产并发严重的胎儿损伤。肩难产处理不及时或失败,可造成胎儿窘迫、新生儿窒息、臂丛神经损伤、肱骨骨折、锁骨骨折、颅内出血、缺血缺氧性脑病、肺炎、神经系统异常,甚至死亡。臂丛神经损伤(通常称为 Erb 麻痹)是最严重的新生儿并发症之一,在肩难产中的发生率为 $2\%\sim16\%$,大多数病例可以恢复,但仍有约 10% 将发生永久性神经损伤。值得注意的是,有极少部分的臂丛神经损伤没有高危因素,可发生在没有并发症的剖宫产术中。

四、处理

所有助产人员都必须平时进行培训和演练,一旦发生肩难产,能迅速识别、熟练掌握肩难产的抢救步骤和人员的配合。肩难产发生时多无思想准备,必须镇定。一方面,要尽量缩短胎头娩出到胎肩娩出的时间,如在 5 分钟内解除肩难产,胎儿缺血缺氧性损伤的发生率低;另一方面,要减少因粗暴操作而引起的母亲和胎儿的损伤。常采取以下步骤。

(一)一般处理

一旦发生肩难产,应立即发出紧急求援信号,请上级医师、麻醉医师、新生儿科医师到场协助抢救,迅速处置,以减少新生儿窒息和产伤。鼓励产妇深呼吸,停止腹压和按压子宫,腹部的压力使胎儿前肩不断撞击坚硬的耻骨,导致胎儿和产妇的损伤风险增大。牵引时,忌用暴力。若膀胱充盈,立刻导尿。双侧阴部充分的神经阻滞麻醉,行较大的会阴侧切术;但也有文献报道,较大的会阴切开术并没有减少胎儿臂丛神经的损伤。

(二)屈大腿法

两名救助者分别站在孕妇的两侧,协助孕妇双腿极度屈曲,贴近腹部,头部抬高,下颌贴近胸部,双手抱膝减少骨盆倾斜度,使腰骶部前凸变直,骶骨位置相对后移,骶尾关节增宽,嵌顿耻骨联合上方的前肩自然松解,同时适当力量向下牵引胎头而娩出胎儿前肩。这是处理肩难产的首选方法,也是唯一必须实施的处理方法。

(三)压前肩法

在屈大腿的基础上,助手在产妇耻骨联合上方触到胎儿前肩部位并向后下加压,使胎儿双肩周径轻度缩小;同时助产者向下牵引胎头,两者相互配合持续加压与牵引,有助于嵌顿的前肩娩出。注意不要用暴力,操作时间30~60秒。屈大腿法和压前肩法联合使用,可以增加肩难产处置的成功率,有效率达90%。

(四)旋肩法(Wood法)

当后肩入盆时助产者以示指和中指伸入阴道,紧贴胎儿后肩的胸侧,将后肩向侧上方旋转,助手协助将胎头同向旋转,当后肩旋转至前肩的位置时娩出。操作时,胎背在母体右侧用右手,胎背在母体左侧用左手。但该方法使肩关节外展,肩径增加。Rubin等建议在旋肩时将手指放在后肩的背侧或前肩的背侧这样可使肩径缩小,该方法称为Rubin手法,或反Wood手法,临床上常选择后者。

(五)牵引后臂娩后肩法

助产者的手顺着骶骨进入阴道,明确胎背朝向,胎背在母体右侧用右手,胎背在母体左侧用左手,握住胎儿后上肢,保持胎儿肘部屈曲的同时,上抬肘关节,沿胎儿胸前轻轻滑过,然后抓住胎儿手,以洗脸样动作沿面部侧面滑过,伸展后臂,娩出胎儿的后肩及后上肢。再将胎肩旋至骨盆斜径上,牵引胎头,使前肩入盆后即可娩出胎儿。当阴道过紧手无法进入或者胎儿手臂伸直无法触及胎儿肘关节和胎手,此操作较为困难。当上肢嵌顿于骨盆时,从阴道内牵引较困难,可造成肱骨骨折。因此,动作一定要轻柔忌用暴力,并注意保护会阴,防止撕裂。

(六)四肢着地法

Gaskin首先介绍该方法。改变产妇的体位,帮助产妇的双手和双膝着地(不同于胸膝位),胎儿重力的作用使胎儿的前肩解除嵌顿;改变孕妇体位的过程中,胎儿的体位亦发生改变,相当于内倒转;手膝体位扩大了骨盆的径线。当McRobert、压前肩法和Wood法均失败后可考虑选择该法,在此四肢着地体位的基础上可以进行上述的各种阴道内操作。

(七)断锁骨法

以上手法均失败后,方可考虑剪断或用指头勾断胎儿锁骨,断端远离肺尖,防损伤胎肺,娩出胎儿后缝合软组织,锁骨固定后能自愈。该法臂丛神经损伤的风险明显增加。

(八)Zavanelli方法

该方法由Zavanelli提出,1985年Sandberg重做介绍,但学者们对此评价不一。将胎头回复成枕前位或枕后位,然后缓缓纳入阴道,并行剖宫产。在回纳的过程中需要应用宫缩抑制剂、吸氧。此时产妇子宫破裂、阴道严重裂伤、胎儿窘迫甚至死亡的风险明显增加,臂丛神经的损伤风险并没有降低。

(九)耻骨联合切开术

在上述方法都失败的情况下,为了抢救胎儿的生命选择耻骨联合切开术,解除胎儿前肩嵌顿,胎肩进入骨盆并经阴道娩出。该法对母体的损伤极大,国内未有报道应用。

(十)产后处理

积极处理产后出血和严重的软产道裂伤,预防感染。新生儿复苏后,认真进行新生儿检查,及时识别臂丛神经损伤、锁骨骨折、肱骨骨折、气胸、缺血缺氧性脑损伤,及早治疗。加强与产妇及其家属的沟通,告知母婴的近期和远期并发症。详细记录肩难产发生时间、处置的步骤和时间,面对可能发生的医疗诉讼。

五、预测和预防

由于肩难产对母婴危害大,故预测和预防极为重要。肩难产的高危因素明确,但肩难产预测仍是比较困难,绝大部分的肩难产不能被预测和阻止。尽管如此,临床上仍应重视下述情况。

(1)降低巨大胎儿发生率:对于有高危因素的孕妇,孕前或者孕早期开始营养指导,减少孕妇肥胖和体重过度增加;高危孕妇尽早 OGTT 检查,加强孕期血糖监测,及早发现糖尿病合并妊娠或妊娠期糖尿病,通过合理饮食、运动、必要时加用胰岛素,使孕期血糖控制在正常范围,降低巨大胎儿发生率。

(2)临产前应根据宫高、腹围、先露高低、腹壁脂肪厚薄、超声等尽可能准确推算胎儿体重。估计非糖尿病孕妇胎儿体重≥4 500 g,糖尿病孕妇胎儿体重≥4 000 g,骨盆测量为中等大小,发生肩难产的可能性大,应建议行剖宫产结束分娩。对于非糖尿病孕妇,不推荐选择性的引产或提前剖宫产终止妊娠。糖尿病孕妇,在近预产期引产或选择性剖宫产可以降低肩难产的发生率。

(3)对于既往发生过肩难产的孕妇,如果没有严重的母婴损伤,胎儿体重适中、无明显相对头盆不称、有再次分娩意愿,在经过充分评估后,可阴道试产。

(4)B超准确测量胎头双顶径、胸径及双肩径。胎儿胸径－双顶径>1.4 cm 者有发生肩难产的可能。B超检查还应注意胎儿有无畸形,如联体双胎,胎儿颈部有无肿瘤、胎儿水肿等。

(5)凡产程延长,尤其是活跃期及第二产程延长者,应重新估计胎儿体重,警惕发生肩难产,必要时行剖宫产。

(6)骨盆狭窄、扁平骨盆应警惕肩难产的发生,适时剖宫产终止妊娠。骨盆倾斜度过大及耻骨弓过低的高危产妇,分娩时应让其采用屈曲大腿或垫高臀部的姿势,以预防肩难产的发生。

(7)常规助产时胎头娩出后,切勿急于协助进行复位和外旋转,应让胎头自然复位及外旋转,防止人工干预转错方向。并继续指导产妇屏气,使胎肩同时自然下降。当胎头完成外旋转后,胎儿双肩径应与骨盆出口前后径相一致,等待下一次宫缩,轻轻按压胎头协助胎儿前肩娩出,后肩进入骶凹处,顺利娩出双肩。

(孙　晓)

第十五节　胎儿生长受限

胎儿生长受限(FGR)是指胎儿体重低于同胎龄应有胎儿体重第10百分位数以下,未达到其应有的生长潜力的胎儿。管理 FGR,关键在于区分出病理性生长受限的患者,给予干预,降低发病率和死亡率。

FGR 的病因包括母体、胎儿和胎盘三方面,应积极寻找病因并对因治疗。

FGR 胎儿主要的监测手段是超声检查,包括生长超声测量(胎儿腹围、双顶径、头围、股骨)、羊水量及多普勒血流检测(脐动脉、大脑中动脉、静脉导管和脐静脉)。

FGR 终止妊娠的时机需遵循个体化原则,综合考虑母体因素及胎儿因素(孕周、羊水量、生物物理评分/NST 和多普勒血流监测)。FGR 不是剖宫产的指征,但可适当放宽剖宫产指征。

小于胎龄儿(small for gestational age,SGA)指超声检查估计体重低于同胎龄应有体重第 10 百分位数以下。这个定义仅仅描述体重位于正常低限,但不指示病理性生长异常。胎儿生长受限(fetal growth restriction,FGR)是指受某些病理过程的影响,超声估重低于同胎龄应有体重第 10 百分位数以下,未达到其应有的生长潜力的胎儿。

并不是出生体重低于第 10 百分位数的婴儿都是病理性生长受限,有些偏小是因为体质因素,仅仅是小个子。多达 70% 诊断为小于胎龄儿的婴儿,如果排除如母体的种族、孕产次及身高等影响出生体重的因素,这些婴儿实际上是适于胎龄儿,他们围生期发生并发症和死亡的风险不高。在不同国家出生的胎儿存在不同程度的生长受限,其中发达国家占 4%～7%,发展中国家占 6%～30%。严重的 FGR 被定义为胎儿估计体重小于第 3 百分位数,同时伴有多普勒血流的异常(定义为脐动脉搏动指数大于第 95 百分位数,舒张末期血流缺失或反流),这些胎儿的围生期并发症和死亡率明显增加,是不良结局的一个较强且一致的预测因素。

一、病因

胎儿生长受限的病因迄今尚未完全阐明。约有 40% 发生于正常妊娠,30%～40% 发生于母体有各种妊娠并发症或合并症者,10% 由于多胎妊娠,10% 由于胎儿感染或畸形。下列各因素可能与胎儿生长受限的发生有关。

(一)母体因素

1.妊娠并发症和合并症

妊娠期高血压疾病、慢性肾炎、糖尿病血管病变的孕妇由于子宫胎盘灌注不够易引起胎儿生长受限。自身免疫性疾病、发绀型心脏病、严重遗传型贫血、严重肺部疾病等均引起 FGR。

2.遗传因素

胎儿出生体重差异,40% 来自父母的遗传基因,又以母亲的影响较大,如孕妇身高、孕前体重、妊娠时年龄,以及孕产次等。

3.营养不良

孕妇偏食、妊娠剧吐,以及摄入蛋白质、维生素、微量元素和热量不足的,容易产生小样儿,胎儿出生体重与母体血糖水平呈正相关。

4.药物暴露和滥用

苯妥英钠、丙戊酸、华法林、吸烟、酒精、可卡因、毒品等均与 FGR 相关。某些降压药由于降低动脉压,降低子宫胎盘的血流量,也影响胎儿宫内生长。

5.母体低氧血症

如长期处于高海拔地区。

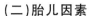

(二)胎儿因素

1.染色体异常

21-三体综合征、18-三体综合征或13-三体综合征、Turner 综合征、猫叫综合征、染色体缺失、单亲二倍体等常伴发 FGR。超声没有发现明显畸形的 FGR 胎儿中，近20％可发现核型异常，当生长受限和胎儿畸形同时存在时，染色体异常的概率明显增加。21-三体综合征胎儿生长受限一般是轻度的，18-三体综合征胎儿常有明显的生长受限。

2.胎儿结构畸形

如先天性成骨不全和各类软骨营养障碍、无脑儿、脐膨出、腹裂、膈疝、肾发育不良、心脏畸形等可伴发 FGR，严重结构畸形的婴儿有 1/4 伴随生长受限，畸形越严重，婴儿越可能是小于胎龄儿。许多遗传性综合征也与 FGR 有关。

3.胎儿感染

在胎儿生长受限病例中，多达 10％的人发生病毒、细菌、原虫和螺旋体感染。常见宫内感染包括风疹病毒、单纯疱疹病毒、巨细胞病毒、弓形虫、梅毒螺旋体及艾滋病病毒。

4.多胎妊娠

与正常单胎相比，双胎或多胎妊娠更容易发生其中一个或多个胎儿生长受限。

(三)胎盘脐带因素

单脐动脉、帆状胎盘、轮廓状胎盘、副叶胎盘、小胎盘、胎盘嵌合体等是 FGR 的高危因素。此外，慢性部分胎盘早剥、广泛性梗死或绒毛膜血管瘤均可造成胎儿生长受限。

二、临床表现及分类

(一)正常的胎儿生长

正常的胎儿生长反映了胎儿遗传生长潜能与胎儿、胎盘和母体健康调节的相互作用。胎儿生长过程包含 3 个连续且有些许重叠的阶段。第 1 个阶段是细胞增生阶段，包括了妊娠的前 16 周。第 2 个阶段被认为是细胞增生和增大并存的阶段，发生在妊娠第 16～32 周，涉及细胞大小和数量的增加。第 3 个也是最后一个阶段，被称为细胞增大阶段，发生在妊娠第 32 周至足月期间，且特征为细胞大小迅速增加。

(二)异常的胎儿生长

上述的正常生长模式形成 FGR 临床分类的基础。

(1)均称型 FGR 占生长受限胎儿的 20％～30％，是指由于早期胎儿细胞增生的总体受损而导致所有胎儿器官成比例减小的一种生长模式。

(2)非均称型 FGR 特征是腹部尺寸(肝脏体积和皮下脂肪组织)比头围减小得相对较多，占 FGR 人群剩余的 70％～80％。认为非均称型胎儿生长是由胎儿适应有害环境的能力所致，即减少非重要胎儿器官(腹部脏器、肺、皮肤和肾脏)血供为代价重新分配血流优先供应重要的器官(脑、心脏、胎盘)。

在美国妇产科学会(ACOG)新修订的关于 FGR 的指南中，没有进行匀称型 FGR 和非匀称型 FGR 的比较，因为这两者的差别对于病因和预后的重要性还不清楚。

三、诊断及孕期监测

(一)病史

(1)准确判断孕龄:尽管早孕期和中孕期超声推算孕龄的准确性相似,但还是推荐使用早孕期B超来推算预产期。除了早孕期B超,推荐联合使用多种方法优于单一方法来推算孕龄。如果是IVF导致的双胎,应根据胚胎种植时间来准确推算孕龄。

(2)详细询问病史,分析寻找本次妊娠过程中是否存在导致FGR的高危因素,如母体有无慢性高血压、慢性肾病、自身免疫性疾病、严重贫血等疾病史;有无接触有毒有害物质、滥用药品或毒品;有无吸烟、酗酒等。

(二)体征

根据宫高推测胎儿的大小和增长速度,确定末次月经和孕周后,产前检查测量子宫底高度,在孕28周后如连续2次宫底高度小于正常的第10百分位数时,则有FGR的可能。宫底高度是最常用的筛查胎儿大小的参数,但有1/3的漏诊率和大约1/2的误诊率,因此对于诊断FGR的价值有限。

(三)超声检查

1.B超检查

B超检查是诊断FGR的关键手段,最常用的几个参数为胎儿腹围、头围、双顶径、股骨和羊水量。测量胎儿腹围,或腹围联合头部尺寸(双顶径或头围)和(或)股骨长,可以较好地估算胎儿体重。

(1)双顶径(BPD):对疑有FGR者,应动态监测胎头双顶径的生长速度,来评估胎儿的发育状况。一般来说,胎儿双顶径每周增长<2.0 mm,或每3周增长<4.0 mm,或每4周增长<6.0 mm,或妊娠晚期每周增长<1.7 mm,则应考虑有FGR的可能。

(2)腹围(AC):胎儿腹围的测量是估计胎儿大小最可靠的指标。有学者认为腹围百分位数是筛查FGR最敏感的独立指标,如果胎儿腹围在正常范围内,就可以排除FGR,其假阴性率<10%。如果腹围或胎儿估计体重在相应孕龄的第10百分位数以下,可以诊断FGR。

(3)股骨(FL):有报道股骨长度低值仅能评价是否存在匀称型FGR。

(4)羊水量:是FGR胎儿重要的诊断和评估预后的指标。当胎儿血流重分布以保障重要脏器血液灌注时,肾脏血流量不足,胎儿尿液产生减少导致羊水量减少。77%~83%的FGR合并有超声诊断的羊水过少。但是羊水过少难以准确评估,且通常伴发FGR以外的妊娠并发症。此外,一些明显发育受限的病例羊水量反而正常。因此,没有羊水少也不能排除FGR的诊断。

2.多普勒超声

一旦确诊FGR,应开始严密监测。每两周进行超声下胎儿估重,同时进行多普勒超声检测脐动脉血流。如条件允许,进一步检查大脑中动脉血流,静脉导管血流及脐静脉的多普勒血流征象。并依据病情需要增加监测频率。脐动脉血流多普勒检测可以有效帮助决定产科干预方法,从而降低新生儿围生期死亡率、严重疾病的发病率,以及对未足月生长受限胎儿的不必要引产。

(1)脐动脉:缺氧时,反映在血管多普勒超声上,最明显也是最早发生变化的是脐动脉阻力升高。脐动脉首先出现舒张末期血流降低,搏动指数(pulsatility index,PI)升高。但是,脐动脉有时太敏感,外界环境变化都可能影响其测值。因此,一次超声检测脐动脉PI值略微升高不一定表示胎儿存在缺氧,需复查与随访。严重缺氧时,出现脐动脉舒张末期血流缺失(absent end-diastolic velocity，AEDV），甚至出现反流（reversed end-diastolic velocity，REDV），REDV是胎儿状况不佳的证据。

（2）大脑中动脉：大脑中动脉阻力降低，舒张期血流量增加，反映了继发于胎儿缺氧的代偿性"脑保护效应"，多普勒血流检测表现为大脑中动脉PI降低。大脑中动脉与脐动脉的PI比值＜1.0，提示胎儿缺氧可能性大。大脑中动脉不如脐动脉那么过分敏感，如果测得阻力降低，很有可能是处于缺氧状态下血流重新分配的结果。

（3）静脉导管及脐静脉：随着脐动脉阻力的进行性增加，胎儿心功能受损且中心静脉压升高，从而导致静脉导管及其他大静脉中的舒张期血流减少。静脉导管a波缺失或反向或脐静脉出现搏动提示心血管系统不稳定，且是即将发生胎儿酸中毒和死亡的征象。

四、孕期处理

（一）积极寻找并尽快解除可能的病因

1.母体

（1）病史采集和体格检查：寻找与FGR相关的母体疾病，如吸烟或饮酒、母体血管疾病、抗磷脂综合征等。

（2）感染：建议行TORCH筛查，必要时可行特定的羊水病毒DNA检测。病毒感染的超声影像标志通常没有特异性，但包括脑部和（或）肝脏的强回声和钙化，以及积水。

2.胎儿

（1）结构检查：因为重大先天性异常通常都与无法维持胎儿正常生长相关，所以推荐对所有病例进行详细的胎儿解剖结构检查。

（2）染色体检查：当FGR为早发均称型（中期妊娠）、较严重（胎儿体重＜第3百分位数）、或伴随有羊水过多（提示18-三体）或结构异常时，建议进行胎儿染色体核型分析。

（二）动态监测胎儿宫内状况

脐动脉多普勒血流检测联合标准胎儿监护，比如NST，或生物物理评分，或两者联合监测，与改善FGR胎儿预后有关。

（三）宫内治疗

1.卧床休息

没有证据表明卧床休息能够真正加速胎儿生长或改善生长受限胎儿的预后，却引起孕妇高凝状态导致相应并发症增加，以及孕妇过分紧张和产后恢复较慢。

2.吸氧

孕妇吸氧不能改善围生儿预后，一旦吸氧停止，胎儿氧化能力进一步恶化，长期高氧状态导致胎儿的肺功能障碍。

3.补充营养物质

营养和饮食补充策略对于预防FGR的发生无效，所以不推荐。

4.类固醇

如估计在34周前分娩FGR胎儿，产前需应用糖皮质激素，因为与改善早产儿的预后有关。

5.硫酸镁

如32周前可能分娩，硫酸镁的使用可以保护胎儿和围生儿脑神经。

6.改善胎盘血流灌注

没有证据明确药物干预有效,但从几项试验及 Meta 分析的累积数据来看,低剂量阿司匹林可以起到作用。相比之下,尚无证据支持注射用抗凝药物肝素的防治 FGR 的作用。

(四)适时终止妊娠

1.终止妊娠时机

胎儿确定为 FGR 后,决定分娩时间较困难,必须在胎儿死亡的危险和早产的危害之间权衡利弊。

(1)孕 34 周后:如果羊水量、BPP 及多普勒血流检测均正常,每周监测直至 37 周后,并在 40 周前考虑分娩。如果羊水量异常(羊水指数 AFI<5 cm 或最大羊水深度 DVP<2 cm),BPP 和(或)多普勒表现异常,考虑结束妊娠。

(2)孕 34 周前:如果胎儿监测结果保持良好,对于有脐动脉舒张末期血流缺失者应期待妊娠至 34 周分娩;脐动脉舒张末期血流反流者,建议在妊娠 32 周时分娩;脐动脉舒张末期血流降低但没有缺失或反流时,妊娠可被延迟直至 37 周以后。

2.终止妊娠方式

FGR 不是剖宫产手术指征。选择分娩方式应从胎儿宫内状况和子宫颈成熟度两方面考虑。如果胎儿宫内情况良好、胎儿成熟、Bishop 子宫颈成熟度评分≥7,无产科禁忌证者可以经阴道分娩,但要加强产时胎心监测;如果羊水过少、胎儿窘迫、胎儿停止发育,以及合并其他产科指征时,应考虑剖宫产。

3.新生儿处理

FGR 儿存在缺氧容易发生胎粪吸入,故应即时处理新生儿,清理声带下的呼吸道吸出胎粪,并做好新生儿复苏抢救。及早喂养糖水以防止低血糖,并注意低血钙、防止感染及纠正红细胞增多症等并发症。

五、预后

如果胎儿是小于胎龄儿(SGA),但解剖结构正常且羊水量及生长速率适当,则其结局通常将是正常的体质性小新生儿。相比之下,真正的 FGR 儿围生期死亡率和并发症发病率会增加,且会对生长、发育及心血管健康产生长期影响。这些病例的并发症、发病率和死亡率受 FGR 病因、生长延迟发生、早产时的胎龄小,以及生长受限严重程度的影响。

(一)死亡率

对于估算胎儿体重小于同胎龄体重第 10 百分位数的胎儿,胎儿死亡的总体风险为 1.5%,而小于第 5 百分位数的胎儿其总体风险为 2.5%。

(二)并发症

短期并发症与低出生体重和早产有关,这些并发症包括体温调节受损、低血糖、红细胞增多症/高黏滞血症、低钙血症、高胆红素血症、感染及免疫功能受损。也有关于酸血症、呼吸暂停、呼吸窘迫、脑室内出血及坏死性小肠结肠炎的风险增加的报道。影响 FGR 胎儿出生后远期结局的主要因素有病因和畸形。Low 等随访 FGR 儿至 9~11 岁的研究发现,FGR 胎儿出生后的远期不良结局主要包括认知功能较差、神经系统发育不良、粗大肌肉运动功能较弱、低智商且书写能力差。此外,FGR 儿成年后高血压、糖尿病和冠心病等心血管和代谢性疾病发病率较高。

(三)复发风险

生育过 SGA 的女性在下次妊娠时有再次分娩 SGA 的倾向。来自荷兰的一项前瞻性全国性队列研究发现,对于第 1 次妊娠时分娩了 SGA 的女性和分娩了非 SGA 的女性,第 2 次妊娠时分娩非异常 SGA(<第 5 百分位数)的风险分别为 23％和 3％。

(孙　晓)

第十六节　胎 儿 畸 形

胎儿畸形可能由遗传因素、环境因素或综合因素等多种原因造成。我国主要出生缺陷 2007 年排前五位的是先天性心脏病、多指(趾)、总唇裂、神经管缺陷和脑积水。

胎儿畸形的产前诊断手段主要包括超声检查、磁共振检查、母体血清学检查及侵入性产前诊断。

胎儿畸形分为致死性和非致死性两大类。对于致死性畸形应尽快终止妊娠,非致死性畸形的处理需结合发现的孕周、畸形的严重程度、预后情况、有无合并的其他结构异常和染色体异常,以及孕妇和家属的意愿综合决定。

广义的胎儿畸形,指胎儿先天异常,包括胎儿各种结构畸形、功能缺陷、代谢,以及行为发育的异常。又细分为代谢障碍异常、组织发生障碍异常、先天畸形和先天变形。狭义的胎儿畸形,是指由于内在的异常发育而引起的器官或身体某部位的形态学缺陷,又称为出生缺陷。

一、病因

导致胎儿畸形的因素目前认为主要由遗传、环境因素,以及遗传和环境因素共同作用所致。遗传原因(染色体异常和基因遗传病)占 25％;环境因素(放射、感染、母体代谢失调、药物及环境化学物质等)占 10％;两种原因相互作用及原因不明占 65％。

(一)遗传因素

目前已经发现有 5 000 多种遗传病,究其病因,主要分为单基因遗传病、多基因遗传病和染色体病。

1.单基因遗传病

单基因遗传病是由于一个或一对基因异常引起,可表现为单个畸形或多个畸形。按遗传方式分为常见常染色体显性遗传病[多指(趾)、并指(趾)、珠蛋白生成障碍性贫血、多发性家族性结肠息肉、多囊肾、先天性软骨发育不全、先天性成骨发育不全、视网膜母细胞瘤等]、常染色体隐性遗传病(白化病、苯丙酮尿症、半乳糖血症、黏多糖病、先天性肾上腺皮质增生症等)、X 连锁显性遗传病(抗维生素 D 佝偻病、家族性遗传性肾炎等)和 X 连锁隐性遗传病(血友病、色盲、进行性肌营养不良等)。

2.多基因遗传病

多基因遗传病是由于两对以上基因变化引起,通常仅表现为单个畸形。多基因遗传病的特点是基因之间没有显性、隐性的区别,而是共显性,每个基因对表型的影响很小,称为微效基因,微效基因具有累加效应,常常是遗传因素与环境因素共同作用。常见多基因遗传病有先天性心脏病、小儿精神分裂症、家族性智力低下、脊柱裂、无脑儿、少年型糖尿病、先天性肥大性幽门狭窄、重度肌无力、先天性巨结肠、气管食管瘘、先天性腭裂、先天性髋脱位、先天性食管闭锁、马蹄内翻足、原发性癫痫、躁狂抑郁精神病、尿道下裂、先天性哮喘、睾丸下降不全、脑积水等。

3.染色体病

染色体病指染色体数目或结构异常，包括常染色体和性染色体，均可导致胎儿畸形，如21-三体综合征、18-三体综合征、13-三体综合征、Tuner 综合征等。

(二)环境因素

环境因素包括放射、感染、母体代谢失调、药物及环境化学物质、毒品等环境中可接触的物质。环境因素致畸与其剂量-效应、临界作用，以及个体敏感性吸收、代谢、胎盘转运、接触程度等有关。20 世纪 40 年代广岛长崎上空爆炸原子弹诱发胎儿畸形，50 年代甲基汞污染水体引起先天性水俣病，以及 60 年代反应停在短期内诱发近万例海豹畸形以来，环境因素引起先天性发育缺陷受到了医学界的高度重视。风疹病毒可引起胎儿先天性白内障、心脏异常，梅毒也可引起胎儿畸形。另外，环境因素常常参与多基因遗传病的发生。

(三)综合因素

多基因遗传价值环境因素常可导致先天性心脏病、神经管缺陷、唇裂、腭裂及幽门梗阻等胎儿畸形。

二、胎儿畸形的发生易感期

在卵子受精后 2 周，孕卵着床前后，药物及周围环境毒物对胎儿的影响表现为"全"或"无"效应。"全"表示胚胎受损严重而死亡，最终流产；"无"指无影响或影响很小，可以经其他早期的胚胎细胞的完全分裂代偿受损细胞，胚胎继续发育，不出现异常。"致畸高度敏感期"在受精后 3～8 周，亦即停经后的 5～10 周，胎儿各部开始定向发育，主要器官均在此时期内初步形成。如神经在受精后 15～25 天初步形成，心脏在 20～40 天，肢体在 24～26 天。该段时间内受到环境因素影响，特别是感染或药物影响，可能对将发育成特定器官的细胞发生伤害，胚胎停育或畸变。8 周后进入胎儿阶段，致畸因素作用后仅表现为细胞生长异常或死亡，极少导致胎儿结构畸形。

三、常见胎儿畸形

(一)先天性心脏病

由多基因遗传及环境因素综合致病。发病率为 8‰左右，妊娠期糖尿病孕妇胎儿患先天性心脏病的概率升高，为 4‰左右。环境因素中妊娠早期感染，特别是风疹病毒感染容易引起发病。

先天性心脏病种类繁多，有 Fallot 四联症、室间隔缺损、左心室发育不良、大血管转位、心内膜垫缺损、Ebstein 畸形、心律失常等。由于医学超声技术水平的提高，绝大多数先天性心脏病可以在妊娠中期发现。

1.Fallot 四联症

Fallot 四联症占胎儿心脏畸形的 6%～8%，指胎儿心脏同时出现以下四种发育异常：室间隔缺损、右心室肥大、主动脉骑跨和肺动脉狭窄。

2.室间隔缺损

室间隔缺损是最常见的先天性心脏病，占 20%～30%，可分为 3 种类型。漏斗部：又称圆锥间隔,约占室间隔的 1/3。膜部室间隔:面积甚小,直径不足 1.0 cm。肌部间隔:面积约占 2/3。膜部间隔为缺损好发部位,肌部间隔缺损最少见。

各部分缺损又分若干亚型:①漏斗部缺损分干下型(缺损位于肺动脉瓣环下,主动脉右与左冠状瓣交界处之前),嵴上(内)型缺损(位于室上嵴之内或左上方);②膜部缺损分嵴下型(位于室上嵴右下方),单纯膜部缺损,隔瓣下缺损(位于三尖瓣隔叶左下方);③肌部缺损可发生在任何部位,可单发或多发。大部分室间隔缺损出生后需要手术修补。

3.左心室发育不良

左心室发育不良占胎儿心脏畸形的 2%~3%,左心室狭小,常合并有二尖瓣狭窄或闭锁、主动脉发育不良。预后不良。

4.大血管转位

大血管转位占胎儿心脏畸形的 4%~6%,发生于孕 4~5 周,表现为主动脉从右心室发出,肺动脉从左心室发出,属复杂先天畸形。出生后需要手术治疗。首选手术方式是动脉调转术,但因需冠状动脉移植、肺动脉瓣重建为主动脉瓣、血管转位时远段肺动脉扭曲、使用停循环技术等,术后随访发现患儿存在冠状动脉病变、主动脉瓣反流、神经发育缺陷、肺动脉狭窄等并发症。

5.心内膜垫缺损

心内膜垫缺损占胎儿心脏畸形的 5%左右,其中 60%合并有其他染色体异常。心内膜垫是胚胎的结缔组织,参与形成心房间隔、心室间隔的膜部,以及二尖瓣和三尖瓣的瓣叶和腱索。心内膜垫缺损又称房室管畸形,主要病变是房室环上、下方心房和心室间隔组织部分缺失,且可伴有不同程度的房室瓣畸形。出生后需手术治疗,合并染色体异常时,预后不良。

6.Ebstein 畸形

Ebstein 畸形占胎儿心脏畸形的 0.3%左右,属致死性心脏畸形。Ebstein 首次报道,又名三尖瓣下移畸形。三尖瓣隔瓣和(或)后瓣偶尔连同前瓣下移附着于近心尖的右心室壁上,将右心室分为房化右心室和功能右心室,异位的瓣膜绝大多数关闭不全,也可有狭窄。巨大的房化右心室和严重的三尖瓣关闭不全影响患者心功能,有报道 48%胎死宫内,35%出生后虽经及时治疗仍死亡。

7.胎儿心律失常

胎儿心律失常占胎儿的 10%~20%,主要表现为期外收缩(70%~88%),心动过速(10%~15%)和心动过缓(8%~12%)。胎儿超声心动图是产前检查胎儿心律失常的可靠的无创性影像技术,其应用有助于早期检出并指导心律失常胎儿的处理。大多数心律失常的胎儿预后良好,不需要特殊治疗,少部分合并胎儿畸形或出现胎儿水肿,则预后不良,可采用宫内药物(如地高辛)治疗改善预后。

除上述胎儿心脏畸形外,还有永存动脉干、心室双流出道、心肌病、心脏肿瘤等。必须提出的是,心脏畸形常常不是单独存在,有的是某种遗传病的一种表现,需要排查。

(二)多指(趾)

临床分为 3 种类型:①单纯多余的软组织块或称浮指;②具有骨和关节正常成分的部分多指;③具有完全的多指。超过 100 多种异常或遗传综合征合并有多指(趾)表现,预后也与是否合并有其他异常或遗传综合征有关。单纯多指(趾)具有家族遗传性,手术效果良好。

(三)总唇裂

总唇裂包括唇裂和腭裂。发病率为 1‰,再发危险为 4%。父为患者,后代发生率 3%;母为患者,后代发生率14%。单纯小唇裂出生后手术修补效果良好,但严重唇裂同时合并有腭裂时,影响哺乳。B超妊娠中期筛查有助诊断,但可能漏诊部分腭裂,新生儿预后与唇腭裂种类、部位、程度,以及是否合并有其他畸形或染色体异常有关。孕前3个月开始补充含有一定叶酸的多种维生素可减少唇腭裂的发生。

(四)神经管缺陷

神经管在胚胎发育的4周前闭合。孕早期叶酸缺乏可引起神经管关闭缺陷。神经管缺陷包括无脑儿、枕骨裂、露脑与脊椎裂。各地区的发病率差异较大,我国北方地区高达6‰~7‰,占胎儿畸形总数的40%~50%,而南方地区的发病率仅为1‰左右。

1.无脑儿

颅骨与脑组织缺失,偶见脑组织残基,常伴肾上腺发育不良及羊水过多。孕妇血清甲胎蛋白(AFP)异常升高,B超检查可以确诊,表现为颅骨不显像,双顶径无法测量。属致死性胎儿畸形,无论在妊娠的哪个时期,一旦确诊,应尽早引产。即使妊娠足月,约75%在产程中死亡,其他则于产后数小时或数天死亡。无脑儿外观颅骨缺失、双眼暴突、颈短。

2.脊柱裂

脊柱裂是指由于先天性的椎管闭合不全,在脊柱的背或腹侧形成裂口,可伴或不伴有脊膜、神经成分突出的畸形。可分为囊性脊柱裂和隐性脊柱裂,前者根据膨出物与神经、脊髓组织的病理关系分为脊膜膨出、脊髓脊膜膨出和脊髓裂。囊性脊柱裂的患儿于出生后即见在脊椎后纵轴线上有囊性包块突起,呈圆形或椭圆形,大小不等,有的有细颈或蒂,有的基底部较大无颈。脊髓脊膜膨出均有不同程度神经系统症状和体征,患儿下肢无力或足畸形,大小便失禁或双下肢呈完全弛缓性瘫痪。脊髓裂生后即可看到脊髓外露,局部无包块,有脑脊液漏出,常并有严重神经功能障碍,不能存活。囊性脊柱裂几乎均须手术治疗。隐性脊柱裂为单纯骨性裂隙,常见于腰骶部第五腰椎和第一骶椎。病变区域皮肤大多正常,少数显示色素沉着、毛细血管扩张、成肤凹陷、局部多毛现象。在婴幼儿无明显症状;长大以后可出现腰腿痛或排尿排便困难。

孕期孕妇血清甲胎蛋白(AFP)异常升高,B超排畸筛查可发现部分脊柱排列不规则或有不规则囊性物膨出,常伴有Lemon征(双顶径测定断面颅骨轮廓呈柠檬状)和Banana征(小脑测定断面小脑呈香蕉状)。孕前3个月起至孕后3个月补充叶酸,可有效预防脊柱裂发生。脊柱裂的预后变化很大,应根据发现孕周、严重程度、孕妇和家属的意愿决定是否继续妊娠。严重者建议终止妊娠。

(五)脑积水

脑积水与胎儿畸形、感染、遗传综合征、脑肿瘤等有关。最初表现为轻度脑室扩张,处于动态变化过程。单纯轻度脑室扩张无严重后果,但当脑脊液大量蓄积,引起颅压升高、脑室扩张、脑组织受压,颅腔体积增大、颅缝变宽、囟门增大时,则会引起胎儿神经系统后遗症,特别是合并其他畸形或遗传综合征时,则预后不良。孕期动态B超检查有助于诊断。对于严重脑室扩张伴有头围增大时,或合并有Dandy-Walker综合征等其他异常时,建议终止妊娠。

(六)唐氏综合征

唐氏综合征又称21-三体综合征或先天愚型,是最常见的染色体异常。发病率为1/800。根据染色体核型的不同,唐氏综合征分为三种类型,即单纯21-三体型、嵌合型和易位型。唐氏综合征的发生起源于卵子或精子发生的减数分裂过程中随机发生的染色体的不分离现象,导致21号染色体多了一条,破坏了正常基因组遗传物质间的平衡,造成患儿智力低下,颅面部畸形及

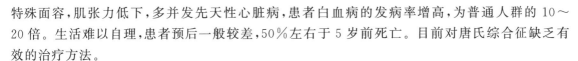

特殊面容,肌张力低下,多并发先天性心脏病,患者白血病的发病率增高,为普通人群的 10～20 倍。生活难以自理,患者预后一般较差,50％左右于 5 岁前死亡。目前对唐氏综合征缺乏有效的治疗方法。

通过妊娠早、中期唐氏综合征母体血清学检测(早期 PAPP-A、游离 β-HCG,中期 AFP、β-HCG 和 uE$_3$ 等),结合 B 超检查,可检测 90％以上的唐氏综合征。对高风险胎儿,通过绒毛活检或羊水穿刺或脐血穿刺等技术做染色体核型分析可以确诊。一旦确诊,建议终止妊娠。

四、辅助检查

随着产前诊断水平的提高,很多胎儿畸形可以在产前发现或干预。采用的手段有以下几方面。

(一)影像学检查

1.超声检查

超声检查是检查胎儿畸形的主要方法。早期妊娠和中期妊娠遗传学超声筛查,可以发现 70％以上的胎儿畸形。

2.磁共振(MRI)检查

对于中枢神经系统病变的诊断价值优于超声检查。但由于价格昂贵,不易临床推广,可作为超声检查发现胎儿异常的重要验证和补充诊断手段。

(二)生化检查

1.母体血清学筛查

早孕期检测 PAPPA 和 β-HCG,中孕期检测 AFP、β-HCG 和 uE$_3$,除了可用于胎儿染色体病特别是唐氏综合征的筛查外,还可以帮助判断是否存在胎儿神经管缺陷。优点是无创伤性,缺点是只能提供风险率,不能确诊。

2.TORCH 检测

有助于了解胎儿畸形的风险与病因。

(三)染色体核型分析或基因检测

1.侵入性检查

孕早期绒毛活检术,孕中期羊膜腔穿刺术和孕中晚期脐静脉穿刺术可以直接取样,获取胎儿组织细胞进行染色体核型分析或基因检测。

2.无创 DNA 检查

通过采取孕妇外周血中胎儿游离 DNA,可用于胎儿 13、18、21、性染色体等染色体非整倍体的检测,近年来已成为热点。

(四)胎儿镜

属于有创性诊断技术,但能更直观、准确地观察胎儿情况,且可进行组织取样诊断,甚至可进行宫内治疗。

五、预防和治疗

预防出生缺陷应实施三级预防。一级预防是通过健康教育、选择最佳生育时机、遗传咨询、孕前保健、合理营养、避免接触放射线和有毒有害物质、预防感染、谨慎用药、戒烟戒酒等孕前阶段综合干预,减少出生缺陷的发生。二级预防是通过孕期筛查和产前诊断识别胎儿严重先天缺陷,早期发现,早期干预,减少缺陷儿的出生。三级预防是指对新生儿疾病的早期筛查、早期诊断、及时治疗,避免或减轻致残,提高患儿生活质量和生存概率。

建立、健全围生期保健网,向社会广泛宣传优生知识,避免近亲婚配或严重的遗传病患者婚配,同时提倡适龄生育,加强遗传咨询和产前诊断,注意环境保护,减少各种环境致畸因素的危害,可有效地降低各种先天畸形儿的出生率。对于无存活可能的先天畸形,如无脑儿、严重脑积水等,一经确诊应行引产术终止妊娠;对于有存活机会且能通过手术矫正的先天畸形,分娩后转有条件的儿科医院进一步诊治。

六、临床特殊情况的思考和建议

胎儿医学的飞速发展正是始于"出生缺陷"的产前筛查与产前诊断。对于非致死性胎儿畸形的治疗,应根据胎儿畸形的诊断孕周、严重程度、治疗方案、效果及围生儿的远期预后,有无合并的其他结构异常和染色体异常,与孕妇和家属充分沟通交流后,决定是否放弃胎儿还是进行宫内治疗。宫内治疗需遵循多学科联合诊治的原则,将产科学、儿科学、外科学、影像学、遗传学、生物学、生物化学、伦理学等众多不同领域的学科有机结合在一起。临床上以母体医学为基础,将胎儿视为完整个体,从而给予全面的监测与管理。

(孙　晓)

第十一章

妊娠并发症

第一节 妊娠期高血压疾病

妊娠期高血压疾病包括妊娠高血压、子痫前期、子痫、慢性高血压并发子痫前期及慢性高血压合并妊娠。过去我国称妊娠高血压综合征(妊高征)是妊娠期特有的疾病。其主要特点是生育年龄妇女在妊娠期 20 周以后出现高血压、蛋白尿等症状,在分娩后随之消失。该病是孕产妇和围生儿病率及死亡率的主要原因,严重影响母婴健康。与出血、感染、心脏病一起构成了致命的四大妊娠合并症,成为孕产妇死亡的主要原因之一。

一、病理生理

妊娠期高血压疾病的病理生理改变广泛而复杂,由于不正常的滋养细胞浸润和螺旋动脉重铸失败,使胎盘损害。各种损伤因子通过血管内皮细胞受体,引起内皮细胞损伤;使全身血管痉挛、凝血系统的激活,止血机制异常、前列环素与血栓素比值改变等。这些异常改变导致视网膜、肝、肾、脑血液等多器官系统的病理性损害。

(一)子宫胎盘病理改变

正常妊娠时,滋养层细胞浸润蜕膜及子宫肌层内 1/3 部分的螺旋动脉,螺旋动脉的生理及形态改变,使子宫胎盘动脉血管床变成低阻、低压、高流量系统。而妊娠期高血压疾病时,螺旋动脉生理改变仅限于子宫蜕膜层,肌层的血管没有扩张,子宫螺旋动脉直径仅为正常妊娠的 40%。并出现胎盘血管急性粥样病变。电镜下观察发现,妊娠期高血压患者子宫胎盘血管有广泛的血管内皮细胞超微结构损伤。临床上常见有胎儿发育迟缓、胎盘早剥、胎死宫内。

(二)肾脏改变

妊娠期高血压疾病时,由于肾小动脉痉挛,使肾血流量减少 20%,GFR 减少 30%。低的过滤分数,肾小球滤过率和肾的灌注量下降,尿酸清除率下降在子痫前期是一个重要的标志。肾小球血管内皮增殖是妊娠期高血压疾病特征性肾损害,肾小球毛细血管内皮细胞肿胀,体积增大、血流阻滞。肾小球可能有梗死,内皮下有纤维样物质沉积,使肾小球前小动脉极度狭窄,肾功能改变。在妊娠期高血压疾病早期血尿酸即增高,随着妊娠期高血压疾病的发展,尿素氮和肌酐均增高。严重者少尿(日量≤400 mL),无尿(日量≤100 mL)及急性肾衰竭。

(三)中枢神经系统改变

脑部损害在子痫前期很多见,临床表现包括头痛、视力模糊和皮质盲,所有改变是瞬时的,是受血压和树突状的传递控制。出血是由于血管痉挛和缺血,血管被纤维蛋白渗透,导致水肿、血管破裂。脑血流灌注有自身调节,在较大血压波动范围内仍能保持正常血流,当脑动脉血管痉挛,血压超过自身调节上限值或痉挛导致脑组织水肿、血管内皮细胞间的紧密连接就会断裂,血浆以及红细胞渗透到血管外间隙,引起脑内点状出血,甚至大面积渗出血,脑功能受损。脑功能受损表现为:脑水肿、抽搐、昏迷,甚至脑出血、脑疝。有资料说 MABP≥18.7 kPa(140 mmHg)时脑血管自身调节功能丧失而易致脑出血。

最近,用 MRI 检查发现在重度子痫前期和子痫的脑出血有 2 种类型,大多数是遍及脑部的分散性出血和枕叶皮层,与收缩压和舒张压严重升高有关。在许多脑出血继发死亡的病例,与不少脑血管破裂的原因与脑深部微小动脉穿透有关,称夏科-布沙尔瘤,特别是在基底结、丘脑和深白质多见,并发现这种脑血管微小动脉瘤的破裂直接与血压升高有关。

(四)心血管系统改变

一些临床研究报道,妊娠高血压疾病患者有左室重量增加与舒张功能不全的迹象,在子痫前期心排血量和血浆容量是下降的。胎盘灌注减少导致产妇血管内皮细胞广泛功能障碍,胎盘灌注不良和缺氧时合成和释放大量的因子如 sFlt-1 和 sFng。这些因子在产妇肾脏和其他器官引起广泛的氧化激活或血管内皮细胞功能障碍,最终导致高血压。血管系统的抵抗力增加是由于 PGI_2/TXA_2 的增加,内皮依赖性舒张受损。冠状动脉痉挛,可引起心肌缺血、间质水肿及点状出血与坏死,偶见毛细血管内栓塞,心肌损害严重可引起妊娠期高血压疾病性心脏病、心功能不全甚至心力衰竭、肺水肿。急性心力衰竭肺水肿患者的临床上可见肺淤血、肺毛细血管压增高、肺间质水肿、肺泡内水肿。心力衰竭的临床表现有脉率速、呼吸困难、胸闷、肺部啰音,甚至端坐呼吸。对全身水肿严重的患者,虽无端坐呼吸,应警惕右心衰竭。扩容治疗使用不当可产生医源性左心衰竭、肺水肿。

(五)肝脏改变

病情严重时肝内小动脉痉挛与舒张,肝血管内层突然充血,肝静脉窦的内压力骤然升高,门静脉周围组织内可能发生出血。若肝血管痉挛收缩过久,肝血管内纤维蛋白的沉积和缺血,引起的肝周围和区域的坏死,则可导致肝实质细胞不同程度损害。妊娠期高血压疾病致肝细胞缺血、缺氧、细胞肿胀,可单项转氨酶增高,轻度黄疸,胆红素可超过 51.3 mmol/L。严重者甚至出现肝区毛细血管出血,可致肝被膜下血肿。

(六)微血管病性溶血

妊娠期高血压疾病时由于微循环淤血,可并发微血管病性溶血,其发生的原因是:①红细胞变形力差;②血管内皮受损,血小板被激活,血小板计数下降;③细胞膜饱和脂肪酸多于不饱和脂肪酸,比值失衡,细胞易裂解;肝细胞内 SGOT 释放至血循环。

Weinstein 报道了重度子痫前期并发微血管病性溶血,并根据其临床 3 个主要症状:①溶血性贫血;②转氨酶高;③血小板减少,命名为 HELLP 综合征。临床表现有上腹痛、肠胃症状、黄疸等。严重者发展为 DIC,有 DIC 的临床及实验指标。这些病理改变发生在肾脏可出现由于肾血管内广泛性纤维蛋白微血栓形成所致的产后溶血性尿毒症性综合征。

(七)眼部改变

由于血管痉挛可发生视网膜剥离或皮质盲。视力模糊至双目失明,视网膜水肿至视网膜剥离失明,或大脑后动脉严重的血管痉挛性收缩致视觉皮层中枢受损失明。

(八)血流动力学改变

正常妊娠是心排血量(CO)随心率及搏出量增加而增加,系统血管阻力(SVR)则下降,而肺血管阻力(PVR)、中心静脉压(CVP)、肺毛细血管楔压(PCWP)以及平均动脉压都没有明显改变,左心室功能保持正常水平,但未治疗的子痫前期患者,CO、PCWP下降,SVR可以正常或增高显示低排高阻的改变。

二、临床监测

(一)一般临床症状

过去通常将高血压、蛋白尿、水肿认为是妊娠期高血压疾病三大症状,作为监测主要项目。随着对妊娠高血压疾病病理生理的进一步认识,认为应将脏器损害的有关症状,特别是将心、肺、肾、脑、视觉、肝及血液系统损害的有关症状作为常规重点监测。

1.血压

血压升高是妊娠期高血压疾病诊断的重要依据,血压升高至少应出现两次以上,间隔6小时。基础血压较前升高,但血压低于18.7/12.0 kPa(140/90 mmHg)不作为诊断标准,必要时监测24~48小时的动态血压。

2.尿蛋白

尿蛋白是指24小时内尿液中的蛋白含量≥300 mg或在至少相隔6小时的两次随机尿液检查中尿蛋白浓度为0.1 g/L(定性+)。尿蛋白通常发生在高血压之后,与病情及胎儿的病率和死亡率有密切相关,以24小时尿蛋白总量为标准。

3.水肿

水肿是妊娠期高血压疾病的早期症状,但不是特有的症状,一周体重增加超过2.5 kg是妊娠期高血压疾病的明显症状。

4.心率和呼吸

休息时心率≥110次/分,呼吸≥20次/分,肺底细湿啰音,是早期心力衰竭的表现。

5.肾脏

肾小动脉痉挛在妊娠期高血压疾病患者是很常见的,在肾活检中有85%存在小动脉痉挛或狭窄,肾活检有助于鉴别诊断。

6.神经系统症状

头痛、头晕、眼花、耳鸣、嗜睡和间歇性突发性抽搐是常见的。在重度妊娠期高血压疾病,这些症状是由于脑血流灌注不足或脑水肿所致。

7.视觉

视力模糊、复视、盲点、失明,这些病变是由于视网膜小动脉痉挛,水肿,其病理变化可以是枕部皮质局部缺血和出血所致。

8.消化系统症状

恶心、呕吐、上腹部或右上腹部疼痛和出血可能是由于肝纤维囊水肿和出血,是子痫前期的严重症状,可以发生肝破裂和抽搐。

(二)实验室检查

根据症状、体征及实验室检查判定疗效及病情,主要实验室检查有以下几个方面。

1.血液及出凝血功能

常规检查血常规、网织红细胞、外周血涂片异常变形红细胞、红细胞碎片。凝血功能检查包括凝血酶原时间(PT)、活性部分凝血酶原时间(APTT)、纤维蛋白原和纤维蛋白原降解产物、D-二聚体。血液黏稠度检测包括血黏度、血细胞比容、血浆黏度等。血小板计数对子痫的监测非常重要;血小板减少是严重妊娠期高血压疾病的特征,血小板计数少于 $100×10^9/L$ 可能是 HELLP 综合征的症候之一。重度子痫前期常见有血小板减少,纤维蛋白降解产物升高,凝血酶原时间延长,提示可能有弥漫性血管内凝血(DIC)存在。无论何种原因,全身溶血的证据如血红蛋白血症,血红蛋白尿或高胆红素血症都是疾病严重的表现,可能是由于严重血管痉挛引起的微血管溶血所致。

2.肾功能

肌酐清除率应列为肾功能常规检查,是检测肾小球滤过率的很有价值的指标。肌酐清除率降低表示妊娠期高血压疾病严重性增加。血清尿酸、肌酐和尿素氮也是评价肾功能的有价值的试验。

3.肝功能

血清天冬氨酸氨基转移酶(SGOT)、谷丙转氨酶(SGPT)和乳酸脱氢酶升高是重度子痫前期和 HELLP 综合征的主要症状之一。肝功能异常,转氨酶升高提示有肝细胞损害、坏死,严重者可有肝包膜下血肿和急性肝破裂的可能。

4.脑电图、脑血流图、脑部计算机断层扫描等检查常有异常表现

脑损害主要的提示是水肿、充血、局部缺血、血栓和出血。子痫发作后常有异常发现。最常见的发现是皮质区的低密度,这些表现是大脑缺血和瘀点伴皮层下损害的结果。昏迷患者的 CT 检查或 MRI 常见有广泛性的脑水肿,散在脑出血。

5.心脏

心脏和超声心电图可了解心血管系统的情况。子痫患者常伴随血流动力学变化。在评价心功能时注意 4 个方面:①前负荷,舒张末期压力和心腔容积;②后负荷,心肌收缩张力或射血的阻力;③心肌的收缩或变力状态;④心率。应用非介入性心血管监测,子痫前期患者得到的血流动力学指标变化范围从高心输出伴有低血管阻力到低心输出伴有高血管阻力。不同的血流动力学改变与病情严重程度、患者慢性潜在的疾病和治疗的介入有关。心血管系统功能的评估对诊断和治疗方法的选择是需要的。至于介入性监测手段,如中心静脉压,肺毛细血管楔压的测定不应作为常规。中心静脉压只适用于重症抢救的患者,特别是少尿、肺水肿的患者。

介入性监测的指征可参考:①不明原因的肺水肿;②少尿,输液后无变化;③应用肼苯达嗪及强降压药后仍难以治疗的高血压;④有其他需血流动力学监测的医学指标。至于肺毛细血管楔状压测定的指征尚未建立。

6.眼底检查

眼底检查应作为常规检查,常见有视网膜痉挛、水肿、出血及视网膜剥离。失明有时是由于脑部缺血和出血所致,称皮质盲。CT 检查可显示。

7.电解质

妊娠期高血压疾病患者电解质浓度与正常孕妇比较无明显差异,但应用了较强的利尿剂、限制钠盐和大量催产素液体以致产生抗利尿作用而致低钾、低钠。子痫发作后乳酸性酸中毒和代偿性的呼出二氧化碳,重碳酸盐的浓度降低,导致酸中毒。酸中毒的严重程度与乳酸产生量和代

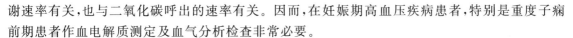

谢速率有关,也与二氧化碳呼出的速率有关。因而,在妊娠期高血压疾病患者,特别是重度子痫前期患者作血电解质测定及血气分析检查非常必要。

8.胎儿宫内状况监测

妊娠期高血压疾病患者因血管痉挛导致胎盘灌注受损,是围生儿病率和死亡率升高的原因。因此对胎儿宫内情况监测很重要。胎儿宫内状况监测包括:妊娠图、宫底高度、胎动监测、电子胎心监护。

胎盘功能监测包括 24 小时尿雌激素/肌酐(E/C)比值、雌三醇 E_3。胎肺成熟度测定包括卵磷脂/鞘磷脂(L/S)、磷脂酰甘油(PG)、泡沫试验。B 超检查包括羊水量、胎儿生长发育情况、胎盘成熟度、胎盘后血肿、脐血流及胎儿大脑中动脉血流频谱、生物物理几项评分等。

三、预测

子痫前期是妊娠期特有的疾病,常在妊娠 20 周后出现症状,此时严重影响母婴健康,然而在出现明显症状前,患者往往已有生化方面的改变,近年来许多学者都在研究预防子痫前期的方法,旨在降低子痫前期的发生率,目前预测方法主要有:生化指标的预测,生物指标的预测,但在预测准确度上差异很大。

(一)生化指标

1.血 β-HCG

现认为妊娠期高血压疾病为一血管内皮损伤性疾病,胎盘血管受累时胎盘绒毛血供减少,绒毛变性坏死,促使新的绒毛滋养层细胞不断形成,而 β-HCG 值升高。孕 15~18 周 β-HCG 值 ≥2 倍正常孕妇同期 β-HCG 中位数时,其预测妊娠期高血压疾病的特异度为 100%,灵敏度为 50%。孕中期血 β-HCG 升高的妇女,其孕晚期妊娠期高血压疾病发生率明显增加,故认为孕中期测 β-HCG 预测妊娠期高血压疾病具有一定的实用价值。近年研究结果提示,妊娠早期滋养细胞侵蚀性侵入过程中,HCG 的主要形式是高糖基化 HCG(HHCG),以正常人群 HHCG 中位数倍数 MoM 作为检验结果的标准,正常人群为 1.0 MoM。在妊娠 14~21 周,妊娠期高血压疾病患者尿 HHCG 均值明显低于正常妊娠;当 HHCG≤0.9 MoM,相对危险度为 1.5;当 HHCG ≤0.1 MoM时,相对危险度上升至 10.42。

2.类胰岛素样生长因子连接蛋白-1(IGFBF-1)

IGFBF-1 是蜕膜基底细胞分泌的一种蛋白质,其水平高低可反映滋养层侵入深度。有研究结果认为类胰岛素生长因子连接蛋白-1 在合体滋养细胞、细胞滋养细胞和蜕膜中高表达,但在胎盘的纤维组织中低表达。有研究发现在重度子痫前期血循环中的胰岛素生长因子接连蛋白-1 水平是(428.3±85.9)ng/mL,而正常对照组是(76.6±11.8)ng/mL(P=0.000 7)。血液胰岛素样生长因子水平是(80.9±17.2)ng/mL。而正常对照组是(179.4±28.2)ng/mL(P=0.100 1)。认为低水平的类胰岛素生长因子-1 和高水平的类胰岛素生长因子连接蛋白质可能造成胎盘和胎儿发育迟缓。

3.纤维连接蛋白(Fn)

Fn 广泛存在于机体各系统中,为网状内皮系统的调理素,当血管内皮受损时,功能失调,Fn 过度分泌入血,故血浆 Fn 升高可反映血管内皮受损情况。一般在血压升高前 4 周就有 Fn 增高,有人认为 Fn 水平升高是预测妊娠期高血压疾病较为敏感的指标。当其<400 μg/L 时不可能发生子痫前期,阴性测值 96%。

4.尿钙

目前研究认为,妊娠期高血压疾病时肾小球过滤率降低,而肾小管重吸收钙正常,其尿钙水平明显低于正常孕妇或非孕妇。尿 Ca/Cr 比值≤0.04 时预测价值大,现认为此种预测方法是简单实用的方法。

5.尿酸

尿酸由肾小管排泄,当肾小管损害时血中尿酸水平增高,妊娠期高血压疾病肾小管损害甚于肾小球的损害。尿酸水平和病变发展程度有关,亦是监测妊娠期高血压疾病的主要指标之一。

6.血浆非对称二甲基精氨酸(ADMA)水平测定

近年国外有学者研究结果认为 NO 合酶抑制物-ADMA 是 NOS 的内源性抑制物,可与 L-精氨酸竞争性地抑制 NOS,减少 NO 合成。国内黄艳仪、姚细保等研究显示,在子痫前期患者孕期外周血 ADMA 的浓度比正常孕晚期有显著升高;分别是(17.9±7.25)μg/mL vs.(10.27±1.6)μg/mL(P<0.01),认为外周血 ADMA 浓度或动态变化可作为妊娠期高血压疾病预测。最近,国外许多研究都认为在 23～25 周孕妇 ADMA 浓度增加可随后发展为子痫前期。在早发型子痫前期 ADMA 明显增高。

7.血管生长因子

近年国外学者研究认为抗血管生成因子 sFIt-1 和抗血管生长因子 Endoglin 是子痫前期发生中的关键因素,与缺氧诱导蛋白与细胞增生和一氧化氮信号相关,可作为妊娠期高血压疾病的预测。孕中期 sFLt-1 的水平增高是预测子痫前期的敏感指标。

8.预测子痫前期新方法

最近两年,基于对妊娠高血压疾病病因学研究的进展,美国提出应用新的生物标志物和物理标志物单独或联合预测子痫前期的发生,这些标志物包括血清胎盘生长因子(PLGF)、酪氨酸激酶-1 受体(sFIt-1)、血清抗血管生长因子、胎盘蛋白-13、子宫动脉多普勒测量及尿足突状细胞排泄等。最近几个报道提出以下几个预测方法。

(1)PLGF/sFIt-1:在子痫前期发病前后血清胎盘生长因子(PLGF)减少,而 sFIt-1 和 Endoglin 水平升高,一些研究还发现血清 sFIt-1 和血清 PLGF(sFIt:PLGF)的比例不平衡与疾病严重程度和早发型子痫前期相关。

(2)胎盘蛋白 13(PP-13):PP-13 是胎盘产生的,认为它参与胎盘血管重塑和种植。Chafetz 及同事进行了一项前瞻性巢式病例对照研究,作者发现,子痫前期孕 3 个月时 PP-13 中位数水平明显降低。他们建议孕 3 个月产妇筛查 PP-13 水平可能预测子痫前期。

(3)尿足突状细胞排泄:足突状细胞存在于各种急性肾小球疾病患者的尿中,子痫前期的特点是急性肾小球损伤。Garovic 等研究 44 例子痫前期和 23 例正常孕妇测定血清血管生成因子,尿足突细胞和尿 PLGF100%,子痫前期患者出现尿足迹突状细胞,其特异性为 100%,预测价值优于血管生成因子,临床应用效果仍需进一步深入研究。

(二)生物指标

1.心血管特异性的测定

利用血压动态监测系统对孕妇进行血压监测,当孕 20 周后血压基线仍随孕周增加而无暂时下降趋势者,提示有妊娠期高血压疾病。

2.子宫胎盘血液循环的观察

妊娠早期,位于内膜的胚泡在发育的同时,滋养层细胞继续侵蚀血管,子宫螺旋动脉使管壁肌肉消失,管腔扩大,失去收缩能力,血管阻力下降。妊娠期间,子宫动脉分离出近百条螺旋动脉分布在子宫内膜中,血液充满了绒毛间隙,形成了子宫胎盘局部血供的"高流低阻"现象。在妊娠高血压疾病患者,滋养层细胞对螺旋小动脉的侵蚀不够,血管阻力不下降,或下降较少,舒张期子宫胎盘床血供不足,子宫胎盘循环高阻力。因此,用超声多普勒测量子宫胎盘的循环状态,可预测妊娠高血压疾病。常用的方法主要有两种。①脐动脉血流速度波形测定:测定动脉血流收缩期高峰与舒张高峰比值(S/D),在孕≤24 周时 S/D≥4,孕后期 S/D<3。凡脐动脉 S/D 比值升高者,妊娠期高血压疾病的发生率为 73%。②子宫动脉多普勒测量:观察是否存在舒张早期切迹,当双侧子宫动脉都存在舒张早期切迹,预测妊娠高血压疾病的敏感性、特异性较高,孕 24 周时敏感度为 76.1%,特异性为 95.1%。

3.孕中期平均动脉压(MABP)

孕 22~26 周 MABP≥11.3 kPa(85 mmHg)时,妊娠期高血压疾病发生率 13%(一般人群为 5%~8%)[MABP=(收缩压+2×舒张压)÷3]。

4.翻身试验

血压反应阳性,其中 93%的孕妇以后可能发生妊娠期高血压疾病。测定方法为:孕妇左侧卧位测血压直至血压稳定后,翻身仰卧 5 分钟,再测血压,若仰卧舒张压较左侧卧位≥2.7 kPa(20 mmHg),提示有发生子痫前期的倾向。

5.血液流变学试验

低血容量(HCT≥0.35)及高血黏度,全血黏度比值≥3.6,血浆黏度比值≥1.6 者,提示孕妇有发生妊娠期高血压疾病倾向。

四、治疗

(一)治疗目的

(1)预防抽搐,预防子痫发生。

(2)预防合并脑出血、肺水肿、肾衰竭、胎盘早期剥离和胎儿死亡。

(3)降低孕产妇及围产儿病率、死亡率及严重后遗症,延长孕周,以对母儿最小创伤的方式终止妊娠。

对其治疗基于以下几点:①纠正病理生理改变;②缓解孕妇症状,及早发现并治疗,保证母亲安全;③监测及促进胎儿生长,治疗方法尽量不影响胎儿发育;④以解痉、降压、镇静、适时终止妊娠为原则。

(二)一般治疗

(1)左侧卧位,营养调节休息(但不宜过量)。

(2)每天注意临床征象的发展,包括头痛、视觉异常、上腹部痛和体重增加过快。

(3)称体重,入院后每天 1 次。

(4)测定尿蛋白,入院后至少每 2 天 1 次。

(5)测定血肌酐、转氨酶、血细胞比容、血小板、测定的间隔依高血压的程度而定,经常估计胎儿的宫内情况。

(三)降压治疗

1.治疗时机

长期以来学者认为降压药虽可使血压下降,但亦可同时降低重要脏器的血流量,还可降低子宫胎盘的血流量,对胎儿有害。故提倡当 SBP＞21.3 kPa(160 mmHg)或 DBP≥14.7 kPa(110 mmHg)时,为防止脑血管意外,方行降压治疗。近年循证医学分析,表明降低血压不改善胎儿的结局,但减少严重高血压的发生率,并不会加重子痫前期恶化。因此,认真血压控制和适当的生化和血液系统的监测,在妊娠期高血压疾病的治疗中是需要的。

2.轻中度高血压处理

(1)甲基多巴:可兴奋血管运动中枢的 α 受体,抑制外周交感神经而降低血压。作为降压剂尽管疗效有限,但仍是孕期长期控制血压的药物。甲基多巴是唯一的没有影响胎儿胎盘循环的降压药。常用剂量 250 mg,口服,每天 3 次。

(2)β 受体阻滞剂:α、β 受体阻滞剂如盐酸拉贝洛尔,能降低严重的高血压发生率,可能通过降低产妇心排血量,降低外周阻力。不影响肾及胎盘的血流量,有抗血小板聚集作用,并能促胎肺成熟。常用剂量 100 mg,口服,每天 2 次,轻中度高血压的维持量一般为每天 400～800 mg。其他 β 受体阻滞剂,尤其是阿替洛尔减少子宫胎盘灌注可导致胎儿宫内生长受限。

(3)硝苯地平:为钙通道阻滞剂,具有抑制钙离子内流的作用,直接松弛血管平滑肌,可解除血管痉挛,扩张周围小动脉,可选择性的扩张脑血管。研究表明硝苯地平能够有效地降低脑动脉压。用法:10 mg 口服,每天 3 次,24 小时总量不超过 60 mg。孕妇血压不稳定可使用长效硝苯地平;常用氨氯地平(Norvasc),一般剂量 5 mg,每天 1 次,或每天 2 次。硝苯地平控释片(nifedipine GITS,拜新同,拜心同),常用剂量 30 mg,每天 1 次。

(4)尼莫地平:钙通道阻滞剂,选择性扩张脑血管。用法:20～60 mg,口服,每天 2～3 次。

3.重度高血压处理

血压＞22.7/14.7 kPa(170/110 mmHg)的结果是直接血管内皮损伤,当血压水平在 24.0～25.3/16.7～17.3 kPa(180～190/120～130 mmHg)时脑血管自动调节功能失衡,从而增加脑出血的危险,也增加胎盘早剥或胎儿窘迫的风险。因此,血压＞22.7/14.7 kPa(170/110 mmHg)迫切需要处理。应选用安全有效、不良反应较少的药物,既能将孕妇血压降低到安全水平,又不会造成突然血压下降,因这可能减少子宫胎盘灌注,导致胎儿缺氧。严重急性高血压管理应是一对一护理;连续血压、心率监测,至少每 15 分钟 1 次。

(1)肼屈嗪:直接动脉血管扩张剂,舒张周围小动脉血管,使外周阻力降低,从而降低血管压。并能增加心搏出量、肾血流量及子宫胎盘血流量。降压作用快,舒张压下降明显,是妊娠高血压疾病最常用的控制急性重度高血压的药物。用法如下。①静脉注射:先给 1 mg 静脉缓注试验剂量,如 1 分钟后无不良反应,可在 4 分钟内给 4 mg 静脉缓慢注射。以后根据血压情况每 20 分钟用药 1 次,每次 5～10 mg 稀释缓慢静脉注射,10～20 分钟内注完,最大剂量不超过 30 mg。一般以维持舒张压在 12.0～13.3 kPa(90～100 mmHg)之间为宜,以免影响胎盘血流量。静脉注射方法比较烦琐,且难以监测,较少采用。②静脉滴注:负荷量 10～20 mg,加入 5% 葡萄糖 250 mL,从 10～20 滴/分开始;将血压降低至安全水平,再给予静脉滴注 1～5 mg/h,需严密监测血压。③或 40 mg 加入 5% 葡萄糖 500 mL 内静脉滴注。④口服:25～50 mg,每天 3 次。有妊娠期高血压疾病性心脏病、心力衰竭者不宜应用此药。常见不良反应有头痛、心慌、气短、头晕等。但最近 Meta 分析发现,肼屈嗪比硝苯地平或拉贝洛尔更容易发生产妇低血压、胎盘早剥、剖宫产和胎心率变化等不利因素。多年来在国外一般选用肼屈嗪,但目前在欧洲、南非等地区肼屈嗪已不作为治疗子痫前期的一线药物。

(2)拉贝洛尔:拉贝洛尔又称柳胺苄心定,结合 α 和 β-肾上腺素受体拮抗剂,已成为最常用治疗急性重症高血压的药物。用药方案有以下几种方法可参考：①首次剂量可给口服，20 mg，若10 分钟内无效后再给予 40 mg，10 分钟后仍无效可再给 80 mg，总剂量不能超过 240 mg。②静脉用药首剂可给 20～40 mg，稀释后 10～15 分钟静脉缓慢推注，随后静脉滴注 20 mg/h。根据病情调整滴速、剂量，每天剂量控制在 200～240 mg。③也可用拉贝洛尔 200 mg 加入生理盐水100 mL，以输液泵输入，从 0.1～0.2 mg/min 低剂量开始，5～10 分钟根据血压调整剂量，每次可递增 0.1～0.2 mg/min，用药时需严密监测血压，24 小时总量不超过 220 mg。④血压平稳后改为口服，100 mg，每 8 小时 1 次。心脏及肝、肾功能不全者慎用，给药期间患者应保持仰卧位，用药后要平卧 3 小时。不良反应有头晕、幻觉、乏力，少数患者可发生直立性低血压。

（3）硝苯地平：钙通道阻滞剂，是有效的口服控制急性重症高血压药，在怀孕期间不能舌下含服，以免引起血压急剧下降，减少子宫胎盘血流，造成胎儿缺氧。此药商品名为"心痛定"，在急性高血压时首剂用 10 mg，30 分钟后血压控制不佳再给 10 mg，每天总量可用 60 mg。亦可考虑用长效硝苯地平，口服，5～10 mg，每天 1 次。不良反应包括头痛、头晕、心悸。

（4）防止惊厥和控制急性痉挛药物：镁离子作为一种外周神经肌肉连接处兴奋阻滞剂，抑制运动神经末梢释放乙酰胆碱，阻断神经肌肉接头间的信息传导，可作为 N-甲基右旋天门冬氨酸受体拮抗剂发挥抗惊厥作用。镁离子竞争结合钙离子，使平滑肌细胞内钙离子水平下降，从而解除血管痉挛，减少血管内皮损伤。镁离子刺激血管内皮细胞合成前列环素，抑制内皮素合成，降低机体对血管紧张素 II 的反应，从而缓解血管痉挛状态。随机对照试验比较使用硫酸镁治疗重度子前期防止惊厥，表明在重度子痫前期硫酸镁预防与安慰剂相比会大大降低子痫的发病率。

硫酸镁用药指征：①控制子痫抽搐及防止再抽搐；②预防重度子痫前期发展为子痫；③子痫前期临产前用药预防抽搐。

硫酸镁用药方法：根据 2001 年我国妊高征协作组及中华医学会推荐治疗方案如下。①首次负荷剂量：静脉给药，25% 硫酸镁 2.5～4 g 加于 10% 葡萄糖 20～40 mL，缓慢静脉注入，10～15 分钟推完。或用首剂 25% 硫酸镁 20 mL（5 g）加入 10% 葡萄糖 100～200 mL 中，1 小时内滴完。②维持量：继之 25% 硫酸镁 60 mL 加入 5% 葡萄糖液 500 mL 静脉滴注，滴速为 1～2 g/h，用输液泵控制滴速。③根据病情严重程度，决定是否加用肌内注射，用法为 25% 硫酸镁 10～20 mL（2.5～5 g），臀肌深部注射，注射前先于肌内注射部位注射 2% 利多卡因 2 mL。第 1 个24 小时硫酸镁总量为 25 g，之后酌情减量。24 小时总量控制在 22.5～25 g。

有医院自 20 世纪 80 年代初使用硫酸镁静脉滴注治疗重度子痫前期，硫酸镁用量在第 1 个24 小时用 22.5～25 g，用法：①硫酸镁 2.5 g，稀释在 5% 的葡萄糖溶液 20 mL 中缓慢静脉注射。②或者不用静脉注射，改用硫酸镁 5 g 加入 5% 葡萄糖液 100～200 mL 中静脉滴注，1 小时内滴完。这样既可使血镁迅速达止惊的有效浓度，又可避免高浓度的硫酸瞬时进入心脏引起房室传导阻滞，致心搏骤停。③继之以硫酸镁 15 g 加入 5% 葡萄糖液 500～1 000 mL 静脉滴注，1.5～2 g/h。④夜间（约晚上 10pm）肌内注射硫酸镁 2.5～5.0 g，一般在静脉用药后 5～6 小时以上，或前次用药 5～6 小时后始能加用肌内注射，因硫酸镁的半衰期为 6 小时。⑤用药 1～2 天后，若病情稳定，而孕周未达 34 周，胎儿未成熟，需延长孕周者，可用硫酸镁 15 g 加入 5% 葡萄糖液 500～1 000 mL 静脉滴注，1.5～2 g/h，用药天数酌情而定。

我国学者丛克家研究各种治疗方案患者血中镁浓度，硫酸镁用量每天浓度 20.0～22.5 g，在不同时间段血镁浓度均达有效浓度（1.73～2.96 mmol），用首剂负荷量后血镁浓度迅速上升至1.76 mmol/L，达到制止抽搐的有效血镁浓度。静脉滴注后 5 小时，血镁浓度已下降到 1.64 mmol/L，接近基础值,药效减弱,故主张静脉滴注后加用肌内注射。我国南方人、北方人体重差异较大,用药时注意按患者体重调整用量。我们认为,国外学者提出的硫酸镁每天用量可达 30 g 以上,甚至更高,不适合亚洲低体重人群,临床中应注意,以免引起镁毒性反应。

硫酸镁主要是防止或控制抽搐,用于紧急处理子痫或重度子痫前期患者,用药天数视病情而定,治疗或防止抽搐有效浓度为 1.7～2.96 mmol/L,若血清镁离子浓度超过 3 mmol/L,即可发生镁中毒。正常人血镁浓度为 1 mmol/L 左右,当血镁≥3 mmol/L 膝反射减弱,≥5 mmol/L 可发生呼吸抑制,≥7 mmol/L 可发生传导阻滞,心跳骤然。硫酸镁中毒表现首先是膝反射减弱至消失,全身张力减退,呼吸困难、减慢,语言不清,严重者可出现呼吸肌麻痹,甚至呼吸、心跳停止,危及生命。曾有因硫酸镁中毒,呼吸抑制而死亡之病例发生。应引起临床医师的高度重视,严格掌握硫酸镁用药的指征、剂量、持续时间,严密观察,使既达疗效,又能防毒性反应的发生。

硫酸镁用药注意事项:用药前及用药中需定时检查膝反射是否减弱或消失;呼吸不少于16 次;尿量每小时不少于 25 mL;或每 24 小时不少于 600 mL。硫酸镁治疗时需备钙,一旦出现中毒反应,应立即静脉注射 10%葡萄糖酸钙 10 mL。我国近 20 年来,广泛应用硫酸镁治疗重度子痫前期及子痫。但大剂量的硫酸镁(22.5～25 g)稀释静脉滴注,必然会增加患者细胞外组织液、明显水肿和造成血管内皮通透性增加,可导致肺水肿。在应用硫酸镁的同时应控制液体输入量,每小时不应超过 80 mL,在使用硫酸镁静脉滴注期间应记录每小时尿量,如果患者尿少,需要仔细评定原因,并考虑中心静脉压(CVP)/肺毛细血管压监测。根据病情结合 CVP 调整液体的出入量。如果出现肺水肿的迹象,应给予 20 mg 的呋塞米。

(5)血管扩张剂:血管扩张剂硝酸甘油、硝普钠、酚妥拉明,是强有力的速效的血管扩张剂,扩张周围血管使血压下降,可应用于妊娠期高血压疾病,急进性高血压。

具体用法如下。①硝酸甘油:硝酸甘油为静脉扩张剂,常用 20 mg 溶于 5%葡萄糖 250 mL静脉滴注,滴速视血压而调节,血压降至预期值时调整剂量至 10～15 滴/分,或输液泵调节滴速,为 5～20 μg/min。或用硝酸甘油 20 mg 溶于 5%葡萄糖 50 mL 用微量泵静脉推注,开始为5 μg/min,以后每 3～5 分钟增加 5 μg,直至 20 μg/min,即有良好疗效。用药期间应每 15 分钟测一次血压。②酚妥拉明:酚妥拉明为小动脉扩张剂,可选择性扩张肺动脉,常用 10～20 mg 溶于 5%葡萄糖液 250 mL 中静脉滴注,以 0.04～0.1 mg/min 速度输入,严密观察血压,根据血压调节滴速。或用 10～20 mg 溶于 5%葡萄糖液 50 mL 中用微量泵静脉推注。先以 0.04～0.1 mg/min 速度输入,根据血压调整滴速。酚妥拉明有时会引起心动过速,心律异常,特别是用静脉泵静脉推注,现已少用。③硝普钠:硝普钠兼有扩张静脉和小动脉的作用,常用 25～50 mg加入 5%葡萄糖液 500 mL 中静脉滴注(避光)或 25 mg 溶于 5%葡萄糖液 50 mL 中用微量泵静脉注射。开始剂量为 8～16 μg/min,逐渐增至 20 μg/min,视血压与病情调整剂量。用药期间严密观察病情和血压。每个剂量只用 6 小时,超过 6 小时需更换新药液。24 小时用药不超过100 mg,产前用药不超过 24 小时,用药不超过 5 天,仅用于急性高血压或妊娠高血压疾病合并心力衰竭的患者。硝普钠能迅速通过胎盘进入胎儿体内,其代谢产物氰化物对胎儿有毒性作用,不宜在妊娠期使用。

(6)利尿:利尿剂仅在必要时应用,不作常规使用。

利尿指征:①急性心力衰竭、肺水肿、脑水肿。②全身性水肿。③慢性血管性疾病如慢性肾炎、慢性高血压等。④血容量过高,有潜在性肺水肿发生者。

药物:①呋塞米(速尿)。20～40 mg 溶于 5%葡萄糖液 20～40 mL 中缓慢静脉注射(5 分钟以上)。必要时可用呋塞米 160～200 mg 静脉滴注,可同时应用酚妥拉明 10～20 mg 静脉滴注。适用于肺水肿、心肾衰竭。②甘露醇:20％甘露醇 250 mL 静脉滴注(30 分钟滴完)。仅适用于脑水肿,降低脑内压、消除脑水肿。心功能不全者禁用。

(7)镇静:镇静剂兼有镇静及抗惊厥作用,不常规使用,对于子痫前期和子痫,或精神紧张、睡眠不足时可选择镇静剂。①地西泮(安定):具有较强的镇静和止惊作用,用法:10 mg 肌内注射或静脉注射(必须在 2 分钟以上),必要时可重复一次,抽搐过程中不可使用。②冬眠药物:一般用氯丙嗪、异丙嗪各 50 mg,哌替啶 100 mg 混合为一个剂量,称冬眠Ⅰ号。一般用 1/3～1/2 量肌内注射或稀释静脉注射,余下 2/3 量作静脉缓慢滴注,维持镇静作用。用异丙嗪 25 mg、哌替啶 50 mg 配合称"杜非合剂",肌内注射有良好的镇定作用,间隔 12 小时可重复 1 次。氯丙嗪可使血压急剧下降,导致肾及子宫胎盘供血不足,胎儿缺氧,且对母亲肝脏损害,目前仅用于应用安定、硫酸镁镇静无效的患者。③苯巴比妥:100～200 mg 肌内注射,必要时可重复使用。用于镇静口服剂量 30～60 mg,3 次/天,本药易蓄积中毒,最好在连用 4～5 天后停药 1～2 天。目前已较少用。

(8)抗凝和扩容:子痫前期存在血凝障碍,某些患者血液高凝,呈慢性 DIC 改变,需进行适当的抗凝治疗。

抗凝参考指征:①多发性出血倾向。②高血黏度血症,血液浓缩。③多发性微血管栓塞之症状、体征,如皮肤皮下栓塞、坏死及早期出现的肾、脑、肺功能不全。④胎儿宫内发育迟缓、胎盘功能低下、脐血流异常、胎盘梗死、血栓形成的可能。⑤不容易以原发病解释的微循环衰竭与休克。⑥实验室检查呈 DIC 高凝期,或前 DIC 改变:如血小板$<100\times10^9$/L 或进行性减少;凝血酶原时间比正常对照延长或缩短3秒;纤维蛋白原低于 1.5 g/L 或呈进行性下降或超过 4 g/L;3P 试验阳性,或 FDP 超过 0.2 g/L,D-二聚体阳性(20 μg/mL)并呈进行性增高;血液中红细胞碎片比例超过 2％。

推荐用药:①丹参注射液 12～15 g 加入 5％葡萄糖液 500 mL 静脉滴注。②川芎嗪注射液 150 mg加入 5％葡萄糖液滴注。以上二药适用于高血黏度、血液浓缩者,或胎儿发育迟缓,病情较轻者。③低分子肝素:分子量$<10\ 000$ 的肝素称低分子肝素,即 LMH0.2 mL(1 支)皮下注射。适用于胎儿宫内发育迟缓、胎盘功能低下、胎盘梗死,或重度子痫前期、子痫有早期 DIC(前-DIC)倾向者。④小剂量肝素:普通肝素 12.5～25 mg 溶于 5％葡萄糖液 250 mL 内缓慢静脉滴注,或 0.5～1.0 mg/kg,加入葡萄糖溶液 250 mL 分段静脉滴注,每 6 小时为一时间段。滴注过程中需监测 DIC 指标,以调剂量。普通肝素用于急性及慢性 DIC 患者。产前 24 小时停用肝素,产后肝素慎用、量要小,以免产后出血。⑤亦可用少量新鲜冰冻血浆 200～400 mL。

液体平衡:20 世纪 70～80 年代研究认为,妊娠高血压疾病,特别是重度子痫前期患者,存在血液浓缩,胎盘有效循环量下降,故提出扩充血容量稀释血液疗法。多年来,在临床实践中发现,有因液体的过多注入,加重心脏负担诱发肺水肿的报道。产妇的死亡率与使用过多的侵入性液体相关。对于有严重低蛋白血症贫血者,可选用人血清蛋白、血浆、全血等。对于某些重度子痫前期、子痫妇女,有血液浓缩,有效循环量下降、胎盘血流量下降或水、电解质紊乱情况,可慎重的使用胶体或晶体液。现一般不主张用扩容剂,认为会加重心肺负担,若血管内负荷严重过量,可导致脑水肿与肺水肿。多项调查结果表明,扩容治疗不利于妊娠高血压疾病患者。尿量减少的处理应采用期待的方法,必要时用 CVP 监测,而不要过多的液体输入。重度子痫前期患者,施行剖宫产术麻醉前不必输入过多的晶体液,因没有任何证据表明晶体液可以预防低血压。

4.子痫的治疗原则

(1)控制抽搐:①安定 10 mg 缓慢静脉推注;继之以安定 20 mg 加入 5％葡萄糖 250 mL 中缓慢静脉滴注,根据病情调整滴速。②亦可选用冬眠合剂Ⅰ号(氯丙嗪、异丙嗪各 50 mg、哌替啶 100 mg)1/3～1/2 量稀释缓慢静脉注射,1/2 量加入 5％葡萄糖 250 mL 中缓慢静脉滴注,根据病情调整速度。③或用硫酸镁 2.5 g 加 5％葡萄糖 40 mL 缓慢静脉推注;或 25％硫酸镁 20 mL 加入 5％葡萄糖 100 mL 中快速静脉滴注,30 分钟内滴完,后继续静脉点滴硫酸镁,以 1～2 g/h 速度维持。注意硫酸镁与镇静剂同时应用时,对呼吸抑制的协同作用。

(2)纠正缺氧和酸中毒:保持呼吸道通畅,面罩给氧,必要时气管插管,经常测血氧分压,预防脑缺氧;注意纠正酸中毒。

(3)控制血压:控制血压方法同重度子痫前期。

(4)终止妊娠:抽搐控制后未能分娩者行剖宫产。

(5)降低颅内压:20％甘露醇 0.5 mL/kg,静脉滴注,现已少用,因会加重心脏负担。现常用呋塞米 20 mg 静脉注射,能快速降低颅内压。

(6)必要时做介入性血流动力学监测(CVP),特别在少尿及有肺水肿可能者。

(7)其他治疗原则同重度子痫前期。Richard 子痫昏迷治疗方案:①立即用硫酸镁控制抽搐,舒张压＞14.7 kPa(110 mmHg),加用降压药。②24 小时内常规用地塞米松 5～10 mg,墨菲管内滴注,以减轻脑水肿。③监测血压、保持呼吸道通畅、供氧,必要时气管插管。④经常测血氧分压,预防脑缺氧。⑤终止妊娠,已停止抽搐 4～6 小时不能分娩者急行剖宫产。⑥置患者于 30 度半卧位,降低颅内静脉压。⑦产后如仍不清醒,无反应,注意与脑出血鉴别,有条件医院作 CT 检查。⑧神经反射监护。⑨降低颅内压,20％甘露醇0.5 mL/kg静脉滴注降低颅内压。

(8)终止妊娠:因妊娠期高血压疾病是孕产妇特有的疾病,随着妊娠的终止可自行好转,故适时以适当的方法终止妊娠是最理想的治疗途径。

终止妊娠时机:密切监护母亲病情和胎儿宫内健康情况,监测胎盘功能及胎儿成熟度,终止妊娠时机。①重度子痫前期积极治疗 2～3 天,为避免母亲严重并发症,亦应积极终止妊娠。②子痫控制 6～12 小时的孕妇,必要时子痫控制 2 小时后亦可考虑终止妊娠。③有明显脏器损害,或严重并发症危及母体者应终止妊娠。④孕 34 周前经治疗无效者,期待治疗延长孕周虽可望改善围产儿的死亡率,但与产妇死亡率相关。对早发型子痫前期孕 32 周后亦可考虑终止妊娠。⑤重度子痫经积极治疗,于孕 34 周后可考虑终止妊娠。

终止妊娠指征:多主张以下几点。①重度子痫前期患者经积极治疗 24～72 小时仍无明显好转;病情有加剧的可能,特别是出现严重并发症者。②重度子痫前期患者孕周已超 34 周。③子痫前期患者,孕龄不足 34 周,胎盘功能减退,胎儿尚未成熟,可用地塞米松促胎肺成熟后终止妊娠。④子痫控制后 2 小时可考虑终止妊娠。⑤在观察病情中遇有下列情况应考虑终止妊娠:胎盘早剥、视网膜出血、视网膜剥离、皮质盲、视力障碍、失明、肝酶明显升高、血小板减少、少尿、无尿、肺水肿、明显腹水、胎儿窘迫;胎心监护出现重度变异减速、多个延长减速和频发慢期减速等提示病情严重的症候时应考虑终止妊娠。

终止妊娠的方法:①阴道分娩。病情稳定,宫颈成熟,估计引产能够成功已临产者,不存在其他剖宫产产科指征者,可以选用阴道分娩。②剖宫产。病情重,不具备阴道分娩条件者,宜行剖宫产术。子痫前期患者使用麻醉方式是有争议的,但是如果母亲凝血功能正常,没有存在低血容量,使用硬膜外麻醉是安全、有效的,不会引起全身麻醉所致的血压升高。

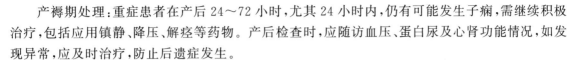

产褥期处理:重症患者在产后 24～72 小时,尤其 24 小时内,仍有可能发生子痫,需继续积极治疗,包括应用镇静、降压、解痉等药物。产后检查时,应随访血压、蛋白尿及心肾功能情况,如发现异常,应及时治疗,防止后遗症发生。

(9)其他药物治疗。

心钠素:人工合成的心钠衍化物,为心肌细胞分泌的活性物质,具有很强的降压利尿作用。主要作用是增加肾血流量,提高肾小球滤过率,降低血管紧张素受体的亲和力,可对抗 A Ⅱ 的缩血管作用。具有强大的利钠、利尿及扩张血管活性。20 世纪 80 年代有报道,经临床应用人心钠素Ⅲ治疗妊娠期高血压疾病并发心力衰竭,心力衰竭可获得控制,血压下降,水肿消退,蛋白尿转阴,是治疗妊娠期高血压疾病引起心力衰竭的理想药物,近年应用较少,临床资料报道不多。

抗凝血酶(AT-Ⅲ):抗凝血酶对各种凝血机制中的酶具有抑制作用,实验证明抗凝血可以预防妊娠期高血压疾病动物模型上的血压升高和蛋白尿的发生,因此 AT-Ⅲ 很可能可以有效地处理子痫前期患者的临床症状和体征。重度子痫前期时 AT-Ⅲ 下降,如 AT-Ⅲ/C 下降 70% 以下则有出现血栓的危险。一般可静脉滴注,AT-Ⅲ 1 000～3 000 U,血中 AT-Ⅲ/C 上升至 130%～140%。如同时应用小剂量肝素可提高抗凝效果。

血管紧张素转换酶(ACE)抑制剂:卡托普利或厄贝沙坦,其作用是抑制血管紧张素转换酶(ACE)活性,阻止血管紧张素Ⅰ转换成血管紧张素Ⅱ,有明显降低外周阻力,增加肾血流量的作用。但这些药物可导致胎儿死亡、羊水少、新生儿无尿、肾衰竭、胎儿生长迟缓、新生儿低血压和动脉导管未闭,因此任何妊娠妇女均禁忌用血管紧张素转换酶(ACE)抑制剂,孕期禁止使用。

L-精氨酸(L-Arginine,L-Arg):最近的报道认为 NO 和前列环素的减少可能是妊娠期高血压疾病发病机制的主要原因,与血管舒张因子和收缩因子的不平衡有关。L-Arg 是合成 NO 的底物,它可以刺激血管内皮细胞的 NO 合成酶(NOS)而增加 NO 的合成和释放,通过扩张外周血管发挥降压作用。随着人们对 NO 的了解逐步深入,L-Arg 在临床和基础的研究和应用更加广泛。近年国外已有应用L-Arg治疗或辅助治疗高血压的报道。

硝酸甘油(NG):用于治疗心血管疾病已多年,随着 NO 的研究不断深入,其作用机制得到进一步的认识,目前认为 NG 在体内代谢和释放外源性 NO,促进血管内生成一氧化氮,通过一系列信使介导,改变蛋白质磷酸化产生平滑肌松弛作用。由于有强大的动静脉系统扩张作用,使其对其相关的组织器官产生作用。NG 还能有效地抑制血小板聚集。在先兆子痫患者应用 NG 能降低患者血压和脐动脉搏动指数(PI)。

(10)免疫学方面的治疗:目前研究认为先兆子痫是胎盘免疫复合物的产生超过消除能力而引发的炎症反应,促使大量滋养层细胞凋亡、坏死和氧化应邀。这观点引起新的治疗方案的产生,目前针对免疫学的治疗有以下几点研究进展。①抑制补体活化、调整补体治疗炎症反应:认为单克隆抗体 C_3 抑制剂、多抑制素、C_5 结合抗体、C_{5a} 受体拮抗剂可能是预防和治疗先兆子痫的理想药物。②降低免疫复合物的产生:在先兆子痫最有效减少免疫复合物的产生自然方法是娩出胎盘。理论上,减少免疫复合物水平的药物治疗,可以减少患者体内抗体的产生。目前研究认为,通过 CD20 单克隆抗体实现中断 B 细胞抗体产生,美国有研究者用一种治疗自身免疫性疾病的药物——单克隆抗体用于先兆子痫的治疗,推测此单克隆抗体可减少 B 细胞抗体水平,以减少免疫复合物的产生。③免疫炎症反应的调控:控制先兆子痫免疫反应的方法包括抗炎症药物(如地塞米松)及单克隆抗细胞因子抗体,如肿瘤坏死因子(TNF)-α 抗体可溶性肿瘤坏死因子受体(抑制性肿瘤坏死因子);白细胞介素-1(IL-1)受体拮抗剂已用于试验治疗脓毒症的全身炎症反应。有研究报道指出先兆子痫存在胎盘功能和血清抑制性细胞因子水平如 IL-10 的不足。因此,抑制细胞因子可能对治疗有效。④抑制粒细胞活性:免疫复合物直接活化效应细胞,参与错综复杂的炎症结局过程,在这过程中粒细胞 Fcγ 受体起关键性作用,有研究认为,抑制性受体 FcγRⅡB 上调,提高免疫复合物刺激阈从而与 IgG 抗体反应抑制了炎症反应。临床上有使用静脉注射免疫球蛋白(IVIG)诱导抑制 FcγRⅡB 受体的表达,从而提高免疫复合物激活 FcγRⅡ 受体的刺激阈。Branch 等人研究初步确定了 IVIG 对抗磷脂综合征妊娠妇女及其新生儿的治疗有显著效果。

(郭　欣)

第二节　妊娠期急性阑尾炎

急性阑尾炎是妊娠期最常见的外科疾病,妊娠期急性阑尾炎的发病率与非妊娠期相同,国内资料为 0.5‰～1‰,国外文献报道为 1/1 500。妊娠各时期均可发生急性阑尾炎,妊娠晚期略下降,偶见于分娩期及产褥期。通常认为,妊娠与急性阑尾炎的发生无内在联系,但妊娠期母体生理功能和解剖发生变化,尤其妊娠中晚期阑尾炎的症状、体征与病变程度常常不符,容易造成漏诊或对病情严重性估计不足,延误治疗,一旦发生阑尾穿孔及弥散性腹膜炎,孕妇及胎儿的并发症和死亡率大大提高,因此妊娠期早诊断、及时处理对母儿预后有重要的影响。

一、病因和发病机制

急性阑尾炎的发病因素尚不肯定,多数意见认为是几种因素综合而发生。

(一)梗阻

阑尾为一细长的管道,起自盲肠顶端后部,仅一端与盲肠相通,通常为腹膜所包,其远端游离于右下腹腔。一般长 6～8 cm,直径 0.6～0.8 cm。一旦梗阻,可使管腔内分泌积存,内压增高,压迫阑尾壁,阻碍远侧血运,在此基础上,管腔内细菌侵入受损黏膜,易致感染。常见的梗阻原因有:①粪石、粪块、蛔虫;②既往破坏所致管腔狭窄;③阑尾系膜过短所致阑尾扭曲;④阑尾管壁内淋巴组织增生或水肿引起管腔狭窄;⑤阑尾开口于盲肠部位的附近有病变,如炎症、结核、肿瘤,使阑尾开口受压,排空受阻。

(二)感染

未梗阻而发病者,其主要因素是阑尾腔内细菌所致直接感染。少数发生于上呼吸道感染后,因此也被认为感染可由血运传至阑尾。还有一部分感染起自邻近器官的化脓性感染,侵入阑尾。

(三)其他

胃肠道功能障碍(腹泻、便秘等)引起内脏神经反射,导致阑尾肌肉和血管痉挛,产生阑尾管腔狭窄。遗传因素和阑尾先天性畸形。

二、妊娠期阑尾炎特点

(一)妊娠期阑尾的位置发生变化

阑尾位置的变化使妊娠期阑尾炎的临床表现不典型。妊娠初期阑尾的位置多数在髂前上棘至脐连线中外 1/3 处,随着妊娠进展,子宫增大,盲肠和阑尾受压迫向上、向外、向后移位。妊娠 3 个月末位于髂嵴下 2 横指,妊娠 5 个月末达髂嵴水平,妊娠 8 个月达髂嵴上 2 横指,妊娠足月可达胆囊区。盲肠和阑尾向上移位的同时,阑尾呈逆时针方向旋转,一部分被增大的子宫覆盖。因此,妊娠期阑尾炎压痛部位常不典型。

(二)妊娠期阑尾炎容易发生穿孔及弥散性腹膜炎

妊娠期盆腔充血,血运丰富,淋巴循环旺盛,毛细血管通透性及组织蛋白溶解能力增强;妊娠期类固醇类激素分泌增多,抑制孕妇的免疫机制,促进炎症的发展;增大的子宫不仅将腹部与阑尾分开,使腹壁防卫能力减弱,而且增大的子宫将网膜推向上腹部,妨碍大网膜游走,使大网膜不能到达感染部位发挥防卫作用,因此妊娠期阑尾容易发生穿孔,阑尾穿孔后炎症不易被包裹、局限,容易发展成弥散性腹膜炎。

妊娠期阑尾炎症可诱发宫缩,宫缩使粘连不易形成,炎症不易局限,容易导致弥散性腹膜炎。炎症刺激子宫浆膜时,可引起子宫收缩,诱发流产、早产或引起子宫强直性收缩,其毒素可能导致胎儿缺氧甚至死亡。宫缩可混淆诊断,认为是先兆流产或早产而延误治疗。

(三)妊娠期血象改变

不能反映病情的程度。

(四)妊娠期其他疾病

如肾盂肾炎、输尿管结石、胎盘早剥、子宫肌瘤变性等易与急性阑尾炎混淆,容易误诊,也造成治疗延误。

三、临床表现

妊娠的不同时期、急性阑尾炎发展的不同阶段,患者的临床表现有差别。

(一)症状与体征

1.妊娠早期阑尾炎

症状及体征与非妊娠期基本相同。腹痛是急性阑尾炎首发的、基本的症状,妊娠早期 100% 的孕妇有腹痛,最初多表现为上腹及脐周阵发性隐痛或绞痛,约数小时后转移并固定至右下腹,呈持续性疼痛。可有食欲缺乏、恶心、呕吐、便秘或腹泻等胃肠道症状。低位的阑尾炎可刺激直肠或膀胱,出现排便时里急后重感或尿频、尿急。急性阑尾炎早期体温可正常或轻度升高,右下腹麦氏点固定压痛,肛门指诊:直肠前壁右侧触痛。

2.妊娠中晚期阑尾炎

疼痛的位置与非妊娠期不同。随着阑尾位置的移动,腹痛及压痛的位置逐渐上移,甚至可达右肋下肝区;阑尾位于子宫背面时,疼痛可位于右侧腰部。文献报道妊娠中晚期约 80% 孕妇有右下腹痛,20% 孕妇表现为右上腹痛。由于增大的子宫将壁腹膜向前顶起,右下腹痛及压痛、反跳痛不明显。

若体温明显升高(>39 ℃)或脉率明显增快,出现乏力、口渴、头痛等全身感染中毒症状,右下腹麦氏点压痛、反跳痛及腹肌紧张明显,血常规升高明显,提示阑尾穿孔或合并弥散性腹膜炎。

(二)辅助检查

1.血常规

妊娠期生理性白细胞升高,故白细胞计数对诊断并非重要,正常妊娠期白细胞在 $(6\sim16)\times10^9/L$,分娩时可高达 $(20\sim30)\times10^9/L$,因此白细胞计数对诊断帮助不大。但白细胞计数若明显增加,持续≥18×10^9/L 或计数在正常范围但分类有核左移对诊断有意义。

2.尿常规

孕中晚期阑尾炎可累及附近输尿管及肾盂,尿液分析可见脓尿、血尿。

3.B超检查

妊娠期超声诊断阑尾炎的标准与非妊娠期相同,以早、中孕期效果更好。特征性的改变是:阑尾呈低回声管状结构,横断面呈同心圆似的靶状影像,直径≥7 mm,B超诊断急性阑尾炎的准确性90%~97%,特异性为80%~93%。如果发生坏疽性或穿孔性阑尾炎,阑尾局部积液较多或肠麻痹胀气,或孕晚期增大的子宫遮盖阑尾,影响阑尾显影,使超声诊断阑尾炎受限。

4.CT

CT 用于诊断阑尾的敏感性为92%,特异性为99%。可用于B超下阑尾不显影者。

5.MRI

有学者对51名孕期怀疑阑尾炎的孕妇行MRI检查,其诊断标准:如果阑尾腔内含气体和(或)造影剂,直径≤6 cm,则为正常阑尾。如果阑尾腔扩张,内含液体,直径>7 mm,被认为是异常阑尾。如果直径为6~7 cm,需进一步确诊。MRI用于诊断阑尾炎的敏感性100%,特异性93.6%,修正后的阳性预测值1.4%,阴性预测值100%,准确性94%。MRI对妊娠期急腹痛患者提供排除阑尾炎极好的形态学依据,尤其是超声检查未发现阑尾者。

四、诊断及鉴别诊断

文献报道妊娠期阑尾炎术前诊断率为50%~85%,14%~30%在阑尾穿孔或并发弥散性腹膜炎时才确诊。妊娠期阑尾炎患者常有慢性阑尾炎史,妊娠早期阑尾炎诊断并不困难,妊娠中晚期由于症状及体征不典型,右下腹痛及压痛需与源于子宫、附件的病变相鉴别。可以先按压右侧腹部压痛点,然后嘱患者左侧卧位,如果压痛减轻或消失,提示压痛可能来自子宫及附件,如果压痛无变化,提示阑尾炎的可能性大。如果诊断有困难,可借助B超及MRI,并与以下妊娠期急腹症鉴别后做出诊断。对腹膜炎症状明显,临床怀疑阑尾炎者可行腹腔镜检查,能提高孕20周以前急性阑尾炎诊断的准确性。

(一)与妇科急腹症相鉴别

1.卵巢囊肿扭转

卵巢囊肿扭转是妊娠期最常见的妇科急腹症,多发生于孕8~15周,子宫增大入腹腔,使囊肿位置变化所致。部分患者妊娠前有卵巢囊肿病史,表现为突发性一侧剧烈疼痛,常随体位发生改变,疼痛时可伴恶心、呕吐;腹部检查下腹部有局限性压痛,孕早期或肿块较大时可触及压痛包块,如果囊肿扭转坏死时,局部有肌紧张及反跳痛。B超检查可见附件区包块。

2.异位妊娠破裂

可有盆腔炎性疾病病史,停经后有不规则阴道出血及下腹痛,查体:贫血面容,下腹有压痛、反跳痛、肌紧张。妇科检查:后穹隆饱满、触痛,宫颈举痛,一侧附件区增厚、有压痛。B超检查:子宫内未见妊娠囊,右侧附件区可见囊性无回声区,有时可见胎芽、胎心。尿妊娠试验(+),血 β-HCG测定可确诊。

(二)与其他外科疾病鉴别

1.消化系统疾病

上腹空腔或实质性脏器病变,如胃十二指肠溃疡穿孔、急性胆囊炎坏疽穿孔或肝肿瘤破裂出血等,因胃液、胆汁或血液沿结肠旁沟积聚在右下腹,可引起右下腹痛和压痛,但临床表现为突发右上腹剧痛后迅速延及右下腹,疼痛及压痛范围大。胃十二指肠穿孔者X线可见膈下游离气体,肝脏破裂者B超可见腹水。麦克尔憩室炎的临床表现与阑尾炎极为相似,常难以鉴别。憩室炎的腹痛和压痛偏脐部和中下腹部。有时憩室和脐之间有纤维束带,可并发小肠梗阻,或憩室出血而有黑粪或果酱样粪。另外,急性胃肠炎和克罗恩病的体征会有脐周或一次下腹痛症状,但一般无转移性右下腹痛,且常伴有明显的恶心、呕吐等胃肠道症状。

2.呼吸系统疾病

右下肺大叶性肺炎和右侧胸膜炎可出现牵涉性右侧腹疼痛,但定位不明确,并与呼吸关系密切,腹部通常无固定压痛点,更无肌紧张和反跳痛。腹痛发作前常有发热,呼吸道感染症状为主要表现,胸部X线片检查可见肺部病变。

3.泌尿系统疾病

右侧肾绞痛、肾盂积水、急性肾炎。

4.血液系统疾病

约半数过敏性紫癜患者有脐周和下腹痛,但疼痛点不如急性阑尾炎确切和局限,有时皮肤紫癜为首发症状,伴有便血和血尿,该病常有过敏史,血管脆性试验阳性。

五、治疗

妊娠期阑尾炎不主张保守治疗,一旦确诊,应在积极抗感染治疗的同时,立即行手术治疗。尤其妊娠中晚期,如果一时难以诊断明确,又高度怀疑阑尾炎时,应尽早剖腹探查,有产科指征时可同时行剖宫产。

(一)一般处理

1.抗感染治疗

应选择对胎儿影响小,敏感的抗肠道内菌群的广谱抗生素,如阑尾炎时厌氧菌感染占75%～90%,应选择针对厌氧菌的抗生素,如甲硝唑、头孢类抗生素。化脓行阑尾炎术中做分泌物的细菌培养＋药敏试验,利于术后抗生素的选择。

2.支持治疗

补液,纠正水、电解质紊乱。

(二)手术治疗

目前手术方式有两种:开腹或腹腔镜下阑尾切除术。

1.开腹手术

妊娠早期阑尾切除手术同非妊娠期,一般取右下腹麦氏点。妊娠中晚期手术时或诊断不明确时取腹部壁压痛点最明显处,选择切口右侧旁正中切口或正中切口,晚期可取右侧腹直肌旁切口,高度相当于宫体上1/3部位。孕妇左侧卧位,一般选择连续硬膜外麻醉,病情危重伴休克者,以全麻安全。术中避开子宫找到阑尾,基底部结扎、切断阑尾,内翻缝合,尽量不放腹腔引流,以减少对子宫的刺激。若阑尾穿孔、盲肠壁水肿,应附近放置引流管,避免引流物直接与子宫壁接触。除非有产科指征,原则上仅处理阑尾炎而不同时做剖宫产。以下情况同时行剖宫产:妊娠已近预产期、术中不能暴露阑尾时,可先行腹膜外剖宫产术,随后再做阑尾切除;阑尾穿孔并发弥散性腹膜炎,盆腔感染严重,子宫及胎盘有感染迹象,估计胎儿基本成熟。

2.腹腔镜阑尾切除术

随着麻醉技术及腹腔镜手术技术的完善,腹腔镜切除阑尾以其安全、有效、创伤小、恢复快等优势,被越来越多的医师接受,并开始应用于妊娠期阑尾切除。多数文献报道腹腔镜用于妊娠期是安全的,但应掌握手术适应证和具备熟练的手术技巧。妊娠期腹腔镜下成功切除阑尾,孕周应限制在26~28周内。术中人工气腹时 CO_2 压力应控制在 1.6 kPa(12 mmHg)以下,监测母亲血氧饱和度。用开腹的方法进 TRoCar,尽量使用小口径 TRoCar,可避免子宫损伤。但 Carver(AmSurg 2005)比较了孕早中期开腹与腹腔镜阑尾切除术对孕妇、胎儿及妊娠结局的影响,认为:两组的外科及产科并发症、住院时间、出生体重无明显差别,腹腔镜组中有两例胎儿死亡,尽管无统计学差异,但他认为腹腔镜组胎儿的丢失应引起关注,主张妊娠期更适合选择开腹手术。

腹腔镜用于妊娠期的另一优势是其诊断价值,对术中发现为卵巢囊肿扭转等急腹症时,还可同时行治疗。

(三)保守治疗

妊娠期阑尾炎一旦确诊,大多数学者主张及早手术治疗。也有人认为,妊娠早期单纯性阑尾炎可保守治疗,选择对胎儿影响小的有效抗生素。由于妊娠中晚期阑尾炎可复发,因此孕期要密切监测病情,一旦复发应尽早手术。

(四)产科处理

术后若妊娠继续,应予黄体酮、抑制宫缩等保胎治疗同时镇痛治疗,严密观测有无宫缩及胎心变化。

六、预后

妊娠期阑尾炎并非常见,但可造成不良妊娠结局。阑尾炎增加流产和早产的可能性,胎儿的丢失率是增加的,尤其是阑尾穿孔并发弥散性腹膜炎时母儿的预后不良。胎儿总的丢失率15%,单纯性阑尾炎的妊娠丢失率:3%~5%,而一旦阑尾穿孔胎儿的自然丢失率可达20%~30%,围生儿死亡率1.8%~14.3%。另外,由于顾虑疾病及手术对妊娠胎儿的影响,很多患者选择终止妊娠,增加胎儿的丢失率。

(郭　欣)

第十二章

异常分娩

第一节 胎位异常

胎位异常是造成难产的常见因素之一。分娩时枕前位约占90%,而胎位异常约占10%。其中胎头位置异常居多。有因胎头在骨盆内旋转受阻的持续性枕横位、持续性枕后位。有因胎头俯屈不良呈不同程度仰伸的面先露、额先露,还有高直位、前不均倾位等。总计占6%～7%,胎产式异常的臀先露占3%～4%,肩先露极少见。此外还有复合先露。

一、持续性枕横位

在分娩过程中,胎头以枕后位或枕横位衔接,在下降过程中,强有力的宫缩多能使胎头向前转135°或90°,转成枕前位而自然分娩。如胎头持续不能转向前方,直至分娩后期,仍然位于母体骨盆的后方或侧方,致使发生难产者,称为持续性枕后位(persistent occipito posterior position,POPP)(图12-1)或持续性枕横位(persistent occipito transverse position,POTP)。

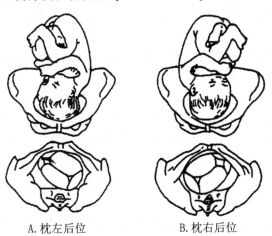

A. 枕左后位　　　　　　　　B. 枕右后位

图 12-1　持续性枕后位

（一）原因

1.骨盆狭窄

产妇为男人型骨盆或类人猿型骨盆。其特点是入口平面前半部较狭窄，后半部较宽大，胎头较容易以枕后位或枕横位衔接，又常伴中骨盆狭窄，影响胎头在中骨盆平面向前旋转，致使成为持续性枕后位或持续性枕横位。

2.胎头俯屈不良

如胎头以枕后位衔接，胎儿脊柱与母体脊柱接近，不利于胎头俯屈，胎头前囟成为胎头下降的最低部位，而最低点又常转向骨盆前方，当前囟转至前方或侧方时，胎头枕部转至后方或侧方，形成持续性枕后位或持续性枕横位。

（二）诊断

1.临床表现

临产后，胎头衔接较晚或俯屈不良，由于枕后位的胎先露部不易紧贴宫颈和子宫下段，常导致宫缩乏力及宫颈扩张较慢。因枕骨持续位于骨盆后方压迫直肠，产妇自觉肛门坠胀及排便感，致使宫口尚未开全时，过早使用腹压，容易导致宫颈前唇水肿和产妇疲劳，影响产程进展，常导致第二产程延长。

2.腹部检查

头位胎背偏向母体的后方或侧方，母体腹部的 2/3 被胎体占有，而肢体占 1/3 者为枕前位，胎体占 1/3 而肢体占 2/3 为枕后位。

3.阴道（肛门）检查

宫颈部分扩张或开全时，感到盆腔后部空虚，胎头矢状缝位于骨盆斜径上，前囟在骨盆右前方，后囟（枕部）在骨盆左后方为枕左后位，反之为枕右后位。当发现产瘤（胎头水肿）、颅骨重叠、囟门触不清时，需借助胎儿耳郭及耳屏位置及方向判定胎位。如耳郭朝向骨盆后方，则可诊断为枕后位；如耳郭朝向骨盆侧方，则为枕横位。

4.B 超检查

根据胎头颜面及枕部的位置，可以准确探清胎头位置以明确诊断。

（三）分娩机制

胎头多以枕横位或枕后位衔接。如在分娩过程中，不能转成枕前位时，可有以下 2 种分娩机制。

1.枕左后（枕右后）

胎头枕部到达中骨盆向后行 45°内旋转，使矢状缝与骨盆前后径一致，胎儿枕部朝向骶骨成枕后位。其分娩方式有两种。

（1）胎头俯屈较好：当胎头继续下降至前囟抵达耻骨弓下时，以前囟为支点，胎头俯屈，使顶部和枕部自会阴前缘娩出，继之胎头仰伸，相继由耻骨联合下娩出额、鼻、口、颏。此种分娩方式为枕后位经阴道分娩最常见的方式（图 12-2A）。

（2）胎头俯屈不良：当鼻根出现在耻骨联合下缘时，以鼻根为支点，胎头先俯屈，从会阴前缘娩出前囟、顶及枕部，然后胎头仰伸，使鼻、口、颏部相继由耻骨联合下娩出（图 12-2B）。因胎头以较大的枕额周径旋转，胎儿娩出困难，多需手术助产。

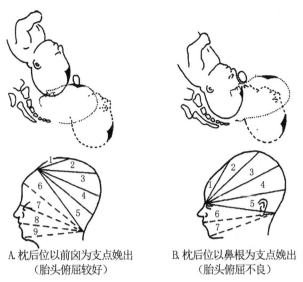

A. 枕后位以前囟为支点娩出
（胎头俯屈较好）

B. 枕后位以鼻根为支点娩出
（胎头俯屈不良）

图 12-2　枕后位分娩机制

2.枕横位

部分枕横位于下降过程中无内旋转动作,或枕后位的胎头枕部仅向前旋转 45°成为持续性枕横位,多数需徒手将胎头转成枕前位后自然或助产娩出。

(四)对母儿的影响

1.对产妇的影响

枕横位或枕后位常导致继发宫缩乏力,产程延长,常需手术助产,且容易发生软产道损伤,增加产后出血及感染的机会。如胎头长时间压迫软产道,可发生缺血、坏死、脱落,形成生殖道瘘。

2.对胎儿的影响

由于第二产程延长和手术助产机会增多,常引起胎儿窘迫和新生儿窒息,使围生儿发病率和病死率增高。

(五)治疗

1.第一产程

严密观察产程,让产妇朝向胎背侧方向侧卧,以利胎头枕部转向前方。如宫缩欠佳,可静脉滴注缩宫素。宫口开全之前,嘱产妇不要过早屏气用力,以免引起宫颈水肿而阻碍产程进展。如果产程无明显进展,或出现胎儿窘迫,需行剖宫产术。

2.第二产程

如初产妇第二产程已近 2 小时,经产妇已近 1 小时,应行阴道检查,再次判断头盆关系,决定分娩方式。当胎头双顶径已达坐骨棘水平面或更低时,可先行徒手转儿头,待枕后位或枕横位转成枕前位,使矢状缝与骨盆出口前后径一致,可自然分娩,或阴道手术助产(低位产钳或胎头吸引器);如转成枕前位有困难时,也可向后转成正枕后位,再以低产钳助产,但以枕后位娩出时,需行较大侧切,以免造成会阴裂伤。如胎头位置较高,或疑头盆不称,均需行剖宫产术,中位产钳禁止使用。

3.第三产程

因产程延长,易发生宫缩乏力,故胎盘娩出后立即肌内注射宫缩剂,防止产后出血。有软产道损伤者,应及时修补。新生儿重点监护。手术助产及有软产道裂伤者,产后给予抗生素预防感染。

二、高直位

胎头以不屈不仰姿势衔接于骨盆入口,其矢状缝与骨盆入口前后径一致,称为高直位。高直位是一种特殊的胎头位置异常:胎头的枕骨在母体耻骨联合的后方,称高直前位,又称枕耻位(图 12-3);胎头枕骨位于母体骨盆骶岬前,称高直后位,又称枕骶位(图 12-4)。

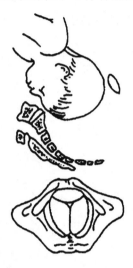 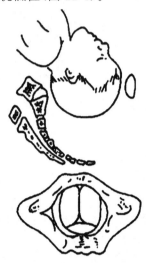

图 12-3　高直前位(枕耻位)　　　　图 12-4　高直后位(枕骶位)

(一)诊断

1.临床表现

临产后胎头不俯屈,胎头进入骨盆入口的径线增大,胎头迟迟不能衔接,胎头下降缓慢或停滞,宫颈扩张也缓慢,致使产程延长。

2.腹部检查

枕耻位时,胎背靠近腹前壁,不易触及胎儿肢体,胎心位置稍高在腹中部听得较清楚。枕骶位时,胎儿小肢体靠近腹前壁,有时在耻骨联合上方,可清楚地触及胎儿下颏。

3.阴道检查

阴道检查发现胎头矢状缝与骨盆前后径一致,前囟在耻骨联合后,后囟在骶骨前,为枕骶位,反之为枕耻位。由于胎头紧嵌于骨盆入口处,妨碍胎头与宫颈的血液循环,阴道检查时常可发现产瘤,其范围与宫颈扩张程度相符合,一般直径为 3~5 cm。产瘤一般在两顶骨之间,因胎头有不同程度的仰伸所致。

(二)分娩机制

1.枕耻位

如胎儿较小,宫缩强,可使胎头俯屈、下降,双顶径达坐骨棘平面以下时,可能经阴道分娩,但胎头俯屈不良而无法入盆时,需行剖宫产。

2.枕骶位

枕骶位时胎背与母体腰骶部贴近,妨碍胎头俯屈及下降,使胎头处于高浮状态,迟迟不能入盆。

(三)治疗

1.枕耻位

枕耻位可给予试产,加速宫缩,促使胎头俯屈,有望阴道分娩或手术助产,如试产失败,应行剖宫产。

2.枕骶位

一经确诊枕骶位,应行剖宫产。

三、枕横位中的前不均倾位

头位分娩中,胎头不论采取枕横位、枕后位或枕前位通过产道,均可发生不均倾势(胎头侧屈),枕横位时较多见,枕前位与枕后位时较罕见。而枕横位的胎头(矢状缝与骨盆入口横径一致)如以前顶骨先入盆则称为前不均倾。

(一)诊断

1.临床表现

因胎头迟迟不能入盆,宫颈扩张缓慢或停滞,使产程延长,前顶骨紧嵌于耻骨联合后方压迫尿道和宫颈前唇,导致尿潴留,宫颈前唇水肿及胎膜早破。胎头受压过久,可出现胎头水肿,又称产瘤。左枕横时产瘤于右顶骨上,右枕横时产瘤于左顶骨上。

2.腹部检查

前不均倾时胎头不易入盆。临产早期,于耻骨联合上方可扪到前顶部,随产程进展,胎头继续侧屈使胎头与胎肩折叠于骨盆入口处,因胎头折叠于胎肩之后,使胎肩高于耻骨联合平面,于耻骨联合上方只能触到　侧胎肩而触不到胎头。

3.阴道检查

胎头矢状缝在骨盆入口横径上,向后移靠近骶岬,同时前后囟一起后移,前顶骨紧紧嵌于耻骨联合后方,致使盆腔后半部空虚,而后顶骨大部分嵌在骶岬之上(图12-5)。

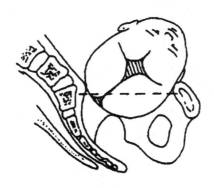

图 12-5　前不均倾位

(二)分娩机制

以枕横位入盆的胎头侧屈,多数以后顶骨先入盆,滑入骶岬下骶骨凹陷区,前顶骨再滑下去,至耻骨联合成为均倾姿势;少数以前顶骨先入盆,由于耻骨联合后面平直,前顶骨受阻,嵌顿于耻骨联合后面,而后顶骨架在骶岬之上,无法下降入盆。

(三)治疗

一经确诊为前不均倾位,应尽快行剖宫产术。

四、面先露

面先露多于临产后发现。因胎头极度仰伸,使胎儿枕部与胎背接触。面先露以颏为指示点,有颏左前、颏左横、颏左后、颏右前、颏右横和颏右后六种胎位。以颏左前和颏右后多见,经产妇多于初产妇。

(一)诊断

1.腹部检查

因胎头极度仰伸入盆受阻,胎体伸直,宫底位置较高。颏左前时,在母体腹前壁容易扪及胎儿肢体,胎心由胸部传出,故在胎儿肢体侧的下腹部听得清楚。颏右后时,于耻骨联合上方可触及胎儿枕骨隆突与胎背之间有明显的凹陷,胎心遥远而弱。

2.阴道(肛门)检查

阴道检查可触到高低不平、软硬不均的颜面部,如宫口开大时,可触及胎儿的口、鼻、颧骨及眼眶,并根据颏部所在位置确定其胎位。

(二)分娩机制

1.颏左前

胎头以仰伸姿势入盆、下降,胎儿面部达骨盆底时,胎头极度仰伸,颏部为最低点,故转向前方。胎头继续下降并极度仰伸,当颏部自耻骨弓下娩出后,极度仰伸的胎颈前面处于产道的小弯(耻骨联合),胎头俯屈时,胎头后部能够适应产道的大弯(骶骨凹),使口、鼻、眼、额、前囟及枕部自会阴前缘相继娩出(图 12-6),但产程明显延长。

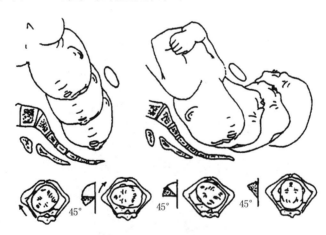

图 12-6　颜面位分娩机制

2.颏右后

胎儿面部达骨盆底后,有可能经内旋转 135°以颏左前娩出(图 12-7A)。如因内旋转受阻,成为持续性颏右后,胎颈极度伸展,不能适应产道的大弯,足月活胎不能经阴道娩出(图 12-7B)。

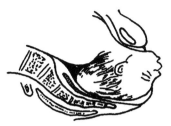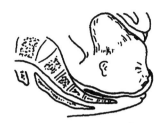

A. 颏前位可以自然娩出　　　　　　　B. 持续性颏后位不能自然娩出

图 12-7　颏前位及颏后位分娩示意图

(三)对母儿的影响

1.对产妇的影响

颏左前时因胎儿面部不能紧贴子宫下段及宫颈,常引起宫缩乏力,致使产程延长,颜面部骨质不能变形,易发生会阴裂伤。颏右后可发生梗阻性难产,如不及时发现,准确处理,可导致子宫破裂,危及产妇生命。

2.对胎儿和新生儿的影响

胎儿面部受压变形,颜面皮肤青紫、肿胀,尤以口唇为著,影响吸吮,严重时会发生会厌水肿,影响呼吸和吞咽。新生儿常于出生后保持仰伸姿势达数天之久。

(四)治疗

1.颏左前

颏左前位时,如无头盆不称,产力良好,经产妇有可能自然分娩或行产钳助娩。初产妇有头盆不称或出现胎儿窘迫征象时,应行剖宫产。

2.颏右后

颏右后位应行剖宫产术。如胎儿畸形,无论颏左前或颏右后,均应在宫口开全后,全麻下行穿颅术结束分娩,术后常规检查软产道,如有裂伤,应及时缝合。

五、臀先露

臀先露是最常见的异常胎位,占妊娠足月分娩的 3%～4%。因胎头比胎臀大,且分娩时后出胎头无法变形,往往娩出困难,加之脐带脱垂较常见,使围生儿病死率增高,为枕先露的 3～8 倍。臀先露以骶骨为指示点,有骶左前、骶左横、骶左后、骶右前、骶右横和骶右后六种胎位。

(一)原因

妊娠 30 周以前,臀先露较多见,妊娠 30 周以后,多能自然转成头先露。持续为臀先露原因尚不十分明确,可能的因素有以下几种。

1.胎儿在宫腔内活动范围过大

羊水过多,经产妇腹壁松弛以及早产儿羊水相对偏多,胎儿在宫腔内自由活动形成臀先露。

2.胎儿在宫腔内活动范围受限

子宫畸形(如单角子宫、双角子宫等)、胎儿畸形(如脑积水等)、双胎、羊水过少、脐带缠绕致脐带相对过短等均易发生臀先露。

3.胎头衔接受阻

狭窄骨盆、前置胎盘、肿瘤阻塞盆腔等,也易发生臀先露。

(二)临床分类

根据胎儿两下肢的姿势分为以下几种。

1.单臀先露或腿直臀先露

胎儿双髋关节屈曲,双膝关节直伸,以臀部为先露,最多见。

2.完全臀先露或混合臀先露

胎儿双髋关节及膝关节均屈曲,有如盘膝坐,以臀部和双足为先露,较多见。

3.不完全臀先露

胎儿以一足或双足、一膝或双膝或一足一膝为先露,膝先露是暂时的,随产程进展或破水后发展为足先露,较少见。

(三)诊断

1.临床表现

孕妇常感肋下有圆而硬的胎头,由于胎臀不能紧贴子宫下段及宫颈,常导致宫缩乏力,宫颈扩张缓慢,致使产程延长。

2.腹部检查

子宫呈纵椭圆形,胎体纵轴与母体纵轴一致,在宫底部可触到圆而硬、按压有浮球感的胎头,而在耻骨联合上方可触到不规则、软且宽的胎臀,胎心在脐左(或右)上方听得最清楚。

3.阴道(肛门)检查

在肛查不满意时,阴道检查可扪及软而不规则的胎臀或触到胎足、胎膝,同时了解宫颈扩张程度及有无脐带脱垂发生。如胎膜已破,可直接触到胎臀、外生殖器及肛门,如触到胎足时,应与胎手相鉴别(图 12-8)。

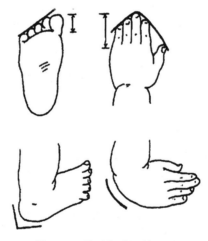

图 12-8 胎手与胎足的区别

4.B超检查

B超能准确探清臀先露类型与胎儿大小、胎头姿势等。

(四)分娩机制

在胎体各部中,胎头最大,胎肩小于胎头,胎臀最小。头先露时,胎头一经娩出,身体其他部分随即娩出,而臀先露时则不同,较小而软的胎臀先娩出,最大的胎头则最后娩出。为适合产道的条件,胎臀、胎肩、胎头需按一定机制适应产道条件方能娩出,故需要掌握胎臀、胎肩及胎头三

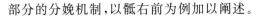

部分的分娩机制,以骶右前为例加以阐述。

1.胎臀娩出

临产后,胎臀以粗隆间径衔接于骨盆入口右斜径上,骶骨位于右前方,胎臀继续下降,前髋下降稍快,故位置较低,抵达骨盆底遭到阻力后,前髋向母体右侧行45°内旋转,使前髋位于耻骨联合后方,此时粗隆间径与母体骨盆出口前后径一致。胎臀继续下降,胎体侧屈以适应产道弯曲度,后髋先从会阴前缘娩出,随即胎体稍伸直,使前髋从耻骨弓下娩出,继之,双腿双足娩出,当胎臀及两下肢娩出后,胎体行外旋转,使胎背转向前方或右前方。

2.胎肩娩出

当胎体行外旋转的同时,胎儿双肩径衔接于骨盆入口右斜径或横径上,并沿此径线逐渐下降,当双肩达骨盆底时,前肩向右旋转45°转至耻骨弓下,使双肩径与骨盆中、出口前后径一致。同时胎体侧屈使后肩及后上肢从会阴前缘娩出。继之,前肩及前上肢从耻骨弓下娩出。

3.胎头娩出

当胎肩通过会阴时,胎头矢状缝衔接于骨盆入口左斜径或横径上,并沿此径线逐渐下降,同时胎头俯屈,当枕骨达骨盆底时,胎头向母体左前方旋转45°,使枕骨朝向耻骨联合。胎头继续下降。当枕骨下凹到达耻骨弓下缘时,以此处为支点,胎头继续俯屈,使颏、面及额部相继自会阴前缘娩出,随后枕部自耻骨弓下娩出。

(五)对母儿的影响

1.对产妇的影响

胎臀不规则,不能紧贴子宫下段及宫颈,容易发生胎膜早破或继发性宫缩乏力,增加产褥感染与产后出血的风险,如宫口未开全强行牵拉,容易造成宫颈撕裂,甚至延及子宫下段。

2.对胎儿和新生儿的影响

胎臀高低不平,对前羊膜囊压力不均匀,常致胎膜早破,脐带脱垂,造成胎儿窘迫甚至胎死宫内。由于娩出胎头困难,可发生新生儿窒息、臂丛神经损伤及颅内出血等。

(六)治疗

1.妊娠期

妊娠30周前,臀先露多能自行转成头位,如妊娠30周后仍为臀先露应注意寻找形成臀位的原因。

2.分娩期

分娩期应根据产妇年龄、胎次、骨盆大小、胎儿大小、臀先露类型以及有无并发症,于临产初期做出正确判断,决定分娩方式。

(1)择期剖宫产的指征:狭窄骨盆、软产道异常、胎儿体重大于3 500 g、儿头仰伸、胎儿窘迫、高龄初产、有难产史、不完全臀先露等。

(2)决定阴道分娩的处理:可根据不同的产程分别处理。

第一产程:产妇应侧卧,不宜过多走动,少做肛查,不灌肠,尽量避免胎膜破裂。一旦破裂,立即听胎心。如胎心变慢或变快,立即肛查,必要时阴道检查,了解有无脐带脱垂。如脐带脱垂,胎心好,宫口未开全,为抢救胎儿,需立即行剖宫产术。如无脐带脱垂,可严密观察胎心及产程进展。如出现宫缩乏力,应设法加强宫缩,当宫口开大4~5 cm时胎足即可经宫口娩出阴道。为了使宫颈和阴道充分扩张,消毒外阴之后,使用"堵"外阴方法。当宫缩时,用消毒巾以手掌堵住阴道口让胎臀下降,避免胎足先下降。待宫口及阴道充分扩张后才让胎臀娩出。此法有利于后出胎头的顺利娩出。在堵的过程中,应每隔10~15分钟听胎心一次,并注意宫口是否开全。宫口已开全再堵易引起胎儿窘迫或子宫破裂。宫口近开全时,要做好接生和抢救新生儿窒息的准备。

第二产程:接生前,应导尿,排空膀胱。初产妇应做会阴侧切术。可有3种分娩方式。①自然分娩:胎儿自然娩出,不做任何牵拉,极少见,仅见于经产妇、胎儿小、产力好、产道正常者。②臀助产术:当胎臀自然娩出至脐部后,胎肩及后出胎头由接生者协助娩出。脐部娩出后,胎头娩出最长不能超过8分钟。③臀牵引术:胎儿全部由接生者牵引娩出。此种手术对胎儿损伤大,不宜采用。

第三产程:产程延长,易并发子宫乏力性出血。胎盘娩出后,应静推或肌内注射缩宫素防止产后出血。手术助产分娩于产后常规检查软产道,如有损伤,应及时缝合,并给抗生素预防感染。

六、肩先露

胎体纵轴和母体纵轴相垂直为横产式,胎体横卧于骨盆入口之上,先露部为肩,称为肩先露。肩先露占妊娠足月分娩总数的0.1%~0.25%,是对母儿最不利的胎位。除死胎和早产儿肢体可折叠娩出外,足月活胎不可能经阴道娩出。如不及时处理,容易造成子宫破裂,威胁母儿生命。根据胎头在母体左(右)侧和胎儿肩胛朝向母体前(后)方,分为肩左前、肩右前、肩左后和肩右后四种胎位。

(一)原因

肩先露与臀先露发生原因类似,初产妇肩先露首先必须排除狭窄骨盆和头盆不称。

(二)诊断

1.临床表现

先露部胎肩不能紧贴子宫下段及宫颈,缺乏直接刺激,容易发生宫缩乏力,胎肩对宫颈压力不均匀,容易发生胎膜早破,破膜后羊水迅速外流,胎儿上肢或脐带容易脱出,导致胎儿窘迫,甚至胎死宫内。随着宫缩不断加强,胎肩及胸廓一部分被挤入盆腔内,胎体折叠弯曲,胎颈被拉长,上肢脱出于阴道口外,胎头和胎臀仍被阻于骨盆入口上方,形成嵌顿性或忽略性肩先露(图12-9)。

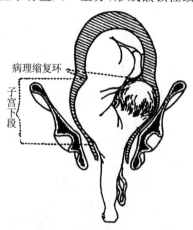

图12-9　忽略性肩先露

宫缩继续加强,子宫上段越来越厚,子宫下段被动扩张越来越薄,由于子宫上下段肌壁厚薄相差悬殊,形成环状凹陷,并随宫缩逐渐升高,甚至可达脐上,形成病理缩复环,是子宫破裂的先兆。如不及时处理,将发生子宫破裂。

2.腹部检查

子宫呈横椭圆形,子宫底高度低于妊娠周数,子宫横径宽,宫底部及耻骨联合上方较空虚,在母体腹部一侧可触到胎头,另侧可触到胎臀。肩左前时,胎背朝向母体腹壁,触之宽大平坦。胎心于脐周两侧听得最清楚。根据腹部检查多可确定胎位。

3.阴道(肛门)检查

胎膜未破者,因胎先露部浮动于骨盆入口上方,肛查不易触及胎先露部。如胎膜已破,宫口已扩张者,阴道检查可触到肩胛骨或肩峰、肋骨及腋窝。腋窝尖端示胎儿头端,据此可决定胎头在母体左(右)侧,肩胛骨朝向母体前(后)方,可决定肩前(后)位。例如,胎头于母体右侧,肩胛骨朝向后方,则为肩右后位。胎手若已脱出阴道口外,可用握手法鉴别是胎儿左手或右手,因检查者只能与胎儿同侧手相握,如肩右前位时左手脱出,检查者用左手与胎儿左手相握。余类推。

4.B超检查

B超检查能准确探清肩先露,并能确定具体胎位。

(三)治疗

1.妊娠期

妊娠后期发现肩先露应及时矫正,可采用胸膝卧位或试行外倒转术转成纵产式(头先露或臀先露)并包扎腹部以固定产式。如矫正失败,应提前入院决定分娩方式。

2.分娩期

根据胎产式、胎儿大小、胎儿是否存活、宫颈扩张程度、胎膜是否破裂、有无并发症等决定分娩方式。

(1)足月,活胎,未临产,择期剖宫产术。

(2)足月,活胎,已临产,无论破膜与否,均应行剖宫产术。

(3)已出现先兆子宫破裂或子宫破裂征象,无论胎儿是否存活,均应立即剖宫产,术中如发现宫腔感染严重,应将子宫一并切除(子宫次全切除术或子宫全切术)。

(4)胎儿已死,无先兆子宫破裂征象,如宫口已开全,可在全麻下行断头术或毁胎术。术后应常规检查子宫下段、宫颈及阴道有无裂伤,如有裂伤应及时缝合。注意预防产后出血,并需应用抗生素预防感染。

七、复合先露

胎先露部(胎头或胎臀)伴有肢体(上肢或下肢)同时进入骨盆入口,称为复合先露。临床以头与手的复合先露最常见,多发生于早产者,发生率为 $1.43‰\sim1.60‰$。

(一)诊断

当产程进展缓慢时,做阴道检查发现胎先露旁有肢体而明确诊断。常见胎头与胎手同时入盆,应注意与臀先露和肩先露相鉴别。

(二)治疗

(1)无头盆不称,让产妇向脱出的肢体对侧侧卧,肢体常可自然缩回。脱出的肢体与胎头已入盆,待宫口开全后于全麻下上推肢体,将其回纳,然后经腹压胎头下降,以低位产钳助娩,或行内倒转术助胎儿娩出。

(2)头盆不称或伴有胎儿窘迫征象,应行剖宫产术。

(李秋燕)

第二节 产力异常

产力包括子宫收缩力、腹肌和膈肌收缩力以及肛提肌收缩力,其中以宫缩力为主。在分娩过程中,子宫收缩(简称宫缩)的节律性、对称性及极性不正常或强度、频率有改变时,称为子宫收缩力异常。临床上多因产道或胎儿因素异常造成梗阻性难产,使胎儿通过产道阻力增加,导致继发性产力异常。产力异常分为子宫收缩乏力和子宫收缩过强两类。每类又分协调性宫缩和不协调性宫缩(图12-10)。

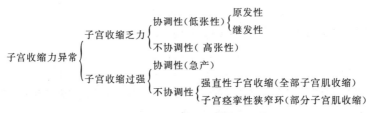

图 12-10 子宫收缩力异常的分类

一、子宫收缩乏力

(一)原因
子宫收缩乏力多由几个因素综合引起。

1.头盆不称或胎位异常

胎先露部下降受阻,不能紧贴子宫下段及宫颈,因此不能引起反射性宫缩,导致继发性子宫收缩乏力。

2.子宫因素

子宫发育不良,子宫畸形(如双角子宫)、子宫壁过度膨胀(如双胎、巨大胎儿、羊水过多等),经产妇的子宫肌纤维变性或子宫肌瘤等。

3.精神因素

初产妇尤其是高龄初产妇,精神过度紧张、疲劳均可使大脑皮质功能紊乱,导致子宫收缩乏力。

4.内分泌失调

临产后,产妇体内的雌激素、缩宫素、前列腺素的敏感性降低,影响子宫肌兴奋阈,致使子宫收缩乏力。

5.药物影响

产前较长时间应用硫酸镁,临产后不适当地使用吗啡、哌替啶、巴比妥类等镇静剂与镇痛剂,产程中不适当应用麻醉镇痛等均可使宫缩受到抑制。

(二)临床表现

根据发生时期可分为原发性和继发性两种。原发性宫缩乏力是指产程开始即宫缩乏力,宫口不能如期扩张,胎先露部不能如期下降,产程延长。继发性宫缩乏力是指活跃期即宫口开大

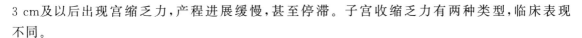

3 cm及以后出现宫缩乏力,产程进展缓慢,甚至停滞。子宫收缩乏力有两种类型,临床表现不同。

1.协调性子宫收缩乏力(低张性子宫收缩乏力)

宫缩具有正常的节律性、对称性和极性,但收缩力弱,宫腔压力低(小于2.0 kPa),持续时间短,间歇期长且不规律,当宫缩达极期时,子宫体不隆起和变硬,用手指压宫底部肌壁仍可出现凹陷,产程延长或停滞。由于宫腔内压力低,对胎儿影响不大。

2.不协调性子宫收缩乏力(高张性子宫收缩乏力)

宫缩的极性倒置,宫缩不是起自两侧宫角。宫缩的兴奋点来自子宫的一处或多处,节律不协调,宫缩时宫底部不强,而是体部和下段强。宫缩间歇期子宫壁不能完全松弛,表现为不协调性子宫收缩乏力。这种宫缩不能使宫口扩张和胎先露部下降,属无效宫缩。产妇自觉下腹部持续疼痛,拒按,烦躁不安,产程长,可导致肠胀气,排尿困难,胎儿胎盘循环障碍,常出现胎儿窘迫。检查时,下腹部常有压痛,胎位触不清,胎心不规律,宫口扩张缓慢,胎先露部下降缓慢或停滞。

3.产程曲线异常

子宫收缩乏力可导致产程曲线异常(图12-11)。常见以下4种。

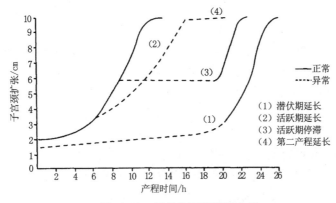

图12-11　异常的宫颈扩张曲线

(1)潜伏期延长:从临产规律宫缩开始至宫口扩张3 cm称为潜伏期,初产妇潜伏期约需8小时,最大时限为16小时。超过16小时称为潜伏期延长。

(2)活跃期延长:从宫口扩张3 cm至宫口开全为活跃期。初产妇活跃期正常约需4小时,最大时限8小时,超过8小时为活跃期延长。

(3)活跃期停滞:进入活跃期后,宫颈口不再扩张达2小时以上,称为活跃期停滞,根据产程中定期阴道(肛门)检查诊断。

(4)第二产程延长:第二产程初产妇超过2小时,经产妇超过1小时尚未分娩,称为第二产程延长。

以上四种异常产程曲线,可以单独存在,也可以合并存在。当总产程超过24小时称为滞产。

(三)对母儿影响

1.对产妇的影响

产程延长,产妇休息不好,精神疲惫与体力消耗,可出现疲乏无力、肠胀气、排尿困难等,还可影响宫缩,严重时还引起脱水、酸中毒。又由于产程延长,膀胱受压在胎头与耻骨联合之间,导致组织缺血、水肿、坏死,形成瘘,如膀胱阴道瘘或尿道阴道瘘。另外,胎膜早破以及产程中多次阴道(肛门)检查均可增加感染机会,产后宫缩乏力,易引起产后出血。

2.对胎儿的影响

宫缩乏力影响胎头内旋转,增加手术机会。不协调子宫收缩乏力不能使子宫壁完全放松,影响子宫胎盘循环。胎儿在宫内缺氧,胎膜早破,还易造成脐带受压或脱垂,造成胎儿窘迫,甚至胎死宫内。

(四)治疗

1.协调性宫缩乏力

无论是原发性或继发性,一旦出现,首先寻找原因,如判断无头盆不称和胎位异常,估计能经阴道分娩者,考虑采取加强宫缩的措施。

(1)第一产程:消除精神紧张,产妇过度疲劳,可给予地西泮 10 mg 缓慢静脉注射或哌替啶 100 mg 肌内注射或静脉注射,经过一段时间,可使宫缩力转强。对不能进食者,可经静脉输液,10%葡萄糖液 500~1 000 mL 内加维生素 C 2 g,伴有酸中毒时可补充 5%碳酸氢钠。经过处理,宫缩力仍弱,可选用下列方法加强宫缩。

人工破膜:宫颈口开大 3 cm 以上,无头盆不称,胎头已衔接者,可行人工破膜。破膜后,胎头紧贴子宫下段及宫颈,引起反射性宫缩,加速产程进展。毕肖普(Bishop)提出用宫颈成熟度评分法估计加强宫缩措施的效果。如产妇得分在 3 分及 3 分以下,加强宫缩均失败,应改用其他方法。4~6 分成功率约为 50%,7~9 分的成功率约为 80%,9 分及 9 分以上均成功。

缩宫素静脉滴注:适用于宫缩乏力、胎心正常、胎位正常、头盆相称者。将缩宫素 1 U 加入 5%葡萄糖液 200 mL 内,以 8 滴/分,即 2.5 mU/min 开始,根据宫缩强度调整滴速,维持宫缩强度每间隔 2~3 分钟,持续 30~40 秒。缩宫素静脉滴注过程应有专人看守,观察宫缩,根据情况及时调整滴速。经过上述处理,如产程仍无进展或出现胎儿窘迫征象,应及时行剖宫产术。

(2)第二产程:第二产程如无头盆不称,出现宫缩乏力时也可加强宫缩,给予缩宫素静脉滴注,促进产程进展。如胎头双顶径已通过坐骨棘平面,可等待自然娩出,或行会阴侧切后行胎头吸引器或低位产钳助产。如胎头尚未衔接或伴有胎儿窘迫征象,均应立即行剖宫产术结束分娩。

(3)第三产程:为预防产后出血,当胎儿前肩露出于阴道口时,可给予缩宫素 10 U 静脉注射,使宫缩增强,促使胎盘剥离与娩出及子宫血窦关闭。如产程长,破膜时间长,应给予抗生素预防感染。

2.不协调宫缩乏力

处理原则是镇静,调节宫缩,恢复宫缩极性。给予强镇静剂哌替啶 100 mg 肌内注射,使产妇充分休息,醒后多能恢复为协调宫缩。如未能纠正,或已有胎儿窘迫征象,立即行剖宫产术结束分娩。

(五)预防

(1)应对孕妇进行产前教育,解除孕妇思想顾虑和恐惧心理,使孕妇了解妊娠和分娩均为生理过程,分娩过程中医护人员热情耐心、家属陪产均有助于消除产妇的紧张情绪,增强信心,预防精神紧张所致的子宫收缩乏力。

(2)分娩时鼓励及时进食,必要时静脉补充营养。

(3)避免过多使用镇静药物,产程中使用麻醉镇痛应在宫口开全前停止给药,注意及时排空直肠和膀胱。

二、子宫收缩过强

(一)协调性子宫收缩过强

宫缩的节律性、对称性和极性均正常,仅宫缩过强、过频,如产道无阻力,宫颈可在短时间内迅速开全,分娩在短时间内结束,总产程不足 3 小时,称为急产,经产妇多见。

1.对母儿影响

(1)对产妇的影响:宫缩过强过频,产程过快,可致宫颈、阴道以及会阴撕裂伤。接生时来不及消毒,可致产褥感染。产后子宫肌纤维缩复不良易发生胎盘滞留或产后出血。

(2)对胎儿和新生儿的影响:宫缩过强影响子宫胎盘的血液循环,易发生胎儿窘迫、新生儿窒息甚或死亡。胎儿娩出过快,胎头在产道内受到的压力突然解除,可致新生儿颅内出血。来不及消毒接生,易致新生儿感染。如新生儿坠地可致骨折、外伤。

2.处理

(1)有急产史的产妇:在预产期前 1~2 周不宜外出远走,以免发生意外,有条件应提前住院待产。

(2)临产后不宜灌肠,提前做好接生和抢救新生儿窒息的准备。胎儿娩出时勿使产妇向下屏气。

(3)产后仔细检查软产道,包括宫颈、阴道、外阴,如有撕裂,及时缝合。

(4)新生儿处理:肌内注射维生素 K_1 每天 2 mg,共 3 天,以预防新生儿颅内出血。

(5)如属未消毒接生,母儿均给予抗生素预防感染,酌情接种破伤风免疫球蛋白。

(二)不协调性子宫收缩过强

1.强直性宫缩

强直性宫缩多因外界因素造成,如临产后分娩受阻或不适当应用缩宫素,或胎盘早剥血液浸润子宫肌层,均可引起宫颈内口以上部分子宫肌层出现强直性痉挛性宫缩。

(1)临床表现:产妇烦躁不安,持续性腹痛,拒按,胎位触不清,胎心听不清,有时还可出现病理缩复环、血尿等先兆子宫破裂征象。

(2)处理:一旦确诊为强直性宫缩,应及时给予宫缩抑制剂,如 25% 硫酸镁 20 mL 加入 5% 葡萄糖液 20 mL 缓慢静脉推注。如属梗阻原因,应立即行剖宫产术结束分娩。

2.子宫痉挛性狭窄环

子宫壁某部肌肉呈痉挛性不协调性收缩所形成的环状狭窄,持续不放松,称为子宫痉挛性狭窄环。多在子宫上下段交界处,也可在胎体某一狭窄部,以胎颈、胎腰处常见(图 12-12)。

(1)原因:多因精神紧张、过度疲劳以及不适当地应用宫缩剂或粗暴地进行产科处理所致。

(2)临床表现:产妇出现持续性腹痛,烦躁不安,宫颈扩张缓慢,胎先露下降停滞。胎心时快时慢,阴道检查可触及狭窄环。子宫痉挛性狭窄环特点是此环不随宫缩上升。

(3)处理:认真寻找原因,及时纠正。禁止阴道内操作,停用缩宫素。如无胎儿窘迫征象,可给予哌替啶 100 mg 肌内注射,一般可消除异常宫缩。当宫缩恢复正常,可行阴道手术助产或等待自然分娩。如经上述处理,狭窄环不缓解,宫口未开全,胎先露部高,或已伴有胎儿窘迫,应立即行剖宫产术。如胎儿已死亡,宫口开全,则可在全麻下经阴道分娩。

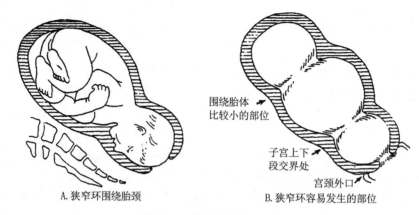

A.狭窄环围绕胎颈　　　　　　B.狭窄环容易发生的部位

围绕胎体
比较小的部位

子宫上下
段交界处

宫颈外口

图 12-12　子宫痉挛性狭窄环

（张洪梅）

第三节　产　道　异　常

产道包括骨产道（骨盆腔）与软产道（子宫下段、宫颈、阴道、外阴），是胎儿经阴道娩出的通道。产道异常可使胎儿娩出受阻，临床上多见骨产道异常。

一、骨产道异常

骨盆径线过短或形态异常，致使骨盆腔小于胎先露部可通过的限度，阻碍胎先露部下降，称骨盆狭窄。狭窄骨盆可以为一个径线过短或多个径线同时过短，也可为一个平面狭窄或多个平面同时狭窄。当一个径线狭窄时要观察同一个平面其他径线的大小，再结合整个骨盆腔大小与形态进行综合分析，做出正确判断。

（一）分类

1.骨盆入口平面狭窄

骨盆入口平面狭窄以扁平骨盆为代表，主要为入口平面前后径过短。狭窄分 3 级：Ⅰ级（临界性），绝大多数可以自然分娩，骶耻外径 18 cm，真结合径 10 cm；Ⅱ级（相对性），经试产来决定可否经阴道分娩，骶耻外径 16.5～17.5 cm，真结合径 8.5～9.5 cm；Ⅲ级（绝对性），骶耻外径≤16.0 cm，真结合径≤8.0 cm，足月胎儿不能经过产道，必须行剖宫产终止妊娠。在临床中常遇到的是前两种，我国妇女常见以下两种类型。

（1）**单纯扁平骨盆**：骨盆入口前后径缩短而横径正常。骨盆入口呈横扁圆形，骶岬向前下突。

（2）**佝偻病性扁平骨盆**：骨盆入口呈肾形，前后径明显缩短，骨盆出口横径变宽，骶岬前突，骶骨下段变直向后翘，尾骨呈钩状突向骨盆出口平面。髂骨外展，髂棘间径大于等于髂嵴间径，耻骨弓角度增大（图 12-13）。

2.中骨盆及骨盆出口平面狭窄

狭窄分三级。Ⅰ级（临界性）：坐骨棘间径 10 cm，坐骨结节间径 7.5 cm；Ⅱ级（相对性）：坐骨棘间径 8.5~9.5 cm,坐骨结节间径 6.0~7.0 cm;Ⅲ级(绝对性):坐骨棘间径≤8.0 cm,坐骨结节间径≤5.5 cm。我国妇女常见以下 2 种类型。

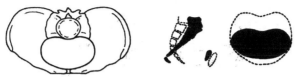

图 12-13　佝偻病性扁平骨盆

(1)漏斗骨盆:骨盆入口各径线值均正常,两侧骨盆壁向内倾斜似漏斗得名。其特点是中骨盆及骨盆出口平面均明显狭窄,使坐骨棘间径、坐骨结节间径均缩短,耻骨弓角度小于 90°。坐骨结节间径与出口后矢状径之和小于 15 cm。

(2)横径狭窄骨盆:骨盆各横径径线均缩短,各平面前后径稍长,坐骨切迹宽,测量骶耻外径值正常,但髂棘间径及髂嵴间径均缩短。中骨盆及骨盆出口平面狭窄,产程早期无头盆不称征象,当胎头下降至中骨盆或骨盆出口时,常不能顺利地转成枕前位,形成持续性枕横位或枕后位造成难产。

3.均小骨盆

骨盆外形属女型骨盆,但骨盆各平面均狭窄,每个平面径线较正常值小 2 cm 或更多,称均小骨盆。多见于身材矮小、体形匀称的妇女。

4.畸形骨盆

骨盆失去正常形态称畸形骨盆。

(1)骨软化症骨盆:现已罕见,系因缺钙、磷、维生素 D 以及紫外线照射不足使成人期骨质矿化障碍,被类骨质组织所代替,骨质脱钙、疏松、软化。由于受躯干重力及两股骨向内上方挤压,使骶岬向前,耻骨联合前突,坐骨结节间径明显缩短,骨盆入口平面呈凹三角形(图 12-14)。严重者阴道不能容两指,一般不能经阴道分娩。

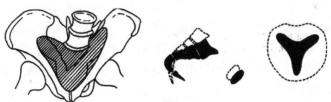

图 12-14　骨软化症骨盆

(2)偏斜型骨盆:骨盆一侧斜径缩短,一侧髂骨翼与髋骨发育不良所致骶髂关节固定,以及下肢及髋关节疾病(图 12-15)。

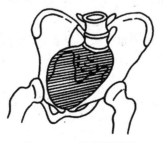

图 12-15　偏斜型骨盆

(二)临床表现

1.骨盆入口平面狭窄的临床表现

(1)胎头衔接受阻:一般情况下初产妇在妊娠末期,即预产期前1~2周或临产前胎头已衔接,即胎头双顶径进入骨盆入口平面,颅骨最低点达坐骨棘水平。若入口狭窄,即使已经临产,胎头仍未入盆,经检查胎头跨耻征阳性。胎位异常,如臀先露、面先露或肩先露的发生率是正常骨盆的3倍。

(2)若已临产,根据骨盆狭窄程度、产力强弱、胎儿大小及胎位情况不同,临床表现也不一样。①骨盆临界性狭窄:若胎位、胎儿大小及产力正常,胎头常以矢状缝在骨盆入口横径衔接,多取后不均倾势,即后顶骨先入盆,后顶骨逐渐进入骶凹处,再使前顶骨入盆,则于骨盆入口横径上成头盆均倾势。临床表现为潜伏期活跃早期延长,活跃后期产程进展顺利。若胎头迟迟不入盆,此时常出现胎膜早破,其发生率为正常骨盆的4~6倍。由于胎膜早破,母儿可发生感染。胎头不能紧贴宫颈内口诱发宫缩,常出现继发性宫缩乏力。②骨盆绝对性狭窄:若产力、胎儿大小及胎位均正常,但胎头仍不能入盆,常发生梗阻性难产,这种情况可出现病理性缩复环,甚至子宫破裂。如胎先露部嵌入骨盆入口时间长,血液循环障碍,组织坏死,可形成泌尿生殖道瘘。在强大的宫缩压力下,胎头颅骨重叠,可出现颅骨骨折及颅内出血。

2.中骨盆平面狭窄的临床表现

(1)胎头能正常衔接:潜伏期及活跃早期进展顺利,当胎头下降达中骨盆时,由于内旋转受阻,胎头双顶径被阻于中骨盆狭窄部位之上,常出现持续性枕横位或枕后位,同时出现继发性宫缩乏力,活跃后期及第二产程延长甚至第二产程停滞。

(2)胎头受阻于中骨盆:有一定可塑性的胎头开始变形,颅骨重叠,胎头受压,异常分娩使软组织水肿,产瘤较大,严重时可发生脑组织损伤、颅内出血、胎儿窘迫。若中骨盆狭窄程度严重,宫缩又较强,可发生先兆子宫破裂及子宫破裂。强行阴道助产可导致严重软产道裂伤及新生儿产伤。

(3)骨盆出口平面狭窄的临床表现:骨盆出口平面狭窄与中骨盆平面狭窄常同时存在。若单纯骨盆出口平面狭窄,第一产程进展顺利,胎头达盆底受阻,第二产程停滞,继发性宫缩乏力,胎头双顶径不能通过出口横径,强行阴道助产可导致软产道、骨盆底肌肉及会阴严重损伤,胎儿严重产伤,对母儿危害极大。

(三)诊断

在分娩过程中,骨盆是个不变因素,也是估计分娩难易的一个重要因素。狭窄骨盆影响胎位和胎先露部的下降及内旋转,也影响宫缩。在估计分娩难易时,骨盆是首先考虑的一个重要因素。应根据胎儿的大小及骨盆情况尽早做出有无头盆不称的诊断,以决定适当的分娩方式。

1.病史

询问有无佝偻病、脊髓灰质炎、脊柱和髋关节结核以及骨盆外伤等病史。对经产妇应详细询问既往分娩史,如有无难产史或新生儿产伤史等。

2.一般检查

测量身高,孕妇身高小于145 cm时应警惕均小骨盆。观察孕妇体型、步态,有无下肢残疾,有无脊柱及髋关节畸形,米氏菱形窝是否对称。

3.腹部检查

观察腹型,检查有无尖腹及悬垂腹,有无胎位异常等。骨盆入口异常,因头盆不称、胎头不易入盆常导致胎位异常,如臀先露、肩先露。中骨盆狭窄则影响胎先露内旋转而导致持续性枕横位、枕后位等。部分初产妇在预产期前2周左右,经产妇于临产后胎头均应入盆。若已临产胎头仍未入盆,应警惕是否存在头盆不称。检查头盆是否相称具体方法为孕妇排空膀胱后,取仰卧,两腿伸直。检查者用手放在耻骨联合上方,将浮动的胎头向骨盆腔方向推压。若胎头低于耻骨联合,表示胎头可入盆(头盆相称),称胎头跨耻征阴性;若胎头与耻骨联合在同一平面,表示可疑头盆不称,称胎头跨耻征可疑阳性;若胎头高于耻骨联合,表示头盆明显不称,称胎头跨耻征阳性。对出现此类症状的孕妇,应让其取半卧位两腿屈曲,再次检查胎头跨耻征,若转为阴性,提示为骨盆倾斜度异常,而不是头盆不称。

4.骨盆测量

(1)骨盆外测量:骶耻外径小于18 cm为扁平骨盆。坐骨结节间径小于8 cm,耻骨弓角度小于90°为漏斗骨盆。各径线均小于正常值2 cm或以上为均小骨盆。骨盆两侧斜径(以一侧髂前上棘至对侧髂后上棘间的距离)及同侧直径(从髂前上棘至同侧髂后上棘间的距离)相差大于1 cm为偏斜骨盆。

(2)骨盆内测量:对角径小于11.5 cm,骶骨岬突出为入口平面狭窄,属扁平骨盆。应检查骶骨前面弧度。坐骨棘间径小于10 cm,坐骨切迹宽度小于2横指,为中骨盆平面狭窄。如坐骨结节间径小于8 cm,则应测量出口后矢状径及检查骶尾关节活动度,如坐骨结节间径与出口后矢状径之和小于15 cm,为骨盆出口平面狭窄。

(四)对母儿影响

1.对产妇的影响

骨盆狭窄影响胎头衔接及内旋转,容易发生胎位异常、胎膜早破、宫缩乏力,导致产程延长或停滞。胎先露压迫软组织过久导致组织水肿、坏死形成生殖道瘘。胎膜早破、肛查或阴道检查次数增多及手术助产增加产褥感染机会。剖宫产及产后出血者增多,严重梗阻性难产若不及时处理,可导致子宫破裂。

2.对胎儿及新生儿的影响

头盆不称易发生胎膜早破、脐带脱垂,脐带脱垂可导致胎儿窘迫甚至胎儿死亡。产程延长、胎儿窘迫使新生儿容易发生颅内出血、新生儿窒息等并发症。阴道助产机会增多,易发生新生儿产伤及感染。

(五)分娩时处理

处理原则是根据狭窄骨盆类别和程度、胎儿大小胎心率、宫缩强弱、宫口扩张程度、胎先露下降情况、破膜与否,结合既往分娩史、年龄、产次有无妊娠合并症及并发症决定分娩方式。

1.一般处理

在分娩过程中,应使产妇树立信心,消除紧张情绪和恐惧心理。保证能量及水分的摄入,必要时补液。注意产妇休息,监测宫缩、胎心,观察产程进展。

2.骨盆入口平面狭窄的处理

(1)明显头盆不称(绝对性骨盆狭窄):胎头跨耻征阳性者,足月胎儿不能经阴道分娩。应在临产后行剖宫产术结束分娩。

(2)轻度头盆不称(相对性骨盆狭窄):胎头跨耻征可疑阳性,足月活胎估计体重小于3 000 g,胎心正常及产力良好,可在严密监护下试产。胎膜未破者可在宫口扩张3 cm时行人工破膜,若破膜后宫缩较强,产程进展顺利,多数能经阴道分娩。试产过程中若出现宫缩乏力,可用缩宫素静脉滴注加强宫缩。试产2～4小时胎头仍迟迟不能入盆,宫口扩张缓慢,或伴有胎儿窘迫征象,应及时行剖宫产术结束分娩。若胎膜已破,为了减少感染,应适当缩短试产时间。

(3)骨盆入口平面狭窄的试产:必须以宫口开大3～4 cm,胎膜已破为试产开始。胎膜未破者在宫口扩张3 cm时可行人工破膜。宫缩较强,多数能经阴道分娩。试产过程中如果出现宫缩乏力,可用缩宫素静脉滴注加强宫缩。若试产2～4小时,胎头不能入盆,产程进展缓慢,或伴有胎儿窘迫征象,应及时行剖宫产术。如胎膜已破,应适当缩短试产时间。骨盆入口平面狭窄,主要为扁平骨盆的妇女,妊娠末期或临产后,胎头矢状缝只能衔接于骨盆入口横径上。胎头侧屈使其两顶骨先后依次入盆,呈不均倾势嵌入骨盆入口,称为头盆均倾不均。前不均倾为前顶骨先嵌入,矢状缝偏后。后不均倾为后顶骨先嵌入,矢状缝偏前(图12-16)。当胎头双顶骨均通过骨盆入口平面时,即可顺利地经阴道分娩。

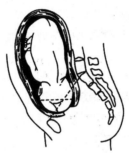

图12-16 胎头嵌入骨盆姿势——后不均倾

3.中骨盆平面狭窄的处理

在分娩过程中,胎儿在中骨盆平面完成俯屈及内旋转动作。若中骨盆平面狭窄,则胎头俯屈及内旋转受阻,易发生持续性枕横位或持续性枕后位,产妇多表现为活跃期或第二产程延长及停滞、继发性宫缩乏力等。若宫口开全,胎头双顶径达坐骨棘平面或更低,可经阴道徒手旋转胎头为枕前位,待其自然分娩。宫口开全,胎心正常者可经阴道助产分娩。胎头双顶径在坐骨棘水平以上,或出现胎儿窘迫征象,应行剖宫产术。

4.骨盆出口平面狭窄的处理

骨盆出口平面是产道的最低部位,应于临产前对胎儿大小、头盆关系做出充分估计,决定能否经阴道分娩,诊断为骨盆出口平面狭窄者,不能进行试产。若发现出口横径狭窄,耻骨弓角度变锐,耻骨弓下三角空隙不能利用,胎先露部后移,利用出口后三角空隙娩出。临床上常用出口横径与出口后矢状径之和来估计出口大小。出口横径与出口后矢状径之和大于15 cm时,多数可经阴道分娩,有时需阴道助产,应做较大的会阴切开。若两者之和小于15 cm时,不应经阴道试产,应行剖宫产术终止妊娠。

5.均小骨盆的处理

胎儿估计不大,胎位正常,头盆相称,宫缩好,可以试产,通常可通过胎头变形和极度俯屈,以胎头最小径线通过骨盆腔,可能经阴道分娩。若有明显头盆不称,应尽早行剖宫产术。

6.畸形骨盆的处理

根据畸形骨盆种类、狭窄程度、胎儿大小、产力等综合判断。如果畸形严重、明显头盆不称者,应及早行剖宫产术。

二、软产道异常

软产道包括子宫下段、宫颈、阴道及骨盆底软组织构成的弯曲管道。软产道异常所致的难产较少见,临床上容易被忽视。在妊娠前或妊娠早期应常规行双合诊检查,了解软产道情况。

(一)外阴异常

1.外阴白色病变

皮肤黏膜慢性营养不良,组织弹性差,分娩时易发生会阴撕裂伤,宜做会阴后一侧切开术。

2.外阴水肿

某些疾病如重度子痫前期、重度贫血、心脏病及慢性肾炎孕妇若有全身水肿,可同时伴有重度外阴水肿,分娩时可妨碍胎先露部下降,导致组织损伤、感染和愈合不良等情况。临产前可用50%硫酸镁液湿热敷会阴,临产后仍有严重水肿者,在外阴严格消毒下进行多点针刺皮肤放液,分娩时行会阴后一侧切开,产后加强会阴局部护理,预防感染,可用50%硫酸镁液湿热敷,配合远红外线照射。

3.会阴坚韧

会阴坚韧尤其多见于35岁以上高龄初产妇,在第二产程可阻碍胎先露部下降,宜做会阴后一侧切开,以免胎头娩出时造成会阴严重裂伤。

4.外阴瘢痕

瘢痕挛缩使外阴及阴道口狭小,且组织弹性差,影响胎先露部下降。如瘢痕的范围不大,可经阴道分娩,分娩时应做会阴后一侧切开。如瘢痕过大,应行剖宫产术。

(二)阴道异常

1.阴道横隔

阴道横隔多位于阴道上段或中段,较坚韧,常影响胎先露部下降。因在横隔中央或稍偏一侧常有一小孔,常被误认为宫颈外口。在分娩时应仔细检查。

(1)阴道分娩:横隔被撑薄,可在直视下自小孔处将横隔做"X"形切开。横隔被切开后因胎先露部下降压迫,通常无明显出血,待分娩结束再切除剩余的隔用可吸收线将残端做间断或连续锁边缝合。

(2)剖宫产:如横隔较高且组织坚厚,阻碍先露部下降,需行剖宫产术结束分娩。

2.阴道纵隔

(1)伴有双子宫、双宫颈时,当一侧子宫内的胎儿下降,纵隔被推向对侧,阴道分娩多无阻碍。

(2)当发生于单宫颈时,有时胎先露部的前方可见纵隔,可自行断裂,阴道分娩无阻碍。纵隔厚时应于纵隔中间剪断,用可吸收线将残端缝合。

3.阴道狭窄

产伤、药物腐蚀、手术感染可导致阴道瘢痕形成。若阴道狭窄部位位置低、狭窄程度轻,可经阴道分娩。狭窄位置高、狭窄程度重时宜行剖宫产术。

4.阴道尖锐湿疣

分娩时,为预防新生儿患喉乳头瘤,应行剖宫产术。病灶巨大时可能造成软产道狭窄,影响胎先露下降时,也宜行剖宫产术。

5.阴道壁囊肿和肿瘤

(1)阴道壁囊肿较大时,会阻碍胎先露部下降,可行囊肿穿刺,抽出其内容物,待分娩后再选择时机进行处理。

(2)阴道内肿瘤大妨碍分娩,且肿瘤不能经阴道切除时,应行剖宫产术,阴道内肿瘤待产后再行处理。

(三)宫颈异常

1.宫颈外口黏合

宫颈外口黏合多在分娩受阻时发现。宫口为很小的孔,当宫颈管已消失而宫口却不扩张,一般用手指稍加压力分离,黏合的小孔可扩张,宫口即可在短时间内开全。但有时需行宫颈切开术,使宫口开大。

2.宫颈瘢痕

因孕前曾行宫颈深部电灼术或微波术、宫颈锥形切除术、宫颈裂伤修补术等所致。虽可于妊娠后软化,但宫缩很强时宫口仍不扩张,应行剖宫产。

3.宫颈坚韧

宫颈组织缺乏弹性,或精神过度紧张使宫颈挛缩,宫颈不易扩张,多见于高龄初产妇,可于宫颈两侧各注射 0.5% 利多卡因 5~10 mL,也可静脉推注地西泮 10 mg。如宫颈仍不扩张,应行剖宫产术。

4.宫颈水肿

宫颈水肿多见于扁平骨盆、持续性枕后位或滞产,宫口没有开全而过早使用腹压,致使宫颈前唇长时间被压于胎头与耻骨联合之间,血液回流受阻引起水肿,影响宫颈扩张。多见于胎位异常或滞产。

(1)轻度宫颈水肿:①可以抬高产妇臀部。②同宫颈坚韧处理。③宫口近开全时,可用手轻轻上托水肿的宫颈前唇,使宫颈越过胎头,能够经阴道分娩。

(2)严重宫颈水肿:经上述处理无明显效果,宫口扩张小于 3 cm,伴有胎儿窘迫,应行剖宫产术。

5.宫颈癌

宫颈硬而脆,缺乏伸展性,临产后影响宫口扩张,若经阴道分娩,有发生大出血、裂伤、感染及肿瘤扩散等危险,不应经阴道分娩,应考虑行剖宫产术,术后手术或放射治疗。

6.子宫肌瘤

较小的肌瘤没有阻塞产道可经阴道分娩,肌瘤待分娩后再行处理。子宫下段及宫颈部位的较大肌瘤可占据盆腔或阻塞于骨盆入口,阻碍胎先露部下降,宜行剖宫产术。

(张洪梅)

第十三章

分娩并发症

第一节　下生殖道损伤

　　胎儿经阴道分娩时,宫颈、阴道、会阴都极度扩张,整个下生殖道和邻近器官(膀胱、尿道、直肠)都可能发生损伤,常见的有宫颈裂伤、阴道裂伤、会阴裂伤与阴道和会阴深部血肿形成。产道机械性梗阻、巨大胎儿、胎儿异常、宫缩过强等都是生殖道损伤的高危因素。临床上更多的损伤多发生在协助胎儿娩出所采用的各种阴道助产手术过程中,如产钳术、胎头吸引、臀位牵引术及助产术等。操作者努力提高诊疗操作水平,掌握各种手术指征及正确实施方法,下生殖道损伤是可以被有效控制的。

一、分类及临床表现

(一)会阴阴道裂伤

　　会阴裂伤和阴道裂伤常常伴发,根据范围不同,会阴的裂伤分为以下4度。①Ⅰ度裂伤:阴蒂、尿道口周围、大小阴唇皮肤黏膜的裂伤,处女膜环断裂,会阴皮肤裂伤。②Ⅱ度裂伤:裂伤达会阴深浅横肌,或深达肛提肌及其筋膜,常沿两侧阴道沟向上延长,严重的可达阴道后穹隆。③Ⅲ度裂伤:在Ⅱ度裂伤基础上深度累及肛门括约肌。④Ⅳ度裂伤:Ⅲ度裂伤并发直肠黏膜裂伤。

　　阴道裂伤包括表浅的黏膜裂伤、深及盆底组织的裂伤和大面积的阴道壁裂伤。常见的会阴侧切部位的顶点向上纵行裂伤,甚至可以延伸至阴道顶端,其深度也各有不同,个别深度裂伤可达耻骨下支,有时可有数个裂口,直到穹隆。阴道裂伤还可以向外、向内延伸,甚至累及小阴唇或尿道旁组织。形成阴道裂伤的主要原因包括胎儿过大、急产、阴道壁充血水肿等。但产钳使用不当是最重要的原因,胎头旋转不完全,而产钳勉强交合,牵引时,又未沿产道、产轴进行。

(二)宫颈裂伤

　　常见的宫颈裂伤是纵行裂伤。撕裂位置多位于三点或九点,裂伤有时可深达阴道穹隆部。子宫颈环形撕裂较少见,上唇或下唇的内面因暴力而发生环形撕裂和翻出。宫颈撕裂常发生在胎儿过大、急产、产钳助产不当,以及臀位牵引术后用暴力牵拉胎头时,如撕裂过大过深,或累及血管,均可导致大量出血。

(三)外阴阴道血肿

　　外阴阴道血肿分两种:一种是开放性血肿,见于会阴阴道裂伤或会阴切开术后切口裂伤,缝合修复时止血不彻底,残留无效腔,导致血液局部积聚形成;另一种是闭合性血肿,可发生于产程活跃期、分娩期和产褥期。尽管分娩过程中胎儿始终试图以最小径线通过产道的最大径线,但是产妇阴道会阴软组织仍然会极度扩张,黏膜以下部位血管因牵拉断裂导致自发性的闭合血肿形成,如果孕妇合并妊娠期高血压疾病、营养不良、低蛋白血症等情况,就更容易出现外阴阴道水肿。急产、产钳助产会因为产道扩张不充分而导致血肿发生。血肿多位于外阴深部及阴道下段侧壁,表现为会阴、阴道局部逐渐加重的胀痛、肿块、瘀斑,触痛明显。由于盆底组织的疏松结构,阴道血肿可以沿阴道侧壁扩散形成巨大血肿,甚至压迫直肠、尿道,引起肛门坠胀和排尿障碍,阴道检查有助于明确血肿的存在、位置、范围大小。在妊娠期高血压疾病的情况下,外阴、阴道,甚至阔韧带内都可以有自发性血肿,有时血肿巨大,腹部可以扪及包块,而子宫可被推向一侧。

(四)膀胱破裂

阴道壁以及相邻的膀胱弹性均较大,如在术前常规导尿,则在行阴道的一般助产术时,不易发生破裂,但如因胎位异常等情况行毁胎术,胎儿锐利的骨片或术者器械操作不当,均可能刺破阴道前壁及膀胱,以上各种损伤都可导致出血,特别是妊娠期盆底组织血供丰富,如损伤严重,可发生大量出血。

二、治疗

下生殖道组织血管丰富,容易愈合,但是妊娠和分娩期的生理性改变使得组织充血、水肿,并且容易发生累及宫颈、阴道、会阴的复合性损伤,手术修补要求严格止血、分层对合。组织之间对合牢固但无张力,否则容易因为继发性肿胀导致张力过大,局部缺血坏死而影响预后。阴道、宫颈的损伤往往较深,应适当麻醉患者后摆好其体位,以充分暴露手术视野。良好的照明和熟练的助手也是做好修补手术不可或缺的重要因素。

(一)会阴阴道裂伤

会阴裂伤和阴道裂伤常常同时发生,对于新鲜的裂伤,只要注意消毒止血,正确辨认其解剖结构,并及时正确修补缝合,恢复原有解剖结构,即使是Ⅲ度裂伤,成功率也可达到99%。

Ⅰ度会阴阴道裂伤可能伴有阴蒂及尿道口周围、大小阴唇皮肤黏膜损伤、处女膜环断裂。可选用2-0可吸收线间断缝合止血,恢复组织结构。Ⅰ度会阴裂伤的会阴体皮肤损伤较小,组织缝合对合良好后皮肤可以自然贴合,一般不需单独缝合。

Ⅱ度裂伤会导致会阴浅横肌、深横肌甚至肛提肌及其筋膜断裂,向内沿两侧阴道沟上延形成阴道后壁舌形撕裂。缝合中要注意充分暴露阴道裂伤的顶端,必要时可用纱布填塞阴道后穹隆以协助暴露。2-0可吸收线缝合阴道壁黏膜,部位要超过裂口顶端0.5 cm以上;2-0可吸收线间断缝合撕裂的会阴体肌层,缝合会阴皮下组织;3-0可吸收线行会阴皮内缝合,丝线外缝合定期拆线亦可。术后取出填塞的阴道纱布,先后行阴道和直肠指检,检查有无血肿、直肠黏膜有无损伤或贯穿缝合。

Ⅲ度和Ⅳ度裂伤因为涉及肛门括约肌功能恢复,重点在于恢复正常解剖层次和结构,应当由高年资医生实施修补手术。在阴道穹隆部填塞纱布,阻挡宫腔内出血,以免影响手术视野;充分清洁冲洗创面,严格消毒;直肠内塞入纱条防止肠内容物污染,使用3-0可吸收线,由直肠裂口顶端上0.5 cm处开始间断内翻缝合黏膜下层,不能穿透黏膜,边缝边退出纱条,再间断内翻缝合直肠肌层和筋膜。鼠齿钳(Allis钳)钳夹两侧挛缩的肛门括约肌断端,可用剪刀锐性游离部分断端以便于缝合,用7号丝线端端缝合或重叠缝合两针,嘱患者做缩肛运动,证实肛门括约肌收缩力。

缝合两侧肛提肌,覆盖直肠壁。余步骤同Ⅱ度裂伤。术后无渣流质饮食3天,外阴部用0.5%碘伏溶液冲洗,术后第4天开始,每天口服乳果糖20～30 mL,保持大便软化通畅。

对于创面较深的阴道裂伤,可以采取分层缝合,注意不留无效腔。出血多的部位可以置橡皮引流条。对于弥漫性渗血的创面,缝合后可以用碘伏纱布阴道填塞,压迫24小时后取出。

(二)宫颈裂伤

阴道分娩和助产后要常规用无齿卵圆钳从12点部位开始交替检查宫颈一周,若发现累及穹隆的裂伤,还要经阴道探查子宫下段完整性。宫颈最常见的裂伤部位是3点和9点处。如果裂伤超过1 cm,或伴活动性出血,应及时缝合。

用无齿卵圆钳分别钳夹两侧裂缘下端并向下牵拉,必要时配合阴道拉钩能充分暴露裂伤部位。使用2-0可吸收线,在裂伤顶端上0.5 cm处做"8"字缝合,然后间断全层缝合宫颈至游离边缘0.5 cm处。有环形裂伤者,行横行间断缝合。累及阴道穹隆的宫颈裂伤或宫颈裂伤向上超过宫颈阴道部不能完全暴露者,须剖腹探查,经腹修补,同时仔细探查子宫下段裂伤情况。

(三)外阴阴道血肿

外阴和阴道小的血肿,若无继续增大的趋势,没有感染征象,可以采取冰敷、加压包扎、阴道纱布填塞压迫等保守治疗方法处理。如果血肿持续增大,必须及时切开引流,寻找活动性出血点缝扎止血。若未发现明确的活动性出血灶,则清除积血、缝合关闭血肿腔隙、置引流条、术后加压包扎。

阴道血肿可以是闭合性血肿,也可以是阴道裂伤及会阴切开后小血管回缩止血不彻底导致的继发血肿。两者处理原则相同,都是要充分清除积血、止血、缝合关闭无效腔。但阴道壁组织疏松,很容易在疏松结缔组织内形成无法被彻底清除的积血,此时充分引流就特别重要,缝合后可以用碘伏纱布填塞阴道,压迫24小时后取出。此外,要特别警惕阴道血肿向盆腔方向蔓延至阔韧带和后腹膜,患者会出现腹痛、腰痛以及难以用显性出血解释的血红蛋白进行性下降。这种情况就必须行开腹手术清除血肿。

(四)膀胱损伤

行毁胎术等操作后要常规检查阴道各个壁的完整性,当发生前壁损伤时需要观察尿液性状,必要时可以采取膀胱亚甲蓝溶液灌注,了解是否存在膀胱壁缺损。新鲜的膀胱损伤若得到及时修补,预后良好。但是如果术中未及时发现而形成陈旧性损伤,即膀胱阴道瘘,手术就相对复杂很多。

阴道分娩或助产术后发生的下生殖道损伤,往往伴有较多的出血、长时间的操作,术中、术后应根据产妇的具体情况予以补液、输血,术后常规予以抗生素预防感染。

三、预防

分娩期下生殖道损伤当以预防为主,尽量降低其发生率,防止严重并发症发生,这也是评价产科质量的标准之一。

(一)掌握阴道分娩产程的要点

掌握阴道分娩产程正确处理方法及各种阴道助产术的适应证、禁忌证,这是防止各种下生殖道损伤的关键。例如,宫颈口未开全时禁止使用产钳术,禁用高位产钳助产;禁止滥用宫缩剂,人为造成急产等。

(二)全面了解产妇全身及产科情况

在试产和实施助产前,系统全面地了解产妇全身及产科情况,详细内容如下所述。

(1)了解产妇有无妊娠合并症及并发症,以及其严重程度,以便做出分娩方式的选择和术前准备。

(2)了解产妇的骨产道、软产道情况,孕妇宫高腹围,超声下胎儿径线,综合评估是否存在显著头盆不称。

(3)阴道助产前需要充分的、适宜的麻醉,以保持会阴和盆底软组织的松弛。

(4)开放静脉通道,以备必要时静脉给药、输血。

(5)阴道助产术前导尿,保持膀胱空虚。

(6)阴道分娩,特别是手术助产后常规检查宫颈、阴道、外阴及会阴部情况,有无撕裂血肿等,检查应仔细完全,避免遗漏。

(庄秀丽)

第二节　子宫破裂

子宫破裂是妊娠期和分娩期极其严重的并发症之一,直接威胁母儿生命,导致灾难性的后果,其中出血、休克、感染是患者死亡的主要原因。子宫破裂的发病率和病因构成在社会经济发展不同的国家和地区的报道中差别很大,美国为 0.04%～0.10%,中国为 0.10%～0.55%,非洲部分国家地区高达 1.0%～1.2%。发达国家导致子宫破裂的主要原因是既往剖宫产瘢痕,经济欠发达地区和落后地区的主要原因是梗阻性难产和不当助产。近年来,随着剖宫产后再次妊娠病例的增多和前列腺素类药物在催引产领域的广泛应用,子宫破裂的发病率较以前有上升的趋势。

一、病因

子宫破裂的病因主要有瘢痕子宫(包括剖宫产术后和其他子宫手术后)、梗阻性难产、宫缩剂应用不当和助产手术损伤。

(一)瘢痕子宫

狭义的瘢痕子宫主要是指子宫有剖宫产手术史或子宫肌瘤剔除病史,特别是古典式的子宫体部剖宫产术和剥除时穿透子宫内膜达宫腔的子宫肌瘤手术对子宫肌壁的损伤较大,形成的瘢痕范围宽,不能承受妊娠子宫胀大和宫缩时的张力,更容易在妊娠晚期和分娩时发生子宫破裂。

广义的瘢痕子宫包括子宫畸形矫形术、子宫角部切除术、子宫破裂修补、子宫穿孔等手术操作对子宫造成的损伤。随着外科和妇科微创手术的迅速发展与广泛开展,高频电刀、超声刀等能量器械在手术中的应用给子宫带来了一系列热损伤的问题;甚至常见的腹腔镜下输卵管峡部或间质部妊娠手术时,能量、器械操作不当会造成子宫角部过度的灼伤,引起中晚孕子宫自发性破裂也时有发生。

(二)梗阻性难产

梗阻性难产是子宫破裂常见的原因之一,该类型子宫破裂好发于伴随有子宫肌壁原发和继发病理性改变者,如多产、畸形子宫肌层发育不良、胎盘植入病史等导致子宫肌壁延展性和抗张能力下降的因素。这些患者如果同时伴有明显的骨盆狭窄、头盆不称、软产道畸形、盆腔肿瘤、胎位异常和胎儿畸形等因素阻碍胎先露下降时,子宫为克服阻力,体部肌肉强烈收缩,子宫下段被迫拉长、变薄,最终破裂,这也是子宫破裂中最常见类型。破裂处多发生于子宫下段,严重的可以延伸到宫体、宫颈、阴道甚至撕裂膀胱。

(三)宫缩剂应用不当

使用前列腺素药物以及缩宫素等宫缩剂引产、催产,若时机把握不当,或超剂量用药都可能会造成子宫平滑肌强烈的痉挛性收缩。值得注意的是,在胎膜自然破裂和人工破膜等存在内源性前列腺素释放的情况下,一定要严格控制宫缩剂使用的指征和时机,避免造成子宫收缩效应叠加,导致宫缩过强、子宫破裂。

(四)助产手术损伤

分娩时实施助产手术引起的子宫破裂损伤,多是由不适当或粗暴的手术操作所导致。宫口未开全,强行产钳术或臀牵引术会导致子宫颈严重裂伤并上延到子宫下段;臀牵引手法粗暴,未按照分娩机转,会引起胎儿手臂上举,出头困难,后出头暴力牵拉;忽略性横位内倒转术,毁胎术以及部分人工剥离胎盘术等由于操作不当,均可造成子宫破裂。第二产程中暴力按压宫底,增加腹压,促使胎儿娩出也是导致子宫破裂的高危因素之一。

二、分类

子宫破裂按照发生时间可以分为妊娠期破裂和分娩期破裂,按照原因可以分为自发性破裂和损伤性破裂,按照程度可分为完全破裂和不完全破裂。

三、临床表现

子宫破裂发生在瘢痕子宫和非瘢痕子宫病例时的表现不尽相同,因此对两类患者的临床表现都要有明确的认识。

(一)非瘢痕子宫破裂

非瘢痕子宫破裂即传统意义上的子宫破裂,几乎均发生于分娩过程中,根据其病程进展可以分为先兆子宫破裂和子宫破裂两个阶段。

1.先兆子宫破裂

先兆子宫破裂多见于产程长、有梗阻性难产高危因素的患者,典型的表现为腹痛、病理性缩复环、胎心改变和血尿的"四联征"。

(1)腹痛:由于宫缩过强,子宫呈现强直性或痉挛性收缩,产妇因剧烈的腹痛而烦躁不安、呼吸心率增快、下腹部拒按。

(2)病理性缩复环:因为梗阻的存在,子宫平滑肌反应性的强直收缩,导致子宫体部肌层增厚,同时下段肌层在强力拉伸作用下延展、菲薄,从腹壁上观察,宫体部和子宫下段之间形成一个明显的凹陷,为病理性缩复环。随着宫缩的进展,子宫下段进一步拉伸,病理性缩复环会逐渐上移达到脐平面或以上,如果此时不能得到处理,子宫下段最终会因为张力过高而断裂,进展成为子宫破裂。

(3)胎心改变:发生先兆子宫破裂时,子宫平滑肌痉挛,强直性收缩,由于没有充分的平滑肌舒张期,有效的胎盘血流灌注和氧气交换会受影响,胎儿会因急性缺氧出现胎动频繁,电子胎心监护可能会显示胎儿心动过速、心动过缓、重度变异减速以及晚期减速等一系列胎儿宫内窘迫的表现。

(4)血尿:发生梗阻性难产时,胎先露部位持续压迫膀胱,膀胱壁水肿、黏膜充血,会导致血尿和排尿困难。

2.子宫破裂

子宫破裂往往在先兆子宫破裂的进展过程中骤然发生,表现如下。

(1)子宫破裂在先兆子宫破裂基础上突然发生。患者感到下腹部"撕裂样"剧烈疼痛,随后强烈的宫缩短暂停止。孕妇自觉腹痛症状会出现一过性的缓解和"轻松感",但是紧接着,由于羊水、胎儿、血液充盈整个腹腔,患者很快出现全腹疼痛及腹膜刺激征。

(2)产妇呼吸急促、浅快,出现心率增快、脉搏细弱、血压下降等失血性休克的表现。

(3)全腹部肌紧张,压痛、反跳痛明显,移动性浊音阳性。从腹部可触及明显的胎儿肢体等部位,胎动停止、胎心消失,有时在胎儿旁可扪及收缩的子宫体。经阴道检查可以发现胎先露上移,宫颈口可见鲜血流出,有时可以经宫颈向上扪及子宫下段前壁缺损。

(4)不完全子宫破裂:不完全子宫破裂是指子宫肌层部分或完全断裂,浆膜完整,此时胎儿、胎盘、脐带等附属物仍然在宫腔内。发生子宫不完全破裂时,宫缩疼痛并不明显,可以有少量的阴道流血,胎儿仍然存活,但会出现严重的晚期减速、基线变异消失等缺氧表现。此时破裂的肌层如果累及血管,也会发生严重的腹腔内出血或阔韧带血肿、后腹膜血肿等,并出现失血性休克症状。

(二)瘢痕子宫破裂

瘢痕子宫破裂发生于既往有子宫手术史或子宫损伤病史的患者,和非瘢痕子宫破裂相比,瘢痕子宫破裂可以发生在妊娠晚期和分娩期,部分严重的病例,如能量器械造成的子宫角部、子宫体部烧灼伤者,甚至会发生中孕期自发性子宫破裂,导致腹腔内出血、急腹症。子宫下段剖宫产术后的瘢痕子宫破裂往往缺乏先兆子宫破裂的表现,部分患者仅有下腹部针刺样疼痛或压痛,伴或不伴血尿,临床上还有部分病例无任何阳性表现,只是剖宫产术中意外发现。

四、诊断和鉴别诊断

(一)诊断

根据典型的病史、症状、体征,典型的子宫破裂诊断并不困难,关键在于根据病史及时筛查和识别子宫破裂的高危因素,并对其重点监测,在临产时能够及时识别先兆子宫破裂的表现,分辨子宫强直性收缩、腹痛和正常产程中的宫缩痛。当产程中出现宫缩突然消失、胎心消失、产妇心率增快、血压下降等表现时,一定要警惕子宫破裂的发生。

对可疑的高危孕产妇,建议产程中持续电子胎心监护,及时发现胎儿心动过速、心动过缓、严重变异减速或晚期减速、延长减速等异常。

腹腔穿刺可以明确诊断腹腔内出血,急诊床旁 B 型超声检查可以协助诊断腹腔内出血、死胎等。

(二)鉴别诊断

1.胎盘早剥

Ⅱ级以上的胎盘早剥会出现子宫强直收缩、宫体压痛、阴道出血、胎儿窘迫或死亡、孕妇失血性休克等表现,与子宫破裂的临床表现有诸多相似之处。但是严重的胎盘早剥一般都存在子痫前期、子痫、严重腹部外伤等病史,腹部检查无病理性缩复环。超声检查见子宫完整,部分病例可见到胎盘后血肿等典型的胎盘剥离征象。

2.难产伴发绒毛膜羊膜炎

部分病例,特别是合并胎膜早破者,由于产程长、多次行阴道检查、胎头旋转等操作可以导致绒毛膜羊膜炎,出现子宫体压痛、激惹等类似先兆子宫破裂的表现。因为感染的存在,绒毛膜羊膜炎患者可伴有羊水异味、白细胞计数和分类升高、C反应蛋白及降钙素原增高等表现。结合病理缩复环、血尿等症状的有无及B型超声检查,鉴别并不困难。

五、治疗

一般治疗:开放静脉通道、吸氧、输液,做好输血的准备,大剂量应用广谱抗生素预防感染。

(一)先兆子宫破裂

一旦诊断为先兆子宫破裂,立即予以抑制宫缩药物输注,肌内注射或静脉输注镇静剂,如盐酸哌替啶100 mg肌内注射,吸入麻醉或静脉全身麻醉,尽快行剖宫产术,抢救胎儿生命。

(二)子宫破裂

确诊子宫破裂,无论胎儿存活与否都应当在积极抗休克治疗的同时急诊剖腹探查,尽量快地找到出血位置,止血。对于新鲜、整齐、无感染的子宫破裂,如果患者有生育要求可以行创面修补缝合。破口不规则或伴感染者应考虑子宫次全切除术。如果子宫破裂口向下延伸至宫颈,建议患者行子宫全切。术中发现有阔韧带巨大血肿时,要打开阔韧带,充分下推膀胱及游离输尿管后再钳夹切断组织。尽量就地抢救已发生失血性休克子宫破裂的患者,避免因搬运加重休克与出血。如果当地条件有限,必须转院时,一定要同时大量输血、输液、抗休克治疗,腹部加压包扎后,依就近原则转运至有救治能力的医疗机构。

(三)预防

子宫破裂是严重的产科并发症,根据国内报道,围生儿死亡率高达90%,孕产妇死亡率为12%,一旦发生子宫破裂,后果严重,因此子宫破裂重在预防。而且通过系统化的管理和严密观察,绝大多数子宫破裂是可以避免的。

1.健全妇幼保健制度

加强围生期保健管理,及时发现高危患者,进行追踪管理和适时转诊,按照病情制订适宜的分娩计划。特别强调,对有子宫手术操作史的患者,尽量取得前次手术操作的原始资料,根据手术记录情况综合评估。

2.强化医务人员的理论实践技能培训

严密观察产程,及时识别并正确处理病理缩复环、强直性子宫收缩等异常情况。

3.严格掌握宫缩剂的应用原则

缩宫素、前列腺素制剂在促宫颈成熟、催引产的应用规范。对宫缩药物使用的间隔时间、剂量、叠加效应等要熟练掌握,使用时专人看守、做好相关记录。

4.掌握手术助产的适应证和禁忌证

避免因不恰当的粗暴操作造成医源性子宫破裂。对操作困难的产钳助产、内倒转术、毁胎术等,常规在术后探查宫颈、宫腔,必要时可以利用B型超声协助检查。

5.严格掌握剖宫产指征

减少不必要的瘢痕子宫。

6.实施剖宫产后阴道分娩

要稳步有序地开展手术,做到制度先行、规范先行,严格掌握指征,切忌盲目跟风,给医患双方带来不必要的风险和危害。

（庄秀丽）

第三节　羊　水　栓　塞

羊水栓塞(amniotic fluid embolism,AFE)是指羊水进入母体血液循环,引起的急性肺栓塞、休克、弥散性血管内凝血、肾衰竭甚至骤然死亡等一系列病理生理变化过程。羊水栓塞以起病急骤、病情凶险、难以预料、病死率高为临床特点,是极其严重的分娩期并发症。

一、病因

羊水栓塞的病因与羊水进入母体循环有关是研究者们的共识,但是对致病机制的看法则有不同,晚期妊娠时,羊水中水分占98%,其他为无机盐、糖类及蛋白质,如清蛋白、免疫球蛋白A及免疫球蛋白G等,此外尚有脂质如脂肪酸及胆红素、尿素、肌酐、各种激素和酶。如果已进入产程,羊水中还含有在产程中产生的大量的各种前列腺素,但重要的是还有胎脂块,自胎儿皮肤脱落下的鳞形细胞、毳毛及胎粪,在胎粪中含有大量的组胺、玻璃酸质酶。很多研究者认为这一类有形物质进入血流是在AFE中引起肺血管机械性阻塞的主要原因。而产程中产生的前列腺素类物质进入人体血流,由于其缩血管作用,加强了羊水栓塞病理生理变化的进程。值得注意的是羊水中物质进入母体的致敏问题也成为人们关注的焦点,人们早就提出AFE的重要原因之一就是羊水所致的过敏性休克。克拉克(Clark)等在46例AFE病例中发现有40%的患者有药物过敏史,基于以上理由,Clark认为过敏可能也是导致发病的主要原因,他甚至建议用妊娠过敏样综合征,以取代羊水栓塞这个名称。

Clark认为羊水栓塞的表现与过敏及中毒性休克(内毒素性)相似,这些进入循环的物质,通过内源性介质,诸如组胺、缓激肽、细胞活素、前列腺素、白三烯、血栓烷等导致临床症状的产生。不过,败血症患者有高热,AFE则无此表现。过敏性反应中经常出现的皮肤表现、上呼吸道血管神经性水肿等表现,AFE患者亦不见此表现。而且过敏性反应应先有致敏的过程,AFE患者则同样地可以发生在初产妇。所以也有人对此提出质疑。重要的是近几年中,有很多研究者着重研究了内源性介质在AFE发病过程中所起的作用。例如阿格格米(Agegami)等对兔注射含有白三烯的羊水,兔经常以死亡为结局;若对兔先以白三烯的抑制剂预处理,则兔可免于死亡。基茨米勒(Kitzmiller)等则认为PGF_2在AFE中起了重要作用,PGF_2只在临产后的羊水中可以测到,对注射PGF和妇女在产程中取得的羊水可以出现AFE的表现。马拉德尼(Maradny)等则认为在AFE复杂的病理生理过程中,血管内皮素使血流动力学受到一定影响,血管内皮素是人的冠状动脉和肺动脉及人类支气管强有力的收缩剂,对兔及培养中人上皮细胞给予人羊水处理后,血管上皮素水平升高,特别是在注射含有胎粪的羊水后升高更为明显,而注射生理盐水则无此表现。

孔(Khong)等提出血管内皮素-1(endothelin-1)可能在AFE的发病上起一定作用,血管内皮素-1是一种强而有力的血管及支气管收缩物质。他们用免疫组织化学染色法证实在两例 AFE 死亡病例的肺小叶上皮、支气管上皮及小叶中巨噬细胞均有表达,其染色较浅,而在羊水中鳞形细胞有广泛表达。因此,血管上皮素可能在 AFE 的早期引起短暂的肺动脉高压的血流动力学变化。所以 AFE 的病因十分复杂,目前尚难以一种学说来解释其所有变化,故研究尚需不断深入。

(一)羊水进入母体的途径

进入母体循环的羊水量至今无人也无法计算,但羊水进入母体的途径有以下几种。

1.宫颈内静脉

在产程中,宫颈扩张使宫颈内静脉有可能撕裂,或在手术扩张宫颈、剥离胎膜时、安置内监护器引起宫颈内静脉损伤,静脉壁的破裂、开放,是羊水进入母体的一个重要途径。

2.胎盘附着处或其附近

胎盘附着处有丰富的静脉窦,如胎盘附着处附近胎膜破裂,羊水则有可能通过此裂隙进入子宫静脉。

3.胎膜周围血管

如胎膜已破裂,胎膜下蜕膜血窦开放,强烈的宫缩亦有可能将羊水挤入血窦而进入母体循环。另外,剖宫产子宫切口也日益成为羊水进入母体的重要途径之一。Clark 所报告的 46 例羊水栓塞中,8 例在剖宫产刚结束时发生。吉伯(Gilbert)报告的 53 例羊水栓塞中,32 例(60%)有剖宫产史。

(二)羊水进入母体循环的条件

一般情况下,羊水很难进入母体循环。但若存在以下条件,羊水则有可能直接进入母体循环。

1.羊膜腔压力升高

多胎、巨大儿、羊水过多使宫腔压力过高;临产后,特别是第二产程子宫收缩过强;胎儿娩出过程中强力按压腹部及子宫等,使羊膜腔压力明显超过静脉压,羊水有可能被挤入破损的微血管而进入母体血液循环。

2.子宫血窦开放

分娩过程中各种原因引起的宫颈裂伤可使羊水通过损伤的血管进入母体血液循环。前置胎盘、胎盘早剥、胎盘边缘血窦破裂时,羊水也可通过破损血管或胎盘后血窦进入母体血液循环。剖宫产或中期妊娠钳刮术时,羊水也可从胎盘附着处血窦进入母体血液循环,发生羊水栓塞。

3.胎膜破裂后

大部分羊水栓塞发生在胎膜破裂以后,羊水可从子宫蜕膜或宫颈管破损的小血管进入母体血液循环中。剖宫产或羊膜腔穿刺时,羊水可从手术切口或穿刺处进入母体血液循环。

可见,羊膜腔压力升高、过强宫缩和血窦开放是发生羊水栓塞的主要原因。高龄产妇、经产妇、急产、羊水过多、多胎妊娠、过期妊娠、巨大儿、死胎、胎膜早破、人工破膜或剥膜、前置胎盘、胎盘早剥、子宫破裂、不正规使用缩宫素或前列腺素制剂引产、剖宫产、中期妊娠钳刮术等则是羊水栓塞的诱发因素。

二、病理生理

羊水进入母体循环后,通过多种机制引起机体的变态反应、肺动脉高压和凝血功能异常等一系列病理生理变化。

(一)过敏性休克

羊水中的抗原成分可引起Ⅰ型变态反应。在此反应中肥大细胞脱颗粒、异常的花生四烯酸代谢产物产生,包括白三烯、前列腺素、血栓素等进入母体血液循环,导致过敏性休克,同时使支气管黏膜分泌亢进,导致肺的交换功能下降,反射性地引起肺血管痉挛。

(二)肺动脉高压

羊水中有形物质可直接形成栓子阻塞肺内小动脉,还可作为促凝物质促使毛细血管内血液凝固,形成纤维蛋白及血小板微血栓机械性阻塞肺血管,引起急性肺动脉高压。同时有形物质尚可刺激肺组织产生和释放 PGF_{2a}、5-羟色胺、白三烯等血管活性物质,使肺血管反射性痉挛,加重肺动脉高压。羊水物质也可反射性引起迷走神经兴奋,进一步加重肺血管和支气管痉挛,导致肺动脉高压或心脏骤停。肺动脉高压又使肺血管灌注明显减少,通气和换气障碍,肺组织严重缺氧,肺毛细血管通透性增加,液体渗出,导致肺水肿、严重低氧血症和急性呼吸衰竭。肺动脉高压直接使右心负荷加重,导致急性右心衰竭。肺动脉高压又使左心房回心血量减少,则左心排血量明显减少,引起周围血液循环衰竭,使血压下降产生一系列心源性休克症状,产妇可因重要脏器缺血而突然死亡。

(三)弥散性血管内凝血(DIC)

羊水中含有丰富的促凝物质,进入母血后激活外源性凝血系统,在血管内形成大量微血栓(高凝期),引起休克和脏器功能损害。同时羊水中含有纤溶激活酶,可激活纤溶系统,加上大量凝血因子被消耗,血液由高凝状态迅速转入消耗性低凝状态(低凝期),导致血液不凝及全身出血。

(四)多脏器功能衰竭

由于休克、急性呼吸循环衰竭和 DIC 等病理生理变化,常导致多脏器受累。以急性肾脏功能衰竭、急性肝功能衰竭和急性胃肠功能衰竭等多脏器衰竭常见。

三、临床表现

羊水栓塞发病特点是起病急骤、来势凶险。90％发生在分娩过程中,尤其是胎儿娩出前后的短时间内。少数发生于临产前或产后24小时以后。剖宫产术或妊娠中期手术过程中也可发病。在极短时间内可因心肺功能衰竭、休克导致死亡。典型的临床表现可分为3个渐进阶段。

(一)心肺功能衰竭和休克

因肺动脉高压引起心力衰竭和急性呼吸循环衰竭,而变态反应可引起过敏性休克。在分娩过程中,尤其是刚破膜不久,产妇突然发生寒战、烦躁不安、呛咳气急等症状,随后出现发绀、呼吸困难、心率加快、面色苍白、四肢厥冷、血压下降。由于中枢神经系统严重缺氧,可出现抽搐和昏迷。肺部听诊可闻及湿啰音,若有肺水肿,产妇可咯血性泡沫痰。严重者发病急骤,甚至没有先兆症状,仅惊叫一声或打一次哈欠后,血压迅速下降,于数分钟内死亡。

(二)DIC 引起的出血

产妇渡过心肺功能衰竭和休克阶段,则进入凝血功能障碍阶段,表现为大量阴道流血、血液不凝固,切口及针眼大量渗血,全身皮肤黏膜出血,血尿甚至出现消化道大出血。产妇可因出血性休克死亡。

(三)急性肾衰竭

由于全身循环衰竭,肾脏血流量减少,出现肾脏微血管栓塞,肾脏缺血引起肾组织损害,表现为少尿、无尿和尿毒症征象。一旦肾实质受损,可致肾衰竭。

典型临床表现的三个阶段可能按顺序出现,但有时亦可不全部出现或按顺序出现,不典型者可仅有休克和凝血功能障碍。中孕引产或钳刮术中发生的羊水栓塞,可仅表现为一过性呼吸急促、烦躁、胸闷后出现阴道大量流血。有些产妇因病情较轻或处理及时可不出现明显的临床表现。

四、诊断

羊水栓塞的诊断缺乏有效、实用的实验室检查,主要依靠的是临床诊断。而临床上诊断羊水栓塞主要根据发病诱因和临床表现,做出初步诊断并立即进行抢救,同时进行必要的辅助检查,目前通过辅助检查确诊羊水栓塞仍较困难。在围生期出现严重的呼吸、循环、血液系统障碍的病因有很多,如肺动脉血栓性栓塞、感染性休克、子痫等。所以对非典型病例,首先应排除其他原因,即可诊断为羊水栓塞。

需要与羊水栓塞进行鉴别诊断的产科并发症与合并症有空气栓子、变态反应、麻醉并发症、吸入性气胸、产后出血、恶性高热、败血症、血栓栓塞、宫缩乏力、子宫破裂及子痫。

(一)病史及临床表现

凡在病史中存在羊水栓塞各种诱发因素及条件,如胎膜早破、人工破膜或剥膜、子宫收缩过强、高龄初产,在胎膜破裂后、胎儿娩出后或手术中产妇突然出现寒战、烦躁不安、气急、尖叫、呛咳、呼吸困难、大出血、凝血障碍、循环衰竭及不明原因休克,休克与出血量不成比例,首先应考虑为羊水栓塞。初步诊断后应立即进行抢救,同时进行必要的辅助检查来确诊。

(二)辅助检查

1.血涂片寻找羊水有形物质

抽取下腔静脉或右心房的血 5 mL,离心沉淀后取上层物做涂片,用瑞氏-吉姆萨(Wright-Giemsa)染色,镜检发现鳞状上皮细胞、毳毛、黏液,或行苏丹Ⅲ染色寻找脂肪颗粒,可协助诊断。过去认为这是确诊羊水栓塞的标准,但近年认为,这一方法既不敏感也非特异,在正常孕妇的血液中也可发现羊水有形物质。

2.宫颈组织学检查

当患者行全子宫切除,或死亡后进行尸体解剖时,可以对宫颈组织进行组织学检查,寻找羊水成分的证据。

3.非侵入性检查方法

(1)Sialyl Tn 抗原检测:胎粪及羊水中含有神经氨酸-N-乙酰氨基半乳糖(Sialyl Tn)抗原,羊水栓塞时母血中 Sialyl Tn 抗原浓度明显升高。应用放射免疫竞争法检测母血 Sialyl Tn 抗原水平,是一种敏感和无创伤性的诊断羊水栓塞的手段。

(2)测定母亲血浆中羊水-胎粪特异性的粪卟啉锌水平、纤维蛋白溶酶及 C3、C4 水平也可以帮助诊断羊水栓塞。

4.胸部 X 线检查

90%患者可出现胸片异常。双肺出现弥散性点片状浸润影,并向肺门周围融合,伴有轻度肺不张和右心扩大。

5.心电图检查

心电图可见 ST 段下降,提示心肌缺氧。

6.超声心动图检查

超声心动图可见右心房、右心室扩大、心排血量减少及心肌劳损等表现。

7.肺动脉造影术

肺动脉造影术是诊断肺动脉栓塞最可靠的方法,可以确定栓塞的部位和范围,但临床较少应用。

8.与 DIC 有关的实验室检查

可进行 DIC 筛选试验(包括血小板计数、凝血酶原时间、纤维蛋白原)和纤维蛋白溶解试验(包括纤维蛋白降解产物、优球蛋白溶解时间、鱼精蛋白副凝试验)。

9.尸检

(1)肺水肿、肺泡出血,主要脏器如肺、心、胃、脑等组织及血管中找到羊水有形物质。

(2)心脏内血液不凝固,离心后镜检找到羊水有形物质。

(3)子宫或阔韧带血管内可见羊水有形物质。

(三)美国羊水栓塞的诊断标准

(1)出现急性低血压或心脏骤停。

(2)急性缺氧,表现为呼吸困难、发绀或呼吸停止。

(3)凝血功能障碍或无法解释的严重出血。

(4)上述症状发生在子宫颈扩张、分娩、剖宫产时或产后 30 分钟内。

(5)排除了其他原因导致的上述症状。

五、处理

羊水栓塞一旦确诊,应立即抢救产妇。主要原则为纠正呼吸循环衰竭、抗过敏、抗休克、防治DIC 及肾衰竭、预防感染。病情稳定后立即终止妊娠。

(一)纠正呼吸循环衰竭

1.纠正缺氧

出现呼吸困难、发绀者,立即面罩给氧,流速为 $5\sim10$ L/min。必要时行气管插管,机械通气,正压给氧,如症状严重,应行气管切开。保证氧气的有效供给,是改善肺泡毛细血管缺氧、预防肺水肿的关键。同时也可改善心、脑、肾等重要脏器的缺氧。

2.解除肺动脉高压

立即应用解痉药,减轻肺血管和支气管痉挛,缓解肺动脉高压及缺氧。常用药物有以下几种。

(1)盐酸罂粟碱:解除肺动脉高压的首选药物,可直接作用于血管平滑肌,解除平滑肌痉挛,对冠状动脉、肺动脉、脑血管均有扩张作用。首次剂量 $30\sim90$ mg,加入 5% 葡萄糖液 20 mL 中缓慢静脉注射,每天剂量不超过 300 mg。罂粟碱与阿托品合用,扩张肺小动脉效果更好。

(2)阿托品:可阻断迷走神经反射引起的肺血管痉挛及支气管痉挛,促进气体交换,解除迷走神经对心脏的抑制,使心率加快,增加回心血量,改善微循环,兴奋呼吸中枢。每隔 $10\sim20$ 分钟静脉注射 1 mg,直至患者面色潮红,微循环改善。心率在 120 次/分以上者慎用。

(3)氨茶碱:可解除肺血管痉挛,松弛支气管平滑肌,降低静脉压与右心负荷,兴奋心肌,增加心排血量。250 mg 加入 5% 葡萄糖液 20 mL 缓慢静脉注射,必要时可重复使用。

(4)酚妥拉明:可解除肺血管痉挛,降低肺动脉阻力,消除肺动脉高压。$5\sim10$ mg 加入 5%

葡萄糖液 250～500 mL 中,以 0.3 mg/min 的速度静脉滴注。

3.防治心力衰竭

为保护心肌和预防心力衰竭,尤其对心率超过 120 次/分者,除用冠状动脉扩张剂外,应及早使用强心剂。常用毛花苷 C 0.2～0.4 mg,加入 25％葡萄糖液 20 mL 中缓慢静脉注射。必要时 4～6 小时后可重复应用。还可用营养心肌细胞药物如辅酶 A、三磷酸腺苷(ATP)和细胞色素 C 等。

(二)抗过敏

应用糖皮质激素可解除痉挛,稳定溶酶体,具有保护细胞及抗过敏作用,应及早大量使用。首选氢化可的松 100～200 mg 加入 5％葡萄糖液 50～100 mL 中快速静脉滴注,再用 300～800 mg 加入 5％葡萄糖液 250～500 mL 中静脉滴注;也可用地塞米松 20 mg 缓慢静脉注射后,再用 20 mg 加于 5％葡萄糖液 250 mL 中静脉滴注,根据病情可重复使用。

(三)抗休克

1.补充血容量

在抢救过程中,应尽快输新鲜全血和血浆以补充血容量。与一般产后出血不同的是,羊水栓塞引起的产后出血往往会伴有大量的凝血因子的消耗,因此在补充血容量时注意不要补充过量的晶体,要以补充血液,特别是凝血因子和纤维蛋白原为主。扩容首选右旋糖酐-40 500 mL 静脉滴注(每天量不超过 1 000 mL)。应做中心静脉压(CVP)测定,了解心脏负荷状况,指导输液量及速度,并可抽取血液寻找羊水有形成分。

2.升压药

多巴胺 10～20 mg 加于 5％葡萄糖液 250 mL 中静脉滴注。间羟胺 20～80 mg 加于 5％葡萄糖液 250～500 mL 中静脉滴注,滴速为 20～30 滴/分。根据血压情况调整滴速。

3.纠正酸中毒

在抢救过程中,应及时做动脉血气分析及血清电解质测定。若有酸中毒可用 5％碳酸氢钠 250 mL 静脉滴注,若有电解质紊乱,应及时纠正。

(四)防治 DIC

1.肝素

在已经发生 DIC 的羊水栓塞的患者使用肝素要非常慎重,一般原则是"尽早使用,小剂量使用"或者是"不用"。所以临床上如果使用肝素治疗羊水栓塞,必须符合以下两个条件:①导致羊水栓塞的风险因素依然存在(子宫和宫颈未被切除,子宫压力继续存在),会导致羊水持续不断地进入母亲的血液循环,不使用肝素会使凝血因子的消耗继续加重;②有使用肝素的丰富经验,并且能及时监测凝血功能的状态。

用于羊水栓塞早期高凝状态时的治疗,尤其在发病后 10 分钟内使用效果更佳。肝素 25～50 mg(1 mg＝125 U)加于 0.9％氯化钠溶液 100 mL 中,静脉滴注 1 小时,以后再以 25～50 mg 肝素加于 5％葡萄糖液 200 mL 中静脉缓滴,用药过程中可用试管法测定凝血时间,使凝血时间维持在 20～25 分钟。24 小时肝素总量应控制在 100 mg(12 500 U)以内为宜。肝素过量(凝血时间超过 30 分钟),有出血倾向时,可用鱼精蛋白对抗,1 mg 鱼精蛋白对抗肝素 100 U。

2.抗纤溶药物

羊水栓塞由高凝状态向纤溶亢进发展时,可在肝素化的基础上使用抗纤溶药物,如 6-氨基己酸 4～6 g 加于 5％葡萄糖液 100 mL 中,15～30 分钟内滴完,维持量每小时 1 g;氨甲环酸每次

0.5～1.0 g,加于5％葡萄糖液100 mL静脉滴注;氨甲苯酸0.1～0.3 g加于5％葡萄糖液20 mL稀释后缓慢静脉注射。

3.补充凝血因子

应及时补充凝血因子,如输新鲜全血、血浆、纤维蛋白原(2～4 g)等。

(五)预防肾衰竭

羊水栓塞的第三阶段为肾衰竭期,在抢救过程中应注意尿量。当血容量补足后仍少尿,应及时应用利尿剂:①呋塞米20～40 mg静脉注射;②20％甘露醇250 mL静脉滴注,30分钟滴完。如用药后尿量仍不增加,表示肾功能不全或衰竭,按肾衰竭处理,尽早给予血液透析。

(六)预防感染

应用大剂量广谱抗生素预防感染。应注意选择对肾脏毒性小的药物,如青霉素、头孢菌素等。

(七)产科处理

(1)分娩前出现羊水栓塞,应先抢救母亲,积极治疗急性心力衰竭、肺功能衰竭、监护胎心率变化,病情稳定以后再考虑分娩情况。

(2)在第一产程出现羊水栓塞,考虑剖宫产终止妊娠,若患者系初产,新生儿为活产,术时出血不多,则可暂时保留子宫,宫腔填塞纱布以防产后出血。如宫缩不良,行子宫切除,因为理论上子宫的血窦及静脉内仍可能有大量羊水及其有形成分。在行子宫切除时不主张保留宫颈,因为保留宫颈有时会导致少量羊水继续从宫颈血管进入母体循环,羊水栓塞的病情无法得到有效的缓解。

(3)在第二产程出现羊水栓塞,可考虑阴道分娩。分娩以后,如有多量的出血,虽经积极处理后效果欠佳,应及时切除子宫。

(4)分娩以后宫缩剂的应用:有争论,有人认为会促进更多的羊水成分进入血液循环,但多数人主张使用宫缩剂。

六、预防

严格来说羊水栓塞不是能完全预防的疾病。首先应针对可能发生羊水栓塞的诱发因素加以防范,提高警惕,早期识别羊水栓塞的前驱症状,早期诊断羊水栓塞,以免延误抢救时机。同时应注意下列问题。

(1)减少产程中的人为干预如人工破膜、静脉滴注缩宫素等。

(2)掌握人工破膜的时机,破膜应避开宫缩最强的时间。人工破膜时不要剥膜,以免羊水被挤入母体血液循环。

(3)严密观察产程,正确使用宫缩剂。应用宫缩剂引产或加强宫缩时,应有专人观察,随时调整宫缩剂的剂量及用药速度,避免宫缩过强。宫缩过强时适当应用宫缩抑制剂。

(4)严格掌握剖宫产指征,正确掌握剖宫产的手术技巧。手术操作应轻柔,防止切口延长。胎儿娩出前尽量先吸净羊水,以免羊水进入子宫切口开放的血窦内。

(5)中期妊娠流产钳刮术时,扩张宫颈时应逐号扩张,避免粗暴操作。行钳刮术时应先破膜,待羊水流尽后再钳夹出胎儿和胎盘组织。

(6)羊膜腔穿刺术时,应选用细针头(22号腰穿针头)。最好在超声引导下穿刺,以免刺破胎盘,形成开放血窦。

(庄秀丽)

第十四章

产褥期疾病

第一节　产褥期感染

产褥期感染是指分娩时及产褥期生殖道受病原体感染,引起局部和全身的炎性变化。发病率为 1%～7.2%,是产妇死亡的四大原因之一。产褥病率是指分娩 24 小时以后的 10 天内用口表每天测量 4 次,体温有 2 次达到或超过 38 ℃。可见产褥期感染与产褥病率的含义不同。虽然造成产褥病率的原因以产褥期感染为主,但也包括产后生殖道以外的其他感染与发热,如泌尿系统感染、乳腺炎、上呼吸道感染等。

一、病因

(一)感染来源

1.自身感染

正常孕妇生殖道或其他部位的病原体,当出现感染诱因时使机体抵抗力低下而致病。孕妇生殖道病原体不仅可以导致产褥期感染,而且在孕期即可通过胎盘、胎膜、羊水间接感染胎儿,并导致流产、早产、死胎、IUGR、胎膜早破等。有些病原体造成的感染,在孕期只表现出阴道炎、宫颈炎等局部症状,常常不被患者重视,而在产后机体抵抗力低下时发病。

2.外来感染

由被污染的衣物、用具、各种手术器械、物品等接触患者后引起感染,常常与无菌操作不严格有关。产后住院期间探视者、陪伴者的不洁护理和接触,是引起产褥期感染极其重要的来源,也是极容易被疏忽的感染因素,应引起产科医师、医院管理者的高度重视。

(二)感染病原体

引起产褥期感染的病原体种类较多,较常见者有链球菌、大肠埃希菌、厌氧菌等,其中内源性需氧菌和厌氧菌混合感染的发生有逐渐增高的趋势。需氧性链球菌是外源性感染的主要致病菌,有极强的致病力、毒力和播散力,可致严重的产褥期感染。大肠埃希菌属包括大肠埃希菌及其相关的革兰阴性杆菌、变形杆菌等,亦为外源性感染的主要致病菌之一,也是菌血症和感染性休克最常见的病原体。在阴道、尿道、会阴周围均有寄生,平常不致病,产褥期机体抵抗力低下时可迅速增生而发病。厌氧性链球菌存在于正常阴道中,当产道损伤、机体抵抗力下降,可迅速大量繁殖,并与大肠埃希菌混合感染,其分泌物异常恶臭。

(三)感染诱因

1.一般诱因

机体对入侵的病原体的反应,取决于病原体的种类、数量、毒力以及机体自身的免疫力。女性生殖器官具有一定的防御功能,任何削弱产妇生殖道和全身防御功能的因素均有利于病原体的入侵与繁殖,如贫血、营养不良,和各种慢性疾病,如肝功能不良、妊娠合并心脏病、糖尿病等,以及临近预产期前性交、羊膜腔感染。

2.与分娩相关的诱因

(1)胎膜早破:完整的胎膜对病原体的入侵起着有效的屏障作用,胎膜破裂导致阴道内病原体上行性感染。是病原体进入宫腔并进一步入侵输卵管、盆腔、腹腔的主要原因。

(2)产程延长、滞产、多次反复的肛查和阴道检查增加了病原体入侵机会。

(3)剖宫产操作中无菌措施不严格、子宫切口缝合不当,导致子宫内膜炎的发生率为阴道分娩的20倍,并伴随严重的腹壁切口感染,尤以分枝杆菌所致者为甚。

(4)产程中宫内仪器使用不当或使用次数过多、使用时间过长,如宫内胎儿心电监护、胎儿头皮血采集等,将阴道及宫颈的病原体直接带入宫腔而感染。宫内监护超过8小时者,产褥病率可达71%。

(5)各种产科手术操作(产钳助产、胎头吸引术、臀牵引等),以及产道损伤、产前产后出血、宫腔填塞纱布、产道异物、胎盘残留等,均为产褥期感染的诱因。

二、分型及临床表现

发热、腹痛和异常恶露是最主要的临床表现。由于机体抵抗力不同,炎症反应程度、范围和部位的不同,临床表现有所不同。根据感染发生的部位可将产褥期感染分为以下几种类型。

(一)急性外阴、阴道、宫颈炎

此常由于分娩时会阴损伤或手术产、孕前有外阴阴道炎者而诱发,表现为局部灼热、坠痛、肿胀,炎性分泌物刺激尿道可出现尿痛、尿频、尿急。会阴切口或裂伤处缝线嵌入肿胀组织内,针孔流脓。阴道与宫颈感染者其黏膜充血、水肿、溃疡、化脓,日久可致阴道粘连甚至闭锁。病变局限者,一般体温不超过38℃,病情发展可向上或宫旁组织,导致盆腔结缔组织炎。

(二)剖宫产腹部切口、子宫切口感染

剖宫产术后腹部切口的感染多发生于术后3～5天,局部红肿、触痛。组织侵入有明显硬结,并有浑浊液体渗出,伴有脂肪液化者其渗出液可呈黄色浮油状,严重患者组织坏死,切口部分或全层裂开,伴有体温明显升高,超过38℃。Soper报道剖宫产术后的持续发热主要为腹部切口的感染,尤其是普通抗生素治疗无效者。

据报道,3.97%的剖宫产术患者有切口感染、愈合不良,常见的原因有合并糖尿病、妊娠期高血压疾病、贫血等。剖宫产术后子宫切口感染者则表现为持续发热,早期低热多见,伴有阴道出血增多,甚至晚期产后大出血,子宫切口缝合过紧过密是其因素之一。妇检子宫复旧不良、子宫切口处压痛明显,B超检查显示子宫切口处隆起呈混合性包块,边界模糊,可伴有宫腔积液(血),彩色多普勒超声检查显示有子宫动脉血流阻力异常。

(三)急性子宫内膜炎、子宫肌炎

此为产褥期感染最常见的类型,由病原体经胎盘剥离而侵犯至蜕膜所致者为子宫内膜炎,侵及子宫肌层者为子宫肌炎,两者常互相伴随。临床表现为产后3～4天开始出现低热,下腹疼痛及压痛,恶露增多且有异味,如早期不能控制,病情加重,出现寒战、高热、头痛、心率加快、白细胞及中性粒细胞增高,有时因下腹部压痛不明显及恶露不一定多而容易误诊。Figucroa 报道急性子宫内膜炎的患者 100％有发热,61.6％其恶露有恶臭,60％患者子宫压痛明显。最常培养分离出的病原体主要有溶血性葡萄球菌、大肠埃希菌、链球菌等。当炎症波及子宫肌壁时,恶露反而减少,异味亦明显减轻,容易误认为病情好转。感染逐渐发展可于肌壁间形成多发性小脓肿,B超检查显示子宫增大复旧不良、肌层回声不均,并可见小液性暗区,边界不清。如继续发展。可导致败血症甚至死亡。

(四)急性盆腔结缔组织炎、急性输卵管炎

此多继发于子宫内膜炎或宫颈深度裂伤,病原体通过淋巴道或血行侵及宫旁组织,并延及输卵管及其系膜。临床表现主要为一侧或双侧下腹持续性剧痛,妇检或肛查可触及宫旁组织增厚或有边界不清的实质性包块,压痛明显,常常伴有寒战和高热。炎症可在子宫直肠聚积形成盆腔脓肿,如脓肿破溃则向上播散至腹腔。如侵及整个盆腔,使整个盆腔增厚呈巨大包块状,不能辨别其内各器官,整个盆腔似乎被冻结,称为"冰冻骨盆"。

(五)急性盆腔腹膜炎、弥散性腹膜炎

炎症扩散至子宫浆膜层。形成盆腔腹膜炎,继续发展为弥散性腹膜炎,出现全身中毒症状:高热、寒战、恶心、呕吐、腹胀、下腹剧痛,体检时下腹明显压痛、反跳痛。产妇因产后腹壁松弛,腹肌紧张多不明显。腹膜炎性渗出及纤维素沉积可引起肠粘连,常在直肠子宫陷凹形成局限性脓肿,刺激肠管和膀胱导致腹泻、里急后重及排尿异常。病情不能彻底控制者可发展为慢性盆腔炎。

(六)血栓性静脉炎

细菌分泌肝素酶分解肝素导致高凝状态,加之炎症造成的血流淤滞静脉脉壁损伤,尤其是厌氧菌和类杆菌造成的感染极易导致血栓性静脉炎。可累及卵巢静脉、子宫静脉、髂内静脉、髂总静脉及下腔静脉,病变常为单侧性,患者多在产后 1~2 周,继子宫内膜炎之后出现寒战、高热、反复发作,持续数周,不易与盆腔结缔组织炎鉴别。下肢血栓性静脉炎者:病变多位于一侧股静脉和腘静脉及大隐静脉,表现为弛张热、下肢持续性疼痛、局部静脉压痛或触及硬索状包块,血液循环受阻,下肢水肿,皮肤发白,称为股白肿。可通过彩色多普勒超声血流显像检测确诊。

(七)脓毒血症及败血症

病情加剧则细菌进入血液循环引起脓毒血症、败血症,尤其是当感染血栓脱落时,可致肺、脑、肾脓肿或栓塞死亡。

三、治疗

治疗原则是抗感染。辅以整体护理、局部病灶处理、手术治疗。

(一)支持疗法

纠正贫血与电解质紊乱,增强免疫力。半卧位以利脓液流于陶氏腔,使之局限化。进食高蛋白、易消化的食物,多饮水,补充维生素,纠正贫血和水、电解质紊乱。发热者以物理退热方法为主,高热者酌情给予 50~100 mg 双氯芬酸栓塞肛门退热,一般不使用安替比林退热,以免体温不升。重症患者应少量多次输新鲜血或血浆、清蛋白,以提高机体免疫力。

(二)清除宫腔残留物

有宫腔残留者应予以清宫,对外阴或腹壁切口感染者可采用物理治疗,如红外线或超短波局

部照射,有脓肿者应切开引流,盆腔脓肿者行阴道后穹隆穿刺或切肿引流,并取分泌物培养及药物敏感试验。严重的子宫感染,经积极的抗感染治疗无效,病情继续扩展恶化者,尤其是出现败血症、脓毒血症者,应果断及时地行子宫全切术或子宫次全切除术,以清除感染源,拯救患者的生命。

(三)抗生素的应用

应注意需氧菌与厌氧菌以及耐药菌株的问题。感染严重者。首选广谱高效抗生素,如青霉素、氨苄阿林、头孢类或喹诺酮类抗生素等,必要时进行细菌培养及药物敏感试验,并应用相应的有效抗生素。可短期加用肾上腺糖皮质激素,提高机体应激能力。

(张　静)

第二节　产褥期抑郁症

产褥期抑郁症又称产后抑郁症,是指产妇在分娩后出现抑郁症状,是产褥期精神综合征中最常见的一种类型。易激惹、恐怖、焦虑、沮丧和对自身及婴儿健康过度担忧,常失去生活自理及照料婴儿的能力,有时还会陷入错乱或嗜睡状态。多于产后2周发病,于产后4～6周症状明显,既往无精神障碍史。有关其发生率,国内研究资料多为10%～18%,国外资料高达30%以上。

一、病因

与生理、心理及社会因素密切相关。其中,B型血性格、年龄偏小、独生子女、不良妊娠结局对产妇的抑郁情绪影响很大。此外,与缺乏妊娠、分娩及小儿喂养常识也有一定关系。

(一)社会因素

家庭对婴儿性别的敏感,以及孕期发生不良生活事件越多,越容易患产褥期抑郁症。孕期、分娩前后诸如孕期工作压力大、失业、夫妻分离、亲人病丧等生活事件的发生,以及产后体形改变,都是患病的重要诱因。产后遭到家庭和社会的冷漠,缺乏帮助与支持,也是致病的危险因素。

(二)遗传因素

遗传因素是精神障碍的潜在因素。有精神病家族史,特别是有家族抑郁症病史的产妇。产褥期抑郁症的发病率高。在过去有情感性障碍的病史、经前抑郁症史等均可引起该病。

(三)心理因素

由于分娩带来的疼痛与不适使产妇感到紧张恐惧,出现滞产、难产时,产妇的心理准备不充分,紧张、恐惧的程度增加,导致躯体和心理的应激增强,从而诱发产褥期抑郁症的发生。

二、临床表现

心情沮丧、情绪低落,易激惹、恐怖、焦虑,对自身及婴儿健康过度担忧,失去生活自理及照料婴儿能力,有时还会出现嗜睡、思维障碍、迫害妄想,甚至伤婴或出现自杀行为。

三、诊断标准

产褥期抑郁症至今尚无统一的诊断标准。美国精神病学会在《精神疾病的诊断与统计手册》

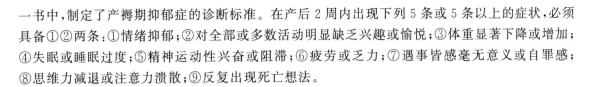

一书中,制定了产褥期抑郁症的诊断标准。在产后 2 周内出现下列 5 条或 5 条以上的症状,必须具备①②两条:①情绪抑郁;②对全部或多数活动明显缺乏兴趣或愉悦;③体重显著下降或增加;④失眠或睡眠过度;⑤精神运动性兴奋或阻滞;⑥疲劳或乏力;⑦遇事皆感毫无意义或自罪感;⑧思维力减退或注意力溃散;⑨反复出现死亡想法。

四、治疗

产褥期抑郁症通常需要治疗,包括心理治疗和药物治疗。

(一)心理治疗

通过心理咨询,以解除致病的心理因素(如婚姻关系不良、想生男孩却生女孩、既往有精神障碍史等)。对产褥妇多加关心和无微不至的照顾,尽量调整好家庭中的各种关系,指导其养成良好睡眠习惯。

(二)药物治疗

应用抗抑郁症药,主要是选择 5-羟色胺再吸收抑制剂、三环类抗抑郁药等,如帕罗西汀以 20 mg/d 为开始剂量,逐渐增至 50 mg/d 口服;舍曲林以 50 mg/d 为开始剂量,逐渐增至 200 mg/d 口服;氟西汀以 20 mg/d 为开始剂量,逐渐增至 80 mg/d 口服;5 mg/d 阿米替林以 50 mg/d 为开始剂量,逐渐增至 150 mg/d 口服等。这类药物优点为不进入乳汁中,故可用于产褥期抑郁症。

(三)BN-脑神经平衡疗法

世界精神病学协会(WPA)、亚洲睡眠研究会(ASRS)、抑郁症防治国际委员会(PTD)、中国红十字会全国精神障碍疾病预防协会、广州海军医院精神病治疗中心宣布,治疗精神疾病技术的新突破:BN-脑神经介入平衡疗法为精神科领域治疗权威技术正式在广州海军医院启动。BN-脑神经介入平衡疗法引进当今世界最为先进的脑神经递质检测技术,打破了传统的诊疗手段,采用全球最尖端测量设备,结合 BN-脑神经介入平衡疗法开创精神科领域检测治疗新标准。

五、预防

(一)加强对孕妇的精神关怀

利用孕妇学校等多种渠道普及有关妊娠、分娩常识,减轻孕妇妊娠、分娩的紧张、恐惧心情,完善自我保健。

(二)运用医学心理学、社会学知识

对孕妇在分娩过程中,多关心和爱护,对于预防产褥期抑郁症行积极意义。

(张　静)

第三节　晚期产后出血

晚期产后出血是指分娩 24 小时后,在产褥期内发生的子宫大量出血。产后 1~2 周发病最常见,亦有迟至产后 6 周发病,又称产褥期出血。晚期产后出血发生率的高低与各地产前保健及产科质量水平密切相关。近年来,随着各地剖宫产率的升高,晚期产后出血的发生率有上升趋势。

一、病因

(一)胎盘、胎膜残留

是最晚期产后出血常见的病因,多发生于产后10天左右。黏附在子宫腔内的小块胎盘组织发生变性、坏死、机化,可形成胎盘息肉。当坏死组织脱落时,基底部血管开放,引起大量出血。

(二)蜕膜残留

产后1周内正常蜕膜脱落并随恶露排出,若蜕膜剥离不全或剥离后长时间残留在宫腔内诱发子宫内膜炎症,影响子宫复旧,可引起晚期产后出血。

(三)子宫胎盘附着部位复旧不全

胎盘娩出后,子宫胎盘附着部位即刻缩小,可有血栓形成,随着血栓机化,可出现玻璃样变,血管上皮增厚,管腔变窄、堵塞,胎盘附着部位边缘有内膜向内生长,内膜逐渐修复,此过程需6~8周。如果胎盘附着面复旧不全,可使血栓脱落,血窦重新开放,导致子宫大量出血。

(四)感染

以子宫内膜炎为多见,炎症可引起胎盘附着面复旧不全及子宫收缩不佳,导致子宫大量出血。

(五)剖宫产术后

子宫切口裂开多见于子宫下段剖宫产横切口两侧端,其主要原因有感染与伤口愈合不良。

(六)其他

妊娠合并凝血功能障碍性疾病;胎盘部位滋养细胞肿瘤、子宫黏膜下肌瘤、子宫内膜息肉、宫腔内异物、宫颈糜烂、宫颈恶性肿瘤等均可能引起晚期产后出血。诊断依靠妇科检查血或尿HCG测定、X线或CT检查、B型超声检查及宫腔刮出物病理检查等。

二、临床表现

产后出血的主要临床表现为阴道流血过多,产后24小时内流血量超过500 mL,继发出血性休克及易于发生感染。随病因的不同,其临床表现亦有差异。

(一)阴道流血

胎盘胎膜残留、蜕膜残留表现为血性恶露持续时间延长,以后反复出血或突然大量流血。检查发现以下情况。

1.子宫复旧不全

宫口松弛,有时可触及残留组织。

2.子宫胎盘附着面感染或复旧不全

表现为突然大量阴道流血,检查发现子宫大而软、宫口松弛,阴道及宫口有血块堵塞。

3.剖宫产术后

子宫伤口裂开多发生于术后2~3周,出现大量阴道流血,甚至引起休克。

(二)腹痛和发热

常合并感染,伴有恶露增加,有恶臭。

(三)全身症状

继发性贫血,甚至出现失血性休克而危及生命。

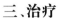

三、治疗

针对不同出血原因引起的产后出血,采取以下相应的措施。

(一)少量或中等量阴道流血

应给予足量广谱抗生素及子宫收缩剂。

(二)疑有胎盘、胎膜、蜕膜残留或胎盘附着部位复旧不全者

应行刮宫术。刮宫前做好备血,建立静脉通路及开腹手术准备,刮出物送病理检查,以明确诊断。刮宫后应继续给予抗生素及子宫收缩剂。

(三)疑有剖宫产后子宫切口裂开

仅少量阴道流血可先住院给予广谱抗生素及支持疗法,密切观察病情变化;若阴道流血多量,可做剖腹探查;若切口周围组织坏死范围小,炎症反应轻微,可做清创缝合及髂内动脉、子宫动脉结扎止血或行髂内动脉栓塞术;若组织坏死范围大,酌情做子宫次全切除术或子宫全切术。

（张　静）

第十五章

妇科疾病的中医治疗

第一节 月 经 过 多

月经周期及带经期正常,经量明显多于以往者,称"月经过多",亦称"经水过多"或"月水过多"。本病进一步可发展为崩漏。

古籍中关于月经过多的记载虽有很多,但多是作为症状来描述的。"经水过多"最早见于《素问病机气宜保命集·妇人胎产论》:"妇人经水过多,别无余证,四物加黄芩、白术各一两"。

本病相当于西医学排卵性月经失调引起的月经过多。宫内节育器所致的月经量多可参照本病治疗。

一、病因病机

本病的主要病机为冲任损伤,经血失于制约。因素体脾气虚弱,或饮食失节、忧思过度、大病久病,损伤脾气,脾虚冲任不固,统摄失常;或素体阳盛,或肝郁化热、外感热邪、过食辛辣助热之品,热扰冲任,迫血妄行;或素性抑郁,而致气滞血瘀,瘀血阻滞冲任,新血不得归经,均可导致月经过多。

二、诊断

(一)病史

素体虚弱,或情志不遂,或嗜食辛辣,或工作、生活环境过热,或病发于宫内节育器或人工流产术后。

(二)临床表现

月经量较以往明显增多,而周期、经期基本正常。

(三)检查

1.妇科检查

盆腔无明显器质性病变。

2.辅助检查

B超了解盆腔情况、宫内节育器位置等;卵巢功能检查了解性激素水平,基础体温测定多为双相;宫腔镜检查明确有无子宫内膜息肉和子宫黏膜下肌瘤。

三、鉴别诊断

主要与崩漏鉴别。月经过多与崩漏均可见到阴道大量出血,但崩漏的出血无周期性,同时伴有经期延长,淋漓日久常不能自行停止。而月经过多仅是经量的增多,有周期性,其带经时间也正常。若症瘕导致的月经过多,则有症可查,通过妇科检查和 B 超可协助诊断。

四、辨证要点

辨证主要根据月经色、质的变化。如经色淡,质稀,多属气虚;经色深红,质稠,多属血热;经色紫黯有块,多属血瘀。并结合兼证及舌脉进行辨证。

五、治疗

本病的治疗原则是急则治其标,在经期以止血为主,务在减少血量;平时治本以调经。

(一)辨证论治

1.气虚证

主要证候:月经量多,经色淡,质稀,神疲肢倦,小腹空坠,气短懒言,纳少便溏,面色无华,舌淡红,苔薄白,脉缓弱。

证候分析:气虚血失统摄,冲任不固,而月经过多;气虚火衰,不能化血为赤,故经色淡,质稀;气虚阳气不布,则神疲肢倦,小腹空坠,气短懒言,纳少便溏,面色无华;脉缓弱亦为气虚之征。

治法:补气固冲止血。

方药:安冲汤加升麻。

成分:黄芪、白术、生龙骨、生牡蛎、生地、白芍、海螵蛸、茜草根、续断。

方解:黄芪、白术、升麻补气升提,固冲摄血;生龙骨、生牡蛎、海螵蛸、续断固冲收敛止血;生地、白芍凉血敛阴;茜草根止血不留瘀。全方补气升提,固冲摄血。

加减:用煅龙牡易生龙牡,收涩效果更佳。若伴经期小腹疼痛或经血有块,为气虚运血无力,血行迟滞,加益母草以祛瘀止血;若兼肾气虚,见腰骶酸痛者,酌加山萸肉、桑寄生以补肾固冲。

2.血热证

主要证候:月经量多,经色深红、质稠,心烦面赤,口渴饮冷,尿黄便结。舌红,苔黄,脉滑数。

证候分析:热扰冲任,迫血妄行,故月经过多;血为热灼,故经色深红、质稠;热伤阴液,故口渴饮冷,尿黄便结;热扰心神,则心烦;面赤、舌红、苔黄,脉滑数,均为血热之征。

治法:清热凉血止血。

方药:保阴煎加炒地榆、槐花。

成分:生地、熟地、黄芩、黄柏、白芍、怀山药、续断、甘草。

方解:黄芩、黄柏、生地清热凉血;熟地、白芍养血敛阴;山药、续断补肾固冲;炒地榆、槐花凉血止血;甘草调和诸药。全方共有清热凉血止血之效。

加减:热甚伤阴,舌干口渴甚者,加沙参、玄参清热生津止渴;热灼血瘀,经血中夹有血块者,加三七粉、益母草祛瘀止血;热结便秘者,加知母、大黄泻热通便止血。

3.血瘀证

主要证候:月经过多,经血紫黯、有块,经行小腹疼痛拒按。舌紫黯或有瘀点,脉涩。

证候分析:瘀血内阻冲任,新血不得归经,故月经过多;瘀血内结,故经血紫黯、有块;瘀阻冲任,不通则痛,故小腹疼痛拒按;舌紫黯或有瘀点、脉涩,均为瘀血阻滞之征。

治法:祛瘀止血。

方药:失笑散加三七粉、茜草、益母草。

方解:失笑散活血化瘀,止痛止血;三七粉、茜草、益母草祛瘀止血而不留瘀。全方共奏祛瘀止血之功。

加减:血瘀挟热,兼口渴心烦者,酌加黄芩、黄柏、炒地榆以清热凉血止血;经行腹痛甚者加乳香、没药、延胡索化瘀行气止痛。

(二)中成药

1.补中益气丸

每次 6 g,每天 2～3 次,口服。功能补中益气,升阳举陷。用于气虚证。

2.人参归脾丸

每次 1 丸,每天 2 次,口服。功能益气补血,健脾养心。用于气虚证。

3.云南白药胶囊

每次 0.25～0.5 g,每天 3 次,口服。功能化瘀止血,活血止痛,解毒消肿。用于血瘀证。

4.宫血宁胶囊

每次 1～2 粒,每天 3 次,口服。功能凉血,收涩,止血。用于血热证。

5.荷叶丸

每次 1 丸,每天 2～3 次,口服。功能凉血止血。用于血热证。

(三)其他疗法

1.针灸疗法

(1)耳针:主穴可选肾、子宫、内分泌、卵巢、皮质下;气虚配脾,血热配耳尖,血瘀配膈。针刺或埋豆。

(2)灸法可选穴隐白、百会。

2.食疗

乌骨鸡250 g,去内脏,与黄芪 60 g 同放锅中,加适量清水,先武火煮沸,再改用文火慢煮 2～3 小时至烂熟,调味后服食,连服 3～5 天,每天 1 次。功能补气摄血。用于气虚证。

3.西医对症治疗

可选用卡巴克洛、酚磺乙胺、氨基己酸、氨甲环酸等,有减少出血量的辅助作用。

(董春燕)

第二节 月 经 过 少

月经周期基本正常,经量明显少于以往,甚或点滴即净;或带经期不足 2 天者,称为"月经过少",亦称"经水涩少""经量过少"。

本病最早见于晋代王叔和的《脉经》,称"经水少",病机为"亡其津液";明代《万氏妇人科》结合患者体质来辨虚实;《医学入门》认为"内寒血涩可致经水来少,治以四物汤加桃仁、红花、丹皮……"。

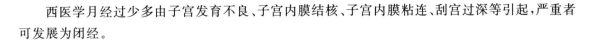

西医学月经过少多由子宫发育不良、子宫内膜结核、子宫内膜粘连、刮宫过深等引起,严重者可发展为闭经。

一、病因病机

月经过少分虚实两端。虚者多因素体虚弱,或脾虚化源不足,或多产房劳,肾气亏虚等,导致精血不足,冲任血海满溢不多;实者多因血为寒凝,或气滞血瘀,或痰湿等邪气阻滞冲任,经血不得畅行。

二、诊断

(一)病史
素体虚弱,月经初潮较迟,或情志不遂;询问有无感受寒冷,多次流产、刮宫,长期口服避孕药以及是否有失血过多、结核病等病史。

(二)临床表现
月经量明显减少,或带经期不足 2 天,月经周期基本正常。

(三)检查
1.全身检查

了解机体整体情况、营养状态及毛发分布情况。

2.妇科检查

检查第二性征发育情况,如乳房发育、有无溢乳、阴毛多少与分布;了解子宫发育情况等。

3.辅助检查

(1)卵巢功能测定:基础体温、阴道脱落细胞检查、宫颈黏液结晶等,了解有无排卵及雌、孕激素水平。

(2)蝶鞍摄片(或 CT、磁共振)除外垂体肿瘤。

(3)催乳激素(PRL)除外高催乳素血症。

(4)必要时行子宫内膜活检,除外子宫内膜结核。

(5)近期有刮宫史者,可行宫腔探查术,除外宫腔粘连。

(6)B 超检查了解子宫、卵巢发育情况。

三、鉴别诊断

(一)激经
激经是妊娠早期仍按月有少量阴道出血而无损于胎儿的一种特殊生理现象,与月经过少有类似之处,但激经可伴有恶心欲吐等早孕反应。通过妊娠试验、B 超、妇科检查等可以确诊。

(二)经间期出血
经间期出血亦为有规律的少量阴道出血,但月经过少的出血发生在基础体温低温相的开始阶段,出血量每次都一样。而经间期出血发生在基础体温低、高温相交替时,并与月经形成一次多一次少相间隔的表现。

(三)胎漏
妊娠期间有少量阴道出血,但无周期性,且有早孕反应,妊娠试验阳性,B 超提示早孕活胎。

四、辨证要点

主要根据月经色、质的变化以及发病的情况进行辨证。如经色淡,质稀,多属虚证;经色紫黯有块,多属血瘀;经色淡红,质稀或黏稠,夹杂黏液,多属痰湿;如经量逐渐减少,多属虚证,若突然减少,多属实证。并结合兼证及舌脉进行辨证。

五、治疗

本病虚多实少,或虚实夹杂,治法重在濡养精血,慎不可妄投攻破,以免重伤气血,使经血难以恢复正常。

(一)辨证论治

1.肾虚证

主要证候:月经量少,经血色淡、质稀,腰酸腿软,头晕耳鸣,夜尿多。舌淡,苔薄白,脉沉细。

证候分析:肾虚精亏,冲任血海满溢不足,故月经过少,经血色淡、质稀;肾虚腰膝、清窍失养,则腰酸腿软,头晕耳鸣;肾虚膀胱之气不固,则夜尿多;舌淡,脉沉细,亦为肾虚之象。

治法:补肾养血调经。

方药:归肾丸(见月经先期)。

加减:肾阳不足,形寒肢冷者,加肉桂、淫羊藿以温肾助阳;夜尿频数者加益智仁、桑螵蛸以补肾缩尿;若经色红,手足心热,舌红少苔,脉细数,属肾阴不足者,去杜仲,加女贞子以滋补肾阴。

2.血虚证

主要证候:月经量少,色淡红、质稀,头晕眼花,心悸失眠,面色萎黄,或经行小腹空坠。舌淡,苔薄白,脉细无力。

证候分析:营血衰少,冲任血海满溢不足,故月经量少,经血色淡红、质稀;血虚失养,则头晕眼花,心悸失眠,面色萎黄,小腹空坠;舌淡,脉细无力亦为血虚之象。

治法:补血益气调经。

方药:滋血汤。

成分:人参、山药、黄芪、白茯苓、川芎、当归、白芍、熟地。

方解:方中四物汤补血养营;人参、山药、黄芪、茯苓补气健脾,以资生化之源。全方共奏补血益气调经之效。

加减:若子宫发育不良,或经行点滴即净,为精血亏少,加紫河车、枸杞子、制首乌以补益精血;若脾虚纳呆,加陈皮、砂仁理气醒脾;心悸失眠者,加炒枣仁、首乌藤以养心安神。

3.血瘀证

主要证候:月经过少,经色紫黯,有小血块,小腹疼痛拒按。舌黯红,或有瘀点,脉弦或涩。

证候分析:瘀血阻滞冲任,经血不得畅行,故月经过少,经色紫黯,有小血块;瘀血阻滞,不通则痛,则小腹疼痛拒按;舌黯红,或有瘀点,脉弦或涩,亦为瘀血内阻之象。

治法:活血化瘀调经。

方药:桃红四物汤。

加减:若腹冷痛喜暖,为寒凝血瘀,加肉桂、小茴香以温经散寒;若腹胀痛,胸胁胀满,为气滞血瘀,加延胡索、川楝子以行气止痛。

4.痰湿证

主要证候:月经过少,经色淡红,质稀或黏稠,夹杂黏液;形体肥胖,胸闷呕恶,或带下量多黏稠。舌淡胖,苔白腻,脉滑。

证候分析:痰湿阻滞冲任,经血不得畅行,故月经过少,经色淡红,黏腻;痰湿壅阻中焦,则胸闷呕恶;痰湿流注下焦,损伤任、带二脉,则带下量多;苔白腻,脉滑,亦为痰湿内停之象。

治法:燥湿化痰调经。

方药:苍附导痰丸合佛手散。

成分:茯苓、法半夏、陈皮、甘草、苍术、香附、胆南星、枳壳、生姜、神曲、当归、川芎。

方解:方用二陈汤燥湿化痰,理气和中;苍术燥湿健脾;枳壳、香附理气行滞助痰行;胆南星清热豁痰;生姜、神曲和胃止呕;佛手散养血活血调经。痰湿消除而经血得通。

加减:若脾虚疲乏倦怠,加白术、山药健脾利湿。

(二)中成药

1.八珍益母丸

每次9 g,每天2次,口服。功能补气血,调月经。用于血虚证。

2.妇科得生丹

每次9 g,每天2次,口服。功能行气活血。用于血瘀证。

3.复方益母草膏(口服液)

膏剂每次20 mL,口服液每次2支,每天2次,口服。功能活血行气,化瘀止痛。用于血瘀证。

4.二陈丸

每次9～15 g,每天2次,口服。功能燥湿化痰,理气和胃。用于痰湿证。

5.五子衍宗口服液

每次10 mL,每天3次,口服。功能补肾益精。用于肾虚证。

(三)其他疗法

1.针灸疗法

(1)体针:虚证取脾俞、肾俞、足三里,用补法,并灸;实证取合谷、血海、三阴交、归来,用泻法,一般不灸。

(2)耳针:取穴内分泌、卵巢、肝、肾、子宫,每次选2～3穴,中、强刺激,留针20分钟,也可耳穴埋豆。

2.单方

紫河车粉每次3 g,每天2次,口服;或新鲜胎盘(牛、羊胎盘亦可),加工制作后随意饮食。用于虚证。

3.食疗

猪瘦肉120 g,洗净切片,与鸡血藤、黑豆各30 g共放入锅中,加清水适量,武火煮沸后,文火煲约2小时,调味后服用。功能养血活血,调经止痛。用于血瘀证。

(董春燕)

289

第三节 月经先期

月经周期提前7天以上,甚则1个月2次,连续2个月经周期以上者,称为"月经先期",亦称"经行先期""经期超前""经早"。如果每次只提前3～5天,或偶尔提前一次,下一周期又恢复正常者,均不作本病论。

一、病因病机

本病发生的机制主要是冲任不固,经血失于制约,月经先期而至。引起冲任不固的原因有气虚、血热之分。气虚之中又有脾气虚弱、肾气不固之分,血热之中又有实热、虚热之别。此外,尚有因瘀血阻滞,新血不安,而致冲任不固,月经先期者,临床亦不鲜见。

(一)脾气虚弱

体质虚弱,或饮食失节,或劳倦过度,或思虑过多,损伤脾气,脾伤则中气虚弱,不能摄血归源,使冲任不固,经血失于统摄而妄溢,遂致月经先期来潮,脾为心之子,脾气虚则夺母气以自救,日久则心气亦伤,发展为心脾气虚。

(二)肾气不固

青年肾气未充,或绝经前肾气渐衰,或多次流产损伤肾气,使肾气不固,冲任失于约制,经血下溢而为月经先期。肾气不一足,久则肾阳亦伤,发为肾阳虚,如阳虚不能温运脾阳则脾阳亦衰,发展为脾肾阳虚。

(三)阳盛血热

素体阳盛,或过食辛燥助阳之品,或外感邪热,或妇常在高温环境工作,以致热伏冲任,迫血下行,月经先期而至。

(四)肝郁血热

情志不畅,郁怒伤肝,木火妄动,下扰血海,冲任不固,血遂妄行,以致经不及期先来。此即《万氏女科·不及期而经先行》说:"如性急躁,多怒多妒者,责其气血俱热,且有郁也。"若肝气乘脾,脾土受制,则又可发展为肝脾气郁。

(五)阴虚血热

素体阴虚,或失血伤阴,或久病阴亏,或多产房劳耗伤精血,以致阴液亏损,虚热内生,热扰冲任,血海不宁,月经先期而下。《傅青主女科》说:"先期而来少者,火热而水不足也。"正是指的此类病机。

(六)瘀血停滞

经期产后,余血未尽,或因六淫所伤,或因七情过极,邪与余血相结,瘀滞冲任,瘀血内停,则新血不安而妄行,以致先期而至。

二、诊断与鉴别诊断

(一)诊断要点

(1)本病以月经周期提前7天以上、14天以内,连续两个或两个以上月经周期,既往月经基本规律,作为诊断依据。亦可伴有经期、经色、经质的改变。

(2)检查:妇科内诊检查,排除炎性、肿瘤等器质性病变;测量基础体温;检测血中 E_2、P、FSH、LH、T 的水平;B 超检查;诊断性刮宫取子宫内膜病检。

(二)鉴别诊断

本病以周期提前为特点。但若合并经量过多或经期延长,应注意与崩漏鉴别。若周期提前十多天一行,应注意与经间期出血鉴别。

1.崩漏

崩漏的诊断依据为月经不按周期妄行,出血量多如崩,或量少淋漓不尽,不能自止。

2.经间期出血

经间期出血常发生在月经周期的 12～16 天(但不一定每次月经中间均出血),持续 1～2 小时至 2～3 天,流血量一般较少。而月经先期的量、色、质和持续时间一般与正常月经基本相同。

三、治疗

(一)辨证论治

本病辨证,着重于周期的提前及经量、经色、经质的情况,结合形、气、色、脉,辨其虚、实。一般以周期提前或兼量多(亦可有经量少),色淡,质稀薄,唇舌淡,脉弱的属气虚。如周期提前兼见量多,经色鲜红或紫红,质稠黏,唇舌红,脉数有力的属阳盛血热(实热)。质稠,排出不畅,或有血块,胁腹胀满,脉弦,属肝郁血热。周期提前,经量减少(亦可有量正常或增多),色红,质稠,脉虚而数,伴见阴虚津亏证候者属虚热。周期提前伴见经色暗红,有血块,小腹满痛,属血瘀。本病若伴经量过多,可发展为崩漏。临证时应重视经量的变化。

本病的治疗原则,应按其疾病的性属,或补或泻,或养或清。如虚而夹火,则重在补虚,当以养营安血为主。或脉证无火,而经来先期者,则应视病位所在,或补中气,或固命门,或心脾同治,或脾肾双补,切勿妄用寒凉,致犯虚虚之戒。

1.脾虚型

证候特点:月经周期提前,经量或多或少,经色淡红,质清稀。神疲乏力,气短懒言,小腹空坠,纳少便溏,胸闷腹胀。舌质淡,苔薄白,脉细弱。

治法:补脾益气,摄血固冲。

方药:可选用补中益气汤、归脾汤。

(1)补中益气汤成分:人参、黄芪、甘草、当归、陈皮、升麻、柴胡、白术。

加减:若经血量多,去当归之"走而不守,辛温助动",加炮姜炭、乌贼骨、牡蛎止血;腰膝酸软、夜尿频多,配用菟丝子、杜仲、乌药、益智仁益肾固摄;气虚失运,血行迟滞以致经行不畅或血中见有小块,酌加茜草、益母草、三七粉等活血化瘀。

(2)归脾汤成分:人参、白术、黄芪、茯神、龙眼肉、当归、酸枣仁、远志、木香、炙甘草、生姜、大枣。

2.肾气不固型

证候特点:月经提前,经量或多或少,舌暗淡,质清稀,腰膝酸软,夜尿频多,色淡,苔白润,脉沉细。

本证常见于初潮不久的少女或将近绝经期妇女。由于青春期肾气未盛,绝经前肾气渐衰,肾虚封藏失职,冲任不固,月经先期而潮。

治法:补肾气,固冲任。

方药:归肾丸、龟鹿补冲汤。

(1)归肾丸成分:熟地、山药、山茱萸、茯苓、当归、枸杞子、杜仲、菟丝子。

加减:经色暗淡、质清稀,肢冷畏寒者,宜加鹿角胶、淫羊藿、仙茅,温肾助阳,益精养血。量多加补骨脂、续断、焦艾叶补肾温经,固冲止血。神疲乏力,体倦气短,加党参、黄芪、白术。夜尿频多配服缩泉丸。

(2)龟鹿补冲汤成分:党参、黄芪、鹿角胶、艾叶、龟甲、白芍、炮姜、乌贼骨、炙甘草。

3.阳盛血热型

证候特点:月经提前,量多或正常,经色鲜红,或紫红,质稠黏,面唇色红,或口渴,心烦,小便短黄,大便干结。舌质红,苔黄,脉数或滑数。

治法:清热凉血,固冲调经。

方药:清经散、清化饮。

(1)清经散成分:丹皮、地骨皮、白芍、生地、青蒿、茯苓、黄柏。

加减:若经量甚多者去茯苓以免渗利伤阴,并酌加炒地榆、炒槐花、仙鹤草等凉血止血;若经来有块,小腹痛,不喜按者为热邪灼血成瘀,酌加茜草、益母草以活血化瘀。

(2)清化饮成分:白芍、麦冬、丹皮、茯苓、黄芩、生地、石斛。

加减:如经量过多者,酌加地榆、大小蓟、女贞子、旱莲草清热养阴止血;量少、色鲜红、有块,小腹痛而拒按者为热结血瘀,加丹参、益母草活血化瘀止血。

4.肝郁血热型

证候特点:月经提前,量或多或少,经色深红或紫红、质稠,排出不畅,或有血块;烦躁易怒,或胸胁胀闷不舒,或乳房、小腹胀痛,或口苦咽干。舌质红,苔薄黄,脉弦数。

治法:疏肝清热,凉血固冲。

方药:丹栀逍遥散。

成分:丹皮、栀子、当归、白芍、柴胡、白术、茯苓、煨姜、薄荷、炙甘草。

加减:如气滞而血瘀,经行不畅,或夹血块者,酌加泽兰、丹参或益母草活血化瘀;两胁或乳房、少腹胀痛,酌加川楝子炭、延胡索疏肝行气,活血止痛;经量过多去当归。

5.阴虚血热型

证候特点:月经提前,量少或正常(亦有量多者),经色深红、质稠。两颧潮红,手足心热,潮热盗汗,心烦不寐,或咽干口燥。舌质红苔少,脉细数。

治法:滋阴清热固冲。

方药:两地汤。

成分:生地、地骨皮、玄参、麦冬、阿胶、白芍。

加减:若阴虚阳亢,兼见头晕、耳鸣者可酌加刺蒺藜、钩藤、夏枯草、龙骨、牡蛎、石决明等平肝潜阳;若经量过多可加女贞子、旱莲草、炒地榆以滋阴清热止血。

6.血瘀型

证候特点:月经周期提前,经量少而淋漓不畅,色暗有块,小腹疼痛拒按,血块排出后疼痛减轻,全身常无明显症状。有的可见皮下瘀斑,或舌质暗红,舌边有瘀点,脉涩或弦涩。或小腹冷痛不喜揉按,肢冷畏寒,或胸胁胀满、小腹胀痛。

治法:活血化瘀,调经固冲。

方药:桃红四物汤、通瘀煎。

(1)桃红四物汤成分:当归、熟地、白芍、川芎、桃仁、红花。

加减:如经量增多,或淋漓不尽者,酌加三七粉、茜草炭、炒蒲黄等化瘀止血;小腹胀痛者加香附、乌药行气止痛。

(2)通瘀煎成分:当归尾、山楂、香附、红花、乌药、青皮、木香、泽泻。

加减:瘀阻冲任、血气不通的小腹疼痛,加蒲黄、五灵脂化瘀止痛。小腹冷痛,不喜揉按,得热痛缓或肢冷畏寒者,宜加肉桂、小茴香、细辛温经散寒,暖宫止痛。如血量多,酌加茜草、大小蓟、益母草化瘀止血。血瘀而致月经先期,活血化瘀不宜选用峻猛攻逐之品,恐伤冲任,反致血海蓄溢紊乱,化瘀之剂亦不可过用,待月经色质正常,腹痛缓解,即勿再服。若瘀化而经仍未调,当审因求治以善其后。

(二)其他疗法

1.体针疗法

(1)曲池、中极、血海、水泉。针刺行泻法,不宜灸。适用于阳盛血热证。肝郁血热证可配行间、地机。

(2)足三里、三阴交、气海、关元、脾俞。针刺行补法,并施灸。适用于脾气虚弱证。

(3)肾俞、关元、中极、阴谷、太溪。针刺行补法,可灸。适用于肾气不固证。

(4)气海、三阴交、地机、气冲、冲门、隐白。针刺行泻法,可灸。适用于血瘀证。气滞血瘀者,加太冲、期门。因寒凝致瘀,重用灸法。

2.耳针

卵巢、肾、内分泌、子宫。

3.头针

双侧生殖区。适用于脾气虚弱及肾气不固证。

四、预后

本病治疗得当,多易痊愈。其中伴有经血过多者可发展为崩漏,使病情反复,久治难愈,故应积极治疗。

五、预防与调护

平素特别是经期、产后须注意适寒温,避免外邪入中,勿妄作劳,以免耗气伤脾,保持心情舒畅,使血气安和,重视节制生育和节欲以蓄精养血。

月经先期又见量多者,经行之际勿操劳过度,以免加剧出血,亦不宜过食辛辣香燥,以免扰动阴血。对于情志所伤者,给予必要的关怀、体谅、安慰和鼓励,同时注意经期勿为情志所伤。经期用药,注意清热不宜过于苦寒,化瘀不可过用攻逐,以免凝血、滞血或耗血、动血之弊。

(董春燕)

第四节 月经后期

月经周期延长 7 天以上,甚至 3～5 个月一行,连续出现两个周期以上者称为月经后期,亦称"月经错后""月经延后""经水过期""经迟"等。月经初潮后 1 年内,或进入更年期,周期时有延后,但无其他证候者,不作病论。

月经后期医籍记述较多,诸如汉代《金匮要略》称其为"至期不来",并用温经汤治疗。唐代《备急千金要方·妇人方》有"隔月不来""两月三月一来"的证治。宋代《妇人大全良方·调经门》据王子亨所论,认为"过于阴"或"阴不及",即阴寒偏盛或阴精亏虚均可引起月经后期。到了明代,对于月经后期的认识和治疗实践都有长足的发展,如《普济本事方·妇人诸疾》谓:"盖阴胜阳则胞寒气冷,血不运行……故令乍少,而在月后",而寒邪之来,《景岳全书·妇人规》更明确提出既有"阳气不足,则寒从内生",又有"阴寒由外而入"。同时张景岳还认识到"阴火内烁,血本热而亦每过期者。此水亏血少,燥涩而然",说明血热阴伤,也可引起月经后期。《万病回春·妇人科》认为月经过期而来,紫黑有块者为气郁血滞。在这一时期,月经后期的治法方药也很丰富,如张景岳主张血少燥涩,治宜"清火滋阴",无火之证治宜"温养血气",寒则多滞,宜在温养血气方中,加"姜、桂、吴茱萸、荜茇之类"。薛己、万全等还提出了补脾养血、滋水涵木、开郁行气、导痰行气等治法。到了清代,《医宗金鉴·妇科心法要诀》《女科撮要》等,在总结前人经验的基础上,又有所发挥,使对月经后期病因病机的认识,以及辨证治疗渐臻完善。

西医学功能失调性子宫出血,出现月经错后可参照本病治疗。

一、病因病机

月经后期的发生有虚实之不同。虚者多因阴血不足,或肾精亏虚,使冲任不充,血海不能如期满溢而致;实者多因血寒、气滞等导致血行不畅,冲任受阻,血海不能按时满盈,而使月经错后。

(一)血虚

素体虚弱,营血不足,或久病失血,或产乳过多,耗伤阴血,或饮食劳倦,损伤脾胃,生化无源,均可致阴血不足,血海空虚,不能按时满溢,以使月经周期错后。

(二)肾虚

先天禀赋不足,或房劳多产,损伤肾精,精亏血少,冲任不足,血海不能如期满溢,以致月经后期。

(三)血寒

素体阳虚,或久病伤阳,寒从内生,脏腑失于温养,生化不及,气虚血少,冲任不足,血海不能按期满盈;或经期产后,寒邪内侵,或调摄失宜,过食生冷,或冒雨涉水,感受寒邪,搏于冲任,血为寒凝,经脉受阻,故月经后期。

(四)气滞

素多抑郁,或忿怒忧思,情志内伤,气机郁滞,血行不畅,阻滞冲任,血海不能按时满溢,则经行延迟。

二、诊断要点

(一)病史

可有情志不遂,饮冷感寒史,或有不孕史。

(二)症状

月经周期延后 7 天以上,甚至 3～5 个月一行,连续发生两个周期以上。

(三)妇科及辅助检查

妇科检查子宫大小正常或略小。基础体温、性激素测定及 B 超等检查有助于本病诊断。

三、鉴别诊断

本病应与早孕、月经先后无定期、妊娠期出血病证相鉴别。

(一)早孕

育龄期妇女月经过期,应排除妊娠。早孕者,有早孕反应,妇科检查宫颈着色,子宫体增大、变软,妊娠试验阳性,B 超检查可见子宫腔内有孕囊。

(二)月经先后无定期

月经先后不定期月经周期虽有延长,但又有先期来潮,而与月经后期仅月经延期不同。

(三)妊娠期出血病证

假如以往月经周期正常,本次月经延后又伴有少量阴道出血,或伴小腹疼痛者,应注意与胎漏、异位妊娠相鉴别。

四、辨证

月经后期的辨证,主要根据月经的量、色、质及全身症状辨其虚、实。若月经后期量少、色淡、质稀,头晕心悸者为血虚;量少、色暗淡、质清稀,伴腰酸腿软者为肾虚;量少、色暗或夹有血块,小腹冷痛喜温者为血寒;量少,色暗红,或夹有块,小腹胀痛而拒按为气滞。

(一)血虚

证候:经行错后,经血量少,色淡质稀,经行小腹绵绵作痛,面色苍白或萎黄,皮肤爪甲不荣,头晕眼花,体倦乏力,心悸失眠。舌淡苔薄,脉细弱。

分析:营血亏乏,冲任不充,血海不能按时满盈,则经行错后,经血量少、质稀、色淡;血虚胞宫、脉络失养,则小腹绵绵作痛;血虚不能上荣,则头晕眼花;血虚肌肤四肢失润,则面色苍白、萎黄,皮肤爪甲不荣;血虚气弱,则肢倦乏力;血虚心神失养,则心悸失眠。舌淡、脉细弱皆为血虚之征。

(二)肾虚

证候:月经周期延后,经量少,色暗淡,质清稀,或白带多而稀,腰膝酸软,头晕耳鸣,面色晦暗。舌淡,苔薄白,脉沉细。

分析:肾虚精亏血少,冲任不充,血海不能如期满溢,则月经周期延后,经量少;肾虚命门火衰,血失温煦,故色暗淡,质清稀;肾虚水失温化,湿浊下注,带脉失约,故白带清稀;肾虚外府失养,故腰膝酸软;精血亏虚,不荣于上,故头晕耳鸣,面色晦暗。舌淡,苔薄白、脉沉细均为肾虚之征。

(三)血寒

证候:经行错后,经血量少,色暗有块,经行小腹冷痛,喜温拒按,面色青白,畏寒肢冷,小便清长。舌暗红,苔白,脉沉紧或沉迟。

分析:阳虚寒盛,血少寒凝,经血运行不畅,则经行延迟,经血量少,色暗有块;寒凝阳伤,胞脉失煦,则少腹冷痛,喜温拒按;寒盛阳不外达,则面色青白,畏寒肢冷;膀胱失温,气化失常,则小便清长。舌脉均为寒盛之征。

(四)气滞

证候:月经延后,经血量少,色暗红有块,小腹胀痛,或胸胁、乳房胀痛不适,精神抑郁,喜太息。舌暗红,苔薄白或微黄,脉弦或涩。

分析:情志内伤,气机郁结,血为气阻,运行迟滞,则经行延后,经血量少,色暗有块;气机阻滞,气血运行不畅,则小腹、胸胁、乳房胀痛;情志所伤,气机不利,故精神抑郁,喜太息。舌脉所见为气机阻滞之征。

五、治疗

月经后期治疗以调整周期为主,应遵循"虚则补之,实则泻之,寒则温之"原则施治。虚证治以养血补肾,调补冲任,实证治以温经散寒,和血行滞,疏通经脉。

(一)中药治疗

1.血虚

治法:补血益气调经。

处方:大补元煎。

方中人参大补元气,气生则血长;山药、甘草补脾气,助人参以资生化之源;当归养血活血调经;熟地、枸杞、山萸肉、杜仲滋肝肾,益精血。诸药合用,大补元气,益精养血。若气虚乏力、食少便溏,去当归,加砂仁、茯苓、炙黄芪、白术以增强补脾和胃之力;心悸失眠,加炒枣仁、远志、五味子以宁心安神;血虚便秘,加肉苁蓉益精补血,润肠通便。

若阴虚血少,五心烦热,口干舌燥可用小营煎,滋养肝肾,补益精血。

2.肾虚

治法:补肾填精,养血调经。

处方:当归地黄饮。

方中以当归、熟地养血育阴;山茱萸、山药、杜仲补肾填精;牛膝通经血,强腰膝,使补中有行;甘草调和诸药。全方重在补益肾气,填精养血。若肾气不足,日久伤阳,症见腰膝酸冷者,可酌加菟丝子、巴戟天、淫羊藿等以温肾阳,强腰膝;白带量多者,酌加鹿角霜、金樱子温肾止带;若肾阴不足,精血亏虚,而见头晕耳鸣,加枸杞子、制首乌、龟甲、龙骨滋阴潜阳。本证也可服用肾气丸,每次1丸,每天2~3次。

3.血寒

治法:温经散寒,行血调经。

处方:温经汤。

方中肉桂温经散寒,当归养血调经,川芎行血中之气,三药温经散寒调经;人参甘温补元,助归、芎、桂宣通阳气而散寒邪;莪术、丹皮活血祛瘀,牛膝引血下行,加强活血通经之功;白芍、甘草缓急止痛。全方有温经散寒、益气通阳、行血调经之功。若经血量少,加卷柏、鸡血藤行血调经;

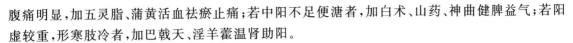

腹痛明显,加五灵脂、蒲黄活血祛瘀止痛;若中阳不足便溏者,加白术、山药、神曲健脾益气;若阳虚较重,形寒肢冷者,加巴戟天、淫羊藿温肾助阳。

4.气滞

治法:理气行滞,活血调经。

处方:加味乌药汤加当归、川芎。

方中乌药、香附疏肝理气行滞;砂仁、木香健脾和胃消滞;延胡索、槟榔利气宽中止痛;甘草调和诸药;加当归、川芎和血通经。诸药共奏疏肝行气、活血调经、止痛之功。若经量过少、有血块者,加鸡血藤、丹参以活血调经;若胸胁、乳房胀痛明显者,酌加柴胡、川楝子、王不留行以疏肝解郁,理气通络止痛;若月经量多,色红,心烦者,为肝郁化火,行经期酌加茜草炭、地榆、焦栀子清热止血。

(二)针灸治疗

基本处方:气海,归来,血海,三阴交。

方中气海位于任脉,有调和冲任、补肾益气的作用;归来位于下腹部,可活血通经,使月水归来;血海和血调经;三阴交为足三阴经之会,益肾调血,补养冲任。

加减运用:肾虚加灸肾俞、太溪,补肾填精,养血调经,诸穴均针用补法;血虚者加足三里、脾俞、膈俞,调补脾胃以益生血之源,诸穴均针用补法;血寒者加天枢、中极灸之以温通胞脉,活血通经;气滞者加行间、太冲疏肝解郁,理气行血,诸穴均针用泻法。一般于经前5～7天开始治疗,至月经来潮,连续治疗3～5个周期。

另外,可选用耳针,取内分泌、肝、脾、肾、内生殖器等,每次取2～3穴,毫针刺,中等刺激,留针15～20分钟,隔天1次,也可用耳穴贴压法。另外,若为血寒者,可取气海、关元温针灸,或用太乙膏穴位贴敷。

（董春燕）

第五节　月经先后无定期

月经不按周期来潮,时提前时错后在7天以上,并且连续出现3次以上者,称为月经先后无定期,亦称"经乱""月经衍期""经水先后无定期"。

本病相当于西医学排卵性功能失调性子宫出血。若见周期紊乱,并伴有经量过多或经期延长,则可发展为崩漏。初潮不久或临近绝经者,如无其他不适,可不作病论。

一、病因病机

（一）肝郁

情志不遂,抑郁忿怒,则损伤肝气,疏泄不利。肝气郁结,气滞则血凝,冲任不畅则月经错后;若肝气横逆,疏泄太过,则血随气行,而月经先期而至。

（二）肾虚

素体虚弱,肾气不足;或房事不节、孕产过多,损伤肾气;或久病失养,或年近七七,肾气虚衰。从而导致肾失封藏,气血失调,血海蓄溢失常,故而病发月经先后无定期。

二、辨证论治

本病辨证应参照月经的量、色、质及全身证候进行分析。若经量或多或少,经色黯红,有血块,伴胸胁少腹乳房胀痛者,当属肝郁;若经量少,色淡黯,质清稀,腰膝酸软,或眩晕耳鸣者,当属肾虚。

(一)肝郁

1.证候

月经先后无定期,经量或多或少,色正常或黯红,经行不畅或有块,经前乳房或小腹胀痛,经来痛减,精神抑郁,心烦易怒,时胸闷太息,两胁不适。舌质偏红,苔薄黄,脉弦或弦数。

2.证候分析

肝失疏泄,血海蓄溢无度,故月经先后无定期,经量或多或少;气血郁滞,经行不畅,故经色黯红,有血块;气机不利,经脉受阻,则肝脉循行之处,如胸胁、少腹、乳房胀痛,并兼胸闷不舒,善太息;舌质偏红,苔薄黄,脉弦均为肝气郁滞之象。

3.治法

疏肝理气调经。

4.方药

逍遥散加碱。若经量多色红质稠者,加丹皮、山栀、茜草炭,去炮姜;若脘闷纳呆者,加陈皮、厚朴、神曲;小腹、乳房胀痛甚者,加青皮、川楝子。

(二)肾虚

1.证候

月经周期时先时后,量少色淡质清,带下清稀量多,头晕耳鸣,腰膝酸软,小腹空痛,夜尿频多。舌淡苔白,脉沉细弱。

2.证候分析

肾失封藏,开阖不利,血海蓄溢无度,故月经先后无定期;肾阳不足则经色淡、质清稀;肾虚髓少,腰府、脑窍失于荣养,故腰膝酸软、眩晕耳鸣;气化失职,则夜尿频多;舌淡苔白,脉沉细弱,均为肾虚之征。

3.治法

补肾调经。

4.方药

固阴煎加减。若经量或多或少,腰膝酸软,乳房胀痛者,为肝郁肾虚,治宜补肾疏肝,用定经汤。

三、预防与调护

保持心情舒畅,避免或减少过分紧张、焦虑、激动、恼怒等情绪刺激,使气血通畅肝气条达。计划生育,房事有节,劳逸结合,病后早期治疗,防止肾气损伤。

(董春燕)

第六节　经期延长

月经周期正常,行经期超过 7 天以上,甚或淋漓不净达半月之久者,称为"经期延长",又称"月水不断"或"经事延长"。

本病应与崩漏相鉴别。

西医妇科学中排卵型功能失调性子宫出血的黄体萎缩不全、子宫内膜炎、子宫内节育器和输卵管结扎术后引起的经期延长等可参照本病辨证论治。

一、病因病机

本病的主要发病机制是气虚冲任不固,虚热血海不宁,血瘀血不循经,使经血失于制约而致经期延长。

(一)气虚

素体脾虚,或劳倦伤脾,中气不足,统摄无权,冲任不固,不能制约经血而致经期延长。《妇人大全良方》曰:"妇人月水不断,淋漓腹痛,或因劳损气血而伤冲任"。

(二)虚热

素体阴虚,或多产房劳,或久病伤阴,阴血亏耗,虚热内生,热扰冲任,血海不宁,故致经期延长。王孟英曰:"有因热而不循其常度者"。

(三)血瘀

素体抑郁,或郁怒伤肝,气郁血滞,或经期产后,摄生不慎,邪与血搏,结而成瘀,瘀阻胞脉,经血妄行,以致经期延长。

二、辨证论治

经期延长应根据月经量、色、质的不同辨虚实。

治疗重在固冲止血调经,常用养阴、清热、补气、化瘀等治法,不宜过用苦寒以免伤阴,亦不可概投固涩之剂,以免致瘀。

(一)气虚证

证候:行经时间延长,经量多色淡质稀,神疲体倦,气短懒言,面色㿠白,纳少便溏。舌质淡,苔薄白,脉缓弱。

分析:气虚冲任不固,经血失于制约,故行经时间延长,量多;气虚火衰,血失气化,故见经色淡质稀;气虚阳气不布,则神疲体倦,气短懒言,面色㿠白;中气虚不运,则纳少便溏;舌淡苔薄白,脉缓弱,为脾虚气弱之象。

治法:补气摄血调经。

方药:举元煎。

若经量多者,可加阿胶养血止血,乌贼骨固冲止血,姜炭温经止血,炒艾叶暖宫止血;若失眠多梦者,酌加炒枣仁、龙眼肉以养心安神;若伴腰膝酸痛,头晕耳鸣者,酌加炒续断、杜仲、熟地以补肾益精。

(二)虚热证

证候:经行时间延长,量少质稠色鲜红,两颧潮红,手足心热,咽干口燥。舌红少苔,脉细数。

分析:阴虚内热,热扰冲任,血海不宁,则经行时间延长;阴虚水亏故经量少;火旺则经色鲜红质稠;阴虚阳浮,则两颧潮红,手足心热;虚火灼津,津液不能上承,故见咽干口燥;舌红少苔,脉细数,均为阴虚内热之象。

治法:养阴清热调经。

方药:两地汤。

若月经量少者,加枸杞、丹参、鸡血藤养血调经;潮热不退者,加白薇、麦冬滋阴退虚热;若口渴甚者,酌加天花粉、葛根、芦根以生津止渴;若见倦怠乏力,气短懒言者,酌加太子参、五味子以气阴双补而止血。

(三)血瘀证

证候:经行时间延长,经量或多或少,色紫暗有块,小腹疼痛拒按,舌质紫暗或有瘀斑,脉弦涩。

分析:瘀血内阻,冲任不通,血不归经,而致经行时间延长,量或多或少;瘀阻胞脉,气血不畅,不通则痛,故经色紫暗,有血块,经行小腹疼痛拒按;舌质紫暗或有瘀斑,脉涩,亦为血瘀之象。

治法:活血祛瘀止血。

方药:桃红四物汤合失笑散。

若经行量多者,加乌贼骨、茜草固涩止血;若见口渴心烦,溲黄便结,舌暗红,苔薄黄者,为瘀热之征,酌加生地、黄芩、马齿苋、丹皮以清热化瘀止血。

三、其他疗法

(一)中成药

(1)功血宁胶囊:每服 1～2 粒,每天 3 次。用于血热证。

(2)归脾丸:每次 1 丸,每天 2 次。用于气虚证。

(3)补中益气丸:每次 1 丸,每天 2 次。用于气虚证。

(4)云南白药:每服 0.25～0.5 g,每天 3 次。用于血瘀证。

(二)针灸治疗

主穴:关元、子宫、三阴交。

配穴:肾俞、血海、足三里、太溪。

方法:每次取 3～4 穴,虚证用补法加灸,留针 30 分钟;实证平补平泻,留针 15 分钟。

(董春燕)

第七节　围绝经期综合征

妇女在更年期前后可出现一系列因性激素减少所致的症状,包括自主神经功能失调的症状,称为围绝经期综合征,其突出表现为潮热和潮红,易出汗,情绪不稳定,头痛失眠等。更年期为妇女卵巢功能逐渐直至完全消失的一个过渡时期,在更年期的过程中月经停止来潮,称绝经,一般发生于 45～55 岁。绝经为妇女一生中的一个生理过程,正常的卵巢遭到破坏或手术切除,也可能提前绝经,围绝经期综合征也随之发生。围绝经期综合征的持续时间因人而异,可持续数月至3 年或更长。

本病相当于中医学的经断前后诸证或绝经前后诸证。

一、病因病机

本病是因卵巢功能衰退、体内雌激素水平降落所直接产生的,且与机体老化也密切相关,它们共同引起神经血管功能不稳定的综合征。

中医认为本病由肝肾阴虚、肾阳亏虚引起。

(一)肝肾阴虚

素体阴虚,或房劳多产伤肾,天癸将竭,肾阴益亏,阳失潜藏。

(二)肾阳亏虚

素体阳虚,或劳倦过度,大病久病,过用寒凉,日久伤肾,肾阳不足,天癸渐竭,元阳更虚,经脉五脏失于温养。

二、辨证

由于绝经前无排卵周期的增加,月经开始紊乱。表现为月经周期延长,经量逐渐减少,乃至停闭;或周期缩短,经量增加,甚至阴道大出血,或淋漓不断,或由月经正常而突然停止来潮。常见潮红或潮热、汗出、眩晕、心悸、高血压等心血管症状,往往有抑郁、忧愁、多疑、失眠、记忆力减退、易激动,甚至喜怒无常等精神神经症状。因雌激素逐渐减少,外阴及阴道萎缩,分泌物减少可产生老年性阴道炎、外阴瘙痒或灼热感、性交时疼痛、阴道血性分泌物等。常伴骨质疏松,可造成腰部疼痛,易发生骨折或关节痛。因活动减少及新陈代谢改变易致肥胖,消化功能改变产生肠胃胀气及便秘,内分泌改变致水钠潴留而出现浮肿等。实验室检查见促性腺激素中促卵泡素(FSH)和促黄体生成素(LH)的含量均增加,但 FSH 的增加比 LH 多。血中的雌激素水平很低。阴道细胞学检查,涂片中出现中层及低层细胞。

(一)肝肾阴虚

证候:经行先期,量多色红或淋漓不绝,烘热汗出,五心烦热,口干便艰,腰膝酸软,头晕耳鸣,舌红少苔,脉细数。兼肝旺者,多见烦躁易怒。兼心火旺者,可见心悸失眠。

治法:滋养肝肾,育阴潜阳。

(二)肾阳亏虚

证候:月经后期或闭阻不行,行则量多,色淡质稀,或淋漓不止,神萎肢冷,面色晦暗,头目晕眩,腰酸尿频,舌淡,苔薄,脉沉细无力。兼脾阳虚者,可见纳少便溏,面浮肢肿。兼心脾两虚者,可见心悸善忘,少寐多梦。

治法:温肾助阳,调理冲任。

三、针灸治疗

(一)刺灸

1.肝肾阴虚

取穴:肝俞、肾俞、太溪、三阴交、神门、太冲。

随症配穴:烦躁易怒者,加行间。心悸失眠者,加内关。潮热汗出者,加复溜、合谷。月经量多者,加地机。外阴瘙痒者,加蠡沟。

刺灸方法:针用补泻兼施法。

方义:取肝俞、肾俞调补肝肾。太溪补肾滋阴。三阴交交通肝、脾、肾经,调理冲任。神门养心安神。太冲补可柔肝养血,泻可疏肝解郁。

2.肾阳亏虚

取穴:肾俞、关元、命门、三阴交。

随症配穴:腰酸者,加腰阳关。纳少便溏者,加脾俞、足三里。少寐者,加神门。神疲肢冷者,加灸关元。

刺灸方法:针用补法,可加灸。

方义:针补艾灸肾俞、关元、命门可益肾助阳。三阴交为足三阴经交会穴,可健脾益肾,调理冲任。

(二)耳针

取内分泌、内生殖器、肾、肝、神门、皮质下,每次选 2～4 穴,毫针中度刺激,留针 30～40 分钟,或用埋针、埋籽刺激。

四、推拿治疗

(一)基本治法

取穴:中脘、气海、关元、阴陵泉、三阴交、足三里、太阳、攒竹、百会等。

手法:一指禅推、摩、按、揉、拿、擦法。

操作:患者仰卧位,用一指禅推法推中脘、气海、关元,然后掌摩腹部。按揉阴陵泉、三阴交、足三里。

患者俯卧位,用拇指按揉厥阴俞、肝俞、脾俞、肾俞、命门,然后用小鱼际蘸取少许冬青油膏直擦背部督脉及膀胱经第一侧线,横擦肾俞、命门,以透热为度。

患者坐位,用一指禅推前额部,拇指按揉太阳、攒竹、迎香、百会。五指拿头顶约 5 次,拿风池、肩井各约 10 次。

(二)辨证加减

肝肾阴虚者,着重按揉肝俞、肾俞、心俞、期门、内关、太溪、照海,擦涌泉。肾阳亏虚者,着重按揉肾俞、脾俞、胃俞、章门、关元。

(董春燕)

第八节 带 下 病

带下量明显增多或减少,色、质、气味异常,或伴有全身或局部症状者,称带下病,古代又称为"白沃""赤沃""白沥""赤沥""下白物"等。本病首见于《素问·骨空论》:"任脉为病,女子带下瘕聚"。带下有广义和狭义之分,广义带下泛指经、带、胎、产等多种妇科疾病,因其多发生在带脉以下而名,故古人称妇产科医师为带下医。狭义带下指妇女阴中分泌的一种阴液。又有生理和病理之别,生理性带下是指女性发育成熟后,阴道内分泌的少量无色无臭的黏液,有润泽阴道的作用。妇女在月经期前后、经间期、妊娠期带下稍有增多者,或绝经前后带下减少而无明显不适者,均为生理现象,不作疾病论。带下病是妇科的常见病、多发病,常缠绵反复、不易速愈,且易并发月经不调、阴痒、闭经、不孕、症瘕等病证。临床上带下过多以白带、黄带、赤白带、五色带为常见,但也有带下过少者,亦属带下病的范畴。本节所讨论的是带下病中的带下过多。

西医学的"阴道炎""宫颈炎"等所致的白带增多,属于本病范畴。

一、病因病机

本病主要病因是湿邪为患,伤及任、带二脉,使任脉不固,带脉失约而致。湿邪又有内湿、外湿之分。内湿主要涉及脾、肾、肝三脏,脾虚失运,水湿内生;肾阳虚衰,气化失常,水湿内停;肝郁侮脾,湿热下注等均可产生内湿。外湿多因久居湿地,或冒雨涉水或不洁性交等感受湿邪引起。

(一)脾虚湿困

素体脾虚,或劳倦过度,或饮食所伤,或思虑太过,皆可损伤脾气,致其运化失职,水液不运,聚而生湿。湿性趋下,流注下焦,伤及任带,使任脉不固,带脉失约,故致带下过多。

(二)肾虚

先天禀赋不足,或年老体虚,或房劳过度,或早婚多产,或久病伤肾,致肾阳亏虚,命门火衰,寒湿内生,使带脉失约,任脉不固,而为带下病;或因肾气亏损,封藏失职,阴精滑脱,而致带下过多;亦有素体肾阴偏虚,或年老真阴渐亏,或久病伤阴,相火偏旺,虚热扰动,或复感湿邪,湿郁化热,伤及任带,任带约固失司,而为带下病。

(三)湿热下注

经行产后,胞脉空虚,摄生不洁,或淋雨涉水,居处潮湿等,皆可感受湿邪,蕴久化热;或因脾虚生湿,湿蕴化热;或肝气郁结,久而化热,肝郁乘脾,肝热脾湿,湿热互结,流注下焦,损伤任带二脉,而为带下过多。

(四)热毒蕴结

经期产后,胞脉空虚,摄生不慎,或房室不禁,或阴部手术消毒不严,或手术损伤,感染热毒,或湿热蕴久成毒,热毒损伤任带二脉,而为带下过多。

二、诊断要点

(一)临床表现

带下量明显增多,并伴带下色、质、气味的异常,或伴有阴部瘙痒、灼热、疼痛、坠胀,或兼有尿频、尿痛、小腹痛、腰骶痛等局部和全身症状。

(二)妇科检查

可见各类阴道炎、宫颈炎症、盆腔炎性疾病等炎症体征,也可发现肿瘤。

(三)辅助检查

外阴及阴道炎患者因病原体不同,阴道分泌物特点、性质也不一样,可通过阴道分泌物涂片检查以区分滴虫性阴道炎、外阴阴道假丝酵母病、细菌性阴道病等。怀疑盆腔肿瘤或盆腔炎症者,可做宫颈刮片、B超等项检查以明确诊断。急性或亚急性盆腔炎时,血白细胞计数增高。

三、鉴别诊断

(1)带下呈赤色时,应与经间期出血、漏下鉴别。①经间期出血:经间期出血是在两次月经之间出现周期性的阴道少量出血,一般持续 2～3 天能自行停止;赤带者,绵绵不断而无周期性,且为似血非血之黏液。②漏下:漏下是对经血非时而下,量少淋漓不断,无正常月经周期而言;赤带者,是似血非血的赤色黏液,且月经周期正常。

(2)带下呈赤白带或黄带淋漓时,应与阴疮、子宫黏膜下肌瘤鉴别。①阴疮:阴疮为阴户生疮,伴有阴户红肿热痛,或积结成块,溃破时可有赤白样分泌物,甚至疮面坚硬肿痛、臭水淋漓等;带下浓浊似脓者,仍是由阴中分泌而由阴道而出的一种黏液,分泌物的分泌部位不相同,且无阴疮的局部症状。②子宫黏膜下肌瘤:子宫黏膜下肌瘤突入阴道时,可见脓性白带或赤白带,或伴臭味,与黄带、赤带相似。可通过妇科检查、B超检查加以鉴别。

(3)带下呈白色时,应与白淫、白浊鉴别。①白淫:指欲念过度,心愿不遂时;或纵欲过度,过贪房事时,突然从阴道内流出的白色液体,有的偶然发作,有的反复发作,与男子遗精相类似。②白浊:指由尿窍流出的混浊如米泔样物的液体,多随小便排出,可伴有小便淋漓涩痛;而带下过多出自阴道。此外,带下五色间杂,如脓似血,臭秽难闻者,应警惕宫颈癌、宫体癌、或输卵管癌。可借助妇科检查,阴道细胞学检查,或宫颈、子宫内膜病理检查,B超、宫腔镜、腹腔镜等检查作出鉴别。

四、辨证论治

本病主要以带下的量、色、质、气味的异常情况为依据,并结合全身症状、舌脉来辨清虚、实、寒、热。一般而论,量多、色淡、质稀者,多属虚、属寒;量多、色黄、质稠、有臭秽者,多属实、属热;带下量多、色黄或赤白带下,或五色带、质稠如脓、有臭味或腐臭难闻者,多为热毒。

治疗以除湿为主。一般治脾宜运、宜升、宜燥;治肾宜补、宜涩;治肝宜疏、宜达;湿热和热毒宜清、宜利。还可配合其他疗法以提高疗效。

(一)脾虚湿困

1.主要证候

带下量多,色白或淡黄,质稀薄,或如涕如唾,绵绵不断,无气味。面白无华,四肢不温,腹胀纳少,便溏,肢倦,或肢体浮肿。舌淡胖、苔白或腻,脉缓弱。

2.证候分析

脾虚运化失职,水湿下注,伤及任带,使任脉不固,带脉失约,故致带下量多,色白或淡黄,质稀薄,或如涕如唾,绵绵不断;脾虚中阳不振,则见面白无华,四肢不温;脾虚失运,化源不足,机体失养,则肢倦,腹胀纳少,便溏,或肢体浮肿;舌淡胖、苔白或腻,脉缓弱,皆为脾虚湿困之征。

3.治法

健脾益气,升阳除湿。

4.方药

完带汤(《傅青主女科》):白术、山药、人参、白芍、苍术、甘草、陈皮、黑芥穗、柴胡、车前子。

方中重用白术、山药以健脾益气止带;人参、甘草补气扶中;苍术健脾燥湿;白芍、柴胡、陈皮舒肝解郁,理气升阳;车前子利水除湿;黑芥穗入血分,祛风胜湿。全方脾、胃、肝三经同治,寓补于散之内,寄消于升之中,补虚而不滞邪,以达健脾升阳,除湿止带之效。

若肾虚腰痛者,加杜仲、菟丝子、鹿角霜、覆盆子等温补肾阳;若兼见四肢不温,畏寒腹痛者,加黄芪、香附、艾叶、小茴香以温阳益气,散寒止痛;若带下日久,正虚不固者,加金樱子、芡实、乌贼骨、白果、莲肉、龙骨之类以固涩止带;纳呆者,加砂仁、厚朴以理气醒脾;便溏、肢肿者,加泽泻、桂枝以助阳化气利水。若脾虚湿郁化热,症见带下量多,色黄,质稠,有臭味者,宜健脾祛湿,清热止带,方用易黄汤(《傅青主女科》)。

(二)肾虚

1.肾阳虚

(1)主要证候:带下量多,清冷如水,绵绵不断。腰膝酸软冷痛,形寒肢冷,小腹冷感,面色晦黯,小便清长,或夜尿增多,大便溏薄。舌淡、苔白润,脉沉弱,两尺尤甚。

(2)证候分析:肾阳亏虚,命门火衰,气化失职,寒湿内生,任带不固,故见带下量多,质稀;腰为肾之府,肾虚腰膝失于温养,则腰膝酸软冷痛;阳虚寒盛,则形寒肢冷;小腹为胞宫所居之处,胞络系于肾,肾阳虚,胞宫失于温煦,故小腹有冷感;肾阳虚不能上温脾阳,下暖膀胱,则见大便溏薄,小便清长,或夜尿增多;面色晦暗,舌淡、苔白润,脉沉弱,两尺尤甚,为肾阳不足之象。

(3)治法:温肾助阳,固任止带。

(4)方药:内补丸(《女科切要》)。鹿茸、菟丝子、沙苑子、黄芪、肉桂、桑螵蛸、肉苁蓉、制附子、白蒺藜、紫菀茸。

方中鹿茸、菟丝子、肉苁蓉温肾阳、益精髓,固任止带;黄芪益气固摄;沙苑子、桑螵蛸涩精止带;肉桂、制附子温肾壮阳;白蒺藜疏肝祛风;紫菀茸温肺益肾。全方共奏温补肾阳,涩精止带之效。

若便溏者,去肉苁蓉,加补骨脂、肉豆蔻、炒白术以补肾健脾,涩肠止泻;若小便清长或夜尿增多者,加益智仁、乌药、覆盆子以温肾缩尿;若畏寒腹冷甚者,加艾叶、小茴香以温中止痛;若带下如崩者,加人参、鹿角霜、煅牡蛎、巴戟天、金樱子以补肾益气,涩精止带。

2.肾阴虚

(1)主要证候:带下量或多或少,色黄或赤白相兼,质稠,或有臭气。阴部干涩,有灼热感或瘙痒,腰膝酸软,头晕耳鸣,五心烦热,咽干口燥,失眠多梦,或面部烘热。舌质红、苔少或黄腻,脉细数。

(2)证候分析:肾阴不足,虚火内生,复感湿邪,损伤任带二脉,故致带下量较多,带下色黄或赤白相兼,质黏稠,有臭气;阴精亏虚,阴部失荣,则阴部干涩、有灼热感或瘙痒;腰为肾之府,脑为髓海,肾阴虚腰膝、清窍失养,则腰膝酸软,头晕耳鸣;肾阴不足,虚热内生,故见五心烦热,咽干口燥;虚热扰乱心神,则失眠多梦;阴虚不能制阳,虚阳上扰,则见面部烘热;舌红、苔少或黄腻,脉细数,为阴虚夹湿之征。

(3)治法:滋阴益肾,清热止带。

(4)方药:知柏地黄丸(《医宗金鉴》)加芡实、金樱子。

成分:熟地黄、山茱萸、山药、牡丹皮、茯苓、泽泻、知母、黄柏。

知柏地黄丸原方可滋阴降火,再加芡实益肾固精,健脾祛湿;金樱子固涩止带。诸药合用,共奏滋肾清热,除湿止带之功。

若兼失眠多梦者,加柏子仁、酸枣仁、远志、麦冬以养心安神;若咽干口燥甚者,加麦冬、沙参、玄参以养阴生津;若五心烦热甚者,加地骨皮、银柴胡以清退虚热;兼头晕目眩者,加旱莲草、女贞子、白菊花、龙骨以滋阴清热,平肝潜阳;带下较多者,加乌贼骨、桑螵蛸固涩止带。

(三)湿热下注

1.主要证候

带下量多,色黄或呈脓性,质黏稠,有臭气,或带下色白质黏,如豆腐渣状。外阴瘙痒,小腹作痛,脘闷纳呆,口苦口腻,小便短赤。舌质红、苔黄腻,脉滑数。

2.证候分析

湿热蕴积于下,或湿毒之邪直犯阴器胞宫,损伤任带二脉,故见带下量多,色黄或呈脓性,质黏稠,有臭气,或带下色白,质黏,如豆腐渣状,阴痒;湿热阻遏气机,则小腹作痛;湿热阻于中焦,则见脘闷纳呆,口苦口腻;湿热郁于膀胱,则小便短赤;舌红、苔黄腻,脉滑数,均为湿热内盛之征。

3.治法

清热利湿止带。

4.方药

止带方(《世补斋·不谢方》):猪苓、茯苓、车前子、泽泻、茵陈、赤芍、丹皮、黄柏、栀子、牛膝。

方中茯苓、猪苓、泽泻利水渗湿止带;赤芍、丹皮凉血活血;车前子、茵陈清热利水,使湿热之邪从小便而泄;黄柏、栀子泻热解毒,燥湿止带;牛膝引诸药下行,直达病所,以除下焦湿热。

若带下有臭气者,加土茯苓、苦参以清热燥湿;腹痛者,川楝子、延胡索以理气活血止痛;兼阴部瘙痒者,加苦参、蛇床子以清热杀虫止痒。若肝经湿热下注,带下量多,色黄或黄绿,质黏稠,呈泡沫状,有臭气,阴部瘙痒,烦躁易怒,头晕目眩,口苦咽干,便结尿赤,舌边红、苔黄腻,脉弦滑数。治宜清肝除湿止带,方用龙胆泻肝汤(《医宗金鉴》)。

(四)热毒蕴结

1.主要证候

带下量多,黄绿如脓,或赤白相兼,或五色杂下,质黏稠,气臭秽。小腹疼痛拒按,腰骶酸痛,口苦咽干,大便干结,小便短赤。舌质红、苔黄或黄腻,脉滑数。

2.证候分析

热毒损伤任带二脉,故带下量多,赤白相兼,或五色杂下;热毒蕴蒸,则带下质黏如脓,且有臭气;热毒蕴结,瘀阻胞脉,则小腹、腰骶疼痛;热毒伤津,则见口苦咽干,大便干结,小便短赤;舌质红、苔黄或黄腻,脉滑数,均为热毒内蕴之象。

3.治法

清热解毒。

4.方药

五味消毒饮(《医宗金鉴》)加半枝莲、白花蛇舌草、土茯苓、薏苡仁、败酱草。

成分:蒲公英、金银花、野菊花、紫花地丁、紫背天葵子。

方中蒲公英、金银花、野菊花、紫花地丁、紫背天葵子清热解毒;加半枝莲、白花蛇舌草、土茯苓、薏苡仁、败酱草既能清热解毒,又可利水除湿。全方合用,共奏清热解毒,除湿止带之功。

若热毒炽盛,可酌加丹皮、赤芍以凉血化瘀;若腰骶酸痛,带下恶臭难闻者,加穿心莲、半枝莲、鱼腥草、椿根白皮以清热解毒除秽;若小便淋痛,兼有白浊者,加土牛膝、虎杖、车前子、甘草梢以清热解毒,利尿通淋。必要时应中西医结合治疗。

五、其他疗法

(一)外治法

(1)洁尔阴、妇炎洁等洗剂外洗,适用于黄色带下。

(2)止带栓塞散成分:苦参20 g,黄柏30 g,威灵仙30 g,百部15 g,冰片5 g,蛇床子30 g,雄黄5 g。共为细末调匀,分30等份。每份用纱布包裹如球状,用长线扎口备用。用前消毒,每晚睡前,将药球纳入阴道内,线头留置于外,第2天拉出药球。经期禁用。适用于黄色带下。

(3)川椒10 g,土槿皮15 g。煎水坐浴。适用于白色带下。

(4)蛇床子30 g,地肤子30 g,黄柏15 g。煎水坐浴。适用于黄色带下。

(二)热熨法

电灼、激光等作用于宫颈病变局部,使病变组织凝固、坏死、脱落、修复、愈合而达到治疗的目的。适用于因宫颈炎而致带下过多者。

(三)针灸疗法

(1)体针:主穴取关元、气海、归来。配穴根据肝郁、肾虚、脾虚之不同,分别取肝俞、肾俞、脾俞等穴。快速进针,用补法,得气之后不留针,每天1次,10次为1个疗程。

(2)艾条灸:取穴隐白、大都。将艾条点燃,靠近穴位施灸,灸至局部红晕温热为度。每穴施灸10分钟左右,隔天1次,10次为1个疗程。适用于治疗脾肾阳虚的带下病。

(四)中成药

(1)乌鸡白凤丸:每次1丸,每天2次,口服。10天为1个疗程。适用于脾肾虚弱者。

(2)愈带丸:每次3~4片,每天3次,口服。10天为1个疗程。适用于湿热下注者。

(3)知柏地黄丸:每次5 g,每天2次,口服。10天为1个疗程。适用于阴虚夹湿者。

六、预防与调护

(1)注意个人卫生,保持外阴清洁干燥,勤换内裤。经期产后勿冒雨涉水或久居阴湿之地,以免感受湿邪。

(2)饮食有节,不宜过食肥甘厚味或辛辣之品,以免滋生湿热。

(3)调节情志,积极消除不良情志因素的刺激。

(4)避免房劳多产及多次人工流产等。

(5)定期进行妇科普查,发现病变及时治疗。

(6)反复发作者,应检查性伴侣有无感染,如有交叉感染,应同时接受治疗。

(7)医务人员应严格执行消毒隔离常规,以避免医源性交叉感染。

(董春燕)

第九节 盆腔炎性疾病

女性内生殖器及其周围的结缔组织、盆腔腹膜发生炎症,称盆腔炎性疾病。

盆腔炎性疾病是指女性上生殖道的一组感染性疾病,主要包括子宫内膜炎、输卵管炎、输卵管卵巢脓肿、盆腔腹膜炎等。炎症可局限于一个部位,也可同时累及几个部位。以输卵管炎、输卵管卵巢炎最常见。盆腔炎性疾病若未能得到及时、彻底治疗,可能发生一系列的后遗症,如可导致不孕、输卵管妊娠、慢性盆腔痛以及炎性反复发作等。

本节仍按中医对急、慢性盆腔炎的辨证论治方法介绍于下。

一、急性盆腔炎

急性盆腔炎是指女性生殖器官及其周围结缔组织和腹膜的急性炎症。其初期的临床表现与古籍记载的"热入血室""产后发热""妇人腹痛"相似。

(一)病因病机

急性盆腔炎的发病与阴部卫生习惯不良或房事不节或手术不慎,感受热毒、湿热之邪有关,或由邻近脏器病变,累及子宫等而发病。

急性盆腔炎的主要病机为湿热瘀阻于子宫、胞络,致冲任带三脉功能失常;或素有宿疾,日久不愈,内结症瘕,复因劳累、重感外邪而触发。

1.热毒壅盛

正值经期,或流产、分娩后,体弱胞虚,若房事不节,或手术消毒不严,热毒内侵,客于胞宫、胞络等,邪热与气血相搏,滞于冲任,化热酿毒,正邪交争,致高热、腹痛、阴道分泌物增多。

2.湿热瘀结

经行产后,余血未尽,湿热之邪乘虚侵入,与余血相搏,客于子宫、胞络;或急性盆腔炎后,邪气未尽,遇房劳、寒热之邪等感触而复发,湿热之邪与气血相搏,致使气机不利,经络气血受阻,冲任带脉功能失常而致病。

(二)诊断要点

1.临床表现

呈急性病容,下腹部疼痛,甚至剧痛难忍,高热不退,白带增多,呈脓性,秽臭。若在月经期发病,可出现月经量增多,甚至如脓血,经期延长,或伴恶心呕吐,腹胀、腹泻,尿频、尿急等症状。

2.妇科检查

下腹部肌紧张,有压痛、反跳痛;阴道充血,内有大量脓性分泌物;宫颈充血水肿,抬举痛;子宫大小正常或略大,压痛明显,活动受限;双侧附件压痛明显,可触及增粗的输卵管或包块;必要时做后穹隆穿刺,可吸出脓液。

3.辅助检查

血常规检查白细胞明显升高,中性升高;血沉加快;分泌物或血培养阳性;B超检查可见后穹隆游离液体,输卵管增粗并有积液,或附件脓肿;必要时做腹腔镜检查。

(三)鉴别诊断

1.急性阑尾炎

两者均以发热、下腹痛为主要症状。急性阑尾炎疼痛多局限于右下腹部,麦氏点压痛、反跳痛。而盆腔炎痛在下腹两侧,病位较低,再通过病史以及体格检查等即可鉴别。

2.异位妊娠、卵巢囊肿蒂扭转、黄体囊肿破裂、卵巢巧克力囊肿破裂

此类疾病都有下腹疼痛,但急性盆腔炎伴有发热。体格检查、B超检查或妇科盆腔检查,亦可资鉴别。

(四)辨证论治

急性盆腔炎发病急,病情重,病势凶险。一般属热、属实。

治疗以清热解毒为主,活血化瘀为辅。治疗必须及时彻底,常常需中西医结合治疗。若盆腔炎性疾病未得到及时正确的治疗,可能发生一系列的后遗症,如输卵管阻塞、输卵管增粗;输卵管卵巢粘连形成输卵管卵巢肿块;输卵管积水或输卵管卵巢囊肿;子宫固定等。

1.热毒壅盛

（1）主要证候：发热头痛或高热、寒战，下腹剧痛拒按，或下腹有包块，带下量多，色黄或赤白相兼，质黏稠如脓血，臭秽，若值经期可出现经量增多、经期延长，全身乏力，口干欲饮，大便干结，小便短赤。舌质红、苔黄，脉滑数。

（2）证候分析：热毒内侵，客于胞宫、胞络，热毒与气血相搏，邪正交争，营卫不和，故发热寒战；血被热毒煎熬成瘀，瘀滞下焦，故下腹痛而拒按有块；任带损伤，则带下量多；冲任失调，可见月经紊乱，经血量多；热盛中焦，热灼津液，故口干欲饮；下焦热毒盛，故大便干结，小便短赤。舌红、苔黄，脉滑数，亦为热毒壅盛之征。

（3）治法：清热解毒，凉血化瘀。

（4）方药：黄连解毒汤（《胎产秘要》）。黄芩、黄连、黄柏、山栀子，加生地、牡丹皮、乳香、没药。

方中黄芩清上焦肺热；黄连清中焦脾胃实热；黄柏泻下焦膀胱实热；山栀子泻三焦实火，加生地、丹皮滋阴清热凉血；乳香、没药活血化瘀止痛。全方共奏清热解毒，凉血化瘀之效。

若带下量多而秽臭者，加车前草、椿根白皮、茵陈以清热利湿；盆腔形成脓肿者，加冬瓜仁、红藤、皂角刺、败酱草、生薏米以清热排脓；腹胀甚者，加厚朴、枳实以行气导滞；兼经量多、经期长者，加大黄、地榆、生地、大蓟等以清热泻火、凉血止血；兼便秘者，加大黄、桃仁通腑泄热。

若症见高热神昏，下腹痛加重，烦躁谵语，斑疹隐隐，舌红绛、苔黄燥，脉弦细而数，为热邪已入营分，宜清营解毒，活血消瘀。方用清营汤（《温病条辨》）加减。同时，应结合西医治疗，合理选用抗生素。若经过上述保守治疗仍高热不退，腹痛不减，盆腔脓肿形成时，可考虑手术治疗。

2.湿热瘀结

（1）主要证候：低热起伏，下腹坠胀，或有灼热感，或疼痛拒按，痛连腰骶，带下量多、色黄、质稠、臭秽，胸闷，纳差，小便频急、色黄，大便溏薄伴里急后重。舌质红、苔黄腻，脉弦滑或滑数。

（2）证候分析：湿热之邪结于下焦，与气血相搏，气血运行失常，则下腹坠胀或疼痛拒按；邪正交争，病势进退，故见低热起伏；湿热留于任带二脉，致任带失约，见带下量多、色黄、质稠、臭秽；湿热下注膀胱，故小便频急、短黄；湿热滞于大肠，故大便溏薄伴里急后重；湿热阻于中焦，故见胸闷纳呆。舌质红、苔黄腻，脉弦滑，亦为湿热内结之征。

（3）治法：清热利湿，化瘀止痛。

（4）方药：清热调血汤（《古今医鉴》）。当归、川芎、白芍、生地、黄连、香附、桃仁、红花、莪术、延胡索、丹皮，去白芍，加败酱草、红藤、薏苡仁、山栀子。

方中黄连清热解毒；当归、桃仁、红花、莪术、川芎活血散瘀；香附、延胡索行气止痛，气行血活，湿热之邪自无留滞之所；丹皮、生地清血分之热，加红藤、山栀子增强清热解毒之力；薏苡仁、败酱草清利湿热，解毒排脓。诸药配合，共奏清热利湿，化瘀止痛之功。

若正值经期，兼见经量增多、经期延长者，上方去当归、川芎、红花，酌加槐花、地榆、马齿苋清热利湿止血；兼腹痛剧者，酌加木香、天台乌药增加理气止痛之力。

二、慢性盆腔炎

慢性盆腔炎是指女性内生殖器及其周围结缔组织和盆腔腹膜的慢性炎症。古人描述散见于"腹痛""带下病""不孕"等病证中。最近西医妇科学称之为"盆腔炎性疾病后遗症"。

（一）病因病机

慢性盆腔炎常因急性盆腔炎未得到及时正确的治疗，或患者体质虚弱，病程迁延引起。主要病机为湿瘀之邪蕴于子宫、胞络,致冲任带脉功能失调而致。

1.气滞血瘀

素有宿疾,瘀血内阻;或因七情内伤,肝气郁结,气滞血瘀;或外感湿热之邪,滞留冲任胞宫。均致胞脉血行不畅而发病。

2.寒凝气滞

于经期、产后,感受寒邪,或过食苦寒生冷,寒湿之邪与胞宫内余血浊液相结,凝结瘀滞;或素有宿疾,病程迁延日久,正气虚弱,致使阳气不振,气血失于温运而瘀滞。

3.脾虚瘀浊

脾气素弱,或过服苦寒之品,损伤脾胃,运化失职,湿浊内停,下注冲任,致气血运行不利,郁久成瘀。瘀血与湿浊互结,滞于下焦,伤及冲任带脉而致病。

(二)诊断要点

1.临床表现

下腹痛或坠胀,或痛连腰骶,于劳累、性交后及月经前后加剧,白带量多、色黄、味臭,月经不调,或低热,甚至不孕。

2.妇科检查

若为盆腔结缔组织病变,子宫常呈后倾后屈,子宫大小可正常,活动受限或粘连固定,宫骶韧带常增粗、变硬,有触痛;若输卵管病变,在子宫一侧或两侧触到呈条索状增粗的输卵管,并有轻度压痛;若为输卵管积水或输卵管卵巢囊肿,则可扪及囊性肿块。

3.辅助检查

腹腔镜检查可见盆腔内炎性病变及粘连,盆腔 B 超、子宫输卵管造影有助诊断。

(三)鉴别诊断

子宫内膜异位症、盆腔瘀血症、卵巢囊肿、慢性阑尾炎、慢性结肠炎、肠粘连等疾病均有程度不同的慢性下腹痛,可通过询问病史、体格检查,必要时结合 B 超、腹腔镜、结肠镜等辅助检查进行鉴别。

(四)辨证论治

本病病程较长,以慢性、持续性下腹痛为主要症状,或反复急性发作,或并发异位妊娠,或不孕。临床表现以实证多、虚证少,即使是虚证,也是虚中夹实。辨证时必须参以全身症状、舌脉等以辨寒热虚实。

治疗以活血理气、化瘀散结为主。本病多以局部症状为主,常需采取内服与外治、整体与局部相结合的综合治疗。

1.气滞血瘀

(1)主要证候:少腹一侧或双侧坠胀疼痛,腰骶酸痛,劳累后或经期更甚,经期延长,或经量增多,有血块,块下痛减,带下量多,色黄或白,有气味,或婚久不孕。舌质黯、苔薄,脉细弦。

(2)证候分析:情志内伤,肝气郁结,气血运行失畅,瘀血结于子宫胞脉,则少腹疼痛、坠胀;经期或劳累后瘀滞加重,故疼痛更甚;气血瘀结,伤及任带二脉,故带下异常;伤及肝肾,则腰骶酸痛;血瘀内阻,新血难安,故经期延长,或月经量多、有血块;胞脉闭阻,两精不能结合,故不孕。舌质黯,苔薄,脉细弦,亦为气滞血瘀之征。

(3)治法:活血化瘀,理气止痛。

(4)方药:血府逐瘀汤(《医林改错》)。当归、生地、桃仁、红花、枳壳、赤芍、柴胡、甘草、桔梗、川芎、牛膝,加红藤。

方中含桃红四物汤活血祛瘀;配柴胡、枳壳、芍药、甘草疏肝理气,气行则血行;桔梗开胸膈之结气;牛膝导瘀血下行,加红藤清热解毒,诸药合用,共具理气行滞,化瘀止痛之功。

兼见低热者,加败酱草、蒲公英、黄柏以清热解毒;若腹痛较甚,加蒲黄、五灵脂以化瘀止痛;兼见经量多,加地榆、茜草、三七化瘀止血;兼带下多者,加黄柏、白芷、薏米清热利湿;兼神疲乏力,加党参、白术健脾益气;兼腰酸者加杜仲、桑寄生、续断补肾壮腰;兼有包块者加夏枯草、穿山甲、皂角刺以软坚散结。

2.寒湿凝滞

(1)主要证候:小腹冷痛,遇热痛减,经行腹痛加重,腰骶坠胀觉冷,带下量多、色白,月经后期、量少、色黯有块,神疲乏力,婚久不孕。舌质淡黯、苔白腻,脉沉迟。

(2)证候分析:寒湿之邪入侵子宫、胞脉,与气血相结,气血运行不畅,故小腹冷痛,得热则减,月经后期、量少;湿邪下注,损伤任带二脉,则致带下量多;寒伤阳气,阳气不振,脏腑失温,故见神疲乏力,腰骶坠胀觉冷,宫寒不孕。舌淡黯、苔白腻,脉沉迟,亦为寒湿凝滞之征。

(3)治法:温经散寒,化瘀止痛。

(4)方药:少腹逐瘀汤(《医林改错》)。小茴香、干姜、生蒲黄、五灵脂、延胡索、没药、当归、川芎、赤芍、肉桂,加茯苓、白术。

方中小茴香、肉桂、干姜温经散寒止痛;当归、赤芍、川芎养血活血;蒲黄、五灵脂、没药、延胡索化瘀止痛,加茯苓、白术健脾渗湿。诸药合用,共奏温经散寒,健脾化湿,活血化瘀之效。

若少腹冷痛甚,加艾叶、细辛、吴茱萸温经止痛;兼肿块者,加桃仁、三棱、莪术化瘀消症;兼腰酸者,加川断、寄生、杜仲温肾强腰。

若寒邪渐散,但湿邪留滞。症见带下量多、色白、质黏腻,胸脘痞闷,口淡腻,四肢沉重,腰骶重坠,苔白腻,脉缓。方用参苓白术散(《太平惠民和剂局方》)加桂枝、仙茅益气健脾,理气化湿。

3.脾虚瘀浊

(1)主要证候:小腹胀痛,缠绵日久,痛连腰骶,经前、经期尤甚,面色无华,精神疲倦,四肢乏力,食少纳呆,大便溏薄,月经后期,经量或多或少,带下量多、色白黏稠。舌胖淡黯或舌边有齿印、苔薄白,脉细缓或弦缓。

(2)证候分析:脾虚湿浊内停,阻滞冲任、胞络,气血运行不畅,郁久成瘀,故小腹胀痛;经前、经期胞血满溢,瘀血随下,故小腹胀痛加重;脾虚气血生化之源不足,故面色无华,精神疲倦,四肢乏力;脾虚运化不利,则食少纳呆,大便溏薄;脾虚瘀浊内停,阻滞冲任,则月经不调;脾虚湿浊下注,故带下量多、色白黏稠。舌体胖、边有齿印、质淡黯、苔薄白,脉细缓或弦缓,亦为脾虚瘀浊之征。

(3)治法:健脾化浊,祛瘀通络。

(4)方药:香砂六君子汤(《名医方论》)。党参、白术、茯苓、甘草、半夏、陈皮、木香、砂仁、生姜、大枣;合桂枝茯苓丸(《金匮要略》):桂枝、丹皮、赤芍、桃仁,去桃仁,加丝瓜络。

方中香砂六君子汤芳香醒脾,健运化湿;桂枝茯苓丸活血化瘀,因大便溏薄,去桃仁,加丝瓜络行气通络。二方合用,共奏补脾健运,活血通络之功。

若小腹胀痛明显,加乌药、延胡索行气止痛;兼经量过少者,酌加丹参、益母草、泽兰活血调经;兼经量过多者,经期去桂枝、赤芍,加三七、蒲黄、荆芥炭化瘀止血。若久病及肾,兼见夜尿多者,可于上方加桑螵蛸、乌药、益智仁补肾缩尿。

(五)其他疗法

1.中药保留灌肠

(1)复方红藤汤(《新编妇科秘方大全》):红藤、败酱草、蒲公英、丹参各 30 g,金银花、连翘、鸭趾草各 20 g,紫花地丁 25 g。将上方水煎浓缩至 100 mL 保留灌肠。以晚上睡眠前进行为佳,月经干净后 3~5 天开始治疗,每天 1 次,10 天为 1 个疗程,一般持续 2~3 个疗程。适用于急性盆腔炎湿热蕴结证。

(2)金银花 30 g,蒲公英 20 g,地丁 20 g,红藤 30 g,败酱草 20 g,连翘 20 g,三棱 15 g,莪术 15 g,丹参 20 g,赤芍 20 g。浓煎至 100 mL 保留灌肠,每天 1 次,10 天为 1 个疗程,一般持续 2~3 个疗程。适用于急性盆腔炎湿瘀内结证。

(3)化瘀解毒汤(《新编妇科秘方大全》):败酱草 20~30 g,三棱、莪术、赤芍、丹皮、红藤、木香、槟榔、昆布、大黄各 10~15 g。上药浓煎成 100 mL,缓慢灌肠,每天 1 次,10 天为 1 个疗程。适用于慢性盆腔炎湿热互结证。

(4)三棱、莪术、延胡索、五灵脂各 20 g,金银花、桃仁、红花、连翘各 20 g,荔枝核、皂角刺、丹参、赤芍各 10 g。浓煎成 100 mL,缓慢灌肠,每天 1 次,10 天为 1 个疗程。适用于慢性盆腔炎气滞血瘀证。

2.中药外敷

(1)鲜蒲公英适量,捣烂如泥,加白酒调匀,外敷下腹部。适用于急性盆腔炎各证型。

(2)金黄膏外敷下腹部,每天 1 次。适用于急性盆腔炎湿热蕴结证。

(3)外熨消症散(《新编妇科秘方大全》):血竭 5 g,乳香、没药、白芥子、莱菔子各 30 g,桃仁、红花、麻黄、小茴香各 15 g,附子、吴茱萸各 45 g,冰片 10 g,炒食盐 60 g。上方除冰片外,其余药物均捣为粗末,取醋 1 000 mL 于铁锅内煎沸后加入食盐煮 10 分钟,加入药末,煎炒至半干后取出,晾一天,加入冰片和匀。装入布袋备用,睡前放置小腹部,上压热水袋热敷,每天 1~2 次,每次 30 分钟,1 个月为 1 个疗程,一袋药可热敷 3 个月。适用于慢性盆腔炎气滞血瘀证。

(4)乌头、艾叶、肉桂、鸡血藤、红花、川芎、延胡索、五灵脂、当归、皂角刺各 20 g。切成细末,入布袋内,蒸后热敷下腹部,每天 1~2 次。适用于慢性盆腔炎寒湿凝滞证。

3.中成药

(1)金刚藤糖浆,每次 15~20 mL,口服,日 3 次。4 周为 1 个疗程。适用于急、慢性盆腔炎。

(2)妇科千金片,每次 4 片,口服,每天 2~3 次,连服 4 周。适用于急、慢性盆腔炎。

(六)预防与调护

(1)注意个人卫生保健,积极锻炼身体,增强体质。

(2)急性盆腔炎、阴道炎、淋病者应及时彻底治愈。

(3)正确处理分娩及宫腔手术,严格执行无菌操作。凡有可能感染者,应及时进行预防性治疗。

(4)慢性盆腔炎病程较长,应正确认识疾病,解除思想顾虑,增强治疗的信心。

(董春燕)

第十节　崩　　漏

崩漏是以经血非时暴下或淋漓不尽为主要表现的一种月经周期、经期、经量严重失常的病证。其中经血暴下者称"崩",也称"崩中";经血淋漓不尽者称为"漏",也称"漏下"。崩与漏出血情况虽然不同,但二者常相互转化,且其病机基本一致,故概称"崩漏",诚如《济生方》所云:"崩漏之疾,本乎一症,轻者谓之漏下,甚者谓之崩中。"

有关崩的记载,最早见于《素问》,其"阴阳别论"说:"阴虚阳搏谓之崩",明确指出崩是以阴虚阳亢为其发病机制。漏,始见于汉代《金匮要略·妇人妊娠病脉证并治》。隋代巢元方《诸病源候论》首列"漏下候""崩中候",指出崩中、漏下属非时经血,明确了崩漏的概念,并概括其病机是"伤损冲任之脉……冲任气虚,不能制约经血"。同时指出:"崩而内有瘀血,故时崩时止,淋漓不断,名曰崩中漏下。"说明崩、漏可互相转化。元代李东垣在《兰室秘藏》中指出:"肾水阴虚,不能镇守胞络相火,故血走而崩也。"至明代,医家对崩漏有了更充分的认识,如《景岳全书·妇人规》对崩漏的论述尤为精辟,指出:"崩淋之病,有暴崩者,有久崩者。暴崩者其来骤,其治亦易。久崩者其患深,其治亦难。且凡血因崩去,势必渐少,少而不止,病则为淋。此等证候,未有不由忧思郁怒,先损脾胃,次及冲任而然者。"阐明了崩漏的病因病机,进而提出"凡治此之法,宜审脏气,宜察阴阳。无火者求其脏而培之、补之;有火者察其经而清之、养之"的治则,并出具了各证型之方药。而方约之在《丹溪心法附余》中提出治崩三法:"初用止血以塞其流,中用清热凉血以澄其源,末用补血以还其旧。"其"塞流""澄源""复旧"治疗崩漏三法,至今仍为临床医家所推崇。清代唐容川在《血证论》中云:"崩漏者……脾不摄血,使以崩溃,故曰崩中,示人治崩必治中州也。"提出了崩漏的治疗当需重脾的见解。《张氏医通》又认为:"血崩之病……或因肝经有火,血热妄行,或因怒动肝火,血热沸腾。"提出血热致崩的观点。清代《傅青主女科》则提出"止崩之药,不可独用,必须于补阴之中行止崩之法",创制治疗气虚血崩的"固本止崩汤"和治血瘀致崩的"逐瘀止血汤",均为后世临床常用。而《妇科玉尺》则较全面地概括崩漏的病因为"究其源则有六大端,一由火热、二由虚寒、三由劳伤、四由气陷、五由血瘀、六由虚弱"。历代医家论治崩漏的经验,至今仍对临床有重要指导意义。

西医学中的功能失调性子宫出血病(简称功血),归属本病范畴论治,同时生殖器炎症和某些生殖器肿瘤,可参照本节辨证论治。

一、病因病机

崩漏的主要病机是冲任损伤,不能制约经血,使胞宫蓄溢失常,经血非时妄行。导致崩漏的常见病因有虚、热、瘀。虚则经血失统,热则经血妄行,瘀则经血离经。

(一)血热内扰

素体阴虚或久病伤阴;或素体阳盛血热;或素性抑郁,郁久化热;或湿热内蕴,均可因热扰冲任,迫血妄行,而为崩漏。

(二)气不摄血

脾胃素虚、中气不足;或饮食劳倦,损伤脾气,以致脾虚统摄无权,冲任不固,不能制约经血,而成崩漏。

（三）肾气（阳）不足

先天禀赋不足；或房劳多产损伤肾气；或久病大病伤及于肾；或绝经前后肾气渐衰，天癸渐竭，引起肾失封藏，冲任不固，经血失约，发为崩漏。若素体阳虚，命门火衰，或病程日久，气损及阳，阳不摄阴，精血失固，亦可导致崩漏。

（四）肾阴亏虚

素体肾阴亏虚，或多产房劳耗伤真阴，或失血伤阴、元阴不足，则虚火动血，迫血妄行，遂致崩漏。

（五）瘀滞胞宫

七情内伤，气滞血瘀；或经期产后余血未净，又感外邪，壅滞经脉，内生瘀血；或崩漏日久，离经之血为瘀，均可因瘀血阻滞胞宫，血不归经而妄行，形成崩漏。

综上所述，崩漏的原因很多，但概括来说，不外乎虚、热、瘀三种，但由于发病并非单一，故崩漏的发生发展常气血同病、多脏受累、因果相干、互相转化，所以病机错综复杂。

二、诊断要点

（一）病史

注意患者的月经史、孕产史；有无生殖器炎症和生殖器肿瘤病史；有无宫内节育器及输卵管结扎术史等。

（二）症状

月经周期紊乱，行经时间超过半月以上，甚或数月淋漓不止；常有不同程度的贫血。

（三）检查

1.妇科检查

功能性子宫出血患者，无明显的器质性病变。

2.辅助检查

主要是排除生殖器肿瘤、炎症或全身性疾病（如再生障碍性贫血等）引起的阴道出血，可根据病情需要选作基础体温测定、宫腔镜检查、诊断性刮宫、阴道细胞学检查、宫颈黏液检查、B超、内分泌激素测定、腹腔镜检查。

三、鉴别诊断

本病应与月经不调、经间期出血、赤带、胎产出血、外阴阴道外伤性出血以及出血性内科疾病相鉴别。

（一）月经先期、月经过多、经期延长

月经先期是周期缩短，月经过多是经量过多如崩，经期延长是行经时间长似漏。三种病症的出血有一定的周期性，而且经期延长与月经过多者出血在2周之内自然停止，但崩漏的出血是持续出血不能自然停止，周期长短不一。

（二）月经先后无定期

月经先后无定期其周期长短不一，但应在1～2周内波动，即提前或延后在7天以上2周以内，经期、经量基本正常，与崩漏无规律性的阴道出血显然有别。

(三)经间期出血

崩漏与经间期出血都是非时而下,但经间期出血发生在两次月经中期,且出血时间持续2～3天,量少而能自然停止,而崩漏是周期、经期、经量的严重失常,出血不能自止。

(四)赤带

赤带与漏下通过询问病史和妇科检查多能鉴别。赤带以带中有血丝为特点,月经正常。

(五)胎产出血

崩漏应与妊娠早期的出血疾病如胎漏、胎动不安、小产,尤其是异位妊娠相鉴别。通过询问病史、妊娠试验、B超检查可以明确诊断。

(六)生殖系器质性病变

生殖系炎症(如慢性宫颈炎、子宫内膜炎等)和生殖系肿瘤(如子宫肌瘤、腺肌病、子宫内膜癌、宫颈癌和卵巢功能性肿瘤等)均可引起不规则阴道出血。上述病症,通过妇科检查和诊断性刮宫、宫腔镜、B超等辅助检查可做鉴别。

(七)外阴、阴道外伤出血

外阴、阴道外伤出血有外阴、阴道外伤病史如跌仆损伤、暴力性交等,询问病史和妇科检查可鉴别。

(八)宫内节育器及避孕药物

上节育环后出现不规则阴道出血以及长期服用避孕药物可引起月经紊乱,往往在停用或停药后月经多可恢复正常。通过询问和做B超可鉴别。

此外,还须与内科疾病所导致的不正常子宫出血相鉴别。如心血管、肝脏疾病和血液病等导致的经血量过多,甚则暴下如注,或淋漓不净。通过询问病史、体格检查、妇科检查、血液分析、肝功能以及凝血因子的检查或骨髓细胞分析可与崩漏相鉴别。

四、辨证

"崩漏"一证有虚实之分。虚者多因脾虚、肾虚;实者多因血热、血瘀。临证以无周期性的阴道出血为主要症状,主要依据出血时间、血量、血色、血质特点,辨明病证的寒、热、虚、实属性。一般而言,出血非时暴下,量多势急,色鲜红或深红,质稠者,多属热证;出血非时暴下或淋漓难尽,色淡质稀者,多属虚证;经血非时而至,时出时止,时多时少,色紫暗有块或伴腹痛者,多属血瘀;暴崩不止,或久崩久漏,血色淡暗,质稀者,多属寒证。另外,还须结合全身脉症和必要的检查综合分析。

(一)血热内扰

证候:经来无期,量多如崩,或淋漓不净,色深红或紫红,质黏稠,面赤头晕,烦躁易怒,口干喜饮,便秘尿赤。舌质红,苔黄,脉弦数或滑数。

分析:热扰冲任,迫血妄行,故经来无期,量多如崩,或淋漓不净;血为热灼,故血色深红或紫红,质黏稠;邪热上扰,则面赤头晕;热扰心神,故烦躁易怒;热灼阴伤,故口干喜饮,便秘尿赤。舌红、苔黄、脉弦数或滑数均为血热之征。

(二)气不摄血

证候:经血非时暴下不止,或淋漓不净,量多、色淡、质稀,神疲懒言,面色萎黄,动则气促,头晕心悸,纳呆便溏。舌质淡胖边有齿痕,苔薄润,脉细无力。

分析:脾气虚弱,血失统摄,冲任不固,故经血暴下不止,或淋漓不净;气虚血失温化,故经色淡、质稀;脾气虚弱、中阳不振,故神疲懒言,面色萎黄,动则气促,头晕心悸,纳呆便溏。舌质淡胖边有齿痕、苔薄润、脉细无力均为脾虚之象。

(三)肾气(阳)不足

证候:经乱无期,出血量多,或淋漓不净,色淡质稀,精神不振,面色晦暗,腰膝酸软,甚则肢冷畏寒,小便清长,舌质淡,苔薄润,脉沉细。

分析:肾气不足,封藏失职,冲任不固,故经乱无期,量多或淋漓不净;肾气亏虚,血失温化,故色淡质稀;肾虚外府失荣,故腰膝酸软;若肾阳不足,形体失于温养,膀胱失于温化,则肢冷畏寒、小便清长。舌质淡、苔薄润、脉沉细均为肾气(阳)不足之征。

(四)肾阴亏虚

证候:经乱无期,经血时多时少,淋漓不净,或停闭数月又暴下不止,色鲜红,头晕耳鸣,五心烦热,夜寐不安。舌质红或有裂纹,苔少或无苔,脉细数。

分析:肾阴不足,虚火内动,迫血妄行,故经乱无期,经血时多时少,淋漓不净,或停闭数月又暴下不止;阴虚内热,故血色鲜红;肾阴亏虚,精血衰少,不能上荣清窍,故头晕耳鸣;阴虚内热,热扰心神,故五心烦热,夜寐不安。舌红、少苔、脉细数均为肾阴亏虚之象。

(五)瘀滞胞宫

证候:经乱无期,淋漓漏下,或骤然崩中,色暗有块,小腹疼痛,块下痛减。舌质紫暗或边有瘀斑,脉涩。

分析:瘀血停滞,阻滞冲任,血不循经,故经乱无期,淋漓漏下,或骤然崩中;冲任瘀滞,经血运行不畅,故经血色暗有块;瘀阻胞中,不通则痛,故小腹疼痛;血块下后,瘀血暂通,故块下痛减。舌质紫暗或边有瘀点、脉涩均为血瘀之征。

五、治疗

(一)中药治疗

1.血热内扰

治法:清热凉血,固冲止血。

处方:清热固经汤。

方中黄芩、栀子清热泻火;生地、地榆、地骨皮凉血止血;龟甲、牡蛎育阴潜阳,固摄冲任;阿胶养阴止血;陈棕炭、藕节收涩止血;生甘草调和诸药。若兼见少腹或小腹疼痛,苔黄腻者,为湿热阻滞冲任,加黄柏、晚蚕沙以清热利湿;若经血质稠有块者,加蒲黄炭以活血止血。

若肝郁化火,兼见心烦易怒,胸胁胀痛,口干苦,脉弦数,用丹栀逍遥散加蒲黄炭、血余炭以平肝清热止血。

若经治火势渐衰,但阴血已伤,或起病即属阴虚内热,热扰冲任血海,经血量少,色红、淋漓不止,面红潮热者,可用上下相资汤以养阴清热,益气固冲。

另外,可选用十灰散,每次 9 g,每天 2 次。

2.气不摄血

治法:补气摄血,固冲止崩。

处方:固本止崩汤加升麻、山药、乌贼骨。

方中人参、黄芪、升麻大补元气,升阳固本;白术、山药健脾摄血;熟地、当归滋阴养血,佐黑姜可引血归经,并能温阳收敛;乌贼骨固涩止血。全方气血两补,共收益气升阳、固冲止血之效。若久漏不止者,加藕节、炒蒲黄以固涩止血;若血虚者,加制首乌、白芍、枸杞子以滋阴养血;若气虚成瘀者,加三七、益母草以化瘀止血。

若暴崩如注,肢冷汗出,昏厥不省人事,脉微欲绝者,为气随血脱之危急证候。宜补气回阳固脱,急用独参汤;或用生脉散,以益气生津,敛阴固脱。

若症见四肢厥逆,冷汗淋漓,是为亡阳之候,用参附汤以回阳固脱。病势缓解,善后调理可用补肾固冲丸以脾肾双补。

3.肾气(阳)不足

治法:补益肾气,固冲止血。

处方:加减苁蓉菟丝子丸加黄芪、党参、阿胶。

方中熟地甘温滋肾养血、填精益髓;配肉苁蓉、菟丝子、覆盆子、桑寄生补肝肾、益精气;当归、枸杞、阿胶、艾叶养肝血、益冲任;加黄芪、党参补气摄血;若量多势急者,加仙鹤草、乌贼骨以止血;若为青春期功血,加紫河车、仙茅、淫羊藿以温肾益气。若肢冷畏寒,小便清长,肾阳不足者,应温阳益肾,固冲止血,方选右归丸加减;若四肢不温,纳少便溏,脾肾阳虚者,合用理中汤以温经止血。

4.肾阴亏虚

治法:滋肾益阴,固冲止血。

处方:左归丸合二至丸。

方中熟地、山萸肉、山药滋补肝肾;龟甲胶、鹿角胶峻补精血,调补肾中阴阳;枸杞子、菟丝子、二至丸补肝肾,益冲任;川牛膝补肝肾,且引诸药直达下焦。全方共收壮水填精、补益冲任之效。若头晕目眩者,加夏枯草、刺蒺藜、牡蛎以平肝潜阳;出血量多者,加地榆、大黄炭、生地以凉血止血。若肾阴虚不能上济心火,或阴虚内热,见心烦失眠,惊悸怔忡,可加黄连、枣仁以清心安神。

5.瘀滞胞宫

治法:活血化瘀,固冲止血。

处方:逐瘀止血汤。

方中重用生地清热凉血;归尾、桃仁、赤芍祛瘀止血;丹皮、大黄凉血逐瘀止血,配枳壳下气,加强涤荡瘀滞之功;龟甲养阴化瘀。若出血量多,加三七粉、益母草、乌贼骨、茜草以化瘀止血;若因寒致瘀,见肢冷畏寒,小腹冷痛者,加艾叶、桂心、炮姜以散寒行瘀;若因热致瘀,兼见经色紫红、质稠有块,心烦唇红者,加黄芩、丹皮、赤芍以清热凉血;若出血日久,气随血耗,症见气短乏力者,可合用生脉散以益气养血。

另外,可选用云南白药,每次 0.2～0.3 g,每 4 小时服 1 次。

(二)针灸治疗

基本处方:关元、三阴交、血海、膈俞、隐白。

方中关元为任脉经穴,又是足三阴经之会,可调冲任、理经血;三阴交为足三阴经交会穴,可调补三阴而益气固冲;膈俞为八会穴中的血会,血海为治血之要穴,共奏调经养血止血之功;艾灸隐白可止血治崩,为治疗崩漏的效穴。

加减运用:若血热内扰加大敦、行间、太冲,针用泻法,以清泻血热,固冲止血;气不摄血加脾俞、气海、足三里,针用补法,以健脾益气,固冲止血;肾气不足加百会、气海、命门、肾俞,针用补法,加灸法,以补益肾气,收摄经血;肾阴亏虚加肾俞、太溪、阴谷,针用补法,以滋肾益阴,宁冲止血;瘀滞胞宫,加地机、太冲、合谷,针用泻法,以理气化瘀止血。

另外,还可选用:①耳针,取内生殖器、内分泌、神门、皮质下、肝、脾、肾,针刺中等强度,留针1～2小时,每天1次,或耳穴压丸或埋针;②挑刺疗法,在腰骶部督脉或足太阳经上寻找红色丘疹样反应点,每次2～4个点,用三棱针挑破0.2～0.3 cm长、0.1 cm深,将白色纤维挑断,每月1次,连续挑刺3次;③皮肤针,取腰骶部督脉、足太阳经,下腹部任脉、足少阴经、足阳明经、足太阴经,下肢足三阴经,由上而下反复叩刺3遍,中度刺激,每天1～2次;④穴位注射,取气海、血海、三阴交、足三里,每次选2～3穴,用维生素 B_{12} 或黄芪、当归注射液,每穴注射2 mL,每天1次。

（董春燕）

第十六章

计 划 生 育

第一节　甾体激素避孕药具

甾体激素避孕药具主要是由人工合成的孕激素与雌激素制成。目前国内外采用的甾体避孕药具，是以人工合成的雌、孕激素复方制剂为主，也有单孕激素制剂。现避孕药具已达数十种，但基本上可分为复方短效口服避孕药、紧急避孕药、长效避孕针、缓释系统避孕药具（皮下埋植剂、阴道环、皮贴等）。

一、复方短效口服避孕药

目前国内外常用的复方短效口服避孕药（COC）是含有低剂量雌激素和孕激素的复合甾体激素制剂。避孕原理是通过抑制排卵、改变子宫颈黏液性状、改变子宫内膜形态及功能、改变输卵管功能等多环节共同作用。其优点是具有高效、简便、可逆等优势，且可在早期人工流产后、中期妊娠引产后或感染性流产后立即使用。正确使用时，其避孕有效率可达99%以上。

（一）适应证

要求避孕的健康育龄妇女，无使用甾体避孕药的禁忌证者，均可选用。

（二）绝对禁忌证

（1）血栓塞性疾病或病史。

（2）脑血管、心血管及其他血管疾病。

（3）高血压，血压≥21.3/13.3 kPa（160/100 mmHg）或伴血管疾病。

（4）乳腺癌。

（5）确诊或可疑雌激素依赖性肿瘤（子宫肌瘤除外）。

（6）良、恶性肝脏肿瘤。

（7）糖尿病伴肾、视网膜、神经病变及其他心血管病，或患糖尿病20年以上。

（8）重度肝硬化、病毒性肝炎急性期或活动期。

（9）妊娠。

（10）产后6周内母乳喂养。

（11）每天吸烟≥15支且年龄≥35岁的妇女。

（12）有局灶性神经症状的偏头痛，或年龄≥35岁的妇女无局灶性神经症状的偏头痛。

(13)经历大手术且长期不能活动者。

(14)已知与凝血相关的突变者(如Ⅴ因子雷登;凝血酶原突变,蛋白s、蛋白c和抗凝血酶缺乏)。

(15)复杂性心脏瓣膜病,并发肺动脉高压、房颤及有亚急性细菌性心内膜炎病史者。

(16)系统性红斑狼疮抗磷脂抗体阳性或不清。

(17)具有冠状动脉疾病多重风险因素老龄,吸烟,糖尿病,高血压,血脂异常。

(三)相对禁忌证

(1)高血压:血压在(18.7~21.2)/(12.0~13.2) kPa[(140~159)/(90~99) mmHg]。

(2)高血压病史(不包括妊娠期高血压,目前血压测量正常)。

(3)胆道/胆囊疾病,或有与服用口服避孕药相关的胆汁瘀积症病史。

(4)吸烟每天<15支,但年龄≥35岁。

(5)持续的无局灶性神经症状的偏头痛、年龄<35岁;或初发的无局灶性神经症状的偏头痛、年龄≥35岁。

(6)服用利福平、巴比妥类及拉莫三嗪抗癫痫药。

(7)产后42天内,未哺乳。

(8)哺乳:产后6周~6个月。

(9)乳腺癌病史,近5年来未发病。

(四)药名、剂量和用法

药名、剂量和用法详见表16-1。

表16-1　常用复方短效口服避孕药

药名	剂量(mg)/剂型	用法
复方炔诺酮片(口服避孕片1号)	炔诺酮0.6 mg 炔雌醇0.035 mg 22片/板	月经周期第5天开始用药,一天1片,连服22天,不能间断,服完等月经来潮第5天继续服药。一般停药1~3天来月经,如停药7天月经未来,确认未妊娠后可以开始服下个周期的避孕药。如停经2个月以上,应做相应检查并排除妊娠
复方醋酸甲地孕酮片(口服避孕片2号)	醋酸甲地孕酮1.0 mg 炔雌醇0.035 mg 22片/板	
复方左炔诺孕酮片	(1)左炔诺孕酮0.15 mg 炔雌醇0.03 mg 22片/板	
	(2)激素活性片21片(左炔诺孕酮0.15 mg 炔雌醇0.03 mg)空白片7片28片/板	月经来潮的第1天开始用药,一天1片,连服21天含激素活性片,不能间断,再服7天空白片后进入第二个服药周期(无论月经是否干净);如果月经未来,确认未妊娠后可以开始服下个周期的避孕药
左炔诺孕酮炔雌醇(三相)片	黄色6片(第1~6天)左炔诺孕酮0.05 mg 炔雌醇0.03 mg 白色5片(第7~11天)左炔诺孕酮0.075 mg 炔雌醇0.04 mg 棕色10片(第12~21天)左炔诺孕酮0.125 mg炔雌醇0.03 mg 21片/板	按药品包装上面箭头所指方向服用,首次服药从月经来潮的第3天开始,每晚1片,连续21天,先服黄色片6天,继服白色片5天,最后服棕色片10天。一般停药1~3天,月经来潮。停药7天后,按上述顺序服用下一周期药

药名	剂量(mg)/剂型	用法
去氧孕烯炔雌醇片	去氧孕烯 0.15 mg 炔雌醇 0.03 mg 或 0.02 mg 21 片/板	月经来潮的第 1 天开始,每晚服 1 片,连续服药 21 天不间断。停药 7 天后,接着服第 2 个周期的药
屈螺酮炔雌醇片	屈螺酮 3 mg 炔雌醇 0.03 mg 21 片/板	
屈螺酮炔雌醇片(Ⅱ)	浅粉红色 24 片屈螺酮 3 mg 炔雌醇 0.02 mg 白色 4 片(空白片)28 片/板	月经周期的第 1 天开始,每天服用 1 片浅粉红色药片,连续用 24 天,随后在第 25～28 天每天服用 1 片白色无活性片。应在口服最后一片白色药片后第 2 天开始服用浅粉红色片,无论月经周期是否已开始或仍在月经中
复方孕二烯酮片	白色 21 片孕二烯酮 0.075 mg 炔雌醇 0.03 mg 红色 7 片(空白片)28 片/板	月经来潮的第 1 天开始,每晚服 Ⅰ 片白色激素药片,连续服药 21 天后,再服 7 天红色空白片。服空白片时月经会来潮。服完空白片后,接着服第 2 个周期的药,中间不停药

(五)孕激素药理特性

孕激素药理特性详见表 16-2。

表 16-2　复方口服避孕药中不同孕激素在治疗剂量下的药理学特性

	孕激素活性	雌激素活性	糖皮质激素活性	雄激素活性	抗雄激素活性	抗盐皮质激素活性
天然孕酮	＋	－	－	－	(＋)	＋
屈螺酮	＋	－	－	－	＋	＋
孕二烯酮	＋	－	－	(＋)	－	(＋)
去氧孕烯	＋	－	－	(＋)	－	－
左炔诺孕酮	＋	－	－	(＋)	－	－
醋酸甲地孕酮	＋	－	－	－	－	－
炔诺酮	＋	－	－	(＋)	－	－

注:＋有活性;(＋)提示治疗剂量下活性可忽略;－无活性。

(六)注意事项

(1)告知可能的不良反应,权衡需求和风险后知情选择。常见的不良反应通常较轻,一般坚持正确服药几个月后可缓解或消失;严重不良反应较罕见。

(2)使用前应有相关体检,包括测量血压、体重、乳房检查、妇科检查等,必要时宫颈细胞涂片等相关实验室检查。

(3)建议每天相对固定时间服用,应注意不可随意更改服药时间,以保障避孕效果。

(4)药片潮解或有裂隙时不宜服用,需服用同样的未受损的药片,以避免影响避孕效果或引起不规则子宫出血。

(5)漏服、迟服者发生妊娠可能性增加,应及时补服。

(6)如有呕吐或腹泻,会影响药物的吸收,可能导致避孕失败,宜暂时加用其他避孕方法。

(7)使用利福平、抗惊厥药会降低复方口服避孕药的效果,如长期使用这些药物建议改用其他避孕方法;如短期使用,可在服用复方口服避孕药的同时加用其他避孕方法。

(8)不必定期停止使用,只有规律的服药才能预防妊娠。

(9)服药妇女可定期随访或常规健康体检,包括测量血压及乳房检查、妇科检查、宫颈细胞涂片检查,必要时做相关实验室检查。

(10)吸烟妇女服药,应劝告戒烟。

(11)出现可疑严重不良反应早期危险信号,包括下肢肿胀疼痛、腹痛、胸痛、头痛、眼睛问题(视力障碍、复视、视盘水肿、视网膜血管病变)等,及时停药,暂用其他避孕方法,并做相应检查,待明确诊断后再考虑是否重新开始服用。

(12)因手术或其他原因使得下肢制动1周以上,应停药(如果为择期手术,需至少提前4周),暂用其他避孕方法。恢复走动2周后可重新开始服用。

(13)服药妇女出现右上腹痛,应考虑做肝脏影像学检查及肝功能检查,发现异常,建议停药。

(14)如在服药期间妊娠,应告知目前无已知风险,是否继续妊娠自行决定。

(15)相对禁忌证者,服药期间应加强随访,如有异常及时诊治。

(七)漏服或迟服处理

漏服或迟服处理详见表 16-3。

表 16-3　迟服或漏服复方口服避孕药的处理

	迟服或漏服情况	处理
延迟服用1片含激素药物<24小时	在任1周迟服	尽快补服1片含激素药物并继续每天1片用药直至本周期用药结束
漏服1片以上含激素药物	在第1周,漏服≥1片	尽快补服1片含激素药物并继续每天1片用药直至本周期用药结束。使用备用避孕方法7天,如果近5天内有无保护性生活,考虑紧急避孕
	在第2或第3周,漏服<3片	尽快补服1片含激素药物并继续每天1片用药直至本周期用药结束。丢弃所有不含激素药物,开始新的一个服药周期
	在第2或第3周,漏服≥3片	尽快补服1片含激素药物并继续每天1片用药直至本周期用药结束。丢弃所有不含激素药物,开始新的一个服药周期。使用备用避孕方法7天,如果反复或持续漏服,可考虑紧急避孕

注:1.漏服被定义为在使用复方口服避孕药的既定时间24小时后或以上服用。

2.尽快补服复方口服避孕药,意味着同一天可能口服2片。

3.由于激素代谢可能存在相当大的个体间差异,不同妇女在漏服复方口服避孕药后是否会发生避孕失败也存在差异。

(八)不良反应及处理

复方口服避孕药是由人工合成的雌激素和孕激素组成。目前,复方口服避孕药中的雌激素成分为炔雌醇,其剂量依品种略有不同;而主要区别在于所含孕激素的种类不同。人工合成的孕激素有 17α-羟基孕酮、19-去甲基睾酮及 17α-螺旋内酯三类。复方口服避孕药不良反应的发生可能与避孕药中雌、孕激素的剂量和性能有一定关系。

1.雌激素引起的不良反应

(1)临床表现:恶心、呕吐、乳房胀痛、乳房增大(导管和脂肪组织)、水钠潴留引起的周期性体重增加、白带多、头痛、头晕等类早孕反应,常在服药第1~2周期发生,随服药时间延长而改善;也可引起蝴蝶斑样色素沉着。

(2)治疗原则:类早孕反应轻微者常随服药时间延长而改善。伴有蝴蝶斑的妇女避免或减少日光浴,做好防晒,严重者可停药。

2.孕激素引起的不良反应

(1)临床表现:随避孕药中不同的孕激素而异,如炔诺酮等雄激素的活性相对较强,会产生如食欲增加、体重增加、抑郁、乏力、性欲、性快感减退或亢进、痤疮、脂溢性皮炎、乳房不适、血压升高等。研究证明年龄、肥胖及家族高血压史是高血压的独立危险因素。

(2)治疗原则:乳房触痛、头痛、乏力、嗜睡等症状,轻者不必处理;或者换用含屈螺酮或去氧孕烯的复方短效口服避孕药,较重者建议停用。痤疮者可改用含屈螺酮的口服避孕药。血压超过 18.7/12.0 kPa(140/90 mmHg),建议停药观察。

3.突破性出血

(1)临床表现:多发生在服药前三周期,尤其是第一周期及漏服之后。大多数出血量少,淋漓,少数出血量可达月经量。

(2)治疗原则:一般无须处理,坚持每天相对固定的时间服用,症状可以缓解甚至消失。重者可换用雌激素含量更高的口服避孕药或其他避孕方法。

4.经量减少、停经

(1)临床表现:服避孕药常可出现月经减少,甚至少数停药后无撤退性出血(即停经)。

(2)治疗原则:经量减少一般不需处理,应向服药者说明药物抑制内膜生长,这是服药后的正常反应,对健康无影响。服药后无撤退性出血在排除妊娠后可按期服药,如在服药过程中连续停经 3 个月,应停药,改用其他避孕措施。停药后如持续性闭经,应查明原因,给予相应治疗。

5.严重不良反应

甾体激素避孕药严重不良反应发生率很低,比较罕见,一旦发生以下罕见不良反应必须积极抢救,即使为药品不良事件,尚未确定与避孕药的因果关系,亦应建议停止使用。

(1)静脉血栓:属罕见不良反应。风险比未服药或非妊娠妇女高 2~3 倍,以使用第一年期间,特别是初用的 3 个月内风险最高。可发生于大腿、小腿、肺或盆腔静脉。因血栓部位不同有不同的临床表现,如下肢疼痛、肿胀、皮肤发红发绀及浅表静脉扩张,胸痛、呼吸困难、咳嗽、咯血、心动过速及晕厥。

(2)卒中:属罕见不良反应。使用避孕药的女性脑血管事件的相对风险为1.5,包括缺血性卒中与出血性卒中。可以起源于静脉或动脉。发生卒中之前可能有偏头痛史或视力障碍。卒中早期症状:①突发一侧面部或肢体麻木无力,口角歪斜流涎;②突发视力模糊或失明;③突发语言表达或理解困难;④突发严重的不明原因头痛、呕吐;⑤突发不明原因的头晕、走路不稳或突然跌倒、遗忘或记忆障碍。出现卒中早期症状,不论时间长短应及时转相关科室就诊。

(3)心肌梗死:属罕见不良反应。风险在使用第一年最高。患者常有心前区疼痛史,表现剧烈胸痛,心前区刺痛续数小时,面色苍白,焦虑不安,全身乏力、皮肤湿冷、大汗淋漓,脉搏细而快,节律不齐。

(4)乳腺癌:关于乳腺癌与口服避孕药的相关性尚无一致研究结论。目前正在使用 COCs 或在过去 10 年使用过的妇女,患乳腺癌的风险不增加或略有增加。而这些病例被诊断为癌症时常为早期,病灶往往局限于乳腺,且癌症分化比从未使用过避孕药的癌症妇女好。检查可摸到乳腺肿块。活检可确诊。

(5)宫颈癌:目前大多数研究认为,与从不使用口服避孕药的妇女相比,宫颈癌的相对风险随使用时间的增加而增加,但可能与研究方法和混杂因素有关。必须强调 COC 使用者如同其他妇女一样,定期进行健康体检(包括宫颈细胞学等"两癌检查")是有益的。服复方短效口服避孕药前应进行咨询和知情选择,除外禁忌证。服药后定期随访,以便及时早期发现可能的不良反应。一旦发生以上严重不良反应之一者,必须立即停服避孕药,及时诊治和报告药物不良反应。

(6)眼睛症状:眼肿或眼痛,单眼或双眼失明、复视。

二、长效避孕针

长效避孕针是甾体激素避孕剂。其优点是使用方便,效果可靠,无须口服给药。制剂类型有油剂、微晶混悬液,原理皆为药物储存于局部,缓慢释放后吸收维持长效作用。长效避孕针是以强效孕激素为主,复方长效避孕针中加有少量雌激素。肌内注射 1 支可以避孕 1 个月,甚至 3 个月,避孕有效率达 99% 以上。

(一)复方雌-孕激素避孕针

1.适应证

(1)必须采取高效的避孕方法控制生育,并愿意选择注射方式避孕者。

(2)不能耐受或不能坚持服用口服避孕药,及放置宫内节育器易脱落者。

(3)不宜妊娠的慢性病者,注射避孕针对已有疾病无不良影响,并与治疗无相关作用,如结核病、智力低下等。

(4)贫血又需避孕者,对贫血有改善作用。

2.禁忌证

(1)绝对禁忌证:①停药后 1~2 个月内计划妊娠者。②不愿意或不可能按时接受注射者。③甾体激素依赖性恶性肿瘤者,应听取肿瘤医师建议。其余参照复方短效口服避孕药。

(2)相对禁忌证:参照复方短效口服避孕药。

3.种类及使用方法

种类及使用方法见表 16-4。

表 16-4　复方雌-孕激素避孕针种类和用法

名称	成分	剂量	用法
复方甲地孕酮	雌二醇	3.5 mg	初次使用时,于月经来潮的第 5 天肌内注射 2 支(或在月经来潮的第 5 天和第 12 天各注射 1 支),以后每个月在月经来潮的第 10 天或第 12 天注射 1 支(月经周期短者,在月经来潮后第 10 天注射;月经周期长者,在月经来潮后第 12 天注射)。如果注射后未来月经,可相隔 28 天注射 1 次
避孕针	甲地孕酮	25 mg	
复方庚酸炔诺酮注射液	戊酸雌二醇	5 mg	
	庚酸炔诺酮	50 mg	

4.注意事项

(1)用药前应仔细向咨询对象说明针剂的优缺点及可能出现的不良反应。

(2)如发生严重头痛、黄疸、视物模糊等症状,应及时就诊。

(3)使用中应定期做乳房检查,出现肿块,立即停药。

(4)首次注射后,需要观察 15 分钟以上,无特殊情况方可离开,以防变态反应。有变态反应者应停药。

(5)抽取药液时,应将药物摇匀并吸净。

(二)单纯孕激素避孕针

1.适应证

(1)产后哺乳者 6 周后、产后未哺乳者 3 周后、吸烟者、轻度子宫内膜异位症需避孕者。

(2)余同复方雌-孕激素避孕针。

2.禁忌证

(1)绝对禁忌证:同皮下埋植避孕剂。

(2)相对禁忌证:月经初潮至 18 岁前,>45 岁。余同皮下埋植避孕剂。

3.种类及使用方法

醋酸甲羟孕酮注射液(DMPA)为进口制剂,内含醋酸甲羟孕酮 150 mg。使用方法:注射第 1 针的时间在月经周期的头 5 天内,以后每 3 个月注射 1 针。

4.注意事项

同复方雌-孕激素避孕针。

(三)不良反应及处理

长效避孕针剂有单方孕激素针剂和复方雌、孕激素针剂。通常为脂溶性或水混悬液,肌内注射后药物贮存于局部,缓慢释放,发挥长效避孕的作用。因此可避免药物由消化道吸收在肝脏的首过效应,消化道反应较轻微。避孕针剂虽然安全有效,但它如每一种药物一样可因药物种类、剂量、用药时间,以及个体差异等出现不同不良反应。

1.月经紊乱

(1)临床表现:复方雌孕激素避孕针剂可引起月经量增多、点滴出血、不规则阴道出血和月经稀发。而单方孕激素针剂对月经周期控制较差,容易发生月经紊乱,常引起不规则阴道出血、多量阴道出血、点滴出血和闭经。

(2)治疗原则:①严格按照适应证和禁忌证选择使用对象,重视用药前咨询,充分做好知情选择,加强随访,以提高注射避孕针剂的可接受性,提高使用率。②不规则出血,向使用者说明在使用复方雌、孕激素避孕针剂时,许多人会发生不规则出血,但并无伤害。通常是在最初几个月,随着使用时间延长可减少或消失。为了在短期内适度地缓解不规则出血,在不规则出血开始,可使用布洛芬,每次 800 mg,每天 3 次,连用 5 天;或使用其他非甾体抗炎药。非甾体抗炎药对皮下埋植剂、单纯孕激素避孕药和 IUD 引起的不规则出血有一定的缓解作用,对复方雌、孕激素针剂可能也有帮助。如果不规则出血持续或在正常几个月后又有发生,或闭经应排除其他疾病。③多量出血,治疗方法与不规则出血相似。单纯孕激素避孕针:为了在短期内适度地缓解大量的或时间延长的出血,妇女可在大量出血的开始,服用口服避孕药,每次 1 片,每天 1 次,连服 21 天,或炔雌醇,每次 50 μg,每天 1 次,连服 21 天。如果出血对健康造成了威胁或妇女希望改用选择其他避孕方法。④月经稀少,不需处理。⑤闭经,对健康并无伤害,强调用药前咨询,充分解释,随访时消除顾虑。

2.体重变化

(1)临床表现:用单方孕激素避孕针的妇女可能产生体重增加,主要是体内脂肪增加而不是液体潴留。据 WHO 主持的 3 个 DMPA 150 mg 每 3 个月注射一针的多中心研究,使用 1 年后体重增加的范围是 $1.48 \sim 2$ kg。

(2)治疗原则:可调整饮食结构、适当控制饮食、加强体育锻炼,以咨询为主,不需服用药物。个别体重增加过多,一般停药后可逐渐恢复。

3.头痛、头晕

(1)临床表现:注射避孕针后头痛、头晕、神经过敏、失眠。一般症状较轻微,个别使用者发生严重头痛或偏头痛,甚至出现复视或视力模糊。

(2)治疗原则:症状较轻者可对症处理,严重头痛、偏头痛伴复视、视力模糊者应停药,请相关科室专家会诊处理。

4.抑郁

应用长效避孕针发生抑郁是较少见的,长效针剂与抑郁的关系目前结论不一。

(1)临床表现:用药后发生抑郁、乏力。

(2)治疗原则:用药前严格掌握适应证,加强心理咨询,如抑郁症状加重应及时停用。

5.阴道分泌物减少、性欲下降

(1)临床表现:使用避孕针后,阴道分泌物减少,性生活感觉干涩、疼痛、不适,个别出现性冷淡及不同程度的围绝经期症状。

(2)治疗原则:加强咨询,可使用润滑剂、雌激素软膏等。

6.骨密度、脂代谢、糖代谢

长期使用避孕针剂与骨密度的关系目前结论不一,大多数研究发现妇女在使用 DMPA 期间高密度脂蛋白降低,但在停用后恢复正常。以前一直认为甾体避孕药影响脂代谢主要是雌激素的作用,近年来发现由于孕激素有拮抗雌激素的作用,且含雄激素活性,因此也可以改变正常的脂代谢。

避孕针剂对糖代谢的影响不同,研究结论不一。一般认为用药后可升高空腹血糖及对胰岛素抵抗,但未报道应用一般避孕剂量而发展为糖尿病的。即使使用大剂量 DMPA 治疗内膜癌后发生糖尿病也罕见。主要经过化验检查以确定诊断。严格掌握适应证,体检、化验检查出现异常,立即停药。

7.其他不良反应

参见复方短效口服避孕药及皮下埋植剂。

8.生育能力影响

注射避孕针停用后生育力的恢复有一个过程,比口服避孕药和 IUC 使用者停用后生育恢复的平均时间更迟,且对每个使用者而言,事前难以预料停用后的恢复时间。因此,对于停药后急于妊娠者不适合。

三、皮下埋植剂

皮下埋植剂是一种长效可逆缓释系统。皮下埋植避孕法,是在育龄妇女的上臂内侧皮下埋植含单方孕激素避孕药的硅胶囊(棒),药物以缓慢恒定的速度释放进入血液,以达到长期避孕的目的。

(一)皮下埋植剂放置

1.适应证

健康育龄妇女且无禁忌证者,特别适用于下列情况。

(1)需要长期避孕的妇女者。

(2)IUD反复脱落或带器妊娠者。

(3)生殖器官畸形、子宫肌瘤等导致宫腔变形,不宜放置IUD者。

(4)对服用含雌激素避孕药有禁忌证者。

(5)应用口服避孕药难以坚持者。

(6)已生育子女,需要长期避孕又不适宜绝育或对绝育有顾虑者。

(7)产后6周以上哺乳妇女。

2.绝对禁忌证

(1)妊娠或可疑妊娠者。

(2)不明原因的不规则阴道出血者。

(3)母乳喂养,且产后<6周者。

(4)乳腺癌患者。

(5)急慢性肝炎、肾炎、肝肾功能异常者。

(6)肝硬化失代偿期、肝细胞腺瘤、肝癌患者。

(7)现患和曾患缺血性心脏病、有脑血管意外史者。

(8)急性深静脉血栓/肺栓塞患者,抗磷脂综合征患者。

(9)偏头痛伴有局灶性神经症状者,严重头痛者。

(10)糖尿病有并发症者。

(11)凝血功能障碍或严重贫血。

3.相对禁忌证

(1)吸烟妇女,且年龄>35岁。

(2)高血压患者。

(3)深静脉血栓或肺栓塞家族史。

(4)癫痫、抑郁症。

(5)乳腺包块未明确诊断者。

(6)深静脉血栓/肺栓塞病史;正在进行抗凝治疗的深静脉血栓/肺栓塞患者。

(7)高血脂者。

(8)系统性红斑狼疮(SLE)患者。

(9)偏头痛没有局灶性神经症状者。

(10)宫颈癌患者、宫颈上皮内瘤变患者。

(11)糖尿病患者无并发症者。

(12)胆囊疾病或与COC有关的胆汁瘀积症者。

(13)肝脏局灶性结节状增生。

(14)长期服用巴比妥类、抗癫痫类、利福平、苯妥英钠或四环素族抗生素等药物者。

(15)经历大手术长期不能活动者。

4.术前准备

(1)术前咨询:由专业技术人员详细介绍皮下埋植剂的避孕优点、可能出现的出血模式改变和其他不良发生,使服务对象对该避孕方法有全面、充分的了解,签署知情同意书。

(2)询问健康史、月经史和家族史。

(3)体格检查,包括体温、血压、体重、乳房和盆腔检查。

(4)做血常规、凝血功能、乙型肝炎病毒表面抗原、丙型肝炎病毒核心抗体、HIV 抗体、梅毒血清血检查。

(5)盆腔 B 超检查,宫颈细胞学检查。

(6)填写皮下埋植剂放置术接纳记录表,安排手术日期。

5.埋植剂种类

埋植剂种类详见表 16-5。

表 16-5　国内外使用的皮下埋植剂

药品名	孕激素及含量	数量(根)	避孕有效期
国外	左炔诺孕酮埋植剂	左炔诺孕酮 216 mg　6	FDA 批准 5 年
	左炔诺孕酮埋植剂	左炔诺孕酮 150 mg　2	FDA 批准 3 年 11 个国家批准 5 年
国内/国外	依托孕烯植入剂	依托孕烯 68 mg　1	FDA/SFDA 批准 3 年
国内	左炔诺孕酮硅胶棒Ⅰ型	左炔诺孕酮 216 mg　6	说明书 5 年
	左炔诺孕酮硅胶棒Ⅱ型	左炔诺孕酮 150 mg　2	说明书 4 年

目前应用:国产左炔诺孕酮(LNG)硅胶棒埋植剂Ⅰ型(6 根)每根含 LNG 36 mg,总量 216 mg,有效期 7 年;左炔诺孕酮硅胶棒埋植剂Ⅱ型(2 根),每根含 LNG 75 mg,总量 150 mg,有效期 4 年。国外引进的为依托孕烯植入剂(1 根),每根含依托孕烯 68 mg,有效期 3 年。

6.埋植时间

(1)月经来潮 1~7 天内,依托孕烯埋植剂建议在月经 1~5 天植入。

(2)人工流产术后立即放置。

(3)母乳喂养者产后 6 周以后、非母乳喂养者产后即可埋植;月经未转经者,应排除妊娠后埋植。

7.埋植部位

左上臂内侧为宜,左利者埋于右上臂内侧。

8.麻醉

可选用 0.5% 利多卡因局部浸润麻醉。

9.手术步骤

左炔诺孕酮埋植剂(6 根型、2 根型)。

(1)手术应在手术室进行。术者穿手术衣、戴帽子、口罩、戴无菌手套。

(2)受术者取平卧位,左(右)手臂外展外旋平放于托板上。

(3)打开消毒手术包。

(4)用 2.5% 碘酊和 75% 乙醇或 5% 碘伏消毒上臂皮肤,铺孔巾。

(5)打开皮下埋植剂的包装,置于手术台消毒巾上,清点埋植剂数目。

（6）于肘关节上6～8 cm,向上行扇形浸润麻醉。

（7）用尖刀切开皮肤真皮层,长2～3 mm。

（8）认清套管针的刻度,斜向刺入皮下组织内,轻轻将皮肤挑起,向扇形的一侧推进达第2或第3刻度处(视皮下埋植剂的类型而定),拔出针芯,放入1根埋植剂,用针芯将其推送,遇阻力时停止,并固定针芯,后退套管达第1刻度处,埋植剂即埋入皮下,6根型每根以15°角扇形排列;2根型则呈45°角排列。

（9）植完毕,拔出套管针,以创可贴封闭切口,外覆盖纱布,再用绷带包扎。依托孕烯植入剂(1根):按产品说明书操作。

10.注意事项

（1）麻醉剂须注入真皮下,分离真皮与皮下组织。

（2）套管针行进时,应将皮肤平行轻轻挑起,保证埋植剂埋植于紧贴真皮下的皮下组织内,避免误入深皮下组织或肌层。

（3）穿刺中如遇阻力,应改变方向,不可强行穿刺。

（4）每做下一次穿刺时,左手示指固定已植入的前1根胶棒,避免重叠或将其刺破。

（5）后退套管时,必须固定针芯,以免胶棒移位。

（6）术中若发现皮下出血较多,术毕应用绷带加压包扎,压迫止血。

11.术后处置

（1）填写埋植手术记录表:发放皮下埋植随访卡,相关信息包括皮下埋植类型、避孕有效期、植入时间、随访时间、需要取出和更换的时间。

（2）告知受术者注意事项:①术后休息2天,可进行日常活动,但植入埋植剂的上肢应避免重力和过度活动。②加压包扎者术后1小时自行松解绷带。③3天后取下绷带,5天后取下创可贴,1周内保持伤口干燥。④伤口局部出现轻度肿胀、疼痛和轻度皮下淤血,无须特殊处理。⑤告知术后1个月随访,以后每年随访1次。⑥有以下情况时应随时就诊。可疑妊娠或已确诊为妊娠。局部明显肿胀、淤血、感染或埋植物脱出。持续性阴道多量出血。下腹剧烈疼痛或可疑异位妊娠。严重头痛、黄疸、乳房肿块、高血压或视觉障碍等特殊症状。体质量大幅度增加。到期取出或因各种原因提前取出者,应到原埋植医院或开展皮下埋植手术的医院实施手术。

（3）皮下埋植剂放置后,如发生如下情况应立即取出:①首次发生偏头痛。②反复发生异常剧烈的头痛。③急性视觉障碍。④血栓性静脉炎或血栓栓塞症。⑤因病长期卧床。⑥肝病症状。⑦血压明显升高。⑧意外妊娠或可疑异位妊娠。⑨乳腺癌。⑩缺血性心脏病或卒中。

(二)皮下埋植剂取出

1.适应证

（1）埋植剂使用期已满。

（2）计划妊娠。

（3）改换避孕措施。

（4）不需要继续避孕。

（5）因不良反应取出。

（6）避孕失败。

（7）患有其他疾病不宜继续使用。

2.禁忌证

(1)患病急性期(因皮下埋植剂引起严重不良反应例外),应待治愈或病情稳定后再取出。

(2)埋植部位皮肤感染时,先控制感染后再取出,如因埋植剂引起感染,应在抗感染同时立即取出埋植剂。

3.术前准备

(1)术前咨询并了解取出原因,需告知埋植剂取出后生育能力可立即恢复,如需要继续避孕者应采取其他避孕措施。受术者知情并签署同意书。

(2)体格检查:测量体温、体重、血压,心肺听诊。

(3)辅助检查:血常规、凝血功能、乙型肝炎病毒表面抗原、丙型肝炎病毒核心抗体、HIV 抗体、梅毒血清学检查。

4.手术步骤

手术应在手术室进行。

(1)体位同皮下埋植避孕剂放置。

(2)摸清埋植剂的分布及深浅。

(3)在埋植剂下方注入麻醉剂 2～3 mL,使埋植剂上举接近皮肤表面。

(4)于原切口处,切开皮肤,长 3～4 mm。

(5)左手指将接近切口的一根埋植剂推向切口,暴露末端,用小弯血管钳夹住,钝性或者锐性剥离埋植剂表面的纤维,埋植剂外露后,再用另一把小弯钳将其抽出。同法再取其余埋植剂,直至全部取出。如埋植剂不易被推向切口处,分离纤维膜后再抽出。

(6)局部消毒后,使用创可贴封闭伤口,纱布包扎,压迫止血。

(7)埋植剂到期,但希望继续使用埋植剂避孕时,可以在取出的同时埋植一组新的埋植剂。

5.注意事项

(1)钳夹时尽量夹住埋植剂末端,避免胶囊壁断裂,造成取出困难。

(2)取出困难时,不要勉强,必要时可行第二切口,或等 6～8 周后再行取出术。

(3)全部取出后,清点埋植剂根数,核对每根长度,并记录埋植剂的外观和有无缺损。

6.术后处置

(1)填写皮下埋植剂取出术记录。

(2)告知受术者注意事项:①术后休息 2 天。②5 天后取下创可贴,7 天内保持局部干燥,不浸水。③对需避孕者给予指导。

(三)皮下埋植剂不良反应及手术并发症

1.不良反应

皮下埋植剂为单孕激素缓释系统,可能出现的不良反应和其他单孕激素制剂相同,如月经模式改变、闭经、恶心、头痛、头晕、食欲改变、体重改变、哮喘、抑郁、痤疮、色素沉着以及因埋植剂引起的局部不适等。因皮下埋植剂激素用量小,除月经问题外,上述其他不良反应发生率低,症状轻,绝大部分在使用早期消失。

(1)月经模式改变:使用埋植剂后,月经模式的改变主要表现为月经频发、经期延长、经间期点滴出血或不规律出血,也可表现为经量减少、月经稀发或闭经。月经模式的改变是终止使用皮下埋植剂的主要原因,占总终止率的 70%。月经模式的改变虽很常见,但很少导致贫血。治疗原则:①排除妊娠或异位妊娠;排除引起出血的其他原因如子宫内膜息肉、子宫腺肌症、子宫肌瘤、子宫内膜癌等。②以咨询为主,告知妇女月经模式的改变是单纯孕激素的常见副反应,有逐步好转的自然规律,原则上不必过多干预。③出血时间延长超过 7 天不能耐受者可给以下药物之一,可反复应用,一年内不超过 3 次。不然失去使用单孕激素埋植剂的意义。炔雌醇 0.025～0.05 mg,每天 1 次,连服 5～21 天。短效口服避孕药 1 片,每天 1 次,连服 21 天,随后停药 7 天。可用 3 个月。17β-雌二醇或戊酸雌二醇 1～2 mg,每天 1 次,连服 21 天。布洛芬 800 mg,每天 3 次,连服 3 天。止血药或中药对一部分病例有一定疗效,例如维生素 K、氨甲环酸、卡巴克络、宫血宁等。④闭经者,如无症状在排除早孕后,可不必处理,需要加强进一步咨询指导。必要时检测雌激素水平,如在正常范围则更加支持为药源性闭经而无须处理。⑤以上处理无效可取出皮下埋植剂。

(2)类早孕反应:如恶心、呕吐、头晕、乏力等症状发生率极低。常不需要治疗。症状明显者可应用维生素 B$_6$ 口服观效。

(3)乳房胀痛:发生率极低,随时间延长能自行消失。必要时试用中药改善症状。如发现乳房肿物需除外乳腺癌。

(4)体重增加:4%～9%的使用者会出现体重增加,研究的结果提示其多数与年龄增长有关。可适当控制饮食,加强体育锻炼,以控制体重增加。

(5)头痛:发生率为 1%～4%,一般为轻度、间歇性头痛。个别使用者头痛持续时间长,进行性加重,或严重头痛反复发作,或出现一过性双眼或单眼视力障碍,脉搏跳动样耳鸣,闪光幻觉及动眼球时引起疼痛。应及时取出皮下埋植剂,并进一步全面检查,包括神经科检查以除外其他疾病,如特发性颅内压增高(IIH)。

(6)功能性卵巢囊肿:一般可有直径 5～7 cm 大小的卵巢囊肿,常在盆腔超声检查时发现,部分妇女可有不适感。如确诊为功能性卵巢囊肿,则不须取出皮下埋植剂,增大的囊肿常自行萎缩或消失,不必处理。但需要定期复查观察囊肿变化,并鉴定囊肿性质,如卵巢囊肿持续长大或出现实性肿物应行腹腔镜或开腹探查术,以免延误病情。极少数妇女可能发生卵巢囊肿蒂扭转或破裂,需紧急手术处理。

2.手术并发症

(1)术后伤口感染:与手术器械消毒和操作时的无菌技术不严有密切关系。发生率低。表现为埋植部位局部红肿或发生淋巴管炎。伤口换药,局部热敷,口服或静脉注射抗生素。如感染不能控制或处理不及时引起脓肿,应取出埋植剂。埋植剂取出后,常规换药并口服抗生素,感染控制后不会留后遗症。

(2)埋植剂脱出:由于操作不熟练或操作不当,极少数情况下可发生埋植剂一部分脱出,硅橡胶棒一端裸露在表皮外,造成局部不适或感染。应将脱出的硅胶棒取出弃去,重新在原切口附近埋植一根新的相同的硅胶棒。

(3)取出困难:有一根或几根埋植剂难以被取出,埋植剂不能推至切口处。采用以下步骤可有帮助:以左手的示指及中指触及埋植剂的两端,将埋植剂推向切口。①蚊式钳伸入切口内并置于埋植剂下,同时用示指挤压埋植剂到切口部位。②蚊式钳尖端指向皮肤,放于埋植剂下。此时蚊式钳伸入切口 0.5～1 cm,用示指把埋植剂末端下压至蚊式钳,使之夹住。③此时不要急于把埋植剂拉出,使用蚊式钳夹住埋植剂末端不动,继续将埋植剂末端推向切口部位。④蚊式钳朝向受术者肩部转 180°,蚊式钳转向肩部的同时蚊式钳顺时针转 180°,使埋植剂末端能暴露于切口部位。⑤以纱布清除蚊式钳及埋植剂的周围软组织,直至能见到埋植剂。⑥以另一把蚊式钳打开包围的纤维组织,夹住埋植剂端,放开第一把蚊式钳,抽出埋植剂。⑦如一次不能立即见到埋植剂,可以重复③、④、⑤步骤。⑧如埋植剂埋植过深,手指无法触及,可以有两种方法。放射:$50\sim55$ kV及 $4\sim5$ mA,曝光 0.03 秒,可见埋植剂的阴影,如其深度不能决定,可以再次检查。超声亦可帮助定位。⑨如埋植剂中有游离,远离切口,则在其附近另做一小切口取出。

四、阴道避孕环

阴道避孕环是将甾体激素避孕药放在无活性的环形载体中,由妇女自行放置于阴道穹隆处,通过恒定释放一定剂量的避孕药物,经阴道黏膜吸收,达到避孕的目的。属药物缓释系统中的一种。

目前使用最广泛的复方阴道避孕环为核心型(贮库型)载药阴道环,环外径为 54 mm,横截面直径为 4 mm,每环内含合成孕激素依托孕烯 11.7 mg 和炔雌醇 2.7 mg,在 3 周的使用期间每天持续释放依托孕烯 120 μg 和炔雌醇 15 μg,每个环可持续使用 3 周。其避孕有效性类似于复方短效口服避孕药(COC),Pear 指数为 $0.64\sim0.74$。

(一)适应证

健康育龄妇女,对雌孕激素无禁忌证者。

(二)禁忌证

(1)雌孕激素相关禁忌证,同复方短效口服避孕药。

(2)子宫脱垂。

(3)阴道前后壁膨出。

(4)尿失禁、反复泌尿系统感染。

(5)慢性咳嗽。

(6)严重便秘,有腹内压增高。

(7)阴道宫颈炎症。

以上(2)~(6)况放置阴道避孕环时容易脱落。

(三)用法及注意事项

(1)使用前做好咨询工作,向服务对象详细介绍阴道避孕环的作用和优缺点,以及可能发生的不良反应和注意事项。

(2)于月经周期的第 1 天用拇、中两指将阴道避孕环捏扁,向上向后置入阴道。如果感到不适,可以轻推阴道避孕环,直到不适感消失。阴道避孕环将持续使用 3 周,3 周后从阴道中取出,保持 1 周无环期,1 周后开始使用一个新的阴道避孕环。首次使用应有医务人员指导。

(3)性交时不必取出,如性交有不适感可以取出,在性交后尽快重新放入阴道,离开阴道不能超过 3 小时。

(4)新的阴道避孕环植入时间应与第一个环的植入时间相同,如果植入晚于 3 小时,则在随后 7 天内应使用避孕套避孕。

(5)如果无环期超过 7 天,则在此后的 7 天内性交时应当使用避孕套。

(6)如环脱出阴道口,可用手指推入阴道深部。如环自行脱落出阴道,可用冷开水冲洗后尽快放入阴道。如果阴道避孕环脱出阴道超过 3 小时,则在随后 7 天内应使用避孕套避孕,且阴道避孕环保持在阴道内至少 7 天。

(7)出现下列情况应警惕意外妊娠:①阴道避孕环在使用的第 1 周内脱出阴道且超过 3 小时;

②无环间期超过 7 天;③阴道避孕环持续在阴道内超过 4 周;④连续 2 个周期没来月经。

(四)不良反应及处理

1.不规则出血

多发生在 3 个月内,处理以咨询为主,一般不需特殊治疗,随着使用时间的延长多会自然好转。若持续存在则需要排除恶性疾病或妊娠。

2.环脱落、性交问题和异物感

处理见本节注意事项。

3.阴道分泌物增加

除外生殖道感染则不需治疗。

五、紧急避孕药

紧急避孕是指在无保护性交后的一定时间内,采用服药或放置含铜宫内节育器,以避免非意愿妊娠。无保护性交包括未使用任何避孕方法、避孕失败或使用失误、遭到性强暴。紧急避孕是一种补救性避孕措施。

由于应用药物紧急避孕只能对此次无保护性生活起保护作用,而本周期再发生性交时必须采用避孕套等其他避孕方法;同时研究表明,反复使用紧急避孕药的妇女比持续使用其他避孕方法的妇女更有可能发生非意愿妊娠,所以紧急避孕药不能作为常规避孕方法使用。

紧急避孕药物(ECPs)主要通过阻止或延迟排卵发挥避孕作用。目前应用种类包括单孕激素(左炔诺孕酮)、雌孕激素复合制剂(国内使用含左炔诺孕酮复方短效避孕药)、米非司酮(仅限于我国及周边少数国家使用)。

(一)适应证

(1)未采用任何避孕措施。

(2)避孕方法失败或使用不当:①避孕套破裂、滑脱或使用不当。②安全期计算错误,易受孕期禁欲失败。③阴道隔膜或宫颈帽放置位置不当、破裂、撕脱或取出过早。④体外排精失误,如阴道内或阴道口射精。⑤外用杀精剂起效前性交或性交时间超过 30 分钟。⑥复方短效口服避孕药漏服,参见漏服药处理。⑦单纯孕激素避孕针注射时间延误 2 周以上,如醋酸甲羟孕酮(DMPA)。⑧雌孕激素复合避孕针注射时间延误 3 天以上。⑨阴道避孕环脱落超过 3 小时,复方阴道避孕环未按说明使用。⑩IUC 脱落。

(3)遭受性暴力的伤害。

(二)禁忌证

(1)已确诊妊娠。紧急避孕药对已妊娠的妇女无作用。

(2)左炔诺孕酮制剂紧急避孕药的禁忌证与单纯孕激素避孕药相似。

(3)紧急避孕药防止意外妊娠的作用大于对身体的潜在不利影响,但有心血管、肝脏疾病,偏头痛等情况,应在咨询后确定是否使用。频繁重复使用,建议进行评估。

(三)种类和用法

1.单方孕激素制剂

单方孕激素制剂包括左炔诺孕酮片(每片 0.75 mg 或 1.5 mg)、左炔诺孕酮肠溶胶囊(每个胶囊 0.75 mg 或 1.5 mg):性交后 72 小时内口服 0.75 mg,12 小时后重复 1 次;或者单次口服 1.5 mg。

2.雌孕激素复合剂

复方左炔诺孕酮短效口服避孕药(炔雌醇 0.03 mg＋左炔诺孕酮 0.15 mg):首次在性交后72 小时内服用 4 片,相隔 12 小时再服用 4 片。

3.米非司酮

性交后 72 小时内口服 1 片(10 mg 或 25 mg)。

(四)不良反应及处理

1.恶心和呕吐

常发生在服药 3 天内,持续时间一般不超过 24 小时。通常不必特殊处理。米非司酮的发生率最低。左炔诺孕酮肠溶胶囊可减少胃肠道不良反应。如在服药后 3 小时内呕吐,应补服 1 次。

2.乳房胀痛、头痛、头晕、乏力

常发生在服药后 1～2 天,持续时间一般不超过 24 小时,通常不必特殊处理。严重者可用止痛药对症处理。

3.不规则子宫出血

通常为点滴状,一般不必特殊处理。但应让服药者了解这不是月经来潮,也不意味着紧急避孕成功,应警惕异位妊娠的风险。

4.月经提前或延迟

服用紧急避孕药物后,月经通常会在预期月经日的前后 1 周之间来潮。使用左炔诺孕酮紧急避孕药后月经提前的发生率明显高于米非司酮;而使用米非司酮紧急避孕药后月经延迟比较常见。如果月经延迟 1 周,应行妊娠试验,以明确是否为避孕失败。

(五)注意事项

(1)紧急避孕药越早使用避孕效果越好。

(2)紧急避孕药不增加异位妊娠的发生,但对紧急避孕失败者应排除异位妊娠。

(3)服用紧急避孕药的周期,不应再有无防护措施的性生活,因紧急避孕药只对距离服药最近的一次无保护性交产生避孕作用,对服药后发生的性交无避孕作用。

(4)按规定、按剂量服药,不必多服。多服或同 1 个月经周期多次服药不能提高紧急避孕的有效率,只会增加不良反应的发生率和严重程度。

(5)与常规避孕方法相比,紧急避孕药激素含量大、避孕有效率低,因此不能替代常规避孕方法。服用紧急避孕药后应尽快落实常规避孕措施。

(6)如与其他药物(尤其是苯巴比妥、苯妥英钠、卡马西平、利福平、大环内酯类抗生素、咪唑类抗真菌药、西咪替丁,以及抗病毒药等)同时使用,可能会发生药物相互作用,影响避孕效果。

(7)紧急避孕药不能治疗和预防性传播疾病。

(8)含左炔诺孕酮紧急避孕药失败的妇女可以知情选择继续妊娠。

(庄秀丽)

第二节　宫内节育器具

宫内节育器具(IUC)是我国育龄妇女使用最多的避孕方法,包括宫内节育器(IUD)及宫内节育缓释器具(IUS),具有安全、高效、长效、可逆、简便、经济和不影响性生活等优点,可长期使用,取出后生育力即可恢复。为了提高 IUC 避孕效果,降低其常见的出血、疼痛等不良反应,IUC 的种类从最初的惰性 IUD 到 20 世纪 70 年代研制出的活性 IUD,以及之后的含有甾体激素的 IUS,不断改进发展。目前主要使用的 IUC 包括释放铜离子的带铜 IUD、释放孕激素 IUS,以及同时带有吲哚美辛和铜 IUD(仅为我国应用)。

一、适应证

(1)育龄妇女自愿要求放置 IUC 且无禁忌证者。

(2)用于要求紧急避孕并愿意继续以 IUD 避孕且无禁忌证者。

二、禁忌证

(一)绝对禁忌证

(1)妊娠或可疑妊娠者。

(2)生殖器官炎症,如阴道炎、急性或亚急性宫颈炎、急慢性盆腔炎、性传播感染等,未经治疗及未治愈者。

(3)3 个月以内有月经频发、月经过多(左炔诺孕酮-IUS 除外)或不规则阴道出血者。

(4)子宫颈内口过松、重度撕裂(固定式 IUD 例外)及重度狭窄者。

(5)子宫脱垂 II 度以上者。

(6)生殖器官畸形,如子宫纵隔、双角子宫、双子宫者。

(7)子宫腔深度<5.5 cm,>9 cm 者(人工流产时、正常阴道分娩及剖宫产后例外)。

(8)人工流产后子宫收缩不良、出血多,有妊娠组织物残留或感染可能者。

(9)阴道分娩时或剖宫产时胎盘娩出后存在潜在感染或出血可能者。

(10)合并各种较严重的全身急、慢性疾患者。

(11)伴有铜或相关药物过敏史者。

(二)相对禁忌证

(1)产后 42 天后,如恶露未净或会阴伤口未愈者,应暂缓放置。

(2)葡萄胎史未满 2 年者慎用。

(3)有严重痛经者慎用(左炔诺孕酮-IUS 及含吲哚美辛 IUD 例外)。

(4)生殖器官肿瘤,如子宫肌瘤、卵巢肿瘤等慎用。

(5)中度贫血,Hb<90 g/L 者慎用(左炔诺孕酮-IUS 例外)。

(6)有异位妊娠史者慎用。

三、放置时机

(1)非孕期,月经期第 3 天起至月经干净后 7 天内均可放置。含铜 IUD 选择月经干净后 3~7 天,左炔诺孕酮-IUS 多选择月经期放置。月经干净后应禁房事。

(2)月经延期或哺乳期闭经者,应在排除妊娠后放置。

(3)人工流产负压吸宫术和钳刮术后、中期妊娠引产流产后 24 小时内清宫术后即时放置。早孕期药物流产当天胎囊排出后立即清宫后亦可立即放置。

(4)自然流产正常转经后、药物流产恢复 2 次正常月经后择期放置。

(5)剖宫产或阴道正常分娩胎盘娩出后即时放置。

(6)产后42天恶露已净,子宫恢复正常者。根据会阴伤口和剖宫产瘢痕愈合情况选择放置。

(7)带铜IUD用于紧急避孕,不受月经周期时间限制,需在无保护性交后5天内放置。

四、IUC选择

几种国内生产的IUD在月经后放置的参考值见表16-6,不包括仅有一种型号(大小)的IUD。

表16-6　部分IUD型号选择(参考值)

IUD种类	宫腔深度（cm）				建议使用年限（年）
	5.5～	6.0～	7.0～	7.5～9.0	
宫铜型节育器	20	22	22或24	24	10～15
TCu 220C	28	28	30	32	10～15
TCu 380A	28	28	32	32	10年以上
MCu 375母体乐	短杆型	短杆型	短杆或标准型	标准型	5～8
活性环形节育器	20	20或21	21	21或22	8～15
活性γ型节育器	24	24或26	26	28	5～8
VCu 200节育器	24	24或26	26	28	5～8
V形节育器	S	S	S	M/L	10～15

五、术前准备

(1)询问病史和月经史,特别要了解高危情况,如哺乳、多次人流史、近期人工流产或剖宫产史、长期服用避孕药物史等。

(2)做体格检查、妇科检查。进行血常规或血十四项、乙肝表面抗原和丙肝病毒抗原抗体、梅毒及HIV抗体检验、阴道分泌物检查。

(3)做好术前咨询,详细介绍该避孕方法的特点,如隶属长效可逆、高效的避孕方法,使用便利,不同类型IUC及预计的使用期限,放置操作和实际使用中可能发生手术风险和常见的不良反应,以及随访的重要性等。受术者知情并签署手术同意书。

(4)测量血压、脉搏、体温,术前24小时内2次体温测量超过37.5℃者暂不放置。

(5)受术者术前排空膀胱。

(6)检查手术包和节育器具的有效灭菌日期。

六、手术步骤

(1)手术必须在手术室进行。术者应穿手术衣裤,戴帽子、口罩,常规刷手后戴无菌手套。

(2)受术者取膀胱截石位,常规消毒外阴及阴道。

(3)常规铺垫消毒治疗巾、套腿套、铺孔巾。

(4)妇科检查:核查子宫大小、位置,倾屈度及附件情况后,更换无菌手套。

(5)应用窥器扩张阴道,暴露阴道和宫颈,拭净阴道内黏液。

(6)消毒阴道(包括阴道穹隆部)及宫颈。子宫颈钳钳夹宫颈前唇或后唇。拭净黏液后,消毒宫颈管。

（7）子宫探针沿子宫腔走向探测宫腔深度。遇有剖宫产史和子宫颈管异常或手术史,应探查子宫颈管长度。

（8）根据宫颈口的松紧和选用IUC的种类与型号大小,决定是否扩张宫颈口。如宫型IUD、γ型IUD、金塑铜IUD、药铜165 IUD等,应扩至5.5～6号。

（9）撕开选用的IUC外包装袋,取出IUC。有尾丝者测量尾丝总长度。将准备放置的IUC告知受术者,并示以实物。

（10）缓缓牵拉宫颈,适当矫正子宫轴线。

（11）置入IUC时参照的相应产品说明书操作。①宫铜型IUD——使用内藏式放置器放置:手持带有宫铜型IUD放置器,取水平位,将套管上带有缺口的一面向下。将内杆向下拉,把IUD完全拉入套管内,然后缓缓上推内杆,待内杆上的小钩从缺口处自然脱落后,继续推进内杆(小钩会退入套管),使IUD露出套管顶端成圆钝状。将限位器上缘移至宫腔深度的位置。置入放置器达宫腔底部,固定内杆,后退套管,IUD即置入宫腔内。放置器向上顶送IUD下缘后,退出放置器。②宫铜型IUD——套管式放置叉放置:将IUD横臂中点的下方嵌入套管的放置叉上,IUD露在套管外。将套管叉上的限位器上缘移至宫腔深度的位置。带IUD的放置器沿宫腔方向轻柔通过宫颈口达宫腔底部。固定内杆,后退外套管,同时内杆向上推出套管叉上的IUD,IUD即置入宫腔,退下放置器于近内口处,再用放置器向上顶送IUD后,撤出放置器。③TCu 220C或TCu 380 AIUD:将T形IUD的双横臂轻轻下折,横臂下折时间不宜超过3分钟,并将双横臂远端插入放置管内。将套管上的限位器上缘移至宫腔深度的位置。将带IUD的放置器沿宫腔方向,送达宫腔底部。固定内芯,后退放置套管,使IUD的横臂脱出套管。再将套管上推IUD并稍待片刻,使IUD处在宫腔底部。先取出内芯,然后小心取出放置套管。测量阴道内尾丝长度,以核对IUD是否放置到位(阴道内尾丝长度＝尾丝总长度＋IUD长度－宫腔深度)。在宫颈外口1.5～2 cm处剪去多余尾丝。记录留置尾丝的长度。④母体乐(MCu 375) IUD:将IUD放置器上的限位器上缘移至宫腔深度的位置。将带有IUD的放置管按IUD的平面与宫腔平面平行的方向置入宫腔内,直至宫腔底部,等待1～2分钟,抽出放置管。放置后,用探针检查宫颈管,以确认IUD纵臂末端已进入宫腔。测量阴道内尾丝长度,以核对IUD是否放置到位(阴道内尾丝长度≈尾丝总长度＋IUD长度－宫腔深度)。在宫颈外口1.5～2 cm处剪去多余尾丝。记录留置的尾丝长度。⑤γ型IUD:将套管式放置器上端弧形口的前后唇置于节育器中心硅胶处,限位器上缘移至宫腔深度的位置。将放置器沿宫腔方向快速通过宫颈内口后,轻轻送达宫腔底部,稍待片刻。固定内芯,后退套管,IUD即置入宫腔。内芯向上顶送一次后,连同套管一起撤出放置器。⑥活性环形IUD——一次性放置叉放置:检查带IUD的放置叉,IUD的上缘应处在套管叉上,下缘应被内杆的小钩拉住,环的结头在侧方。拉下内杆至缺口处,把缺口嵌入套管下缘,使IUD拉成长椭圆形,便于放置。将带IUD的放置叉上的限位器上缘移至宫腔深度的位置。将放置叉上的IUD轻轻置入宫腔达宫底。上推内杆,使IUD的下缘从内杆钩上脱落。后退放置器至近宫颈内口处,上推IUD的下缘,使IUD保持靠近宫底部后退出放置器。⑦活性环形IUD——金属放环(器)叉放置:避开IUD的结头,将IUD装在叉上。将放置叉上的限位器移至宫腔深度的位置。沿宫腔方向将叉偏水平位通过宫颈管后转正,将IUD送达宫底。然后将放置叉退至子宫内口处,再推IUD下缘,使IUD靠近宫底部后退出放置器。⑧VCu 200 IUD:将已安装IUD的放置器上的限位器上缘移至宫腔深度的位置。沿子宫方向置入放置器达宫底,注意使 IUD 平面和宫腔平面平行。固定内芯,后退套管。先退出内芯,后取出放置套管。测量阴道内尾丝长度,以核对 IUD 是否放置到位(阴道内尾丝长度＝尾丝总长度－宫腔深度)。子宫颈口外 1.5～2.0 cm 处剪去多余尾丝。记录留置的尾丝长度。⑨左炔诺孕酮宫内节育系统(LNG-IUS,亦称 LNG-IUD):打开无菌包装,取出带 IUS 的放置管,放开尾丝,确定滑块在滑槽的最上端。握住放置器的手柄,保持横臂与手柄处于同一水平位置。固定滑块,拉动尾丝,收拢 IUS 的横臂,使其进入放置管内,确认横臂末端的球形结节接近放置器的开放端,固定尾丝。将放置器上的限位器上缘移至宫腔深度。平稳握住放置器,固定滑块,缓慢推进放置器经宫颈进入宫腔,直至限位器距离宫颈 1.5～2 cm 处。平稳握住放置器的同时,向后拉滑块至手柄的标记线处,等待 30 秒,以便 IUS 横臂充分打开。缓慢推动放置器直到定位块接触到宫颈,将节育器推达宫底。牢牢握住放置器,并完全下拉滑块放出 IUS,尾丝将自动放出。从子宫内旋转撤出放置器。撤出放置器前,确保尾丝已经自动放出。距宫颈口外 2 cm 或宫颈管内剪断尾丝,记录留置的尾丝长度。⑩无支架 IUD 固定式(Gyne FixCu-IUD):用食、中、拇三指稳稳把持套管末端和内芯,避免移动,从放置系统中取出。检查 IUD 顶端的线结是否挂在内芯尖端上,尾丝是否紧扣在内芯的柄上,然后移动限位器上缘至宫腔深度位置。持放置器轻柔通过宫颈管入宫腔,直至宫底正中。一手持套管紧紧顶住宫底,另一手持内芯柄向宫底肌层刺入 1 cm。松解内芯上的尾丝后,轻轻退出内芯,然后退出套管。轻拉尾丝有阻力,说明 IUD 已置入肌层。测量阴道内尾丝长度,以核对 IUD 是否放置到位(阴道内尾丝长度≈尼龙丝总长度－宫腔深度－1 cm)。于宫颈口外 1.5～2 cm 处或宫颈外口内剪去多余尾丝。记录留置的尾丝长度。

(12)取下宫颈钳,拭净血液,撤出窥器,手术完毕。

七、注意事项

(1)严格无菌操作,在放置 IUC 的过程中,避免进入宫腔的器械和 IUC 等与阴道壁接触。

(2)如使用消毒液浸泡的 IUD,应用无菌生理盐水或注射用水冲洗。

(3)遇宫颈较紧或使用须扩张宫口的 IUD 时,均须扩张宫口。

(4)放置时如感到 IUD 未放至宫腔底部时,应取出重放。

(5)放置环形 IUD 时,放环叉应避开 IUD 的接头。

(6)手术过程中,如遇多量出血、器械落空感、宫腔深度异常、受术者突感下腹疼痛等,应立即停止操作,进一步查明原因,采取相应措施。

(7)操作应轻柔,避免发生心脑综合征、子宫损伤等并发症发生。

(8)对于具有高危因素病例的操作,例如产后和剖宫产后、哺乳期等,应由高年资及有经验的、具有熟练技能的术者操作,以降低并发症发生的风险和避免发生。

八、术后处置

(1)填写 IUC 放置术记录

(2)告知受术者注意事项:①术后常规建议休息 2 天。②1 周内避免过重的体力劳动和过多的下蹲动作。③2 周内不宜性交和盆浴,保持外阴清洁。④放置后可能有少量阴道出血及下腹不适感,均为正常现象;如出血多、腹痛、发热、白带异常等,应及时就诊。⑤放置 IUC 术后 3～6 个月内,在经期(尤其是经量增多)及大便后,应注意 IUC 是否脱出。⑥放置带尾丝 IUC 者,经期不使用阴道用卫生用品。⑦放置 IUC 的种类及建议使用年限,随访时间,放置术后第 1 次月经后随访,之后如无异常则应每年随访 1 次。

九、随访

倾听主诉和了解月经情况,酌情妇科检查。IUC 定位,常用超声波检查,亦可结合 X 线检查。如有异常,给予相应处理。

(庄秀丽)

第三节 输卵管绝育术

采用手术方法结扎、切断、电凝、环套、输卵管夹阻断输卵管,防止精卵相遇,称为输卵管绝育术,为永久性避孕方法。目前常用的输卵管绝育手术分为经腹小切口输卵管结扎术和腹腔镜下输卵管绝育术。亦可在剖宫产、剖宫取胎术或其他开腹手术(有感染可能的手术例外)同时实施。

一、经腹小切口输卵管结扎术

(一)适应证
(1)经充分咨询,知情选择自愿要求输卵管结扎术且无禁忌者。
(2)因某种器质性疾病如心脏、肝肾脏疾患等,以及某些遗传病不宜妊娠。

(二)禁忌证
(1)感染:如腹部皮肤感染、生殖器官感染、盆腔感染性疾病(PID)等。
(2)全身状况虚弱,不能耐受手术者:如重度贫血(Hb<60 g/L)、凝血功能障碍,休克,心、肝、肾和其他疾患的急性阶段。
(3)各种全身性急性传染性疾病。
(4)严重神经官能症者。
(5)24 小时内 2 次(间隔 4 小时)测量体温,超过 37.5 ℃,暂缓手术。

(三)手术时机
(1)非孕期,月经干净后 3～7 天内为宜。
(2)自然流产正常转经后。
(3)阴道分娩产后 7 天内、产后闭经排除妊娠后。
(4)中期妊娠引产流产后、早孕人工流产术后(不宜用银夹法)、药物流产术后恢复两次正常月经后、IUD 取出术后 48 小时内。
(5)剖宫产、剖宫取胎或其他开腹手术(有感染可能的手术例外)同时。

(四)术前准备
与一般腹部手术相同。
(1)术前充分咨询,夫妻双方知情,签署同意书。
(2)详细询问病史,注意有无腹部手术史。
(3)一般检查:包括测量血压、脉搏、体温,全身及妇科检查。
(4)辅助检查:血常规,尿常规,肝肾功能,凝血功能,血型,乙、丙肝炎病毒、HIV 及梅毒等血清学检查。心电图和胸部放射影像检查。宫颈液基细胞学检查(1年内检查正常者可免查)。

(5)应用普鲁卡因麻醉者需做皮试。

(6)腹部备皮,包括脐部清洁处理。

(7)术前空腹或禁食>4小时。

(五)手术准备

(1)手术必须在手术室进行。

(2)受术者术前需排空膀胱,注意有无残余尿,伴有尿潴留者应留置导尿管。

(3)术者穿手术用衣裤,戴帽子、口罩,常规刷手后戴无菌手套。

(4)受术者取平卧位,或头低臀高位。

(5)常规消毒腹部皮肤,常规逐层铺手术单。消毒范围:上达剑突下,下至阴阜、耻骨联合及腹股沟以下,并至大腿上1/3处,两侧达腋中线。

(六)麻醉

(1)术前0.5～1小时,可以适量应用镇静剂。

(2)麻醉方式:局部浸润麻醉,静脉强化麻醉,硬膜外或椎管内麻醉,全麻。

(七)手术步骤

(1)选择纵切口或横切口,长2～3 cm。①非孕期或早孕期人工流产术后,切口下缘距耻骨联合(上缘)2横指,即3～4 cm处。②产后或中引术后,明确宫底的高度。按摩子宫使之收缩,切口上缘在宫底下2横指。

(2)逐层切开皮肤、皮下脂肪,剪开腹直肌前鞘,钝性分离腹直肌。分离腹膜外脂肪,提起确认腹膜,将其切开后进入腹腔。常规检查双侧卵巢。

(3)寻找输卵管要稳、准、轻,可采取以下方法提取输卵管。①指板法:如子宫为后位,可先复位至前位。以示指进入腹腔触及子宫,沿子宫角部滑向输卵管后方,再将压板放入,将输卵管置于手指与压板之间,共同滑向输卵管壶腹部,一同轻提取出。②吊钩法:将吊钩沿腹前壁滑至膀胱子宫陷凹,吊钩背部紧贴子宫前壁,滑至宫底部后方,然后向一侧输卵管斜行。钩住输卵管壶腹部后,轻轻提至腹壁切口,在直视下,用无齿镊夹住输卵管轻轻提出。如吊钩提起困难或阻力较大,需辨别是否钩住相邻器官包括生殖器官韧带。③卵圆钳夹取法:如子宫后位,先复位至前位。用无齿无扣弯头卵圆钳进入腹腔后,沿前腹壁下经膀胱子宫陷凹滑过子宫体前壁至子宫角外侧,滑向输卵管,虚夹住输卵管壶腹部,并提出输卵管。

(4)须追溯到输卵管伞端,以确认输卵管无误。

(5)阻断输卵管方法有以下多种,常用抽芯近端包埋法。①抽芯近端包埋法:采用两把组织钳将输卵管峡部提起,两钳距离为2～3 cm。选择峡部无血管区,在浆膜下注射少量生理盐水,分离浆膜层与肌层。沿输卵管长轴平行切开浆膜。游离该段输卵管芯,分别用两把蚊式钳间距2 cm左右钳夹管芯,切除两钳间输卵管1～1.5 cm,丝线分别结扎两断端。缝合输卵管系膜,将输卵管近端包埋于系膜内。远端缝扎固定于输卵管浆膜外。②银夹法:将银夹安放在放置钳上,钳嘴对准提起的输卵管峡部,使峡部横径全部进入银夹的二臂环抱之中,缓缓紧压钳柄,压迫夹的上下臂,使银夹紧压在输卵管上,持续压迫1～2秒后松开放置钳。核查输卵管是否完全置于银夹内。需注意银夹避免夹在子宫角部、输卵管壶腹部或伞部,以免失败。③输卵管折叠结扎切断法(潘氏改良法):多在上述方法难以实施时采用。以鼠齿钳提起输卵管峡部,使之双折叠;在距顶端1.5 cm处用血管钳轻轻压搓输卵管约1分钟。丝线贯穿"8"字缝扎压搓处输卵管,切除缝扎线以上的输卵管。必要时分别再各自缝扎一次断端。

（6）检查操作部位及腹腔和腹壁各层有无出血、血肿及组织损伤。

（7）清点纱布和器械无误，关闭腹腔，逐层缝合腹壁。

（8）用无菌纱布覆盖伤口。

（八）注意事项

（1）如妊娠或带器者要求绝育，需要先行人工流产或取出节育器等宫腔操作，然后再进行输卵管结扎术。

（2）手术时思想应高度集中，术中应避免因言语不当造成对受术者的不良刺激。

（3）严格无菌操作，以防感染。

（4）不要盲目追求小切口，应逐层切开腹壁各层。操作要稳、准、轻、细，防止损伤输卵管系膜、血管、肠管、膀胱或其他脏器。仔细结扎出血点，避免出血或血肿形成。

（5）寻找确认输卵管必须追溯到伞端，以免误扎。结扎线松紧应适宜，避免造成输卵管未完全闭合、滑脱或结扎部位瘘。

（6）关闭腹腔前应核查器械和敷料，严防异物遗留腹腔。

（7）结扎术与阑尾切除术不宜同时进行。

（九）术后处置

（1）填写输卵管结扎手术记录。

（2）可吸收线包埋缝合无须拆线。外缝线者视具体愈合状况，一般在术后3～5天拆线。

（3）告知受术者术后注意事项：①术后建议休息21天，同时行人工流产手术建议休息1个月。②鼓励受术者早期下床活动。③保持手术部位清洁卫生。非孕期2周内禁性交；流产后或产后者1个月内禁性交。④休假期内不宜进行体力劳动或剧烈运动。

（4）术后1个月随访。

二、经腹小切口输卵管结扎术并发症

（一）膀胱损伤

腹部输卵管结扎术膀胱损伤常发生于受术者术前未排空膀胱、手术切口过低及术者分离腹膜前脂肪层时未能清晰辨认腹膜和膀胱壁的解剖特点而误伤。膀胱损伤及时发现并修补，其预后良好。

1.诊断要点

（1）完全性损伤：膀胱壁完全被切开时，可见淡黄色尿液溢出，探查内壁光滑，切口可分为筋膜、肌层和黏膜层。误将膀胱当腹膜切开后，不能见到肠管或大网膜，触及不到盆腔的脏器。

（2）不完全性损伤：局部出血或渗血较多，组织层次不清。

2.治疗原则

（1）用生理盐水冲洗膀胱切口。

（2）请泌尿科医师协助进行膀胱修补术。

（3）术后放置导尿管并保留5～7天，给予抗生素预防泌尿道感染。

（二）肠管损伤

腹部小切口输卵管结扎术时肠管损伤常发生在开腹钳提腹膜时误夹部分肠管，或用有齿卵圆钳取输卵管时而误伤肠管，或在分离粘连时误伤。肠管损伤必须及时修补。

1.临床表现

(1)肠壁全层损伤:可见肠管黏膜、肌层和浆膜三层,并有肠内容物溢出于盆腔或腹腔。

(2)肠壁挫伤:肠管浆膜表面有钳夹齿印或破损伴渗血。若可疑损伤时,须仔细探查肠管的前后两面。

(3)肠系膜切开时,可见切口周围有肠管。如伤及血管则出血较多。

2.治疗原则

(1)发现肠管切开,必须及时修补。

(2)适宜请外科医师协助实施损伤修补术。

(3)存在挫伤时,应用丝线间断缝合。

(4)肠道修补术后应禁食72小时,待肠管功能恢复后逐步进食;并预防性给予抗生素。直肠损伤则禁食1周,并口服肠道抗生素预防感染。

(三)输卵管系膜撕裂和卵巢门损伤

腹部输卵管结扎术中造成输卵管系膜撕裂和卵巢门损伤,较常见为提起输卵管时遇有粘连或提取困难而强行粗暴操作导致。也可以在切开输卵管系膜、游离输卵管时或在缝合系膜时穿破血管而发生出血或血肿。

1.临床表现

(1)系膜撕裂或卵巢门损伤常伴有血管损伤而引起较多出血或形成血肿。

(2)提取输卵管或手术操作过程中,腹腔内有活动性出血。

(3)结扎输卵管时可见系膜血肿,未及时缝扎且血肿有扩大趋势。

(4)卵巢门损伤见卵巢门血管出血。

2.治疗原则

(1)系膜血管损伤出血:应立即缝扎系膜内血管。

(2)卵巢门血管损伤:轻者缝扎出血点;严重损伤难以修补者,可能需要切除一侧附件。

(四)腹壁血肿

腹部小切口输卵管结扎术引起腹壁血肿,常发生在分离腹直肌或腹膜前脂肪层时,未及时止血。受术者合并血液疾患也易发生腹壁血肿。

1.临床表现

术后局部伤口渗血,局部隆起,形成包块,可能有广泛瘀斑。如处理不及时,可并发感染。

2.治疗原则

(1)血肿较小可保守治疗,加压包扎,应用抗生素预防感染。

(2)血肿较大需部分开放伤口,清除淤血,结扎出血点,重新缝合。加压包扎,必要时可放置橡皮引流条。应用抗生素。

三、腹腔镜下输卵管绝育手术

输卵管绝育是用各种方法阻断输卵管峡部,使生殖细胞不能通过输卵管,从而达到避孕目的的手术。腹腔镜手术已经成为输卵管绝育的常用方法。与开腹绝育术相比,腹腔镜下绝育方法简便、创伤小、术后恢复快、粘连形成少等优势,有利于必要时行输卵管再通术;且在复通率、妊娠率、异位妊娠发生率等方面均无明显差异。

临床常用的腹腔镜下绝育方法:高频电凝法、输卵管峡部部分切除法、机械套扎法、

Nd：YAG激光法等。

(一)输卵管高频电凝绝育法

高频电凝绝育法是利用单极或双极电凝,将输卵管峡部组织电凝破坏,从而阻断输卵管,达到绝育目的的手术。高频电凝法方法简单易操作,但是对输卵管组织损伤重,并发症多,如再生育需行输卵管复通时,手术相对比较困难。

在输卵管近端约1/3处输卵管峡部水平,用单极或双极电凝输卵管管壁及其下附着的系膜,使输卵管破坏长度达3 cm。电凝确切的表现是输卵管管壁变白,肿胀,然后萎缩,必要时可多次电凝。也可用剪刀剪断电凝部位的输卵管管腔,注意避免损伤系膜内的血管导致出血。

单极电凝所致电热损伤易向周围组织蔓延,导致周围组织损伤,现已较少采用。双极电凝减少了周围组织的损伤,手术更为安全。但因为组织破坏程度不如单极电凝,故需多次电凝以达到充分破坏输卵管管腔的目的。

(二)输卵管峡部部分切除法

输卵管峡部部分切除法是在腹腔镜下切除约1 cm长的输卵管峡部管壁,以达到阻断输卵管的避孕目的。此术式选择峡部无血管区切除部分输卵管,方法简单,安全,避孕效果好,对输卵管损伤较小,若有生育要求行输卵管复通时手术难度小,手术效果好,是临床常用的绝育方法。

在输卵管峡部距离子宫角2.0 cm处,用单极或双极电凝输卵管管壁及其下方输卵管系膜,用剪刀剪断电凝处输卵管管壁,并向输卵管远端电凝并剪断,电凝长度达2.0 cm,剪断输卵管峡部长约1.0 cm。同时沿切除输卵管管腔下方剪断系膜约1.0 cm。

(三)输卵管机械套扎法

输卵管机械套扎法包括套圈结扎法、硅橡胶环法、Hulka夹法、Filshie夹法等。腹腔镜输卵管机械套扎法操作简单,效果可靠,损伤小,可复性好,是临床比较常用的绝育方法。

使用套圈套扎输卵管峡部,一般需要套扎2次,以免线圈滑脱,在距离套扎线结0.5 cm处剪除被套扎的输卵管峡部管壁,电凝断端以破坏输卵管管腔并预防出血。

而硅橡胶环法、Hulka夹法、Filshie夹法等是使用特定的器械和装置套扎或夹闭输卵管峡部阻断输卵管管腔。

四、腹腔镜下输卵管绝育手术并发症

腹腔镜下输卵管绝育术的并发症发生虽较少,但不能及时诊治也可以导致十分严重病例出现。常见制造气腹过程中的组织间气肿、穿刺针的损伤和外科手术常见的出血、损伤及失败等。电凝法的主要并发症是术时电灼辐射误伤邻近的组织或器官。有报道烧灼肠管后未及时发现引起严重腹膜炎而致死。

(一)组织间气肿

常见的是皮下气肿和网膜气肿,前者多见于手术中,气腹针没能穿刺进入腹腔或腹腔内压力较高,CO_2自腹壁套管针穿刺处进入壁腹膜前脂肪内或皮下,严重者可扩散至胸部、颈部皮下。后者由于气腹针穿刺在网膜上充气,可见网膜鼓起呈透明球状。

1.临床表现

穿刺过程中压力表显示腔内压力一直高2.0 kPa(15 mmHg),充气后下腹部膨隆,上腹部无气体充盈,肝浊音界不消失。充气针内注水试验阴性。局部可触及握雪感或捻发音。

2.治疗原则

如不严重可以不予处理,将气腹针开放,尽量排净已充入的气体,拔出气腹针另行穿刺。严重者应转为开腹手术,尽量缩短手术时间,以免导致高碳酸血症及纵隔气肿,术后给予吸氧,保持氧饱和度在正常范围。

出现组织间气肿后,应加强术中麻醉对呼吸管理,在人工气腹后,一般使用过度通气,以排除体内过高的 CO_2;体温的监测,调节室内温度 $22\sim25$ ℃及保暖,使体温维持在 $36\sim37$ ℃,以防体温过低,导致受术者苏醒延迟,或体温过高增加代谢。术后,应使腹腔内或人工腔隙内气体充分排出;待患者清醒、循环稳定、呼吸完全恢复、血气分析结果在正常范围方可送回病房。

3.预防

穿刺时将腹壁提高,遇到筋膜时以冲击力连续通过筋膜及腹膜,可体会到有两个层次的突破感觉。穿刺部位尽量靠近脐部,较容易进入腹腔。控制气腹压力,人工气腹应控制在 $1.3\sim2.0$ kPa($10\sim15$ mmHg),不应超过 2.7 kPa(20 mmHg)。

(二)出血

腹腔镜绝育术术中出血多发生于电凝绝育术中,电灼的强度及范围不足所致;或套环或放置绝育夹时选择部位不当,贴近子宫宫角以致提取输卵管时牵拉过猛,导致输卵管或系膜撕裂而出血;输卵管具有轻度炎症、水肿、充血使管径较粗,套环提取过程中造成断裂或血管损伤;机械故障或技术操作不当。

1.临床表现

腹腔镜下见有活跃出血点。

2.治疗原则

(1)电凝止血。

(2)输卵管不完全断裂者可重新套扎。

(3)输卵管完全断裂或系膜损伤时,可分别套扎两个断端。

(4)必要时需开腹止血。

3.预防

(1)电凝时,掌握好电灼强度和范围。

(2)套环绝育要距子宫宫角 3 cm 以外的输卵管峡部提取输卵管。

(3)对水肿、充血的输卵管,操作要缓慢,避免损伤。

(4)套环困难时可改行输卵管夹或电灼,或改开腹小切口绝育术。

(三)环、夹脱落

腹腔镜下输卵管绝育术并发环、夹脱落多发生于使用初期。多因技术不熟练,经验不足,套扎或置夹部位不当或不充分造成。

1.临床表现

术中见"环、夹脱落"。

2.处理

脱落的环、夹可将其取出,重新操作。

3.预防

技术要熟练,操作要稳、准。

(四)手术失败

腹腔镜下输卵管绝育术失败常因腹壁过于肥厚,穿刺未成功。盆腔广泛粘连,输卵管难以暴露等。

1.临床表现

未能在腹腔镜下完成绝育手术。

2.处理

失败后可改行开腹行输卵管结扎术。

3.预防

仔细询问病史,进行术前检查,排除禁忌证。

(五)子宫穿孔

腹腔镜下输卵管绝育术中举宫器致子宫穿孔常发生在举宫器未按宫腔方向放置、哺乳期或长期服用甾体避孕药妇女子宫小、肌壁薄,容易穿孔。

1.临床表现

腹腔镜下可见举宫器的末端穿出子宫肌壁。

2.处理

先将举宫器自阴道取出,在腹腔镜直视下,观察子宫有无渗血,无渗血可不做处理,若有活跃出血则电凝止血,行局部缝合。

3.预防

术前需查清子宫方向、大小,选择合适的举宫器。

(六)脏器、腹膜后大血管及腹壁血管损伤

腹腔镜下输卵管绝育术中盆腹腔脏器损伤及腹膜后大血管损伤是严重的并发症。

盆腔脏器损伤常发生在腹腔有较广泛的粘连,穿刺时及术中易发生胃肠道、膀胱损伤等;术前未排空膀胱,膀胱充盈,套管针穿刺时偶可损伤膀胱,是严重的并发症。

腹膜后大血管损伤主要发生在第一穿刺点穿刺时,气腹针穿刺时力度失控,穿刺过深伤及腹膜后血管,是最危险、最严重的并发症。主要损伤的血管是腹主动脉、髂总动脉和左右髂血管,受术者可迅速出现失血性休克,严重者导致死亡。

腹壁血管损伤主要由于在进行操作孔穿刺时,没有辨别腹壁的血管走行及穿刺针未与腹壁成垂直角度穿刺,主要容易损伤的血管是腹壁下和腹壁浅动脉,导致局部出血,可流向腹腔内或腹壁外,亦可造成局部血肿或腹壁广泛淤血。

1.临床表现

气腹针穿刺后或术中见到的胃、肠内容物及溢出气体是胃肠道穿透损伤的确切证据,当术后出现恶心、呕吐、发热、腹痛持续且加重时,应高度怀疑肠管损伤的可能。膀胱或输尿管损伤可有尿液外溢。腹膜后血管损伤可有鲜血涌出。腹壁血管损伤可有穿刺口出血、出现血肿或淤青,腹腔镜下可见鲜血自穿刺器滴下。

2.处理

胃肠道损伤类型包括锐器的切割伤、电凝损伤、钳夹损伤等,胃肠道损伤的处理需根据损伤的部位、范围、类型等情况区别对待。一般原则是对于术中发现的新鲜的、无严重污染的伤口可当时修补,迟发的、污染严重的不宜强行修补或吻合,需行部分肠段切除或造瘘术,择期还纳。如术中膀胱损伤可行修补,术后留置导尿管 14 天以上,穿刺中如发现有鲜血涌出,怀疑腹膜后大血

管损伤时,切忌将穿刺器械拔出,可立即关闭活塞,立即在血管外科医师协助下开腹探查,行血管修补术。

腹壁血管损伤大多数可以通过缝合、压迫等方法止血。

3.预防

对伴有多次腹部手术史者,术前应该仔细进行腹部检查。超声波检查可提示粘连于脐孔周围的肠管或大网膜;在分离粘连、夹持肠管时注意操作轻柔,避免暴力撕拉,准确地使用器械进行切、凝等操作,避免错误操作导致副损伤。

腹膜后大血管及腹壁血管损伤预防的关键是熟练穿刺技术。

(七)月经改变

腹腔镜下输卵管绝育术后月经改变可能是某些手术方法干扰输卵管、卵巢血液供应或与绝育术前采用的避孕方法有关,如原用口服避孕药者一般经量减少,痛经减轻,停药后恢复原来经量或痛经;原用宫内节育器使用者常伴经量增加,取环术加腹腔镜绝育术后经量减少。

1.处理

查找可能导致的因素,对症处理。

2.预防

术前仔细询问病史,做好思想解释工作,原则上选择对卵巢供血损伤少的绝育方法。

(八)慢性盆腔疼痛

腹腔镜下输卵管绝育术后并发慢性盆腔疼痛与腹式输卵管结扎术相比,术后腹痛发生率低、持续时间短,疼痛程度也较轻。

1.临床表现

查体时腹部有压痛但无腹肌紧张。需注意与其他原因如子宫内膜异位症等导致的慢性盆腔痛鉴别。

2.处理

查找致病因素,对症处理。严重者可口服止痛药。

3.预防

仅仅套扎或置夹于输卵管峡部,避免扎、夹输卵管系膜。术时局部注入少量普鲁卡因或利多卡因有助于防止术后疼痛。

(九)术后感染

腹腔镜下输卵管绝育术后感染可分切口感染和盆腔感染。其原因除与导致腹部输卵管结扎术后感染相同外,术前脐窝部清洁消毒处理不当,也是术后切口感染原因。

1.处理

酮腹部输卵管结扎术后感染处理。

2.预防

加强无菌观念,严格按常规操作。伴有生殖器官或盆腔感染史者暂缓手术。

(十)粘连

腹腔镜下输卵管绝育术后腹腔粘连常因分离原粘连产生粗糙面或手术创面出血,腹膜及脏器浆膜层有轻度损伤,组织碎屑及其他异物残留于腹腔内。或盆腔器官原有感染灶或有手术史。

1.临床表现

镜下见到膜状、网状或与盆腔器官形成致密性包裹粘连。

2.处理

尽量分离粘连,必要时边分离边止血(电凝)。

3.预防

避免不必要的组织损伤。分离粘连时保持组织表面湿润。仔细止血,必要时术后冲洗或加用乳酸林格液,以防再粘连。

(十一)手术引起的死亡

腹腔镜下输卵管绝育术引起死亡是最严重的并发症。

1.常见病因

(1)全麻时,肺供氧不足,心跳呼吸骤停。

(2)难以控制的大出血,导致 DIC。

(3)肠管损伤继发感染、败血症。

(4)合并严重的内外科疾病,如心肌梗死、肠系膜血管栓塞等。

2.预防

(1)全麻时行气管插管。可预防心肺功能衰竭。

(2)防止灼伤肠管。

(3)严格遵守腹腔镜常规操作。

(4)对口服避孕药者在绝育术前至少停服 1 个月,并采用其他避孕措施。

(5)手术操作熟练程度是减少并发症的关键因素。

(庄秀丽)

第四节　输卵管吻合术

一、适应证

输卵管绝育术后由于某些原因要求再生育并符合以下条件者。

(1)育龄期妇女。

(2)身体健康。

(3)绝育术后月经规律,卵巢功能正常。

(4)生殖器无明显病变,包括炎症、肿瘤等。

二、禁忌证

(1)结核性输卵管炎或弥漫性结核性腹膜炎病史。

(2)盆腔感染性疾病、腹膜炎史、严重的盆腔粘连。

(3)双侧输卵管多处阻塞、双侧输卵管妊娠史。

(4)卵巢功能衰竭。

(5)男性不育。

(6)患有严重疾病而不能承受妊娠,或各种疾病的急性期。

(7)腹部皮肤有感染者应暂缓。

(8)有剖宫取胎史或两次剖宫产史为相对禁忌证。

三、手术时间

以月经干净后 3～7 天或排卵前期为宜,且经后无性生活。

四、术前准备

(1)仔细询问病史。了解其绝育手术的时机、方式、手术过程及术后情况。

(2)根据既往的手术情况和受术者自身特性向患者和家属说明手术成功率,可能发生的并发症等。夫妻双方知情选择,签署手术同意书。

(3)做好全身检查、妇科检查,必要的辅助检查包括宫颈细胞学检查,乙型、丙型肝炎病毒抗原抗体,梅毒、获得性免疫缺陷综合征抗体,血生化和凝血功能,血尿常规、血型、心电图、胸片,以及结合病史和查体提示进行具有针对性辅助检查等,如女性生殖内分泌检查等。

(4)男性生育功能检查,尤对男方系初婚或已婚但未生育者。

(5)腹部备皮。

五、手术器械

(1)使用双目放大眼镜或双目手术显微镜。

(2)显微外科手术器械。7-0 或 8-0 的无损伤缝合线,显微外科用手术器械,1～1.2 mm 直径的塑料管或硬膜外麻醉用的导管,作为输卵管内支架。

六、麻醉

通常选择连续硬膜外麻醉或全身麻醉。

七、手术步骤

(1)受术者排空膀胱取仰平卧体位。

(2)切口以下腹正中纵或横切口,长 5～8 cm 为宜。一般选择在既往手术切口瘢痕部位。

(3)逐层切开皮肤、皮下脂肪,剪开腹直肌前鞘,钝性分离腹直肌。提取腹膜,避开膀胱、肠管和血管,确认为腹膜,将其切开后进入腹腔。

(4)探查腹腔有无粘连和盆腔器官有无异常情况。将单侧输卵管提出或将子宫和附件托出腹腔,纱垫填塞固定。

(5)检查输卵管阻塞部位、结扎方式、瘢痕形成及系膜粘连情况,测量输卵管长度。

(6)输卵管吻合术根据输卵管情况及吻合部位可采用端端吻合、端斜缝合、漏斗型缝合、袖套缝合等法,同时吻合双侧输卵管。以输卵管峡部端端吻合为例:①系膜下注入生理盐水,于输卵管背部切开系膜,切除全部瘢痕,游离输卵管近、远盲端各 0.3～0.5 cm,剪开盲端,自伞端插入支架导管。注入生理盐水,检查间质部、壶腹部、伞端是否通畅。②按输卵管的解剖关系将两断端对齐,7-0 或 8-0 无损伤缝线于 6°或 12°处贯穿缝合肌层一针作为标志,然后依次将管壁缝合。缝针要对齐、平整、匀称。缝合完毕后,自支架导管注入含有抗生素和地塞米松的生理盐水,同时撤出支架导管。③以 7-0 无损伤缝合线间断缝合浆膜层。当浆膜层缺损较多时,可另取无脂肪腹膜覆盖之。

(7)也可根据情况保留支架。以 4-0 的肠线或无损伤肠线将支架缝合固定于伞端,并由腹壁引出。术后 7 天取出支架。

(8)测量输卵管长度,冲洗净输卵管表面,预防术后粘连。子宫和双侧附件复位到正常解剖位置。

(9)术中应用加有肾上腺素的生理盐水间断喷洒和冲洗吻合手术操作输卵管部位,以止血和清洁术野,保持术野清晰。

(10)操作结束后以温盐水清洗腹腔,可在腹腔内或输卵管内保留防粘连药剂,以期防止粘连。

(11)常规缝合腹膜及腹壁各层。

八、术后处置

(1)填写输卵管吻合术手术记录。

(2)皮肤丝线缝合,术后 7 天拆线。

(3)告知受术者注意事项:①术后休息 3 周。②嘱受术者尽早翻身,24 小时后可起床活动。③手术后 3~7 天(如在月经周期前半期)可行经阴道输卵管通液术;留置输卵管支架者,取出支架同时行通液术。④术后 6 个月内未妊娠者,可再次通液,或行子宫输卵管碘油造影等相关输卵管通畅检查。

九、输卵管吻合术并发症

女性绝育术后复通术无疑如同其他手术一样也存在一定的手术并发症发生风险,如出血、感染、相关脏器损伤、术后粘连等,甚至手术失败。

(一)手术失败

由于影响输卵管复通术效果的相关因素较多,因此其失败率通常存在一定比例。一般与绝育术的手术方式、部位、操作难易程度,术后输卵管组织形态学及解剖状态改变、输卵管长短,复通术后输卵管长度、复通技术和技巧,以及多次手术导致粘连程度的变化有关。

1.临床表现

复通术中发现输卵管结扎部位近端(结扎部位与宫角之间输卵管)闭锁或术后在超声引导下输卵管通液或造影检查,提示输卵管不通畅。

2.治疗原则

可建议采用辅助生育技术以获得妊娠。是否需要再次行复通术,应充分评估,知情慎重选择。

(二)异位妊娠

复通术后,异位妊娠的发生率较正常情况提高 10 倍,但随着显微外科技术的引入,发生率相对降低,一般在 0.3%~3%。由于要求复通术者多数来自农村,医疗保健条件较差,术前需要向受术者和家属讲明术后发生异位妊娠的可能性、危险性,以及临床症状和注意事项,告知当出现阴道不规则出血,尤其伴有腹痛发生应及时就医,以获得甄别及诊治,避免发生意外。

(庄秀丽)

第五节　人工终止妊娠

近年来,随着社会开放程度的增加和人们观念的转变,婚前妊娠的发生率逐年升高。同时,人工终止妊娠作为女性避孕失败的一种补救措施也明显增多。人工终止妊娠是使用人工的方法如手术或药物等来终止早期或中期妊娠。绝大多数人工终止妊娠的原因是孕妇患有严重的躯体疾病或遗传性疾病而不适宜继续妊娠或检查发现胚胎或胎儿严重畸形需要终止妊娠,极少数是因为采取药物避孕或器具避孕或自然避孕等措施避孕失败而采取的补救措施。早期妊娠终止占绝大多数,极少数是终止中期妊娠。

一、早期妊娠终止

凡在妊娠 3 个月内采用手术或药物方法终止妊娠称为早期妊娠终止,亦称人工流产。多见于避孕措施失败而目前又不愿生育,或因某种医疗原因不宜继续妊娠者,或为预防遗传疾病或先天畸形者。人工流产可分为手术流产与药物流产两种方法。手术流产包括负压吸引术和钳刮术。

(一)负压吸引术

负压吸引术是指利用负压吸引吸出早期妊娠产物的方法,也称为人工流产负压吸引术。此方法具有操作简便、时间短、安全、效果好及受术者痛苦小、出血少等优点,是目前应用最广泛的终止早期妊娠的方法。

1.适应证

(1)胎儿被确定有先天性、遗传性疾病。

(2)孕妇因患某种疾病不宜继续妊娠者。

(3)因避孕失败或宫内妊娠 10 周以内自愿终止妊娠且无禁忌证者,夫妇双方同意终止妊娠。

2.禁忌证

(1)妊娠早期剧吐,酸中毒尚未纠正。

(2)生殖器官炎症,如阴道炎、急性或亚急性宫颈炎、重度宫颈糜烂、盆腔炎和性传播性疾病等未经治疗者。

(3)各种疾病的急性阶段。

(4)全身情况不良,不能胜任手术,如严重贫血、心力衰竭、高血压伴有自觉症状等。经治疗好转后可进行手术。

(5)术前 2 次体温间隔 4 小时在 37.5 ℃以上者暂缓手术。

3.术前检查

(1)应详细询问病史、月经史、孕育史,特别注意有无停经史,早孕反应及以往流产史,是否哺乳和高危妊娠,如既往人工流产史、剖宫产史等。受术者签署知情同意书。

(2)做妇科检查,注意有无生殖器官炎症,了解子宫位置、大小、双附件情况,有无子宫畸形。如孕期过小可暂观察 1 周后再就诊。

(3)做尿 HCG 检查,必要时做 B 超检查,进一步明确早期宫内妊娠的诊断,常规做阴道分泌物的清洁度、滴虫、念珠菌检查。尿常规、血常规、出凝血时间检查。

（4）体格检查,检查心肺,测量血压、脉搏、体温。如有合并心肝肾疾患时需做心肝肾功能全面检查,以保证手术的安全性。

4.术前准备

（1）对决定做人工流产者,嘱其术前洗净外阴部,术前避免性生活。

（2）术前应再次核实受术者的病史,核对化验结果及盆腔检查,并告知受术者吸宫过程及可能有的感觉。手术一般在门诊手术室进行,但合并有高危因素者需入院进行手术。

（3）物品准备:人工流产负压电吸引器;宫颈扩张器;不同型号吸引管;直径 0.5 cm、长 35 cm 的透明塑料管或橡皮导管;卵圆钳;刮匙。

（4）药品准备:麻醉药、子宫收缩药、急救药物（阿托品、肾上腺素、麻黄碱）。

（5）心理指导:术前告知受术者手术过程及可能出现的情况,耐心回答提问,解除其思想顾虑。

5.手术步骤

（1）术者着装整洁,戴好帽子、口罩。

（2）常规刷手,戴无菌袖套及手套,整理手术器械。

（3）受术者排空膀胱后,取膀胱截石位。

（4）常规冲洗外阴及阴道,并消毒,铺巾。

（5）行双合诊复查子宫位置、大小及附件状况。

（6）窥阴器扩开阴道,拭净阴道积液,暴露出子宫颈,2.5％碘酒溶液及 75％乙醇溶液或碘伏等消毒液消毒宫颈及颈管后,用宫颈钳钳夹宫颈前唇或后唇。

（7）探针依子宫方向探测宫腔深度及子宫位置。

（8）以宫颈扩张器自 5 号起,遵循由小号到大号、循序渐进的原则,沿探明的子宫方向扩张宫颈管,逐渐扩至大于准备用的吸管半号或 1 号。如宫颈内口较紧,应避免强行扩张。

（9）宫腔吸引:根据宫腔大小,选择合适吸管,将吸管通过消毒橡胶管与负压吸引器相连,进行负压吸引试验无误后,根据孕周及宫腔大小,确定负压,开放负压 53.3～66.7 kPa（400～500 mmHg）,将吸管缓慢送入宫底,按顺时针方向吸引宫腔 1～2 周,当感觉子宫缩小、吸管被包紧、子宫壁有粗糙感、移动受阻时,表示妊娠组织已被吸净,此时可捏紧或折叠橡胶管以阻断负压,缓慢取出吸管。用小刮匙轻刮宫腔一周,特别注意宫角和宫底处,检查是否吸净。必要时可重新放入吸管,用低负压吸引宫腔一周。若确认已吸净,取下宫颈钳,用棉球擦拭宫颈及阴道血迹,观察无异常后取出阴道窥器。

（10）检查吸出物:用纱布过滤全部吸出物,仔细检查有无绒毛、胚胎组织或水疱状物,若未见绒毛或见到水疱状物,应送病理检查。

（11）填写手术记录,告知术后注意事项及随访观察阴道出血时间、阴道出血量及下腹部疼痛情况。

6.手术注意事项

（1）供人工流产专用的电动吸引器必须设有安全阀和负压贮备装置,不得直接使用一般的电动吸引器,以防发生意外。

（2）正确判断子宫大小、形状和方向非常重要。吸引时先吸孕卵着床部位,可减少出血。

（3）如吸引负压较大,吸管将宫壁吸住,应解除负压（打开吸管的通气孔,或将吸管与所连接的负压管分离）。也可应用装有减压装置的吸引器。

（4）检查子宫的方向,探测宫腔长度是否与停经月份相符,同时了解宫腔的宽度。

（5）对产后 1 年内哺乳期子宫,操作要特别轻柔。由于妊娠期子宫壁薄而软,哺乳使子宫壁更软,术中更易损伤。在宫颈扩张后,在宫颈上注射缩宫素 10 U,以促使子宫收缩变厚,利于进行手术,防止穿孔。

（6）对剖宫产后的妊娠子宫,要了解剖宫产的原因、时间、过程、手术方法、切口愈合和有无感染等情况,以估计术中可能发生的一些问题,做好预防。

（7）对前倾前屈和后倾后屈的子宫,尽量采用宫颈牵引方法或双手复位法纠正子宫近于中位,这样便于操作,可防止残留和穿孔,也可在 B 超监控下手术。

（8）子宫肌瘤合并妊娠,宫腔形态可能变形、变大、不平,吸引时要格外细心,防止漏吸或残留。一般出血量可能稍多,故吸前或吸中均可用子宫收缩药或术前肌肉内注射止血药。

（9）急性子宫妊娠要确定急性情况,如双子宫、双角子宫、纵隔子宫等,必须吸净两个宫腔,否则较易残留,以致术后出血时间长。

（10）戴器妊娠者应在术前检查节育器情况。人工流产时如节育器取出困难应进一步做定位诊断。

（11）人工流产时未吸出绒毛胚胎囊,应将吸出物送病理检查。动态观察血、尿妊娠试验及B 超检查。警惕异位妊娠、残角子宫妊娠及滋养细胞疾病漏诊。

（12）对高危妊娠孕妇应在病历上注有高危标记。术前向家属及受术者说明手术难度及可能发生的并发症。将该手术作为重点手术对待,由有经验的医师承担。疑难高危手术需在区（县）以上医院或计划生育服务机构进行。

7.术后处理

（1）填写手术记录表。

（2）受术者在观察室休息 0.5～1 小时,注意阴道出血及下腹痛等一般情况,无异常方可离去。

（3）酌情给予子宫收缩药及抗生素预防感染。

（4）告知受术者术后注意事项:①2 周内或阴道出血未净前禁止盆浴,但应每天清洗外阴;②1 个月内禁止性交;③知道避孕方法;④如有阴道大量出血、发热、腹痛等异常情况,随时就诊。一般术后 1 个月应随诊 1 次。

（二）钳刮术

用钳夹和负压吸引结合的手术方法终止妊娠。近年来由于米非司酮、前列腺素等药物的应用,钳刮术逐渐被药物引产所代替。

1.适应证

（1）妊娠在 10～14 周内自愿要求终止妊娠而无禁忌证者。妊娠 12 周或以上必须住院。

（2）因某些疾病（包括遗传性疾病）不宜继续妊娠者。

（3）其他流产方法失败者。

2.禁忌证

同负压吸引术。

3.术前准备

（1）术前检查:除与负压吸引术相同外,还须做血型检查,必要时做肝功能及心电图检查等。

（2）物品准备：除与负压吸引术相同外，还需准备橡皮导尿管、一次性宫颈扩张棒及前列腺素制剂。

（3）宫颈准备：为保证钳刮术的顺利进行，必须充分扩张宫颈管。①机械扩张法：术前 12 小时，将 16 号或 18 号无菌橡皮导尿管插入宫颈管内，术时取出；术前 16 小时放置一次性宫颈扩张棒。②药物准备：术前 2~3 小时口服米索前列醇 0.4~0.6 mg、术前 1~2 小时将卡孕栓 0.5~1 mg 置入阴道后穹隆，使宫颈扩张、软化。

4.手术步骤

（1）体位、消毒、探查宫腔及扩张宫颈：同负压吸引术。

（2）扩张宫颈：经上述宫颈准备后，宫颈均已有一定程度扩张，必要时加用扩张器以扩大宫颈，使胎盘钳能顺利通过宫颈内口，可减少宫颈内口损伤的后遗症。

（3）吸净羊水：以吸引管吸引或卵圆钳钳夹等方法破膜，使羊水流出，待羊水吸净后，酌情向宫颈注射 10 U 缩宫素，以避免发生羊水栓塞及防止术时出血。

（4）钳刮妊娠组织：将卵圆钳缓慢伸入宫腔钳夹胎盘与胎儿组织，胎儿与胎盘基本取出后，可用刮匙轻刮宫腔一周或用 6 号吸管在 40.0 kPa(300 mmHg)低负压下吸宫一周，确认已钳刮净。

（5）再次测量宫腔深度，观察无损伤及出血后，取下宫颈钳，用棉球擦拭宫颈及阴道血迹，取出阴道窥器。

（6）检查钳刮出的妊娠组织量与妊娠月份是否相符。

（7）填写手术记录。

5.术后处理

（1）观察子宫收缩及出血情况。

（2）术后保持外阴清洁；1 个月内避免性生活、盆浴，注意休息；按规定时间门诊复查。

（3）若有腹痛及阴道流血增多，应随时就诊。

（4）术后给予抗生素预防感染，用宫缩剂帮助子宫收缩。

（5）指导落实避孕方法。

6.术后处置

同负压吸宫术。

7.注意事项

（1）凡进入宫腔的任何器械严禁碰触阴道壁，以防感染。

（2）胎儿骨骼通过颈管时动作切忌粗暴，钳出以胎体纵轴为宜，以免损伤颈管组织。

（3）出血较多时，可宫颈注射缩宫素 10 U，必要时可静脉滴入缩宫素。

（4）警惕羊水栓塞，羊水未流尽时切勿钳夹胎盘。

（三）药物流产

一般可以通过口服、注射、经阴道等途径给药达到早期终止妊娠的目的。目前最常用的终止早期妊娠的药物有米非司酮与米索前列醇配伍。此法具有痛苦小、安全、简便、高效、不良反应小或轻的特点，完全流产率达 95%~98%。亦是少女终止早孕较理想的方法。

米非司酮是孕酮受体拮抗剂，与孕酮的化学结构相似，其对子宫内膜孕激素受体的亲和力比孕酮高 5 倍，能和孕酮竞争结合蜕膜的孕激素受体，从而阻断孕酮活性而终止妊娠。米索前列醇是前列腺素衍生物，具有兴奋子宫肌、扩张和软化宫颈的作用。

1.适应证

(1)确诊为宫内妊娠,年龄在 18～40 岁的妇女妊娠 49 天内且夫妻自愿要求使用药物终止妊娠。

(2)手术人工流产的高危对象:如严重骨盆畸形无法行负压吸宫术者;生殖道畸形(残角子宫除外)、宫颈发育不良无法探宫腔者;子宫过度前屈、后屈者;瘢痕子宫;产后哺乳期妊娠者;多次人流或有多次刮宫史者。

(3)对手术流产有顾虑或恐惧心理者。

2.禁忌证

(1)有使用米非司酮禁忌证者。如肾上腺疾患、糖尿病等内分泌疾病、肝肾功能异常、妊娠期皮肤瘙痒史、血液病及血栓性疾病、与甾体激素有关的肿瘤。

(2)有使用前列腺素禁忌证。如心血管系统疾病、高血压、低血压、青光眼、哮喘、癫痫、胃肠功能紊乱等。

(3)过敏体质,贫血(血红蛋白含量低于 95 g/L),妊娠剧吐。

(4)戴器妊娠,异位妊娠或可疑异位妊娠。

(5)长期服用下列药物:利福平、异烟肼、抗癫痫药、抗抑郁药、西咪替丁、前列腺素生物合成抑制药(阿司匹林、吲哚美辛等)、巴比妥类药物。

3.服药前检查和准备

药物流产应在具备抢救失血性休克、过敏性休克急救条件如急诊刮宫、给养、输液、输血(如无输血条件的单位必须有就近转院条件)的区县级以上医疗单位或计划生育技术服务所(站)进行。实施药物流产单位及医务人员必须依法获得专项执照许可方可进行。

4.实施程序

(1)医生对用药者进行用药方法、流产效果和可能出现的不良反应的指导,用药者自愿选用。

(2)询问病史,进行体格检查和妇科检查,确诊是否为宫内妊娠,注意子宫大小与停经天数是否相符。

(3)实验室检查:阴道分泌物的清洁度、滴虫和念珠菌检查,血红蛋白或血常规,尿 HCG 实验,必要时进行血 β-HCG 测定。

(4)B 超检查,以确诊宫内妊娠,胚囊平均直径＞25 mm 并有胚芽、胎心者不宜药物流产。

经检查合格者,应填写记录表,确定服药日期,随访日期,告知注意事项,发给月经卡,嘱其记录阴道出血情况及不良反应。

5.给药方法

每次口服米非司酮 1 片(25 mg),每天 2 次,连续服用 3 天,于第 4 天上午口服米索前列醇 3 片(600 μg)。

6.用药后观察

(1)服用米非司酮:注意阴道开始出血时间、出血量,如出血量多或有组织物排出应及时来院就诊,必要时将组织物送病理检查。

(2)使用前列腺素类药物后留院观察期间:观察体温、血压、脉搏变化及恶心、呕吐、腹泻、头晕、腹痛、手心瘙痒、药物过敏等不良反应,警惕过敏性休克及喉头水肿等严重不良反应,不良反应较重者应及时对症处理。密切注意出血和胚囊排出情况。胚囊排出后如有活动性出血应急诊处理。胚囊排出后再观察 1 小时无大量出血方可离院,并嘱过 2 周左右来院随诊。6 小时内胚囊未排出且无活动性出血者可离院,并预约在 1 周左右来院随诊。

(3)对所有对象须告知离院后注意事项。

7.注意事项

(1)用药者服药必须按时,不能漏服,用药期间不可同时服用吲哚美辛、水杨酸、镇静剂及广谱抗生素。

(2)按期随访。

(3)用药者在开始阴道出血后,大小便应使用专用便器或用一次性杯置于阴道口,以便观察有无组织物排出。如有组织物排出,应及时送至原就诊医院检查。

(4)如胚囊排出后 3 周仍有阴道流血应就诊。

(5)如突然发生大量活动性阴道出血、持续性腹痛或发热,均需及时急诊。

(6)药物流产后,转经前应禁止性交,转经后应及时落实避孕措施。

(7)药物流产过程中医护人员应随时注意鉴别异位妊娠、葡萄胎及绒毛膜上皮癌等疾病,防止漏诊。

8.随访

(1)用药后 1 周随访:重点了解胚囊未排出者离院后阴道出血和胚囊排出情况。胚囊仍未排出者应做超声检查。确诊为继续妊娠或胚胎停止发育者,应做负压吸宫术。胚囊已排出且出血不多者,预约用药后 2 周复诊。

(2)用药后 2 周随访:如胚囊排出后至来诊时尚未止血、出血如月经样者,应做超声检查或HCG 测定;诊断为不完全流产者,应行清宫处理,刮宫组织物应送病理检查。如出血不多,根据临床情况可继续观察。观察期间有活动性出血或持续性出血,需随时积极处理。

(3)用药 5 周后随访:做流产效果评定和了解月经恢复情况。如尚未恢复正常月经或出血未净者,继续随访。

9.药物流产评定标准

(1)完全流产:用药后胚囊自行完整排出;或未见胚囊完整排出,但经超声检查宫内无妊娠物,未经刮宫出血自行停止,尿 HCG 转为阴性,子宫恢复正常大小。

(2)不全流产:用药后胚囊自然排出,在随诊过程中因出血过多或时间过长而施行刮宫术者。刮出物经病理检查证实为绒毛组织或妊娠蜕膜组织者。

(3)失败:至用药第 8 天未见胚囊排出,经 B 超证实胚胎继续发育或停止发育,最终采用负压吸引术终止妊娠者,均为药物流产失败。

二、中期妊娠引产

中期妊娠是 13 周至不足 24 周之间的妊娠。用人工的方法终止中期妊娠称为中期妊娠引产。近年来,由于药物研究的进步,中期妊娠引产常用依沙吖啶引产、水囊引产、前列腺素引产等方法。

(一)依沙吖啶引产

依沙吖啶为黄色结晶粉末,是强力杀菌剂。对离体和在体子宫都能刺激其收缩,使子宫收缩频率和幅度增加。临床引产效果可达 90%～99%。

1.作用机制

(1)子宫收缩:依沙吖啶可使妊娠子宫肌束产生节律性收缩,如已有收缩,依沙吖啶可增加子宫收缩的频率和幅度。

(2)杀死胎儿:适量药物经胎儿吸收后,损害胎儿肝、肾、心、肺等重要器官,使胎儿中毒死亡。

(3)胎盘组织变形、坏死:药物使胎盘绒毛滋养细胞由轻到中度空泡变性,合体细胞更明显,绒毛血管中等度扩张充血,绒毛间质红细胞及纤维素沉着,碱性磷酸酶和酸性磷酸酶染色稍有增强。

2.适应证

(1)妊娠13～24周要求终止妊娠而无禁忌证者。

(2)因患某种疾病不宜继续妊娠者。

(3)产前诊断发现胎儿畸形者。

3.禁忌证

(1)急慢性肾、肝疾病或肝、肾功能不全。

(2)各种急性感染性疾病或慢性疾病的急性发作期。

(3)全身状态不良,如严重贫血、心力衰竭、结核病等。

(4)急性生殖器官炎症。

(5)术前1天体温2次间隔4小时均超过37.5 ℃。

(6)术前3天内有性生活史或经阴道行阴道、宫颈手术史者。

(7)外阴、阴道及宫颈广泛多发性或巨大尖锐湿疣。

(8)剖宫产术或子宫肌瘤挖除术后2年内(相对禁用)。

(9)各种原因引起的凝血功能障碍或有出血倾向者。

(10)下腹部皮肤感染者。

4.术前准备

(1)物品准备:①羊膜腔内注射时,需消毒皮肤,用无齿卵圆钳,腰椎穿刺针,5 mL及20 mL注射器,弯盘,药杯,孔巾,消毒手套,小纱布数块。②宫腔内注射时,需无齿镊子,阴道窥器,宫颈钳,敷料镊,橡皮导尿管,5 mL及20 mL注射器,药杯,孔巾,纱布数块,10号丝线数根。以上器械均需消毒灭菌后备用。若同时需进行羊水分析检查者,应准备好相应试验所需的试剂。

(2)受术者准备:①受术者必须住院引产。②详细询问病史,常规全身检查及产科检查,明确诊断为宫内妊娠并与停经日期相符合,有合并症者应进行相应的诊断和功能检查,明确病变性质及病变程度。③血常规、尿常规检查和血型化验;乙型肝炎病毒表面抗原、肝肾功能检查及凝血功能检查;阴道分泌物检查。④酌情进行B超胎盘定位及穿刺定位。⑤向孕妇及家属讲明手术可能出现的并发症,做到知情选择;由有法律效应的本人及家属签署手术同意书。⑥术前3天禁止性生活。羊膜腔外注射前每天擦拭阴道1次。

5.操作步骤

多用羊膜腔内注射法,子宫腔内注射法已很少用。

(1)手术操作应在手术室或产房进行。

(2)术者应穿手术衣裤、戴帽子、口罩;常规刷手、戴无菌手套。

(3)受术者术前排空膀胱。

(4)孕妇取平卧位,月份大者可取头稍高足低位。腹部用碘酒、乙醇或碘伏消毒皮肤,并铺无菌孔巾。

(5)选择穿刺点:可先用B超确定羊水最大平面部位中点为穿刺点,并测量羊膜腔至腹壁距

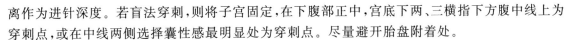

离作为进针深度。若盲法穿刺,则将子宫固定,在下腹部正中,宫底下两、三横指下方腹中线上为穿刺点,或在中线两侧选择囊性感最明显处为穿刺点。尽量避开胎盘附着处。

(6)羊膜腔穿刺:用 7 号或 9 号腰穿刺针,从选择好的穿刺点垂直进针,经过两次明显落空感后即进入羊膜腔内。穿刺针进入羊膜腔内,拔出针芯,见羊水溢出,接上注射器,抽出羊水。若无羊水溢出,可于宫壁两侧轻轻加压或改变进针方向,或用 B 超确定穿刺针是否进入羊膜腔内。如抽出的不是羊水而是血液,应重新更换穿刺部位。

(7)注药:准备好装有依沙吖啶药液的注射器,与穿刺针相接,注药前先往注射器内抽少许羊水,药液与羊水混合后呈絮状。确认针头在羊膜腔内,然后注入药液。一般注入 0.5%～1% 依沙吖啶 10 mL,含依沙吖啶 50～100 mg。

(8)拔出穿刺针:注完药液后,回抽发现羊水已经黄染,证实穿刺并注药成功后,注入回抽羊水以洗净注射器内的药液,先插入针芯再迅速拔出穿刺针,穿刺处用消毒纱布块压迫 2～3 分钟后固定。

6.术中注意事项

(1)给药量以 50～100 mg 为宜,不能超过 100 mg。

(2)宫腔内注入药量与羊膜腔内一致,但浓度以不超过 0.4% 为宜,故注入宫腔内羊膜腔外液量宜为 25～100 mL。

(3)从穿刺针向外溢出血液或注射器回抽时有血,可能刺入胎盘,不应注药,应结合 B 超胎盘定位结果进针(前壁胎盘)或退针(后壁胎盘),或略改变方向。如仍有血液,可另换穿刺点,每次操作穿刺不得超过 2 次。

(4)溢出或抽出的羊水中略带浅色血性时可以注药。

(5)宫腔内注药时,进入宫腔的导尿管端应避免接触阴道壁,严格无菌操作,防止感染。操作要轻柔,切勿刺破胎膜。

(6)孕月在 3～4 个月,经腹穿刺失败时,可在严格消毒下经阴道后穹隆进针,子宫过度屈时,经前穹隆进针,通过子宫进入羊膜腔,可同时行腹部 B 超引导穿刺。

(7)注药过程中,要注意孕妇有无呼吸困难、发绀等羊水栓塞征象。

7.引产后观察与处理

(1)必须住院观察,医务人员应严密观察有无不良反应、体温、宫缩、阴道出血等情况。

(2)给药后 5 天仍无规律宫缩者视为引产失败可再次给药,如需做第 2 次羊膜腔注射引产时,则至少应在引产失败 72 小时后方可再次用药,用药剂量仍为 50～100 mg。如两次引产均失败者,应采取其他方法终止妊娠。

(3)依沙吖啶引产,一般不良反应轻,发热较为常见。体温 38 ℃者可行物理降温或给予解热镇痛药物,不宜使用前列腺素合成抑制剂,如阿司匹林、吲哚美辛等。

(4)羊膜腔外注药者,注药后不久出现高热、剧烈腹痛、腹水时,应怀疑药物可能经输卵管进入腹腔引起化学性腹膜炎,此时应对症处理,给予利尿药物、保肝药物、清蛋白等,并采用有效方法迅速终止妊娠。

(5)规律宫缩后,应严密监护孕妇及产程进展情况。胎儿娩出前应送入产房待产,外阴部应用消毒液消毒,臀部铺上无菌巾。

(6)胎儿娩出后,如出血不多,可在严密观察下,等待胎盘自行娩出。如半小时胎盘尚未娩出而出血不多,应肌内注射缩宫素 10 U 或麦角新碱 0.2 mg;如仍不娩出或流血增多应立即进行钳刮术。

(7)胎盘娩出后仔细检查是否完整,如怀疑有残留,或肉眼检查完整但阴道有活动性出血时,应立即进行清理宫腔术。宫缩乏力出血可肌内注射缩宫素 20 U,也可在 5%葡萄糖溶液或 0.9%氯化钠溶液 250 mL 中加入缩宫素 20 U 静脉滴入。

(8)流产后常规检查子宫颈、阴道有无裂伤,如发现软产道裂伤及时缝合。

8.术后处置

(1)填写引产、流产记录表。

(2)引产后给予抗生素、宫缩药和回乳药。

(3)告知受术者注意事项:引产后注意阴道流血、发热、寒战等征象,如发现异常及时向医师报告。注意外阴清洁卫生,预防感染。流产后 1 个月内不宜房事和盆浴。出院时做好避孕指导,1 个月后随访。

(二)水囊引产

水囊引产是将预先制备并高压灭菌的橡皮水囊置于子宫壁和胎膜之间,囊内注入一定量的 0.9%氯化钠溶液,使子宫膨胀,宫内压增加,胎膜剥离,诱发和引起子宫收缩,促使胎儿及其附属物排出。

1.作用机制

(1)机械刺激作用:置于宫腔内的水囊可直接刺激子宫壁引起宫缩,导尿管置于宫颈可使宫颈软化、扩张。

(2)Ferguson 效应:注入 0.9%氯化钠溶液的水囊使子宫腔膨胀,引起神经垂体缩宫素释放增加,达到引起宫颈所需的缩宫素阈值浓度时,可引起子宫收缩。

(3)前列腺素作用:水囊置入处胎膜剥离,蜕膜变性,局灶性坏死,使局部前列腺素产生和释放增加,诱发出有效宫缩,促使子宫颈软化、扩张。

2.适用证

(1)妊娠 13~24 周,要求终止妊娠而无禁忌证者。

(2)因某种疾病如心脏病(心力衰竭者除外)、肝脏病、肾脏病、血液病和高血压等,不宜继续妊娠者。

(3)产前诊断发现胎儿畸形者。

3.禁忌证

(1)瘢痕子宫。

(2)妊娠期间反复出现阴道流血,B 超确定为胎盘前置状态者。

(3)宫颈发育不良或子宫发育畸形。

(4)其他禁用条件同依沙吖啶引产。

4.术前准备

(1)受术者准备:与依沙吖啶宫腔内引产基本相同。

(2)物品准备:其他物品同依沙吖啶宫腔内引产外,需制备水囊。用避孕套制备水囊,仔细检查避孕套有无破损(注水或注气试验)。将一根 16 号或 18 号导尿管插入新的避孕套内,导尿管顶端距避孕套端 2 cm 左右,用手挤捏排出避孕套内气体。用粗丝线适度结扎避孕套口部,不要结扎过紧,以免使导尿管闭塞;如结扎过松,囊内液体会外漏。用注射器从导尿管口抽出残余气体,然后用粗丝线结扎导尿管口。进行无菌处理后备用。

5.操作步骤

(1)排空膀胱。

(2)取膀胱截石位,外阴及阴道消毒与负压吸宫术相同。铺无菌孔巾。

(3)检查事先备好的无菌水囊无漏气,并用注射器抽尽套内空气,用钳子夹住导尿管末端。

(4)窥阴器扩开阴道,拭净阴道内积液,暴露宫颈。

(5)宫颈及颈管用2.5%碘酒消毒后用75%乙醇脱碘或用碘伏等其他消毒液消毒。

(6)子宫颈钳夹住宫颈前唇或后唇。

(7)将水囊顶端涂以无菌润滑剂,用敷料镊夹住水囊顶端徐徐送入子宫腔,直到水囊全部放入宫腔内,置于子宫壁与胎膜之间。放置时如遇出血则从另一侧放入,水囊结扎处最好放在宫颈内口以上。

(8)经导尿管注入所需量的无菌0.9%氯化钠溶液。液体内可加亚甲蓝数滴,以便识别羊水或注入液。注入的液量根据妊娠月份大小,酌情增减,一般在300～500 mL,最多不超过600 mL。缓慢注入,如有阻力应立即停止。也可采用静脉滴注的方法向水囊快速滴入。

(9)注完液体后,将导尿管末端折叠、结扎,压塞无菌纱布1块,防止水囊内液体流出。

(10)将导尿管放于穹隆部,阴道内填塞纱布数块,并记录纱布数。

(11)一般放置24小时取出水囊(先将水囊液体放出)。如宫缩过强、出血较多或有感染征象及胎盘早剥时,应提早取出水囊,并设法结束妊娠,清除宫腔内容物。应用抗生素预防感染。

(12)根据子宫收缩情况加用缩宫素。开始用5%葡萄糖溶液500 mL加缩宫素静脉滴注,根据宫缩情况用药量从5 U开始逐渐递增,直至规律宫缩。最大浓度为5%葡萄糖溶液500 mL内加缩宫素20 U。滴注时速度不宜过快,从每分钟8滴开始,并需有专人观察体温、脉搏、血压、宫缩、出血、腹痛,以及子宫轮廓等。随时调整药物浓度及滴速,防止子宫破裂。

(13)胎儿及胎盘娩出后,注意出血情况,如正在用缩宫素静脉滴注时可继续使用,避免宫缩乏力,引起出血。流产后宫缩乏力性出血可应用子宫收缩剂。

(14)检查胎盘及胎膜是否完整,必要时清理宫腔。

(15)检查阴道及宫颈,如有损伤应及时处理。

(16)第1次水囊引产失败后,如无异常情况(指体温、脉搏、血象正常,子宫无压痛,阴道无脓性分泌物),休息72小时后应换用其他方法结束妊娠。

6.术中术后注意事项

(1)严格遵守无菌操作规程,放水囊绝对避免碰触阴道壁,进入宫腔次数切勿超过2次,水囊放置时间不宜超过24小时,以防感染。

(2)水囊引产最好只放1次,不得超过2次。一般均放置1个水囊,宫颈松或第一次失败而再次放置时,可以放双水囊,但增加了感染机会。注水总量以300～500 mL为宜,过多易发生胎盘早剥,甚至发生子宫破裂。

(3)加用缩宫素静脉滴注时,必须专人严密观察和监护孕妇状态,以防子宫破裂。

(4)宫缩过强时可在严格消毒下进行阴道检查。如宫口未开,则应停用或调整缩宫素用量和滴速,并考虑应用镇静剂或子宫肌松弛剂,以缓解宫缩。

(5)宫缩过强时应注意子宫形态,如呈葫芦状提示子宫下段延长,应注意是否因水囊阻塞胎儿娩出,应及时取出水囊。

(6)受术者放水囊后不宜活动过多,防止水囊脱落,如有发热、寒战等症状,查明原因,及时处理,必要时提早取出水囊。

(7)胎儿、胎盘娩出后,应检查胎盘是否完整。严密观察 2 小时,注意阴道流血、子宫收缩状态,并测量和记录血压、脉搏、体温,如发现异常情况及时处理。

7.术后观察及处理

(1)放入水囊后,让孕妇卧床休息,避免阴道内纱布及导尿管脱出,注意外阴清洁,防止感染。

(2)观察体温、脉搏、血压变化和子宫收缩,严密观察产程进展及阴道流血情况。如果宫缩较强,水囊未自行排出应取出水囊。水囊放置合适,一般在 24 小时内均可开始宫缩。24 小时后不论有无宫缩,均应取出水囊,如宫口开大 2.0 cm 左右或完全软化,依据宫缩情况,酌情可静脉滴注缩宫素诱发或加强宫缩。如果宫颈较硬,宫口开大不足 1 cm,可在 72 小时后以改用其他方法引产为好,也可再放一次水囊引产,同时加用抗生素预防感染。

(3)放置水囊后数小时出现少量阴道流血,可继续观察;出血多应取出水囊,明确出血原因。如孕妇出现寒战、发热或阴道分泌物有臭味等情况,未见宫缩而子宫区压痛,血常规提示白细胞计数及中性粒细胞增高,应怀疑感染发生,立即取出水囊,给予抗生素治疗感染。出现宫底升高、子宫持续变硬、压痛明显、血压计脉搏改变、血红蛋白进行性下降等,应考虑有胎盘早剥发生、立即取出水囊,根据宫口开大情况迅速结束分娩。

(4)取水囊前先取出压塞的阴道内纱布,再将导尿管末端结扎线打开,放出囊内 0.9% 氯化钠溶液,然后向外轻轻牵引取出。

(5)引产成功的临床经过与处理:水囊排出或取出后自然破膜,继而胎儿和胎盘完整娩出,出血量不多,子宫收缩良好,孕妇无异常征象。胎儿和胎盘娩出后,要测量胎儿长短、胎盘大小,检查胎盘是否完整、胎膜有否缺损,做一次阴道检查,了解阴道、穹隆、宫颈有无损伤。

(6)详细记录流产经过。

8.几种异常的情况

(1)胎儿娩出后,可自然等待胎盘娩出,若无活动性出血,应继续滴注缩宫素或在子宫底部加压,协助胎盘娩出。若出血多或胎儿娩出后 20 分钟胎盘仍未娩出,应仔细检查,并做好人工剥离胎盘和钳刮术准备,证实有胎盘粘连者应行人工剥离胎盘和钳刮术。

(2)胎盘或胎膜残留:胎盘娩出不完整或有胎膜残留应及时行刮宫术,同时应用宫缩剂。

(3)产后出血较多,在排除产道损伤和胎盘胎膜残留后,肌内注射麦角新碱 0.2 mg 或缩宫素 10 U 静脉注入;也可阴道或直肠内放置卡孕栓 1~2 mg,同时按摩子宫,促进子宫收缩。

(4)胎儿娩出后,发现子宫颈阴道壁或穹隆部损伤,及时用肠线或可吸收线进行修补缝合。

(5)引产过程中,如发现有子宫先兆破裂征象或严重的胎盘早剥,应及时开腹手术。

(6)引产成功后,观察 3 天,注意宫缩、恶露、体温和全身状态。根据引产经过酌情用退乳药、子宫收缩药和抗生素,促进子宫复旧,减少出血,预防感染。

9.术后处置

(1)填写手术记录表。

(2)给予抗生素预防感染。

(3)给予子宫收缩药物、回乳药物。

(4)告知受术者注意事项:①注意外阴清洁卫生,预防感染;②1 个月内不宜房事及盆浴;③做好避孕指导,1 个月后随访;④出院后阴道大量出血、腹痛、发热随时就诊。

(三)米非司酮配伍前列腺素引产

目前有将前列腺素配伍抗孕激素联合应用于引产,或作为其他中期妊娠引产方法如依沙吖啶或水囊引产的辅助用药。

1.适用证

妊娠13～24周,要求终止妊娠而无禁忌证者。

2.禁用证

有使用米非司酮和前列腺素禁忌证者(参见米非司酮药物流产的禁用条件);其他禁用条件与一般中期妊娠引产相同。

3.操作步骤

(1)米非司酮的试用量为150～200 mg,分次服用。少数孕妇在用米非司酮后出现阴道流血,并有胎儿排出。

(2)48～72小时后口服米索前列醇400～600 mg,每3～4小时1次,1天2～3次,日总量不超过1 800 g。平均引产时间为4～7小时,6小时内胎儿自然排出率达50%～70%。24小时内完全流产率仅30%～50%,不全流产及失败者达50%～70%,清宫率近60%～80%,清宫的主要原因中60%～70%系蜕膜组织残留。完全流产者的流产后出血天数平均达10～16天。胎儿胎盘排出经过同水囊引产术。对于中期妊娠终止而言,即使用药后流产不全需要清宫,其远比钳刮术容易及安全,对患者痛苦也小。

三、人工终止妊娠并发症

(一)手术终止妊娠的并发症

1.术中出血

(1)主要原因:是妊娠组织不能迅速排出,影响子宫收缩。多发生在较大月份手术流产时。

(2)临床表现:术中出血量超过200 mL,子宫收缩不良、质软。

(3)处理方法:若宫腔内残留较多妊娠组织,应尽快清除,若因吸管过细、胶管过软或负压不足等因素,应立即更换吸管和胶管、调整负压。若宫腔内已无妊娠组织,应注射缩宫素及止血药,同时经腹部用手按摩子宫,促进宫缩。为预防子宫出血,在较大月份妊娠手术流产时,应在扩张宫颈管后,宫颈注射缩宫素,并尽快取出胎盘和胎体。

2.人工流产综合反应

(1)主要原因:由于手术机械性刺激引起迷走神经兴奋所致,此外,受术者的情绪、身体状况和术者手术操作技术对其有一定影响。发生率12%～14%。

(2)临床表现:术中或手术结束时,部分受术者出现心动过缓、心律不齐、血压下降、面色苍白、头晕、胸闷、大汗,甚至出现昏厥和抽搐等症状。

(3)处理方法:立即平卧,测量血压、心率和脉搏,轻者手术停止后休息15分钟左右可逐渐恢复;严重者静脉注射阿托品0.5～1 mg,并给予吸氧。

3.术中子宫穿孔

(1)主要原因:子宫穿孔常因手术器械所致,如探针、吸管、刮匙、子宫颈扩张器及卵圆钳等,是手术流产的严重并发症,发生率低。多见于哺乳期子宫、瘢痕子宫、子宫过度倾屈或畸形、术者未查清子宫位置或技术不熟练等。

(2)临床表现:受术者突然感到下腹部剧烈疼痛伴出血,出血可表现为外出血或内出血。术者操作时有器械"落空"或"无底"感,探针探查宫腔深度超过术前探查深度。轻者一般状况平稳,下腹部有压痛;严重者可出现休克征象,下腹部压痛明显,可有反跳痛及腹肌紧张,尤以穿孔部位严重。

(3)处理方法:一旦发生或疑有子宫穿孔,应立即停止手术。给予静脉滴注缩宫素和抗生素,根据失血量多少,给予补液,严密观察受术者的生命体征、有无腹痛及腹腔内出血征象。若尚未进行吸宫操作,可等待观察1周后再清除妊娠组织;若受术者情况稳定、穿孔小、宫腔内残留胚胎组织,可在B超引导或腹腔镜监护下或由经验丰富的医师完成手术;若穿孔大、难以排除腹腔内出血或脏器损伤时,应立即剖腹探查,根据损伤情况做相应处理。

4.漏吸

(1)主要原因:与孕周过小、子宫畸形、子宫过度屈曲及术者技术不熟练等有关。

(2)临床表现:已确诊为宫内妊娠,但手术未能吸出胚胎及胎盘绒毛。

(3)处理方法:应复查子宫位置、大小及形状,重新探查宫腔,再行负压吸引术。若仍未见绒毛或胚胎组织,将吸出组织送病理检查,排除异位妊娠。

5.吸宫不全

(1)主要原因:手术流产后宫腔内残留部分妊娠组织,是手术流产的常见并发症,与术者技术不熟练及子宫位置异常有关。

(2)临床表现:受术者术后阴道流血超过10天,血量过多或流血停止后又有大量流血,B超检查有助于诊断。

(3)处理方法:若无明显感染征象,应及早行刮宫术,刮出物送病理检查,术后用抗生素预防感染。若合并感染,应在控制感染后再行刮宫术,术后继续抗感染治疗。

6.术后感染

(1)主要原因:多因吸宫不全、术后过早性交、未严格遵守无菌操作规程所致。初起为急性子宫内膜炎,治疗不及时可发展为盆腔炎性疾病,甚至发生败血症。

(2)临床表现:受术者于术后出现发热、下腹痛、阴道流血、阴道分泌物增多并有臭味等症状,重者可出现高热、乏力、恶心、呕吐等全身中毒症状。查体体温>38℃,脉搏增快,下腹部有压痛,重者可出现反跳痛及腹肌紧张,妇科检查宫颈有举痛,子宫增大、有压痛,单侧或双侧附件增厚、有压痛或触及有压痛包块。

(3)处理方法:半卧位休息,增强营养,必要时给予补液。若宫腔已吸净,可遵医嘱应用抗生素;若宫腔残留妊娠组织,应在控制感染后,行刮宫术取出残留组织。

(二)药物终止妊娠的并发症

(1)米非司酮与米索前列醇配伍的药物流产,可引起下腹痛、恶心、呕吐、头晕及乏力等症状。症状轻微,不需处理。

(2)流产后出血时间长及出血量多:药物流产后平均出血时间为2周左右,有的长达4~8周,出血量以胎囊排出后的前3天最多,出血时间较长、出血量多,可出现头晕、乏力等贫血症状,重者可发生失血性休克。药物流产后出血应用缩宫素治疗效果不明显。出血量大时,需急诊刮宫。

(庄秀丽)

参 考 文 献

[1] 张丽.临床妇产科诊疗精要[M].昆明:云南科技出版社,2023.

[2] 杨红耀.妇产科诊治荟萃[M].南昌:江西科学技术出版社,2022.

[3] 孙庆玲.常见妇产科诊断思维[M].武汉:湖北科学技术出版社,2021.

[4] 韩燕燕.临床妇产科疾病基础与临床[M].上海:上海交通大学出版社,2023.

[5] 冯晓玲,陈秀慧.妇产科疾病诊疗与康复[M].北京:科学出版社,2022.

[6] 范永瑞,韩海英,杨继华,等.妇产科常见病与多发病诊疗[M].上海:上海交通大学出版社,2023.

[7] 王洪美.现代妇产科诊疗技术[M].武汉:湖北科学技术出版社,2021.

[8] 强克萍,李彩琼,徐燕媚.妇产科常见病诊断与治疗[M].汕头:汕头大学出版社,2023.

[9] 王玎.临床妇产科疾病诊治[M].汕头:汕头大学出版社,2022.

[10] 李彦俐,徐燕敏,王娟,等.妇产科疾病诊治纲要[M].上海:上海科学普及出版社,2022.

[11] 李玮.实用妇产科诊疗新进展[M].西安:陕西科学技术出版社,2021.

[12] 于丽波.妇产科疾病临床实用诊治技术[M].北京:中国纺织出版社,2023.

[13] 万淑燕,褚晓文,高雯,等.妇产科综合诊疗实践[M].哈尔滨:黑龙江科学技术出版社,2022.

[14] 张同梅,张保霞,汪浩,等.临床妇产科疾病诊断与治疗[M].长春:吉林科学技术出版社,2022.

[15] 徐兆美.妇产科疾病治疗与生殖医学[M].上海:上海科学普及出版社,2023.

[16] 李卫燕,武香阁,董爱英,等.现代妇产科进展[M].哈尔滨:黑龙江科学技术出版社,2022.

[17] 张海红,张顺仓,张帆.妇产科临床诊疗手册[M].西安:西北大学出版社,2021.

[18] 陈振婷.精编妇产科临床疾病诊断与治疗[M].上海:上海科学普及出版社,2023.

[19] 潘海霞,雷聪,武玉凤,等.新编妇产科疾病诊断与治疗[M].哈尔滨:黑龙江科学技术出版社,2023.

[20] 王红,邢芝兰,杨位艳,等.妇产科常见病临床思维与实践[M].哈尔滨:黑龙江科学技术出版社,2022.

[21] 马艳霞,卢旭,于忠芳,等.妇产科急重症临床进展[M].上海:上海交通大学出版社,2023.

[22] 张静.实用临床妇产科诊疗学[M].长春:吉林科学技术出版社,2022.

[23] 侯晓,孙芳,李兴华,等.现代妇产科治疗新进展[M].青岛:中国海洋大学出版社,2023.

[24] 贾娜莎,李小丹,籍霞.实用临床妇产科诊疗学[M].汕头:汕头大学出版社,2022.

［25］汤岭梅.妇产科常见疾病诊疗应用［M］.济南:山东大学出版社,2023.

［26］朱朋,尚双双,王俊萍.实用妇产科临床诊治［M］.长春:吉林科学技术出版社,2021.

［27］刘萍.妇产科精准诊断与病例解析［M］.南昌:江西科学技术出版社,2022.

［28］宋艳.精编妇产科疾病诊治要点与技巧［M］.长春:吉林科学技术出版社,2023.

［29］孙艳芬,古玉玉,张丽,等.实用妇产科与儿科疾病临床诊治［M］.北京:科学技术文献出版社,2022.

［30］马建婷.常见妇产科疾病科普知识荟萃［M］.北京:科学技术文献出版社,2022.

［31］吴婷,梁先慧,钟富莲,等.妇产科疾病诊治与案例体会［M］.南昌:江西科学技术出版社,2022.

［32］周琳,张晶,曹丽琼,等.临床妇产科与儿科疾病诊疗学［M］.青岛:中国海洋大学出版社,2022.

［33］张雪华,邢红艳,崔国莲,等.妇产科临床疾病治疗思维与实践［M］.上海:上海交通大学出版社,2023.

［34］徐晓英.现代妇产科特色治疗［M］.南昌:江西科学技术出版社,2022.

［35］李淑红,蒋鸿晶,杜超,等.妇产科疾病诊疗研究［M］.长春:吉林科学技术出版社,2023.

［36］刘念,李燕,郭春凤,等.应用决策曲线分析血清白介素-4、干扰素-γ 水平与霉菌性阴道炎患者克霉唑阴道片治疗效果的关系［J］.中国性科学,2023,32(1):89-92.

［37］黄兴华,隗洪进,洪晓纯,等.子宫腺肌病 HIFU 治疗后痛经改善情况、月经失血图评分及近期疗效研究［J］.中华保健医学杂志,2023,25(4):475-477.

［38］汪沙,段华.高强度聚焦超声消融与手术切除治疗腹壁子宫内膜异位症的疗效对比研究［J］.国际妇产科学杂志,2023,50(3):261-265.

［39］朱明凤,陶群.重复异位妊娠危险因素及甲氨蝶呤治疗重复与首次异位妊娠结局的分析［J］.中国医药科学,2023,13(20):70-73.

［40］杨淑洁,王秀静.保妇康栓联合干扰素 α-2b 治疗慢性宫颈炎合并人乳头瘤病毒感染的临床效果［J］.中外女性健康研究,2023(10):86-88.